Chinesische Naturheilkunde

Aus dem Englischen übersetzt von Christiana Besel

ISBN 3-7015-0140-8

Die englischsprachige Originalausgabe erschien unter dem Titel „Chinese Herbal Medicine" bei CFW Publications Ltd., Hongkong
Grafische Gestaltung: Hon Bing-wah
Fotos im Innenteil: Nik Wheeler
Foto auf dem Schutzumschlag: John Leung
Zeichnungen ab Seite 81: Myumi Terao
Lektorat: Barbara Köszegi und Michaela Gustenau
Satz: Druckerei Robitschek, Wien
Printed in Korea

DANKSAGUNG

Der Verlag möchte insbesondere Paul But, BSc, MA, CPh, PhD, Kurator am Chinese Medicinal Materials Research Center an der Chinese University of Hongkong für seine wertvollen Ratschläge und seine Mitarbeit an diesem Buch danken. Dank gebührt auch Chan Sio Man, die die Pinyin Umschrift der chinesischen Schriftzeichen überprüfte.

Die in diesem Buch angeführten Heilmittel sind nicht dazu bestimmt, ohne ärztliche Beratung verwendet zu werden. Eine Haftung des Autors bzw. des Verlages und seiner Beauftragten für Personen-, Sach- und Vermögensschäden ist ausgeschlossen.

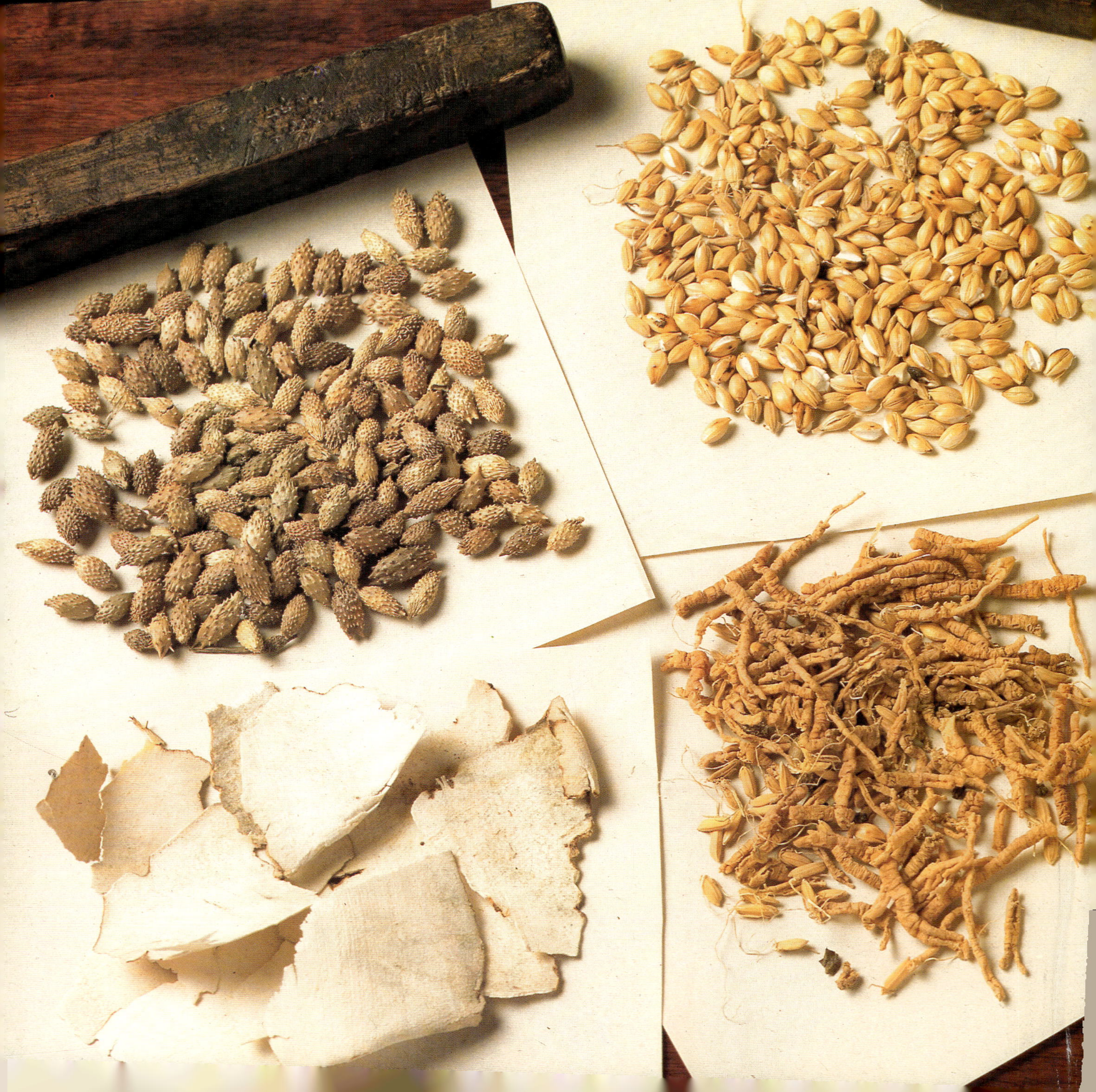

Chinesische Naturheilkunde

Daniel P. Reid

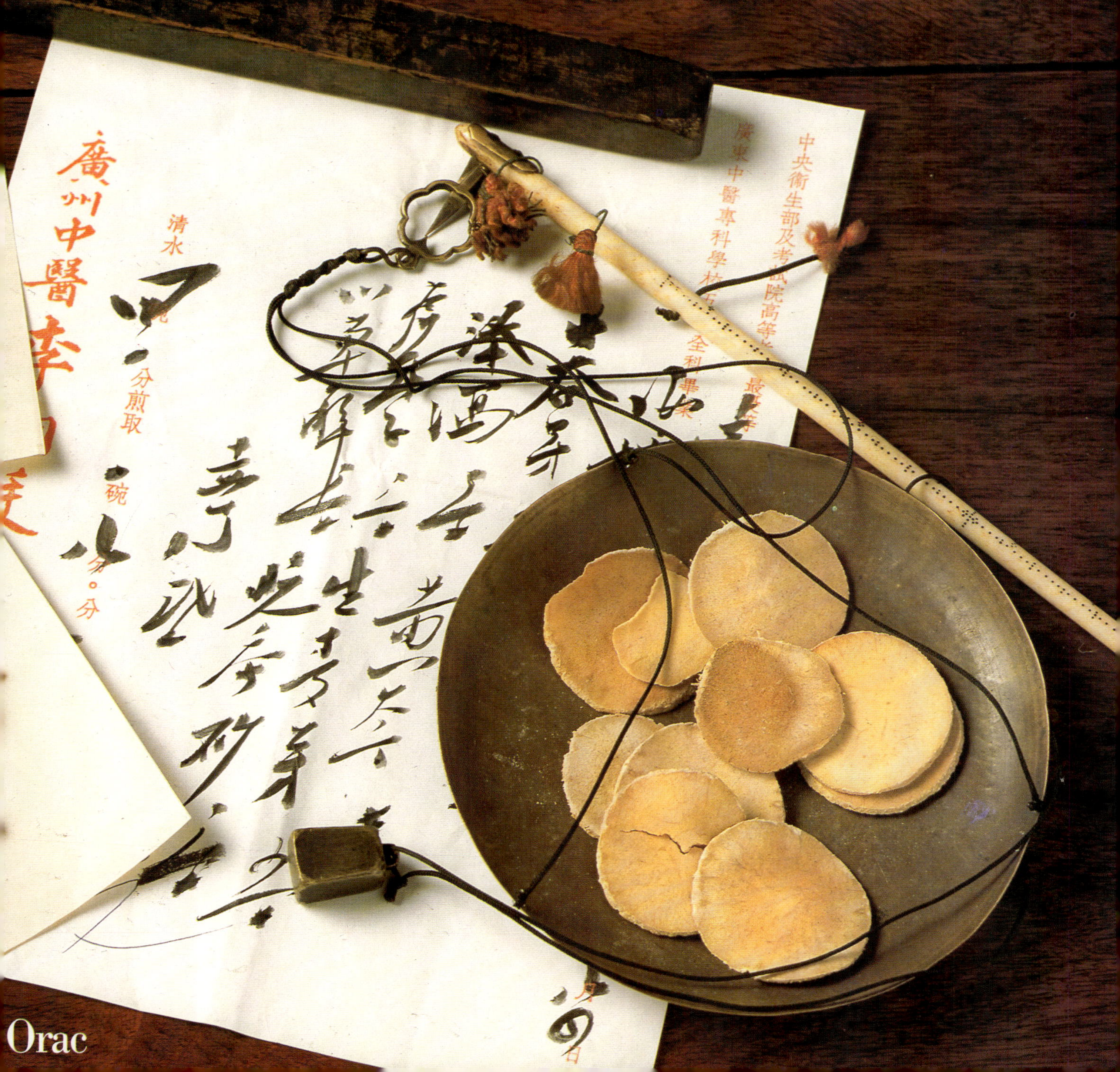

Orac

Inhalt

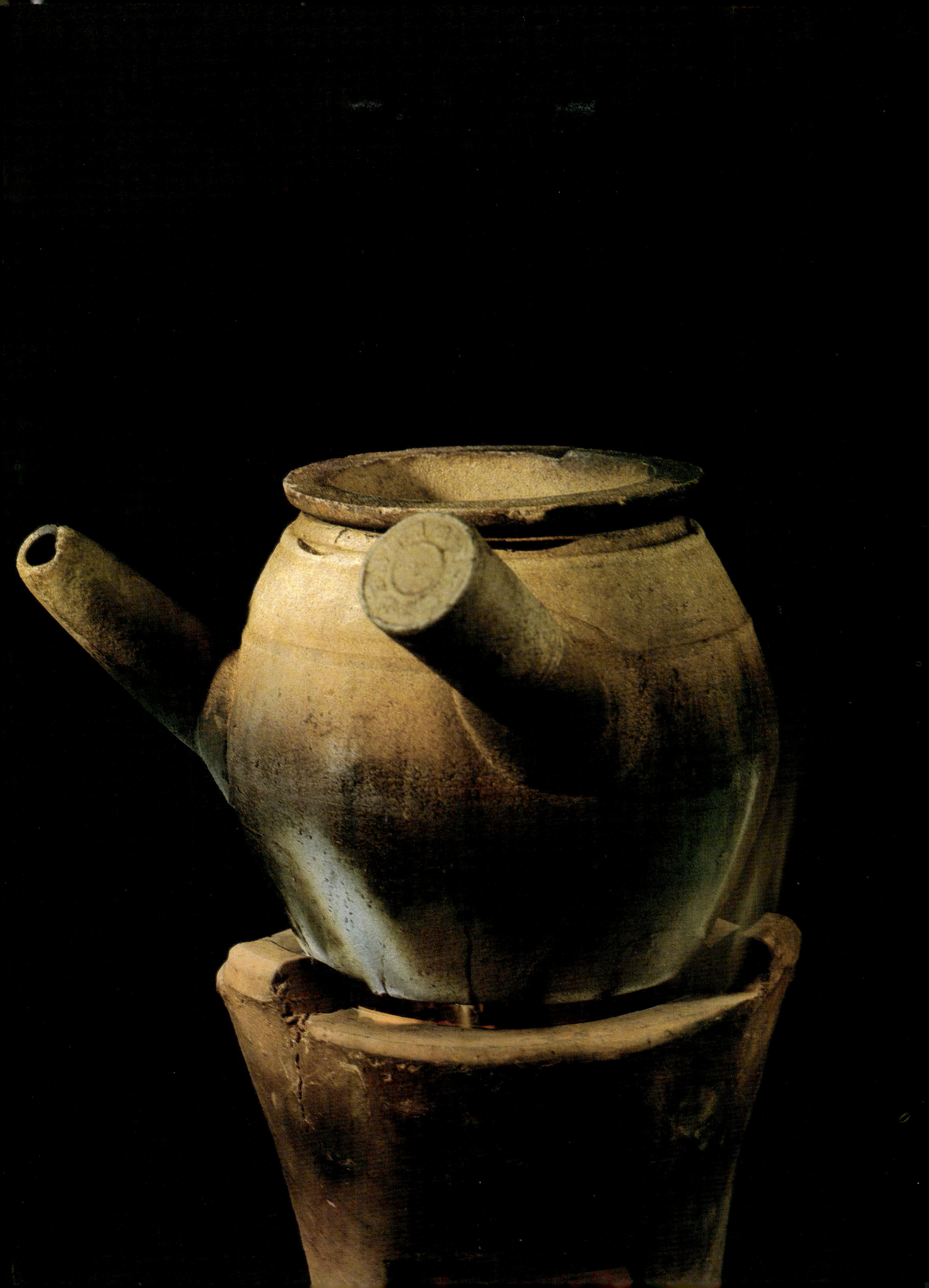

Vorwort

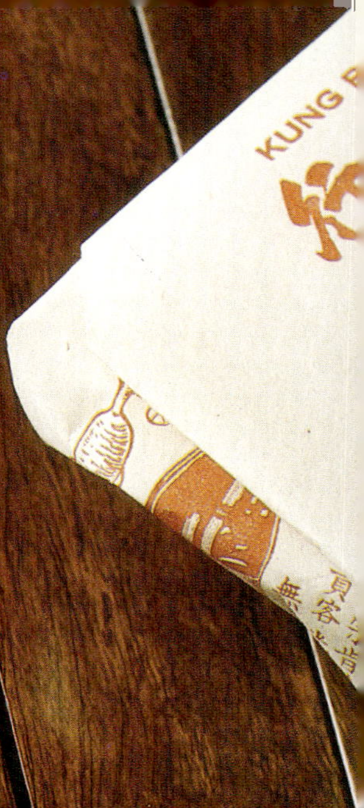

Schon seit mehr als 5000 Jahren wird die chinesische Naturheilkunst ausgeübt. Sie umfaßt alle Bereiche der Natur: Land und Meer, Jahreszeiten und Wetter, Pflanzen und Tiere sowie alle Elemente, die das Universum bilden. Die zeitgenössische chinesische Medizin basiert auf der Gesamtheit klinischer Erfahrungen und wohlerprobter Theorien, die chinesische Ärzte in fünf Jahrtausenden ununterbrochener Praxis erarbeitet haben. Die chinesische Heilkunst ist das älteste, erprobteste und umfassendste medizinische System der Welt und entwickelt sich heute noch ebenso dynamisch weiter wie im Laufe ihrer langen Geschichte. Es ist für den Westen an der Zeit, sich ernsthaft mit der chinesischen Medizin zu befassen und aus ihren profunden Erkenntnissen und wirksamen Heilmethoden zu lernen. Deshalb wurde dieses Buch geschrieben.

Es basiert ausschließlich auf chinesischen Quellen, sowohl historischen als auch zeitgenössischen, so daß gewährleistet ist, daß die „chinesische Naturheilkunde" originalgetreu und umfassend dargestellt wird. Es mag sein, daß einige der zugrundeliegenden Denkmodelle sowie die Terminologie zunächst etwas fremdartig erscheinen, ich hoffe aber, daß es mir gelungen ist, das Material so klar darzustellen, daß man ohne allzu große Schwierigkeit zum Verständnis der Materie gelangt. Für jene, die bestimmte Aspekte des Themas weiter verfolgen wollen, findet sich am Ende des Buches eine Bibliographie weiterer einschlägiger Werke.

Mein besonderer Dank gebührt Dr. Huang Powen, Dr. Hung Yixiang und Dr. Sammy J. C. Mei in Taipei, die mir im wahrsten Sinne des Wortes den Zugang zur chinesischen Medizin erschlossen haben. Ohne ihre Hilfe hätte dieses Buch nicht zustande kommen können, und ihnen möchte ich es widmen.

Daniel P. Reid
23. April 1986
Peitou, Taiwan

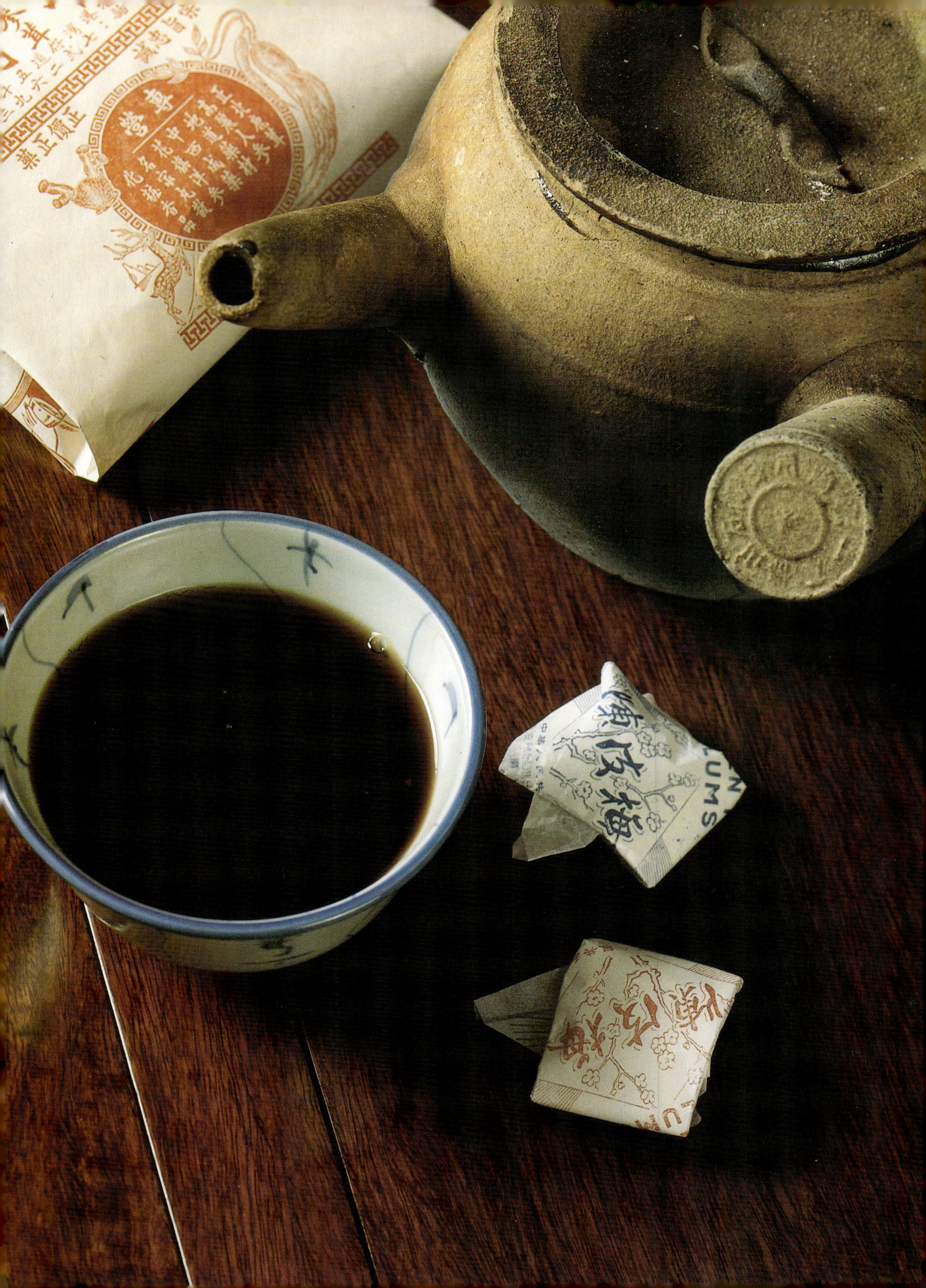
陳皮梅

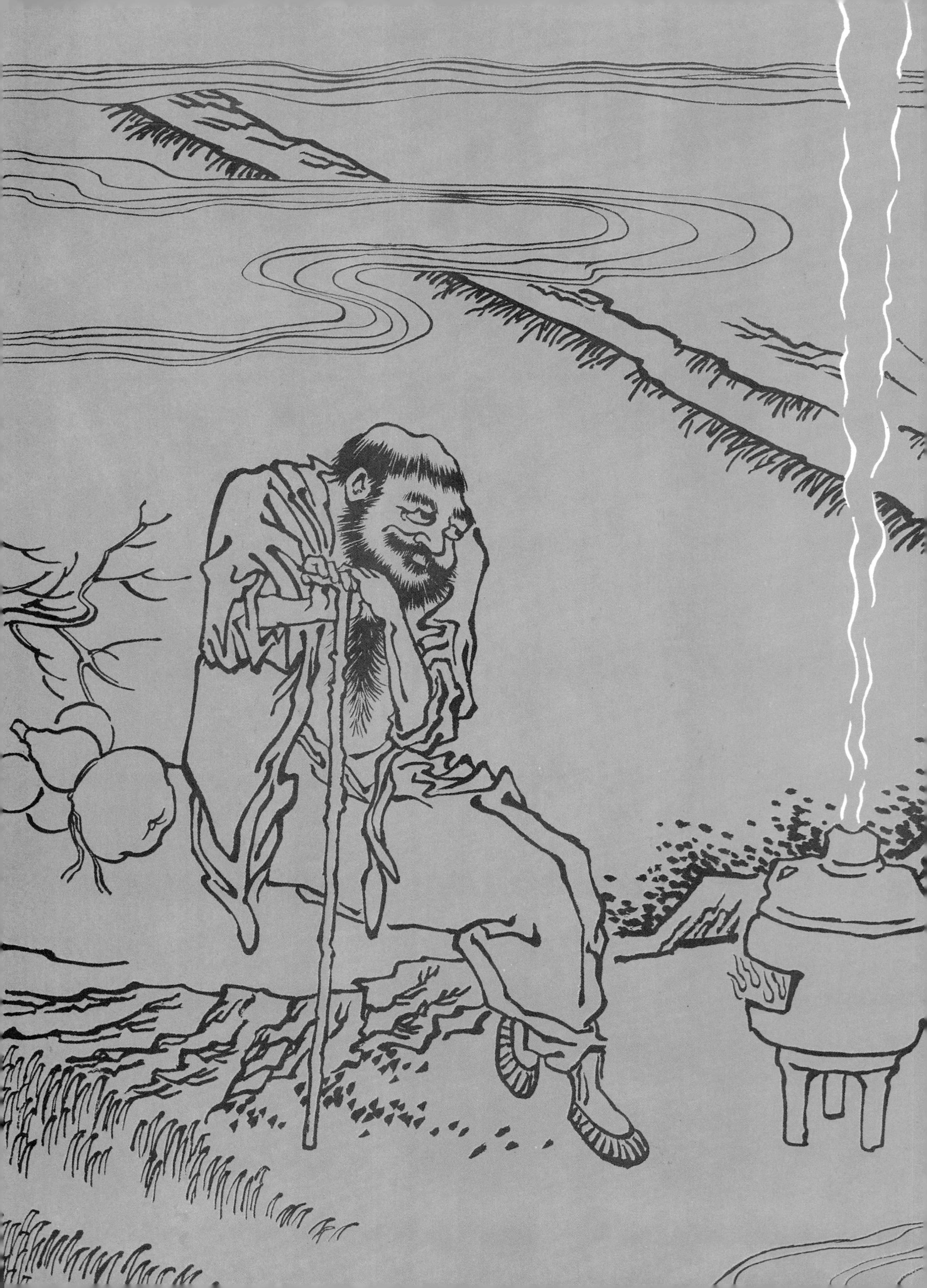

Kapitel I

Die Welt im Inneren des Menschen

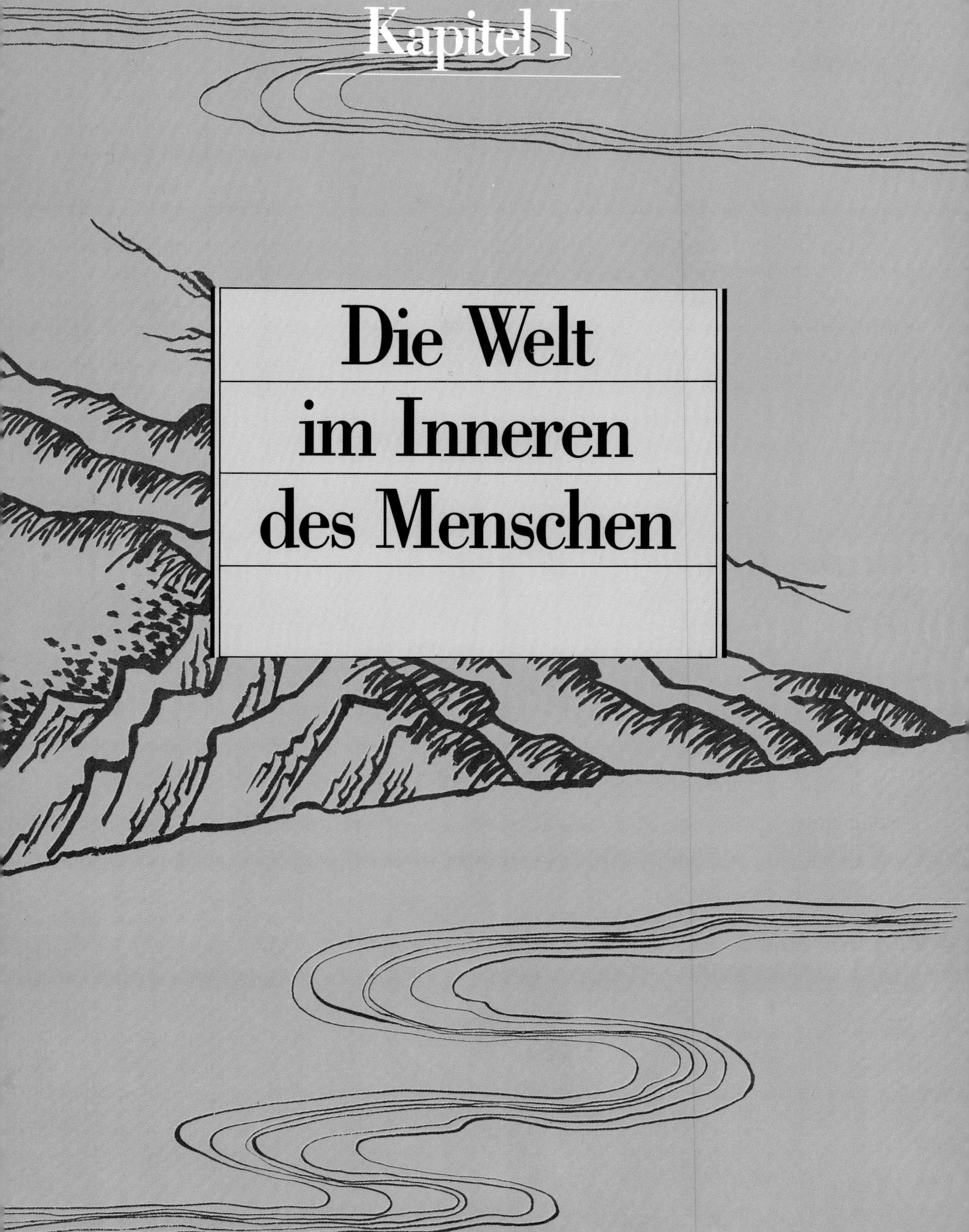

Vor langer, langer Zeit, erzählt ein chinesisches Volksmärchen, fand ein Bauer in Yunnan nahe seiner Hütte eine Schlange. Er schlug mit einer Hacke auf sie ein, bis sie sich nicht mehr bewegte, und als er sie tot wähnte, ließ er sie liegen. Einige Tage darauf aber sah er, wie eben diese Schlange wieder über seinen Hof glitt. Abermals versuchte er, sie zu töten. Als die anscheinend unverwüstliche Schlange nach einigen Tagen neuerlich erschien, schlug er wieder auf sie ein. Diesmal aber beobachtete er sie und sah, wie sie unter ein Kraut kroch und daran fraß. Am nächsten Morgen begannen ihre Wunden schon zu heilen, und sie gewann bereits neue Lebenskraft.

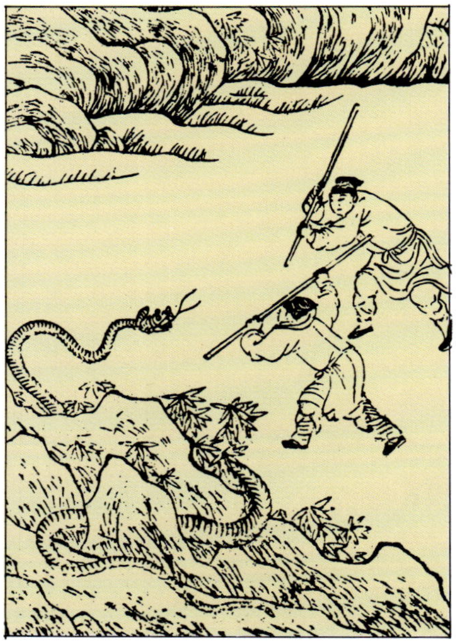

Das war, so will es jedenfalls die Legende, die Entdeckung von *san qi (Panax notoginseng),* dem Hauptbestandteil von *yunnan bai yao.* Das ist ein weißes, aus Kräutern gewonnenes Pulver, das innere und äußere Blutungen zum Stillstand bringt, indem es die Ränder der Wunde schließt und das verletzte Gewebe schnell wieder heilen läßt. Es wird auch als *shan qi* bezeichnet, was soviel wie „Berglack" bedeutet.

Es wäre wohl zuviel der dichterischen Freiheit, wollte man behaupten, daß seitdem viele Millionen Menschen ihr Leben diesem bescheidenen, aber unverwüstlichen Reptil verdankten. Es ist aber eine Tatsache, daß die Heilpflanze sich während vieler Jahrhunderte kriegerischer Auseinandersetzungen in China als so wirksames Mittel gegen die im Kampf erworbenen Wunden erwies, daß die Soldaten den kostbaren Kräften des Krautes Tribut zollten, indem sie es *jin bu huan* oder „in-Gold-nicht-aufzuwiegen" nannten. Und natürlich nimmt es eine Schlüsselstellung im riesigen Arsenal von Tränken, Pulvern, Pillen und Salben der chinesischen Naturheilkunde ein.

Jede umfassende Untersuchung der Ursprünge und der Entwicklung der chinesischen Naturheilkunde muß sich mit dieser eigenartigen Verquickung von Mythen und Tatsachen auseinandersetzen. Das aus Legende und Volkstum herrührende Element wird verständlich, wenn man bedenkt, daß die Geschichte dieser medizinischen Wissenschaft mindestens fünftausend Jahre zurückreicht und ebenso vielfältig ist wie ihr über die Jahrtausende entwickelter Arzneienschatz. Chinesische Historiker schreiben die Entdekkung der Pflanzenheilkunde dem legendären Kaiser Shen Nong (3494 v. Chr.) zu, der angeblich die Landwirtschaft bei seinem Volk eingeführt hat, und den die offensichtlich heilenden Eigenschaften verschiedener Pflanzen fasziniert und begeistert haben sollen. „Shen Nong untersuchte Pflanzen sonder Zahl", schrieb Sima Qian, der große Historiker der Han-Dynastie, „und so wurde die Kunst der Medizin geboren."

Aber es sollte noch viele Jahrhunderte dauern, bis man begann, Legenden und Tatsachen voneinander zu trennen. Zu jener Zeit gab es noch keine schriftlichen Aufzeichnungen, abgesehen von primitiven, für die Kranken bestimmten Gebetinschriften, die man in Schildkrötenpanzer und Tierknochen ritzte. Die Erkenntnisse und Heilmittel Shen Nongs und der Schamanen und Zauberer dieser lang vergangenen Zeit wurden durch mündliche Überlieferung von Generation zu Generation weitergegeben. Das hatte natürlich allerlei Aberglauben und eine reich entwickelte Symbolik zur Folge. Es entstanden Behandlungsformen und Heilmittel, ja sogar Krankheiten, die wir im Westen nur als „Altweibergeschichten" bezeichnen würden. Selbst heute noch enthält die traditionelle chinesische Medizin eine Fülle von pflanzlichen, tierischen und mineralischen Heilmitteln sowie Kombinationen solcher Heilmittel, die vor allem wegen ihrer symbolischen Bedeutung und weniger wegen ihrer erwiesenen Heilwirkung geschätzt werden. Das soll aber nicht bedeuten, daß die chinesische Heilkunde vornehmlich eine Ansammlung verschiedener Quacksalbertheorien sei. Trotzdem: Sowohl die bewiesenen als auch die nicht bewiesenen Erkenntnisse dieser Heilkunst enthalten ein unabdingbares und in der Tradition fest verankertes Element des *Glaubens.* Das ist ein Prinzip, dem die westliche medizinische Wissenschaft heute langsam ihre Aufmerksamkeit zuzuwenden beginnt. Das Bestreben, aus Technologie und Psychologie eine ganzheitlichere Form der Behandlung zu entwickeln, zeigt sich in der Forschung über die Wirkung von Placebos. So gesehen könnte es durchaus voreilig sein zu behaupten, daß keinerlei heilende Wirkung ausgehe von Stalaktiten und Hirschgeweihen als Mittel zur Wiedererlangung der Jugendkraft, von Fossilienknochen und Austernschalen als Adstringenzien, von Grünspan, Bärengalle und Schildkrötenpanzern als Abführmittel, von getrockneten Tausendfüßlern, Seidenraupen und Käfern, von Zikadenpanzern, Fledermausexkrementen, Tigerknochen, Igelhäuten, von Mineralien wie Arsenerz, Glimmer, Zinnober und Lehm und von der Unzahl von Kräutern, Stauden und Sträuchern, die den Arzneienschatz der Naturheilkunde bilden.

Geschichte und Glaube haben das Fundament dieser Wissenschaft errichtet, und es ist eine Bestätigung der Kraft der Naturheilkunde, daß alle ihre Legenden und Symbole noch immer gedeihen und bis zum heutigen Tage überlebt haben. Das trägt jedoch viel zu ihrer Exotik bei, was wiederum einen Schatten auf ihren Wert als ernstzunehmende Ergänzung oder sogar Herausforderung an die moderne Medizin wirft. Naturwissenschafter untersuchen diesen Wert derzeit mit großem Nachdruck und mit zum Teil interessanten Ergebnissen. So gaben etwa im Jahre 1983 die Gesundheitsbehörden in Beijing bekannt, daß ein vierhundert Jahre altes Rezept zur Behandlung von Hämorrhoiden an 40.000 Patienten erprobt worden ist. Es erwies sich in 96% der Fälle als wirksam und wurde daher offiziell als Behandlung anerkannt. Das Heilmittel wurde als „eine Mischung von Insektensekreten auf Sumachblättern mit Kristallsalz" beschrieben.

Es ist aber sicherlich richtig anzunehmen, daß die chinesische Naturheilkunde sich anfangs aus einer schillernden Mischung von Mythos und Wahrheit, von Hexerei, Aberglauben und Volksweisheit entwickelt hat. Wenn wir von der Annahme ausgehen, daß Kaiser Shen Nong der Vater dieser Wissenschaft war, dann müssen wir uns auch vor Augen halten, daß wohl noch zweitausend Jahre vergingen, bis die Beobachtungen über die Heilkräfte der Natur, die man ihm und anderen, die ihm folgten, zuschreibt, tatsächlich schriftlich aufgezeichnet wurden. Ebensolang dauerte es, bis der Begriff der Medizin selbst in der geschriebenen chinesischen Sprache seinen Niederschlag fand. Die Medizin wurde als *yao* bezeichnet, der Arzt als *yi.* Es dauerte noch ein weiteres Jahrhundert, bis, etwa um 500 v. Chr., der Ausdruck *ben cao* auftauchte, der die Naturheilkunde und ihren wachsenden Arzneienschatz bezeichnete. *Ben* ist die Bezeichnung für jede Pflanze mit einem festen Stengel und *cao* jene für jede grasartige Pflanze. Dieser Ausdruck wurde schließlich auch für alle Ingredienzien und Heilmittel aus dem tierischen und mineralischen Bereich verwendet. Er beschreibt auch heute noch die Gesamtheit der Arzneien der chinesischen Naturheilkunde.

Zu jener Zeit, also etwa 500 Jahre vor Christi Geburt, wurde die Wissenschaft der Naturheilkunde zu einem wesentlichen und unabdingbaren Element der chinesischen Philosophie und des chinesischen Denkens. Der mit ihr verbundene Glaube, ihre Volkslegenden und ihre wissenschaftlich erwiesenen

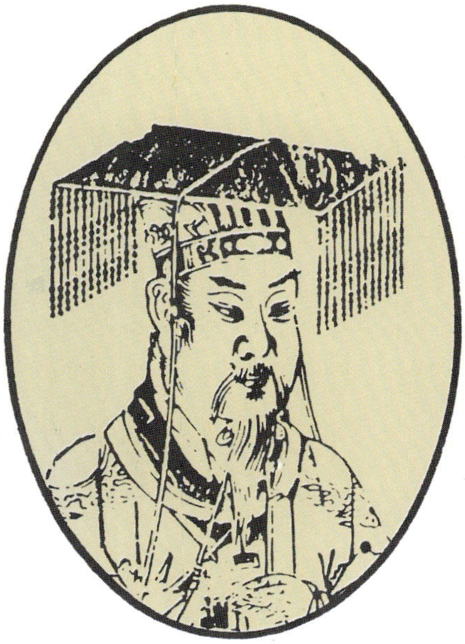

Erkenntnisse wurden zum festen Bestandteil der religiösen Lehre. Die Naturheilkunde ist keineswegs bloß eine Form der medizinischen Behandlung, sondern vielmehr das Herzstück einer Philosophie, die auf das Wohlbefinden von Körper und Seele abzielt, einen religiösen und sozialen Verhaltenskodex formuliert und sogar ein überzeugendes und möglicherweise auch gültiges Modell anbietet, den wahren Sinn des Lebens zu definieren.

Die Wurzeln dieser Philosophie sollen wiederum auf den Kaiser Shen Nong zurückgehen. Einigen alten Berichten zufolge hat er nicht nur viele Heilpflanzen untersucht, sondern auch „der Natur ein Wissen um ihre ein-

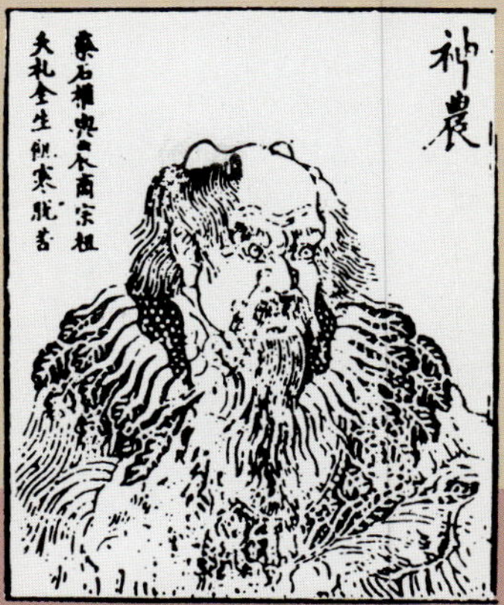

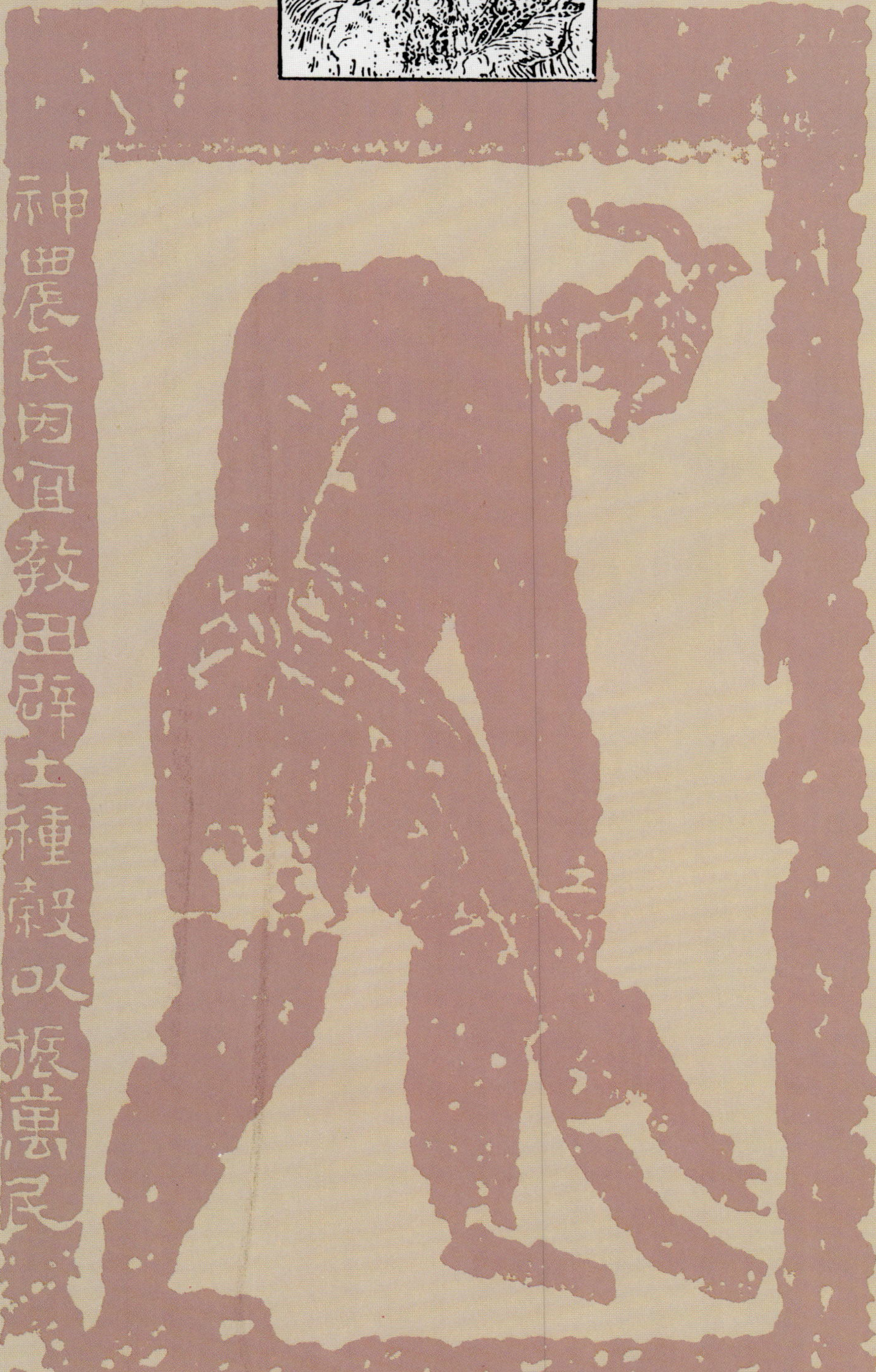

GEGENÜBER Alter Holzschnitt, der den Höhepunkt einer Schlangenjagd zeigt. Schlangen sind wichtige Ingredienzien in der Naturheilkunde. OBEN Kaiser Huan-di, einer der drei legendären Väter der chinesischen Zivilisation. RECHTS Holzschnitt, Portrait von Shen Nong, dem Begründer der Medizin, und Lithographie des Kaisers bei landwirtschaftlicher Arbeit.

ander entgegengesetzten Prinzipien abgerungen". Im Lauf der Jahrhunderte, die seiner Regentschaft folgten, entwickelten chinesische Alchimisten, Geomanten und Denker das Prinzip der einander entgegengesetzten Naturkräfte zu einer Lehre, die es dem Menschen erlaubte, sich dem Geheimnis des Lebens anzunähern und seine eigene Position innerhalb dieses Gesamtzusammenhanges zu definieren. Die „einander entgegengesetzten Prinzipien" Shen Nongs wurden schließlich zu den einander entgegengesetzten, aber komplementären und reziproken Kräften „yin" und „yang", die der Natur, aller Materie, allem Handeln, allem Denken und jeder Bewegung innewohnen. Eine zeitgenössische Formulierung dessen lautet: „Das Leben ist eine ewige Bewegung, und das Universum ist das Ergebnis des Zusammenwirkens der Kräfte von yin und yang, des Dominanten und des Rezessiven, des Positiven und des Negativen."

Nach etwa 600 v. Chr. traten zwei der größten chinesischen Denker hervor, die diese Prinzipien zur Grundlage eines streng geordneten Systems des Glaubens und des persönlichen Verhaltens machten. Konfuzius (551—479 v. Chr.), den China als seinen größten Weisen verehrt, errichtete ein System von Regeln und ethischen Grundsätzen, das auf der Annahme beruht, daß das Universum einer harmonischen Ordnung folge, die auf einem empfindlichen Gleichgewicht von yin- und yang-Kräften basiere, und daß die Kraft, die vom Menschen ausgeht, wesensmäßig moralischer Natur sein müsse. Der Mensch, so lehrte er, muß die fünf Tugenden Güte, Gerechtigkeit, Anstand, Weisheit und Aufrichtigkeit pflegen, um seine Kraft in diesem ewigen Kreislauf von Gut und Böse entfalten zu können.

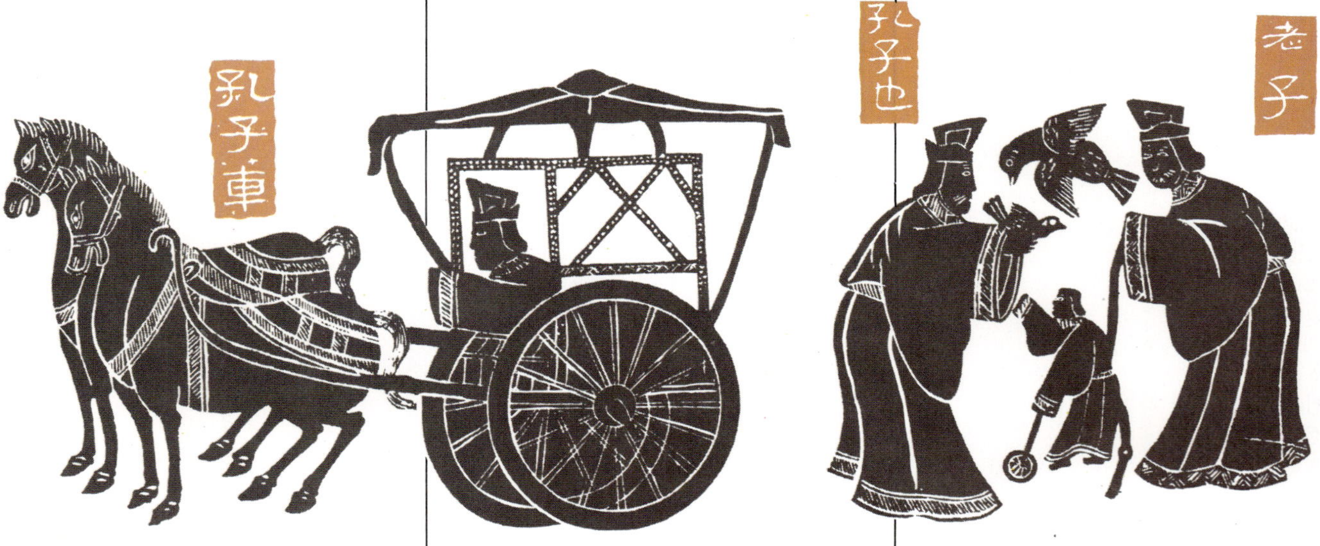

Die Lehren des Konfuzius wurden von einem weiteren großen Weisen dieser Zeit, von Lao-tse, der als Vater des Taoismus gilt, weiterentwickelt. Ausgehend von der konfuzianischen Doktrin vom geordneten Universum lehrte Lao-tse, daß der Mensch nur dann sein persönliches Gleichgewicht finden könne, wenn er sich dieser höheren Ordnung unterwerfe und nicht handle, sondern stillhalte. Er erklärte, daß man nie um etwas ringen oder in den Lauf der Dinge eingreifen solle, weil sich alles auch ohne solche Anstrengungen erfolgreich entwickeln würde.

Es hat den Anschein, als wäre Lao-tse der Mann gewesen, auf den viele chinesische Wissenschafter und Philosophen gewartet hatten. Er war ein geeignetes Symbol und Orakel für viele Theorien, die ihnen am Herzen lagen. Sie schrieben nun ihre eigenen Theorien seiner Lehre zu und machten sich so die allgemeine Wertschätzung, die diese berühmte Persönlichkeit genoß, zunutze. Sie vergötterten ihn als den Schöpfer einer neuen und durch und durch chinesischen Religion. Schließlich rankte sich um ihn eine Legende: Lao-tse sei von seiner Mutter achtzig Jahre lang in ihrem Schoß getragen worden. Daher sei er bereits mit weißem Haar zur Welt gekommen. So erkläre sich sein Name, der soviel wie „alter Knabe" bedeutet. Legenden veränderten schließlich zwangsläufig auch seine Lehren und Meinungen. Trotz Lao-tses Lehre vom Nichteingreifen in die natürliche Ordnung der Dinge, entwickelten die Taoisten eine Heilslehre und eine spirituelle Zielvorstellung — eine mystische „Insel im Ostmeer", wo es eine Pflanze gebe, die die Kraft habe, Unsterblichkeit zu verleihen.

Aber abgesehen von diesen mystischen Aspekten befaßte sich der Taoismus vorwiegend mit der Theorie eines kosmischen Gesetzes und einer kosmischen Ordnung — und mit der Stellung des Menschen innerhalb dieser Ordnung —, die die chinesischen Denker seit den „einander entgegengesetzten Prinzipien" Shen Nongs beschäftigt hatte. Das Tao wurde der Weg, der rechte Pfad innerhalb der Ordnung und der universellen Harmonie des Seins. Auf diesem Wege liegen die beiden grundlegenden Prinzipien des Tao in ihrer ewigen Umarmung verschlungen: das positive, aktive und sogar aggressive yang und das negative, passive und aufnehmende yin. Ihr Zusammenspiel und ihr Gleichgewicht bestimmen die Ordnung des Universums.

Um 100 v. Chr. verfeinerte der neokonfuzianische Denker Dang Zhonshu dieses philosophische Prinzip, indem er auch die Welt im Inneren des Menschen einbezog. Der Mensch wurde nun als Universum im Kleinen betrachtet, das genauso dem geschlossenen Kreislauf von yin und yang unterworfen ist. Nachdem auf diese Weise körperliche Gesundheit zu einem integralen Bestandteil der Gesetze des religiösen und sozialen Lebens in China wurde, ist es klar, daß dieselben taoistischen Prinzipien vom Zusammenspiel und Gleichgewicht der Kräfte auch Ernährung und Medizin bestimmten. Man nahm Nahrung nicht nur auf, um sich am Leben zu erhalten, sondern auch, um sowohl die physische als auch die psychische Gesundheit im Gleichgewicht zu halten, zu regulieren und zu fördern. So entstand eine enge Verbindung zwischen Medizin und Ernährung. Man wählte Nahrungsmittel ebenso um ihrer therapeutischen Qualitäten wie um ihres Nährwertes und ihres Geschmackes willen aus. Man sollte sie immer mit Mäßigkeit zu sich nehmen und dem jeweiligen gesundheitlichen Zustand anpassen. Sie wurden nach ihrem therapeutischen Wert eingeteilt. „Kalte" Nahrungsmittel, wie Obst und Gemüse, geschnittenes Schweinefleisch, Schalentiere und Fisch, wurden zur Reduktion der „Hitze“ im Körper empfohlen. „Warme“, proteinreiche Nahrungsmittel, wie fettes Fleisch, Eier, gebratene und gewürzte Speisen und in Wein marinierte Zutaten wurden gegessen, um den Körper zu erwärmen und zu kräftigen. Daneben gab es „ergänzende“ Nahrungsmittel, die ebenfalls proteinreich waren, vor allem Innereien, wie Leber, Herz, Nieren, Hirn, Plazenta, Penis und Uterus. Diese aß man als zusätzliche Tonika (Stärkungsmittel) und zur Kräftigung des entsprechenden Organs im eigenen Körper. Aus der Verbindung von Ernährung und Medizin entstanden auch noch wirksamere medizinische Diätprodukte, z. B. Tonika aus Knoblauch, Ginseng oder in Alkohol getränktem Ingwer, Kräuterbrühen zur Heilung harmloser Erkrankungen, gesalzene Fischköpfe mit Tofu und Ingwer gegen Fieber und Herzklopfen oder eine Suppe aus Lotuswurzeln und Brunnenkresse in Schweinebrühe, um bronchialen Infektionen und Erkältungen vorzubeugen. Daneben gab es gezielt therapeutische Nahrungsmittel gegen ernstere Krankheiten, Hauterkrankungen, Allergien und Blutvergiftung aus Zutaten wie z. B. Luffa, Fenchel oder Pfeilwurzstärke. So nahm man schrittweise den Kampf gegen Schwäche und Krankheit auf. Das Hauptanliegen war es stets, die gegensätzlichen Kräfte im Organismus ins Gleichgewicht zu bringen. Diese Kräfte waren natürlich ein Teil der zentralen Wechselwirkung von yin und yang. Schon während der Regentschaft des Kaisers Shen Nong schrieb man: „Es ist die Pflicht des Arztes, die Harmonie dieser Kräfte zu erhalten, und das Hauptziel seiner Bemühungen muß es sein, das Gleichgewicht wiederherzustellen, wenn eine dieser Kräfte zu stark oder zu schwach ist.“

Etwa 4300 Jahre später, zu Beginn des 13. Jahrhunderts, hatten sich die Pflichten des Arztes nicht wesentlich geändert. „Ärzte“, so erklärte ein Experte aus dieser Zeit, „müssen zuerst die Ursachen einer Krankheit erkennen und wissen, daß eine Veränderung des normalen Zustandes (des Gleichgewichtes von yin und yang) eingetreten ist. Zur Wiederherstellung dieses Gleichgewichtes ist eine angemessene Diät von allererster Bedeutung. Erst wenn diese Methode versagt, sollten Medikamente verschrieben werden.“ Hier kam die volle Kraft einer fünftausend Jahre alten Volksweisheit zum Tragen.

In der chinesischen Literatur gibt es viele Beispiele und detaillierte Beschreibungen des Kräuterarztes und seiner Arbeit. Aus allen diesen Texten wird deutlich, daß es sich um eine unvergängliche Tradition handelt, die nicht nur sehr viel zur Erklärung dieser medizinischen Wissenschaft selbst beiträgt, sondern auch das spätere Verhältnis zur modernen, westlich geprägten Medizin vorwegnimmt. Ja, sogar das Schicksal der gesamten traditionellen Kultur Chinas an der Wende zum zwanzigsten Jahrhundert wird dadurch begreiflich. Auf den einfachsten Nenner gebracht, kann man sagen, daß Traditionen im alten China nur langsam starben und daß es das Festhalten an Traditionen war, das letztlich seinen Zusammenbruch herbeigeführt hat. Dieser apokalyptische kulturelle Untergang in der Flut westlicher Einflüsse wurde von Lin Yutang in seinem 1939 entstandenen Roman „Moment in Peking“ hervorragend beschrieben. Das Werk ist eine epische Darstellung Chinas in den Wirren gewaltiger Veränderungen. Lin Yutangs Roman analysiert nicht nur die Einflüsse, die diesen ziemlich plötzlichen und katastrophalen Untergang des alten Chinas herbeigeführt haben, sondern zeigt auch sehr plastisch, mit welcher Hartnäckigkeit eine der wichtigsten Traditionen, nämlich die Naturheilkunde, bis zu Beginn dieses Jahrhunderts mit all ihren Praktiken und Glaubensgrundsätzen weiterhin gedieh. Doch in der Auseinandersetzung mit den modernen westlichen medizinischen Methoden unterlag die Naturheilkunde schließlich.

In „Moment in Peking“ wird der älteste Sohn aus der Familie eines bedeutenden Mandarins von einer schweren fiebrigen Erkrankung heimgesucht, die unter dem Namen *„shang han“* bekannt ist. Es handelt sich um „die gefürchtetste, umstrittenste, die meistdiskutierte, unerklärlichste, am wenigsten verstandene und schwierigste Erkrankung in der chinesischen Medizin“. Als Beispiel für die Arbeitsweise der chinesischen Medizin soll die Geschichte Pingyas, so der Name des jungen Stammhalters, hier kurz erzählt werden. Sie trug sich kurz nach dem Boxeraufstand des Jahres 1900 zu, als das britische Expeditionscorps in China der schwankenden Manchu Herrschaft stark zusetzte und als die chinesische Wissenschaft und Philosophie sowie das gesamte soziale Gefüge des Reiches durch die herandrängende westliche Technologie, durch Physik und Chemie, Mathematik, Astronomie und Geographie und natürlich auch durch die Medizin zerstört wurden.

Zunächst schien sich der Zustand Pingyas gebessert zu haben, nachdem er eine heilende Brühe aus sichelblättrigem Hasenohr und anderen Pflanzen getrunken hatte, die bei allen Arten von Erkältungen wohlerprobt war. Als er sich bereits auf dem Wege der Besserung befand, erhielt er Pillen, die verschiedene Ingredienzien wie Kardamon, Sechuanlack und Zypergras enthielten, die die Krankheit vollends vertrieben. Aber er war weiterhin schwach und anfällig. Schon nach einigen Wochen erkrankte er wieder. Diesmal rief man den kaiserlichen Arzt zu Hilfe. Er verschrieb einen Trank aus Meerträubchen, Zimtrinde, geröstetem Lakritzenpulver und Mandeln, um den Patienten zum Schwitzen zu bringen. Inzwischen war man ziemlich sicher, daß Pingya ein Opfer der gefürchteten Krankheit *„shang han“* war, und jetzt richteten die Ärzte ihre Aufmerksamkeit auf die entscheidenden physiologischen Kräfte, die sich, der Tradition gemäß, im Gleichgewicht

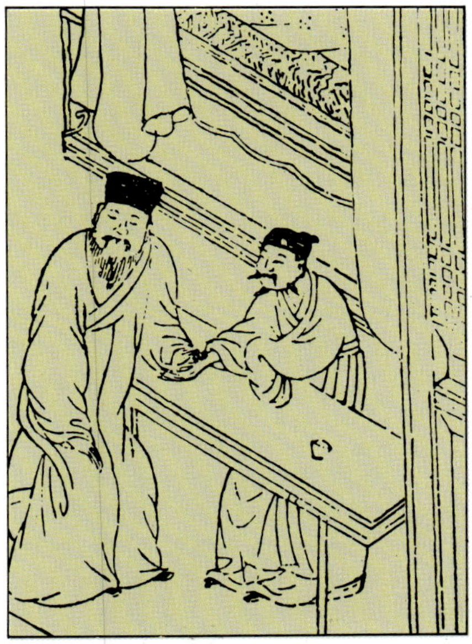

befinden mußten, sollte die innere Harmonie des jungen Mannes wiederhergestellt werden.

Man nahm an, daß die Krankheit zuerst die drei yang-Systeme angreife und sich dann auf eines der drei yin-Systeme, oder auch auf alle drei, ausbreiten könne. Die drei yang-Systeme umfassen die Ernährungssysteme, bestehend aus dem Dünndarm, dem Dickdarm, dem Mageneingang, der Blase und dem Pförtner. Gelegentlich sprechen wir auch von sechs yang-Systemen, die dann die Harnblase, die Gallenblase und den Magen beinhalten. Die Lungen, das Herz und das Perikardium (der Herzbeutel) bilden mit der Bauchspeicheldrüse, den Nieren und der Leber die yin-Gruppe, die für Atmung, Kreislauf und Ausscheidung zuständig ist. Die Be-

GEGENÜBER Lithographie der Kutsche des Konfuzius. Der Weise trifft mit Lao-tse, dem Begründer des Taoismus, zusammen. OBEN Schon in den frühesten Anfängen der chinesischen Naturheilkunde erkannte man den Puls als einen Schlüssel zur Diagnose des Gesundheitszustandes eines Patienten.

griffe yin und yang betrachtet man als voneinander abhängig und einander ergänzend, nicht als einander absolut ausschließend. Die Ernährungssysteme (yang) halten den Körper am Leben, schaffen Körperwärme und Kraft, während die Austauschsysteme (yin) die Körperflüssigkeiten regulieren und erzeugen, um die Körperfunktionen in Gang zu halten. Insbesondere die Nieren, die Leber und die Bauchspeicheldrüse halten den Organismus im Gleichgewicht, indem sie wichtige Flüssigkeiten absondern.

Pingyas Zustand verschlechterte sich. Er hatte hohes Fieber, sein Puls war schwach, er begann zu erbrechen, seine Glieder waren kalt, und er klagte über einen „kalten Schmerz" im Bauch, der empfindlich war und ihm ein Völlegefühl bereitete. „All das deutete darauf hin, daß das yang-System zusammengebrochen war und daß sich die Krankheit auf das yin-System ausgeweitet hatte. Es schien, als dörre sein Körper aus. Sein Hals wurde ganz trocken, seine Lippen waren aufgesprungen, seine Augen waren trübe. Der Arzt versuchte jetzt nicht mehr, das Fieber durch Meerträubchen, Zimtrinde und Lakritzen ‚herauszuholen', sondern hielt es für erforderlich, zu ‚wiederherstellenden' Mitteln zu greifen, um die yin-Systeme zu stärken bzw. zu ‚erwärmen', denn er erkannte jetzt, daß es eine Art yin-Erkältung war und daß die Sekretionsorgane nicht richtig arbeiteten. Zu diesem Zweck verwendete man eine Brühe aus getrocknetem Ingwer, weißen Schalen junger Zwiebeln und Schweinegalle. Als sich der Zustand des Patienten weiter verschlechterte, verabreichte man ein drastischeres Heilmittel aus Rhabarber, *magnolia officinalis* und sogar *mangxiao,* ein Produkt aus feinkristallinem Salpeter." Pingyas Eltern waren verzweifelt und arrangierten eine eilige Hochzeit, weil sie hofften, daß die Liebe und umsichtige Fürsorge seiner Braut ihm neue Kraft einflößen würden. In der Zwischenzeit verabreichte man ihm regelmäßig ein besonders wirksames Tonikum. Als auch dieses versagte, griffen die Ärzte zum „großen Kräftigungstrank". Jede Krankheit, erklärt Lin Yutang, ist die Folge einer Störung einer lebenswichtigen Kraft und wird nur durch irgend eine äußere Kälte oder Hitze verursacht. Sie ist wie eine Pflanze. Wenn die Wurzel kräftig ist, gedeihen die Zweige. Ist die Wurzel aber geschwächt, verdorren die Zweige.

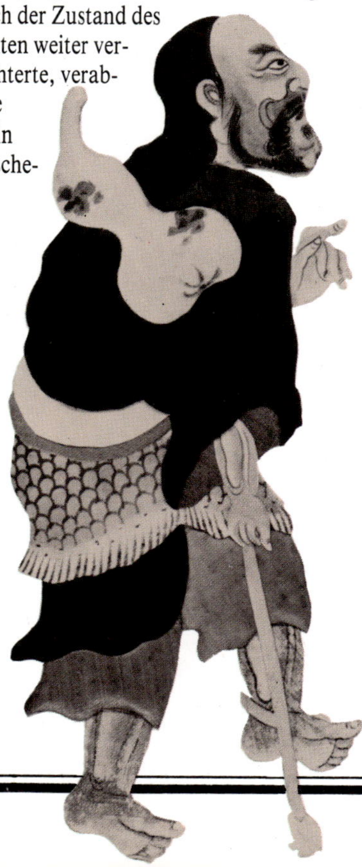

Aber der Einsatz von Salpeter, den man zur Herstellung von Schießpulver verwendet, zeigte, daß Pingyas Zustand vermutlich bereits hoffnungslos war. „Salpeter wird nur bei einem grundlegenden Fieber im Blute verwendet und auch dann nur in extremen Fällen, um trockene Hitze im Körper zu heilen und harte Formationen zu erweichen. Er ist so stark, daß er Metalle erweicht und Steine auflöst. Im Falle eines grundlegenden Fiebers muß man das Blut damit reinigen. Aber er muß sparsam angewendet werden, sonst schädigt er den Organismus. Wenn sich im Körper Giftstoffe befinden, dann greift das Purgans diese an. Ist jedoch kein Gift im Körper, so verletzt es diesen selbst." Schließlich konnte aber auch dieses extreme Gegengift den jungen Mann nicht retten. Wenige Tage nach seiner hastig ausgerichteten Hochzeit starb er.

Innerhalb weniger Jahre wurde die chinesische Naturheilkunde — jedenfalls was die Mittelklasse und die wohlhabenden Chinesen betraf — von der westlichen Medizin überholt und auf den zweiten Platz verdrängt. Sie verlor ihre Bedeutung nicht, weil ihre Theorien und Behandlungsmethoden tatsächlich überflüssig, falsch oder inzwischen diskreditiert gewesen wären, sondern wegen eines essentiellen Unterschiedes in der philosophischen Grundhaltung der beiden Systeme. Das religiöse Konzept von Denken und Handeln, in dem die Naturheilkunde eingebettet war, bedingte, daß die Medizin vor allem vorbeugend arbeitete. Das bedeutete oft, daß alle Aspekte des Zustandes eines Patienten in physischer und psychischer Hinsicht seine Erbanlagen, ja sogar die Umweltbedingungen in denen er lebte, lange und sorgfältig studiert wurden. Chinesische Ärzte standen der Vorstellung von sofort wirkenden Heilmitteln eher ablehnend gegenüber, da sie der Ansicht waren, daß die meisten Krankheiten und Anfälligkeiten auf tiefliegende Probleme zurückzuführen seien und daß sich diese Grundprobleme ohne eine andauernde und langfristige Behandlung immer wieder in verschiedenen Formen und in verschiedenen Regionen des Körpers manifestieren würden.

Die westliche Medizin des zwanzigsten Jahrhunderts hingegen beherrschte die Kunst der Chirurgie und verfügte über entwickelte Medikamente und Techniken, die auf eine relativ rasche Heilung des unmittelbar erkennbaren Problems abzielten. Zudem muß man eine noch viel tiefer gehende kulturelle Herausforderung berücksichtigen. In vorangegangenen Jahrhunderten, etwa bis zur Hochblüte der Ming-Dynastie im 17. Jahrhundert, waren die chinesische Wissenschaft und Technik, natürlich einschließlich der Medizin, dem Westen um etwa tausend Jahren voraus. Als das zwanzigste Jahrhundert anbrach, hatten die westlichen Nationen aber einen bemerkenswert großen technologischen und wissenschaftlichen Sprung vollbracht. Sie überholten damit die chinesischen Wissenschaften, die wegen der einengenden und restriktiven Verhältnisse unter der Manchu-Quing-Dynastie isoliert waren und stagnierten. Als diese letzte große Dynastie zusammenbrach, stürzte sich der Großteil der gebildeten Chinesen, vor allem die jüngere Generation, auf alles, was westlich war. Das war der Beginn eines langen, schmerzhaften und gelegentlich gewaltsamen Prozesses, der die Arroganz und das Versagen der Manchu-Herrschaft überwinden und China in die moderne Welt katapultieren sollte.

Doch die Naturheilkunde wurde von dieser ersten von vielen chinesischen Kulturrevolutionen nicht entthront. Sie überlebte, was vor allem darauf zurückzuführen ist, daß ihre Philosophie und ihre Tradition in der chinesischen Seele, vor allem bei der Landbevölkerung, tief verwurzelt waren. Weil die vorbeugende Behandlung und die ganzheitliche Medizin, trotz der augenscheinlichen Wunder, die die westliche Heilkunst vollbringen konnte, so überzeugend waren, konnte man sie nicht einfach vergessen. Da eine so enge Verbindung zwischen der Naturheilkunde und der Ernährungsweise der Chinesen bestand, konnte sich diese Heilkunst als Ergänzung und sogar als wichtige Unterstützung der westlichen Medizin behaupten. Tausende traditionelle chinesische Heilkräuterhandlungen in China selbst, in Hongkong, Taiwan, Singapur und weltweit überall dort, wo viele Chinesen leben, bezeugen das bis zum heutigen Tag.

Trotz all ihrer Mythen, Legenden und Symbole kommt die Naturheilkunde jetzt

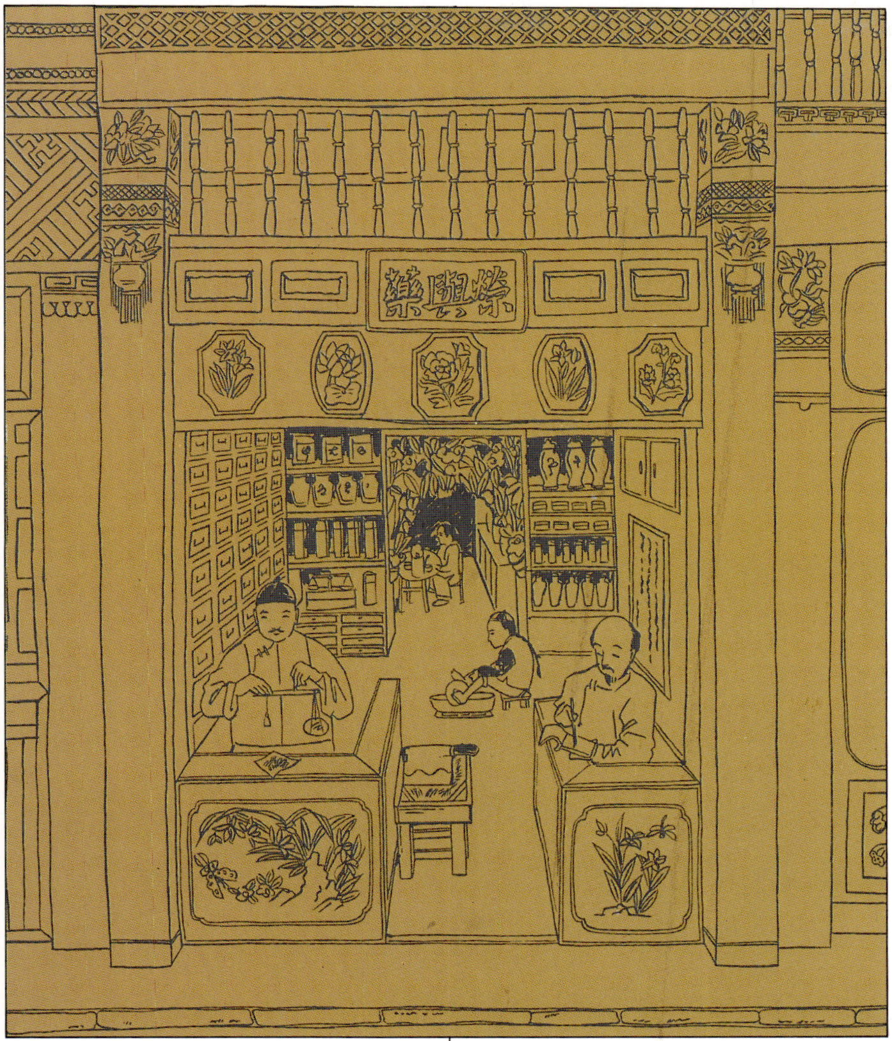

wieder zu Ehren. Sie ist voll Kraft und Vitalität, und in vieler Hinsicht triumphiert die alte Volksweisheit aufs neue. Die moderne Forschung geht nun endlich daran, die Wissenschaft von der Legende zu trennen, und diese Wissenschaft hält allen Prüfungen zufriedenstellend stand. So weiß man inzwischen, daß die Chinesen, während man im Westen den Gebrauch von Anästhetika bei Operationen erst 1847 einführte, bereits vor siebenhundert Jahren bei kleineren Eingriffen „narkotisierende Suppen" verabreichten. Ihre Verwendung von Arsen und Quecksilber zur Behandlung von Geschlechtskrankheiten kam westlichen Methoden dieser Art mindestens vierhundert Jahre zuvor. Jahrhundertelang behandelten die Chinesen „Lungengeschwüre", also Streptokokkenerkrankungen, mit der fermentierten Lake eingesalzener Gemüse, ein Heilmittel, das in seiner Wirkungsweise dem modernen Penizillin ähnelt. Die Verwendung von Ephedrin zur Behandlung von Asthma, die in der chinesischen Medizin bereits seit dem zweiten Jahrhundert üblich war, wurde im Westen und auch weltweit erst 1887 eingeführt. Seit mindestens eintausend Jahren verwenden die Chinesen Jod zur Behandlung vergrößerter Schilddrüsen. Heute ist dies ein in der westlichen Medizin übliches Heilmittel. Inzwischen wurden von den mehr als siebenhundert Arzneien, die die Ärzte der chinesischen Naturheilkunde über die Jahrhunderte hindurch angewendet haben, bereits über hundert mit den Mitteln der modernen Wissenschaft untersucht. Man fand ihre Heilwirkung dabei meist bestätigt.

Andererseits hat sich die westliche Medizin so schnell entwickelt und sich so blitzartig in Spezialisierung und Technologie gestürzt, daß man sich jetzt zu besinnen beginnt und wieder mit großer Aufmerksamkeit die Wurzeln im eigenen Volkstum sucht. Die Idee der vorbeugenden Medizin und der ganzheitlichen Behandlung, die zur Tradition der chinesischen Medizin gehört, wird jetzt im Westen als unabdingbares und wichtiges Element eines umfassenden öffentlichen Gesundheitswesens erkannt und spiegelt sich auch in diversen Fitnesskampagnen, die man jetzt allerorten propagiert. Auch die Frage der Ernährung ist plötzlich ins Zentrum des Interesses der westlichen Gesellschaft gerückt, die durch die Qualitätsminderung der Lebensmittel und das Absinken des Gesundheitsniveaus in ihrer urbanisierten, industrialisierten und streßgeplagten Umwelt alarmiert ist.

Die Nachteile der übermäßigen Spezialisierung und die damit verbundenen Kosten haben den Ruf nach dem guten alten Hausarzt wieder laut werden lassen, weil dieser aus seiner langen Erfahrung die seelischen und medizinischen Bedürfnisse seines Patienten viel genauer kennt. Man erkennt auch, daß die häusliche Umgebung ein wichtiges Element im Genesungsprozeß sein kann und oft der Isolation im Krankenhaus vorzuziehen ist. Die Kosten-Nutzen-Rechnung der hochtechnisierten medizinischen Behandlungsmethoden und die alarmierende Fehlerquote elektronischer Diagnosesysteme bereiten der westlichen Medizin zunehmend Probleme.

Es wäre überheblich und sogar gefährlich zu behaupten, daß eines der beiden Heilkonzepte, die chinesische Naturheilkunde oder die westliche Medizin, dem anderen grundsätzlich überlegen sei. Jede der beiden Methoden hat ihre Stärken und auch ihre Schwächen. Die Naturheilkunde hat noch eine Fülle von Symbolen und Traditionen zu entwirren, zu untersuchen und möglicherweise zu verwerfen. Die westliche Medizin wiederum, mit all ihren starken Medikamenten und ihrem Hang zum Messer des Chirurgen, muß erst mit der Tatsache fertig werden, daß all ihre Wissenschaftlichkeit zur Folge hat, daß sie den so essentiellen menschlichen Faktor bei der medizinischen Behandlung langsam aus den Augen verliert. Es wäre die wesentlich realistischere Vorgangsweise, ein Treffen von Ost und West in der Medizin anzustreben.

Wenn es ein Gebiet gibt, wo ein solcher Kontakt für beide Seiten fruchtbringend sein kann, dann ist es sicherlich die Medizin: die westliche medizinische Technologie kombiniert mit der chinesischen medizinischen Philosophie und Naturheilkunde. Es wäre ein Treffen zwischen Zukunft und Vergangenheit, das den Grundstein für ein neues Zeitalter der Heilkunst legen könnte, in dem der präzise Blick der modernen Elektronik und die intuitive Kraft einer fünftausend Jahre alten Wissenschaft gemeinsam auf Entdekkungsreise in die Welt im Inneren des Menschen gehen könnten.

GEGENÜBER Li mit der eisernen Krücke, einer der acht Unsterblichen oder Geister der chinesischen Mythologie. Er wird oft als Schutzpatron der Apotheker dargestellt. OBEN Holzschnitt einer typischen Apotheke.

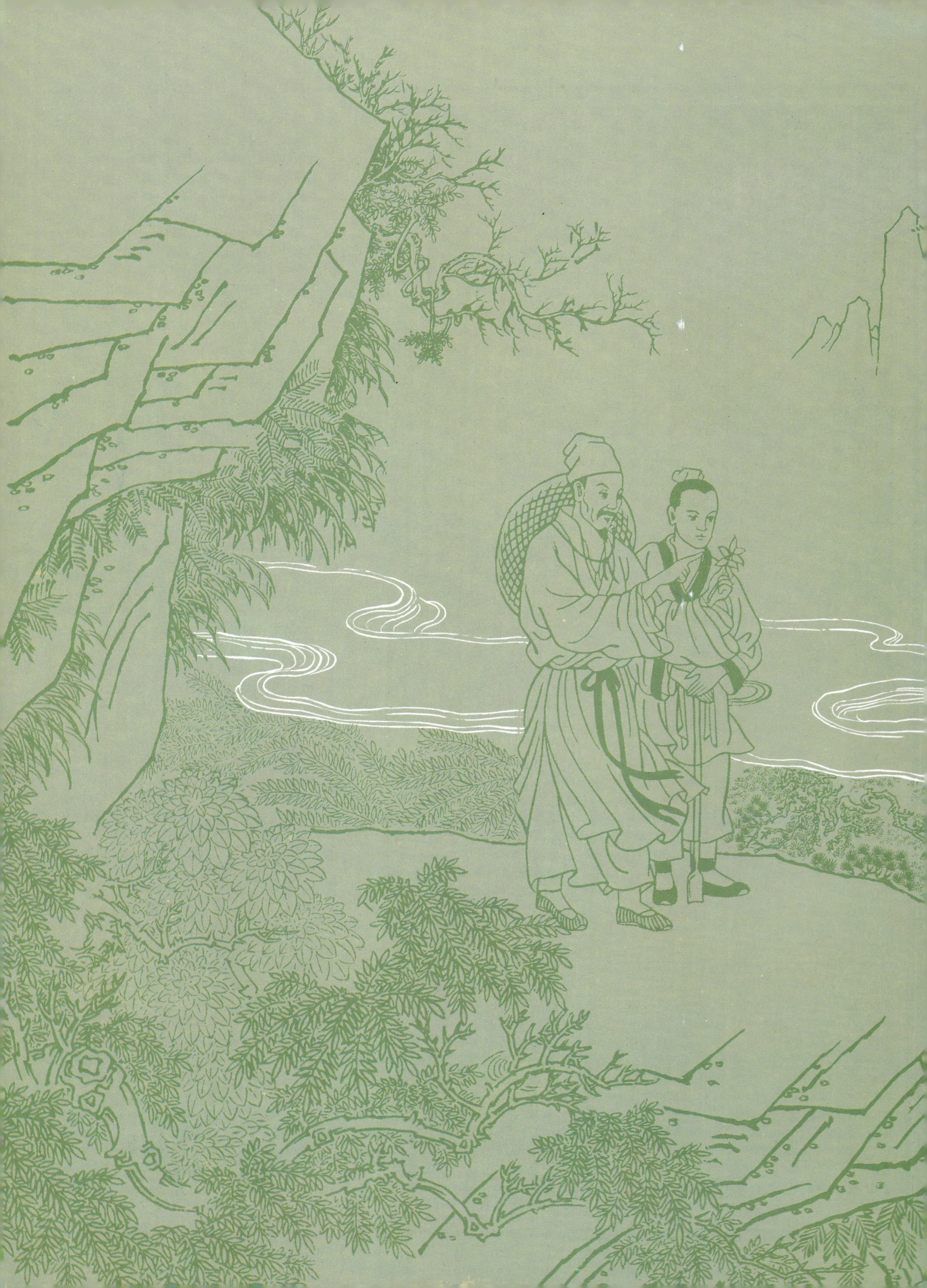

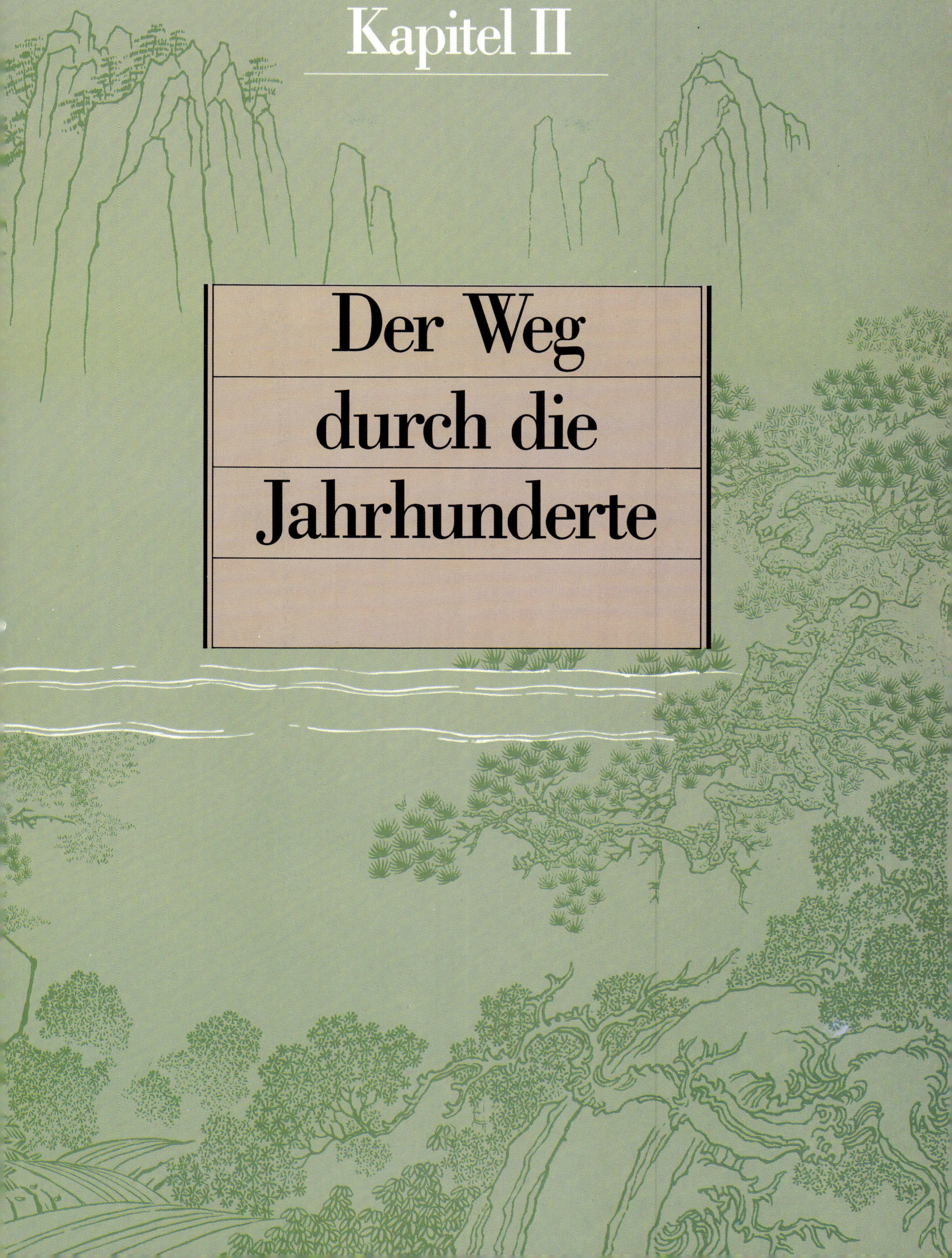

Kapitel II

Der Weg durch die Jahrhunderte

Sucht man jenen Zeitpunkt in der Geschichte, ab dem die medizinische Kunst in China berufsmäßig ausgeübt wurde, ab dem also die chinesische Medizin gewissermaßen in den Bereich der Wissenschaftlichkeit eintrat, so wird man diesen wohl zur Zeit der Han-Dynastie, vor mehr als zweitausend Jahren, ansetzen. Damals gab es bereits ein geordnetes und weitverzweigtes Verwaltungssystem, der Grundstein der chinesischen Zivilisation war damit bereits gelegt. Während der Regentschaft der Han-Dynastie festigte sich Chinas kulturelle Identität so sehr, daß sie bis zum heutigen Tag überlebt hat.

Für das Thema dieses Buches noch wesentlicher aber ist der Umstand, daß man während der Han-Dynastie (206 v. Chr.—220 n. Chr.) systematisch historische Aufzeichnungen einführte. So unternahm man damals auch die ersten Schritte zur Erstellung eines Arzneimittelverzeichnisses der chinesischen Heilkunde. Aufgrund von Funden aus der Han-Epoche in der Provinz Gansu wissen wir heute, daß medizinische Betreuung zu jener Zeit zumindest für gebildete Chinesen bereits durchaus üblich war und auch schon einen relativ hohen Standard erreicht hatte. Zur Zeit der Han-Dynastie konnte ein Untertan, der sich krank fühlte, ohne weiteres zu handlichen Broschüren greifen (so würden wir das heute bezeichnen) und sich über Heilmethoden für bestimmte Krankheiten informieren. Diese Erläuterungen fanden sich aber nicht in Büchern im modernen Sinn, sondern auf Bambus- oder Holzstreifen. Bis zu fünfunddreißig solcher Streifen wurden zusammengebündelt, und auf jedem Streifen fand sich ein Rezept mit den empfohlenen Dosierungen. Diese „Bücher" aus Gansu geben auch noch über ein weiteres interessantes Detail Aufschluß: Auf einem dieser Streifen findet sich ein Rezept zur Behandlung eines Pferdes. Also war zu jener Zeit auch bereits die Kunst der Veterinärmedizin entstanden.

Aber schon lange vor diesen frühen Aufzeichnungen und lange bevor sich die Strukturen der chinesischen Zivilisation herauszubilden begannen, nahm die Naturheilkunde einen bedeutenden Platz in den primitiven chinesischen Sozialstrukturen ein. Die Ursprünge der Naturheilkunde gehen grob geschätzt in die Zeit um 3500 v. Chr. zurück. Blickt man in diese geheimnisumwitterte Frühzeit, drängt sich die Metapher vom „Nebel der Zeiten" geradezu auf. Die Anfänge der chinesischen Medizin waren tatsächlich in Nebel, nämlich in Gebirgsnebel gehüllt.

Vor dem Auftreten professioneller Ärzte war die Naturheilkunde die Domäne der Schamanen, der „Medizinmänner", und der Einsiedler in den Bergen. Das waren Männer, die sich vom Leben in der Gemeinschaft in die Berge zurückgezogen hatten. Dort beschritten sie „den Weg des langen Lebens", der pflanzliche Ernährung und Medizin, kung-fu-Übungen und besondere therapeutische Atemtechniken umfaßte. Eine Lebensweise, die mit jener der Gurus und der heiligen Männer des indischen Hinduismus eine gewisse Ähnlichkeit hat. Eines der Grundprinzipien ihres Glaubens war, daß die Nebel der Berge

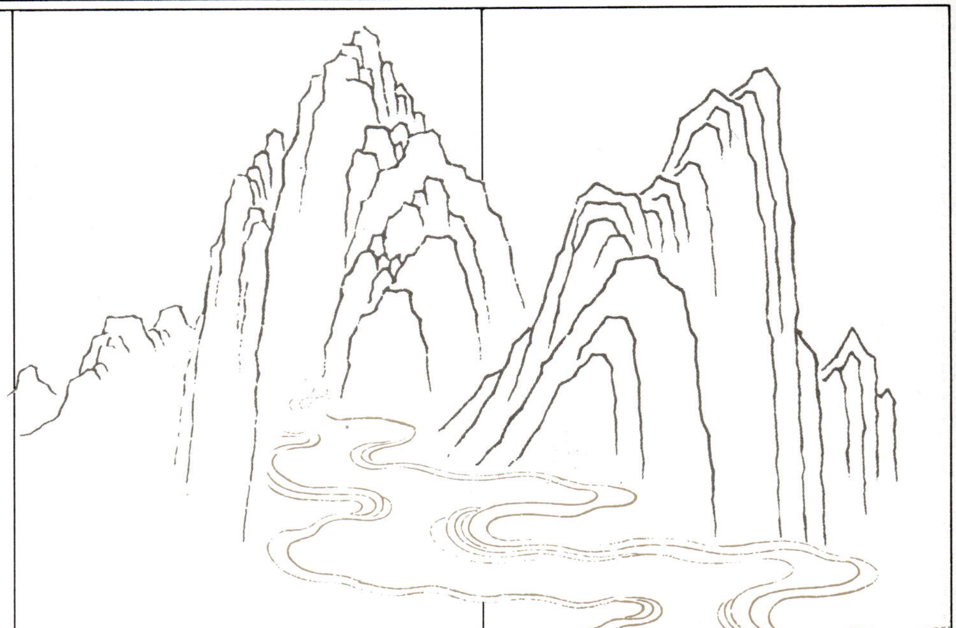

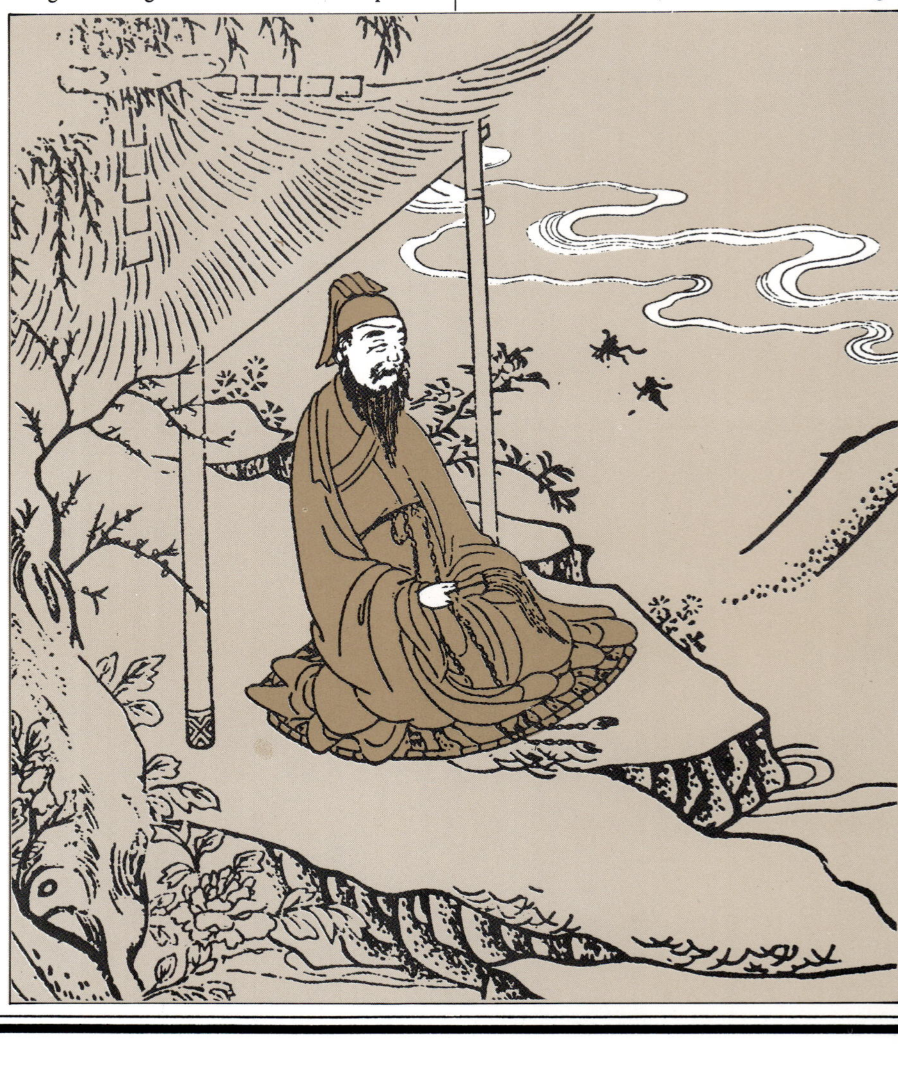

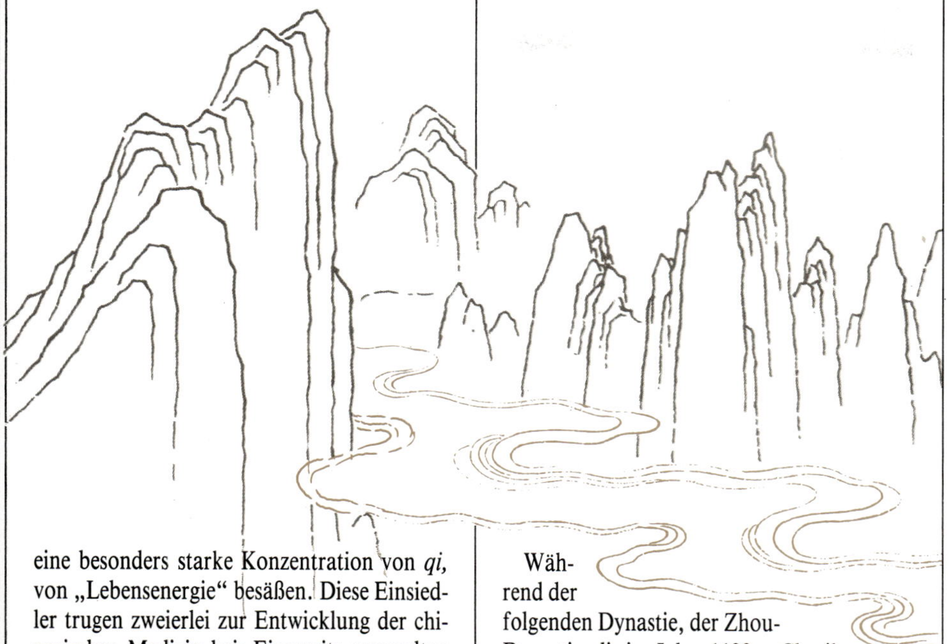

eine besonders starke Konzentration von *qi*, von „Lebensenergie" besäßen. Diese Einsiedler trugen zweierlei zur Entwicklung der chinesischen Medizin bei: Einerseits sammelten sie wilde Kräuter und Pflanzen, denen sie nährende, kräftigende und lebensverlängernde Eigenschaften zuschrieben, andererseits stellten sie eine Verbindung zwischen der Medizin und der Kriegskunst her, die sich als sehr dauerhaft erweisen sollte. Sie wird bis auf den heutigen Tag von gewissen Kampfmeistern gepflegt.

Schon zur Zeit der Yin-Dynastie, also etwa 1500 v. Chr., fanden sich Hinweise auf die Naturheilkunde auf Orakelknochen. Diese Inschriften geben Aufschluß über die Leiden und Krankheiten jener Zeit. Im Zuge archäologischer Ausgrabungen wurden etwa 160.000 mit Inschriften versehene Tierpanzer und Knochen zutage gefördert. Durch das Studium dieser Inschriften erhielt man Kenntnis von 36 verschiedenen Krankheiten, an denen die Menschen der Yin-Periode häufig litten. Zu jener Zeit trat die Medizin auch bereits den Weg aus den Nebelregionen der Berge auf die Marktplätze an. Die Stammesgemeinschaften trafen sich regelmäßig, um jahreszeitlich bedingte Feste und Rituale zu begehen und um Tauschhandel zu betreiben. Dann stiegen auch die Einsiedler von ihren Bergeshöhen herab, zeigten ihre kung-fu-Künste und tauschten ihre Kräuter und Pflanzen gegen Werkzeuge, Bekleidung und Wein ein. Die Schamanen prüften nun alle diese Kräuter und erprobten ihre Heilkraft. Zu jener Zeit soll auch der Kaiser Shen Nong seine Pflanzenexperimente durchgeführt haben. Er war somit der erste von vielen chinesischen Herrschern, die die Wissenschaft der Naturheilkunde begeistert förderten und anwandten.

Während der folgenden Dynastie, der Zhou-Dynastie, die im Jahre 1122 v. Chr. ihren Anfang nahm, entwickelte sich die Schrift sehr schnell weiter, und die Medizin begann sich von der Zauberei, mit der sie traditionsgemäß sehr eng verbunden war, zu lösen. Bis zu jener Zeit wurde das Schriftzeichen *wu*, dessen ursprüngliches Symbol „Zauberei" bedeutete, für den Schamanen benutzt. Nun aber wurde der untere Teil des Zeichens auf das Symbol für „Wein" geändert, und das Zeichen, das so zustande kam, war *yi*, oder der Arzt. Dieser Zusammenhang zwischen Wein und Arzt war bedeutsam. Die Chinesen hatten schon sehr früh gelernt, Wein aus Reis, Obst und verschiedenen Gemüsen herzustellen. Dieses alkoholische Getränk verwendeten sie als Basis für die Mischung und zur Verabreichung pflanzlicher Heilmittel. Der Alkohol, so entdeckten sie, setzte die wirksamen Substanzen aus getrockneten Pflanzen frei, und er verdünnte gewisse Heilmittel, die man als zu stark erachtete, um pur eingenommen zu werden. Weiters förderte er die schnelle Aufnahme der Heilmittel in die Blutbahn und trug natürlich zur stimulierenden Wirkung des jeweiligen Heiltrankes bei. Ein weitverbreitetes Stärkungsmittel für stillende Mütter, das in Südchina noch heute verwendet wird, bestand aus frischem Huhn, Schweinefleisch, Ingwer und Baumschwamm gekocht in Reiswein oder Whisky. Manche Weine wurden direkt aus Heilkräutern gegoren. Sie hießen *chang*, ein Zeichen, das etwa zur selben Zeit auftauchte wie das Zeichen *yi*. Das Wort für Medizin selbst, *yao*, tritt ebenfalls erstmals zu Beginn der Zhou-Dynastie auf. Es wurde mit dem Stamm „Gras" am oberen Teil des Zeichens gebildet, der hier in seiner ursprünglichen Bedeutung, „Gräser, die Krankheiten heilen", verwendet wird.

In den großen literarischen Klassikern der Zhou-Dynastie, wie dem „Buch der Oden", dem „Buch der Geschichte" und dem „Buch der Wandlungen", findet man das Wort *yao* häufig. So enthält das „Buch der Oden" zum Beispiel zahlreiche Gedichte über Mädchen, die Heilkräuter in Feldern oder an Flußläufen sammeln. Die Kräuter, die sie sammelten, wurden meist jedes für sich zu Heilmitteln verarbeitet, indem man Suppen daraus kochte. Aber während der beiden letzten, krisengeschüttelten Jahrhunderte der Zhou-Herrschaft, die als Frühling, Herbst und Kriegszeit der chinesischen Geschichte bezeichnet werden, verfeinerte sich die Naturheilkunde, und man entwickelte Heiltränke aus Kombinationen verschiedener Ingredienzien.

Jene Zeit war eine Periode des Aufruhrs und der Instabilität. Die Feudalherren schmiedeten Komplotte und bekriegten einander, um an die Macht zu kommen. Aber es war auch eine Zeit großer intellektueller Leistungen, was darauf zurückzuführen ist, daß viele gelehrte Männer der Gesellschaft, die

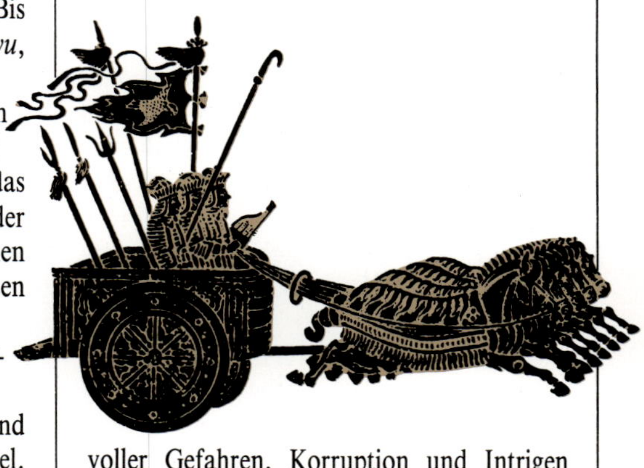

voller Gefahren, Korruption und Intrigen war, den Rücken kehrten und, dem Beispiel ihrer Einsiedler-Vorfahren folgend, wieder die Sicherheit und die Einsamkeit der Berge aufsuchten. Diese *xian* oder „Unsterblichen der Berge" lebten dort nach den Traditionen der Einsiedler und experimentierten auch mit Heilkräutern. Aber ihr Ziel war weitaus anspruchsvoller, als nur Gesundheit zu erlangen. Was sie suchten, war nichts weniger als ein Mittel zur Unsterblichkeit, das legendäre Elixier des Lebens. Diese Suche wurde eine der wichtigsten Triebkräfte für die Entwicklung der Naturheilkunde.

GEGENÜBER Schamanen und in den Bergen lebende Mystiker waren die frühesten Vertreter der traditionellen chinesischen Heilkunde. OBEN Ein Streitwagen aus der Periode der Kriegszeit (ca. 450—221 v. Chr.), als sich die Naturheilkunde von der Zauberei löste und zur Wissenschaft wurde.

Von diesem Ziel waren aber nicht nur die Weisen in den Bergen besessen, auch die chinesische Aristokratie strebte danach. Kaiser und Feudalherren finanzierten medizinische Forschungsprojekte, und mehrere Herrscher, die den Schlüssel zur Unsterblichkeit suchten, starben an diversen Tränken, die ihre medizinischen Ratgeber zusammengebraut hatten. Gegen Ende der Han-Dynastie, zu der Zeit, als der Taoismus entstand, organisierte und finanzierte ein Kaiser sogar eine Expedition, die die legendäre taoistische „Insel im Ostmeer“ finden sollte, wo die Pflanze, die Unsterblichkeit verlieh, angeblich wuchs.

Die Zhou-Dynastie gab der Heilkunst ihre theoretischen Grundlagen sowie ihren Platz in Sprache und Kultur. Ihre erste echte Bewährungsprobe erlebte diese junge Wissenschaft während der nächsten Dynastie, der Qin-Dynastie, die von mächtigen Eroberern gegründet wurde, die aus dem Nordwesten Chinas gekommen waren. Die Herrscher der Qin-Dynastie unterwarfen die miteinander verfeindeten Feudalherren und organisierten eine stabile und zentralistische Verwaltung, die zur Basis des späteren chinesischen Reiches wurde. Um seine Autorität zu festigen und einen Strich unter die Vergangenheit zu ziehen, löste der erste Kaiser der Qin-Dynastie die wohl erste der vielen „Kulturrevolutionen“ der chinesischen Geschichte aus. Er befahl, alle Bücher zu verbrennen — das heißt, fast alle. Nur Bücher aus drei Wissensgebieten, so gebot er, sollten von den Flammen verschont bleiben: Bücher über Weissagungen, über Landwirtschaft und über Medizin.

Die Qin-Dynastie währte nur fünfzehn Jahre. Aber der Same der Zivilisation, den sie gesät hatte, sollte sich unter den nächsten Herrschern Chinas, der Han-Dynastie, entwikkeln. Die große Han-Dynastie herrschte fast viereinhalb Jahrhunderte. Sie stellte eine so entscheidende Kraft in der Geschichte Chinas dar, daß sich die Chinesen seither als das „Volk Hans“ bezeichneten. Es war eine Zeit voller Energie, und die Künste, die Wissenschaften, die Philosophie sowie alle anderen Elemente der Zivilisation konnten sich frei entfalten. Es war die Ära des Konfuzius und die Entstehungszeit des Taoismus. Gleichzeitig wurde das Studium der Medizin noch entscheidender vorangetrieben, was zu einem beträchtlichen Entwicklungsschub führte. Auch zur Zeit der taoistischen Lehre wurde die Suche nach dem sogenannten Elixier des Lebens fortgesetzt. Man führte immer kompliziertere Experimente mit Heilmitteln durch. An den kaiserlichen Höfen wurden Alchimisten und Botaniker zu einflußreichen Persönlichkeiten. Die allmächtigen, aber sterblichen Herrscher unterstützten sie großzügig und legten ohne Zweifel großen Wert auf ihren Rat, denn Unsterblichkeit, so dachten die Herrscher, war die einzige endgültige Bestätigung ihres „himmlischen Auftrages“.

Eine der medizinischen Lehren des Taoismus hatte es diesen allmächtigen, aber politisch leicht verwundbaren Despoten besonders angetan. Das war die enge Verknüpfung von Medizin und Sex. Die taoistischen Ärzte meinten, daß einer der Wege zu Kraft und Langlebigkeit häufiger und ausgiebiger Geschlechtsverkehr sei. Dieser Beschäftigung konnten sich die Kaiser und Edlen jener Zeit angesichts der umfangreichen Harems, die sie sich hielten, hingebungsvoll widmen.

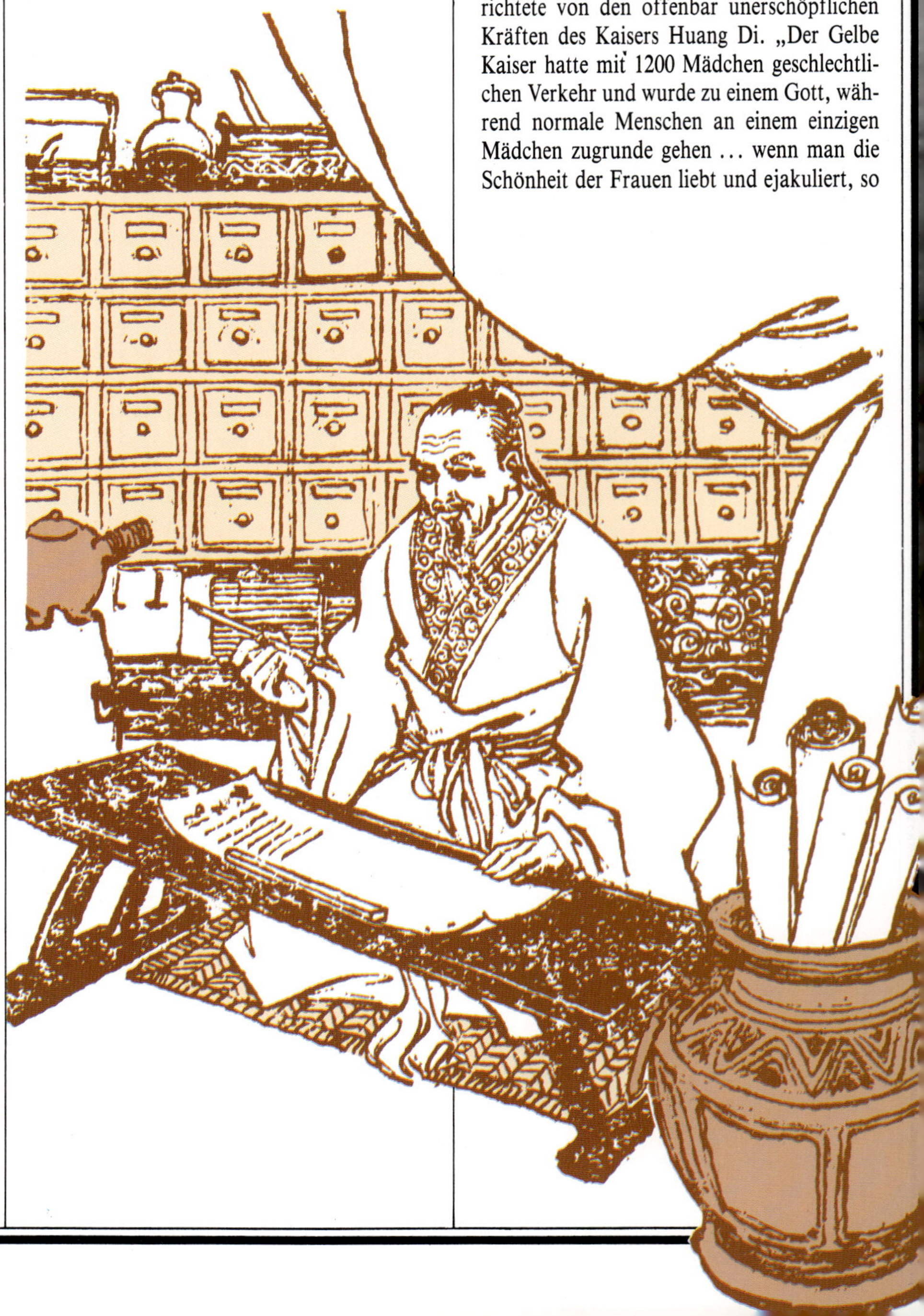

Die taoistische Theorie behauptete, daß regelmäßiger Geschlechtsverkehr gesundheitsfördernd sei, aber nur dann, wenn kein Samenerguß erfolge. Das fördere und steigere die Manneskraft. So regierte sogar im Bett das Prinzip der „einander entgegengesetzten Kräfte“.

Der Mann war yang und die Frau yin. Man war der Ansicht, daß es von großer Wichtigkeit sei, daß der Mann bei der geschlechtlichen Vereinigung der beiden sein lebenswichtiges und begrenztes yang bewahren und von der unbegrenzten yin-Energie der Frau möglichst viel absorbieren müsse. „Wenn man den Samen als kostbar betrachtet und nicht ejakuliert“, so stand geschrieben, „dann wird sich das Leben niemals erschöpfen.“ Ein anderes frühes Handbuch der Liebeskunst berichtete von den offenbar unerschöpflichen Kräften des Kaisers Huang Di. „Der Gelbe Kaiser hatte mit 1200 Mädchen geschlechtlichen Verkehr und wurde zu einem Gott, während normale Menschen an einem einzigen Mädchen zugrunde gehen ... wenn man die Schönheit der Frauen liebt und ejakuliert, so zerstört das den Körper und führt zu allen Arten von Krankheiten. Wenn man dies tut, fordert man geradezu den Tod heraus." Vielmehr konnte man langes Leben erreichen, wenn man den weiblichen „Samen", den die Frau beim Orgasmus produziert, absorbierte und gleichzeitig den männlichen Samen zurückbehielt und wiederverarbeitete. Er bewegte sich angeblich dann wieder durch den Körper des männlichen Partners und ernährte das Gehirn.

Bei diesem dauernden Streben nach Vitalität spielte die Naturheilkunde eine wichtige Rolle, indem sie Tonika lieferte, die die sexuelle Potenz stimulieren und die schwächere yang-Energie des Mannes stärken sollten. In der Literatur der Han-Periode und auch in späteren Werken finden sich viele Hinweise auf Männer, die diese Technik beherrschten und daher hundertfünfzig Jahre oder älter wurden.

Auf politischer Ebene trugen die expansionistischen Tendenzen der Han-Dynastie zu einer Erweiterung des botanischen Schatzes der Naturheilkunde bei. Durch die Eroberung der fruchtbaren südlichen Regionen Chinas wurde den Botanikern und Ärzten ein ganz neues Reservoir an Pflanzen und Kräutern erschlossen. Durch den Handel mit Indien und der Region um den Persischen Golf fanden weitere Pflanzen und Heilmittel Eingang in die chinesische Medizin. Da diese immer umfangreicher wurde, unternahm man nun die ersten Versuche, das Wissen um die Heilkraft der Pflanzen, das über Jahrhunderte hindurch gesammelt worden war, zu ordnen und niederzuschreiben. Zu Beginn der Han-Dynastie wurden die Theorien und Erkenntnisse des Gelben Kaisers in *Huang Di Nei Jing, Das Buch von Huang Di,* niedergeschrieben. Die Gelehrten wandten ihre Aufmerksamkeit auch jenem anderen legendären großen Herrscher, Shen Nong, zu und sammelten alles Wissen um die Heilkraft der Pflanzen, beginnend mit der Zeit, da er die „Pflanzen sonder Zahl" untersucht hatte, bis zur Han-Periode in einem Werk mit dem Titel *Shen Nong Ben Cao Jing, die Pharmakopöe von Shen Nong.* In diesem Buch wurden alle bekannten Heilmittel in drei Kategorien eingeteilt: Eine obere Gruppe umfaßte Heilmittel, die lebensfördernd wirkten, in der mittleren fanden sich solche, die die „Natur" oder die Vitalität unterstützten, und in der unteren Gruppe jene, die als „Gifte" bezeichnet wurden. Das waren Heilmittel aus toxischen Substanzen, die zur Bekämpfung der allerschwersten Krankheiten dienten.

Der erste Arzt Chinas war der Überlieferung nach Bian Que (407—310 v. Chr.), der

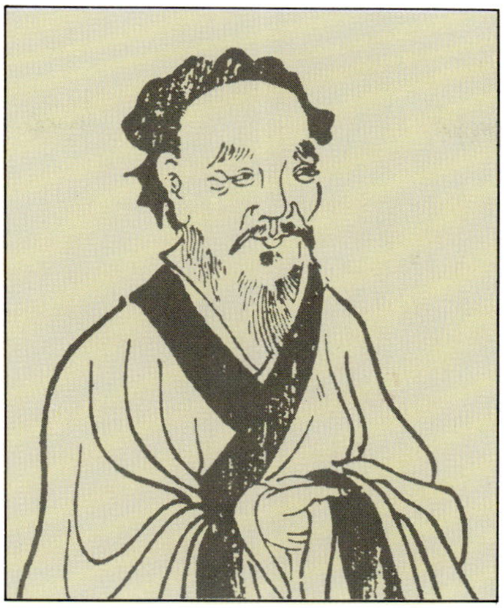

„sich auf Medizin und Akupunktur verstand und die ersten gynäkologischen und pädiatrischen Behandlungen einführte". Wenn dem so ist, dann war Dr. Zhang Zhongjing sicherlich der Nächstrangige an Bedeutung. Er schrieb etwa um 200 v. Chr. die berühmteste medizinische Abhandlung der Han-Dynastie, *Shang Han Lun, Besprechung der Fieber.* Angeblich war mehr als die Hälfte seiner Familie an fiebrigen Erkrankungen wie Typhus gestorben. Daher widmete er sein Leben dem Studium dieser Krankheiten. Sein Buch enthält einhundertdreizehn Rezepte, die auf einhundert Heilmitteln beruhen, von denen mehr als achtzig Prozent pflanzlichen Ursprungs sind. Eines davon ist unter dem Namen „Zimtrindensuppe" verzeichnet und wird bei verschiedenen Arten von Verkühlungen und Fiebern verschrieben. Es besteht aus einer Mischung von Zimtrinde, frischen Ingwerwurzeln, Jujube, Lakritzenwurzeln und chinesischen Pfingstrosen.

Aus Zhangs Buch geht auch hervor, daß das Studium der Prinzipien von yin und yang in der Naturheilkunde zu jener Zeit weiter intensiv betrieben wurde. Zhang Zhongjing teilte die Krankheiten in sechs Gruppen, von denen je drei yin und drei yang waren. Seine Rezepte zielten darauf ab, das gestörte Gleichgewicht der beiden Kräfte wiederherzustellen, indem Schweißsekretion, Ausscheidung oder Erbrechen entweder herbeigeführt oder aber reduziert wurden. Er leistete auch einen wichtigen Beitrag zur Akupunktur: Er erstellte eine „Karte" der Akupunkturmeridiane, entlang denen die Lebenskraft des Körpers, das *qi*, fließt. Außerdem erschien etwa zur Mitte der Regentschaft der Han-Dynastie ein weiteres medizinisches Werk, das *Nei Jing*, in dem die Theorie des Blutkreislaufes dargestellt wurde.

Während der Han-Dynastie wurden auch schon Anästhetika in der chinesischen Medizin verwendet. Dies ist vermutlich die früheste Anwendung in der Geschichte der Menschheit. Die Anästhetika wurden von dem großen Arzt Hua Tuo (141—208 n. Chr.) entwickelt, der „narkotische Suppen" an seine Patienten verabreichte, um sie schmerzunempfindlich zu machen, bevor er Abszesse, an der Oberfläche liegende Tumore und andere Hauterkrankungen und Wunden behandelte. Zu den pflanzlichen Ingredienzien, die er verwendete, zählten *Datura metel, Rhododendron sinense* und *Aconitum.* Es ist geschichtlich verbürgt, daß einer seiner berühmtesten Patienten der General Guan Yu war, dessen Arm in einer Schlacht von einem vergifteten Pfeil getroffen worden war. Hua wandte sein Anästhetikum an und rettete den Arm und den General, indem er das infizierte Gewebe bis auf den Knochen entfernte.

Hua Tuo war aber nicht nur Chirurg, er war auch ein Anhänger der Verbindung von Kriegskunst und Medizin, die schon frühzeitig von den Einsiedlern in den Bergen hergestellt worden war. Er entwickelte eine Reihe therapeutischer kung-fu-Übungen, die sich auf die rhythmischen Bewegungen von fünf verschiedenen Tierarten stützten, von Hirsch, Bär, Tiger, Affe und Kranich. Diese Übungen empfahl er zur Kräftigung von Kreislauf und Atmung, gegen Hartleibigkeit und als Verdauungshilfe, zur Lockerung der Muskeln, gegen Müdigkeit und Depressionen und zur Stärkung von Herz, Nieren und anderen Organen. Als die Han-Dynastie zu Ende ging, waren alle Elemente der „ganzheitlichen" Behandlungsmethode der chinesischen Medizin bereits fest etabliert: ihr Arzneimittelschatz, ihre Wissenschaft, ihre spirituellen Glaubensgrundsätze, ihr sexueller Verhaltenskodex, ihre therapeutischen Übungen und ihre so wesentliche Verquickung mit der Ernährungsweise. In den folgenden Jahrhunderten wurde zwar noch vieles ausprobiert und verbessert, im wesentlichen aber sollten diese Traditionen bis zu Beginn des zwanzigsten Jahrhunderts richtungsweisend bleiben. Eigentlich bestimmen sie noch heute die chinesische Medizin.

Während der Dynastien Tang, Song und Ming wurden die schon bestehenden Prinzipien der chinesischen Medizin durch fortgesetzte Studien und praktische Anwendung konsolidiert, ohne daß man nach neuen Richtungen des Denkens gesucht hätte. Zu Beginn der Tang-Dynastie (608—906 n. Chr.) be-

GEGENÜBER Dr. Zhang Zhongjing, der große Arzt und Gelehrte der chinesischen Medizin. OBEN Bian Que (407—310 v. Chr.), der als der allererste Arzt Chinas gilt.

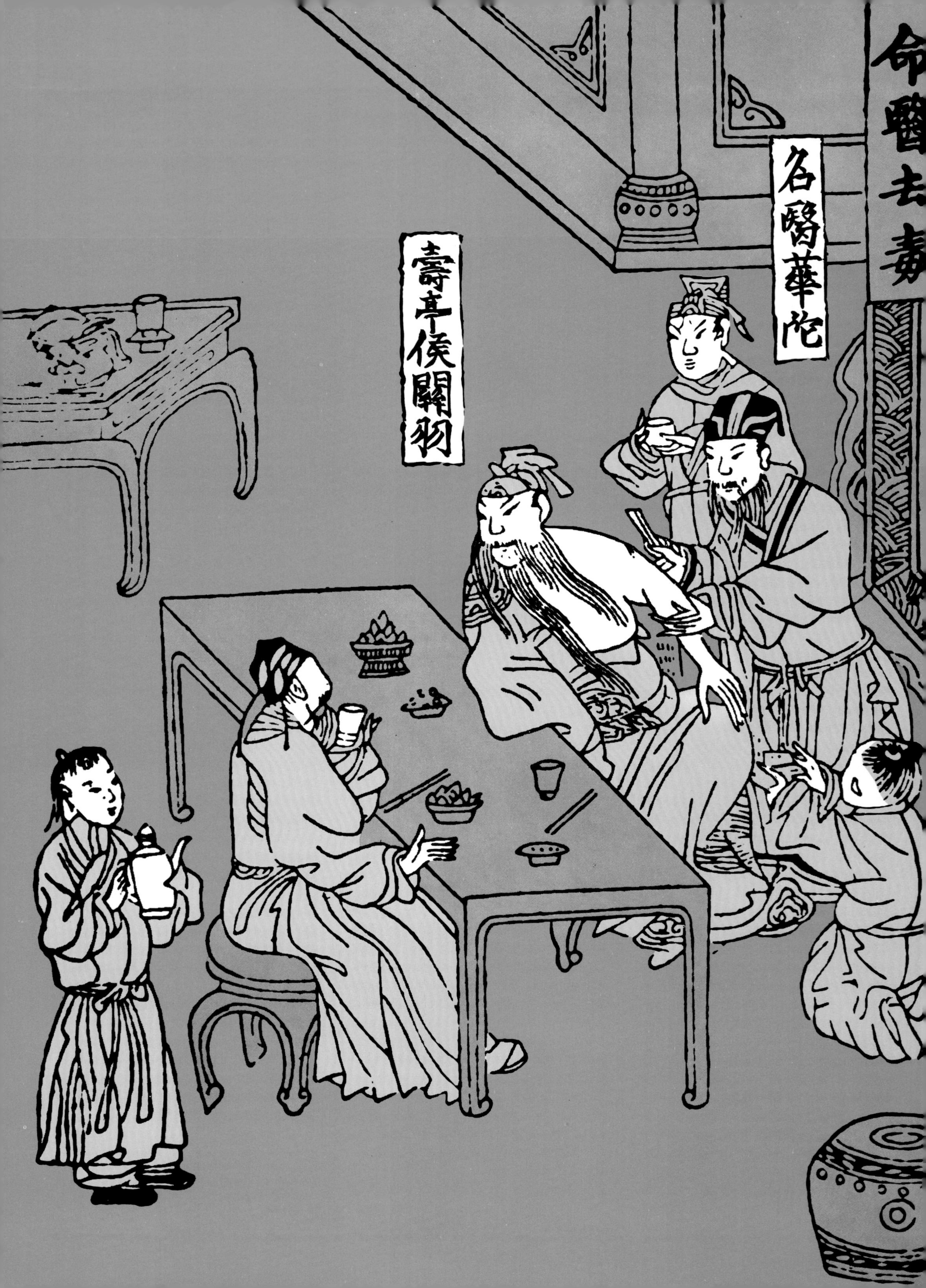
命醫去毒
名醫華佗
壽亭侯關羽

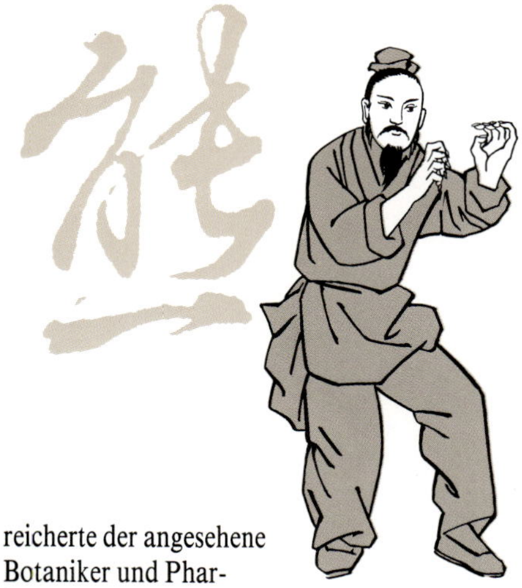

reicherte der angesehene Botaniker und Pharmazeut Tao Hongjing die Bibliographie der Medizin um zwei neue, wertvolle Lehrbücher. In einem der beiden Werke, *Kräuter nach dem Studium von Shen Nong,* werden die Erkenntnisse und Theorien des Kaisers Shen Nong wieder erläutert und mit Taos eigenen Daten untermauert. Tao sammelte die Erkenntnisse der Gelehrten und Ärzte seit der Herrschaft Shen Nongs und veröffentlichte sie in dem Werk *Anekdoten berühmter Ärzte.* Der Stammvater der Tang-Dynastie trug einiges dazu bei, den Prozeß der Konsolidierung voranzutreiben. Er verfügte, daß alles medizinische Wissen seines Reiches in der Hauptstadt konzentriert werden solle, wo er im Jahre 629 n. Chr. die erste medizinische Hochschule gründete. Als nun ein geregeltes Studiensystem eingerichtet war, führte man auch öffentliche und leistungsorientierte Prüfungen für Ärzte ein. Dadurch war es erstmals in der Geschichte der medizinischen Wissenschaft möglich, unqualifizierte Scharlatane auszusondern, die den Ruf des ärztlichen Standes geschädigt und eine Menge Geld damit verdient hatten, die Kranken mit unseriösen Ratschlägen und wirkungslosen Rezepten an der Nase herumzuführen.

Das Arzneimittelverzeichnis der Naturheilkunde wurde wieder überarbeitet und auf den neuesten Stand gebracht. Die ersten illustrierten Ausgaben mit Zeichnungen der verschiedenen Pflanzen und Kräuter erschienen zu dieser Zeit. Einer der führenden Ärzte dieser Periode, Sun Simiao, stellte einen noch engeren Zusammenhang zwischen Ernährung und Medizin her. Er war Arzt mit Leib und Seele und lehnte die Angebote der ersten beiden Kaiser der Tang-Dynastie, ihr Leibarzt zu werden, ab, weil er sich lieber auf seine Praxis konzentrieren und die Krankheiten des einfachen Volkes erforschen wollte.

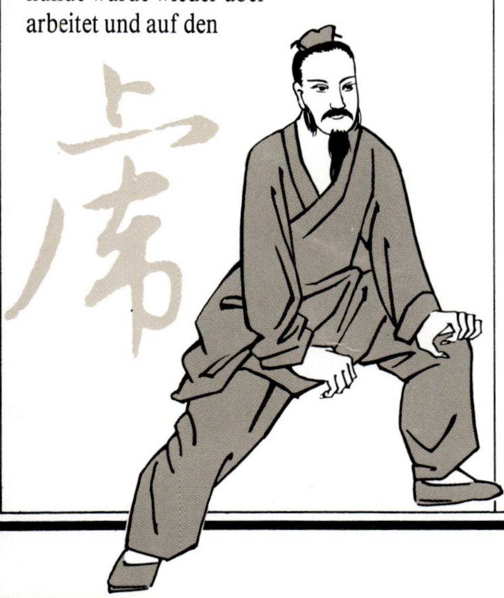

Sun Simiao spezialisierte sich auf die Behandlung von Krankheiten, die auf falsche Ernährung zurückzuführen sind, und leistete auf diesem Gebiet Hervorragendes. Durch die Ergebnisse seiner Forschung und durch seine Methode, die Ernährung als medizinische Therapie einzusetzen, entwickelten sich Behandlungsformen, deren Wirksamkeit 1000 bis 1300 Jahre nach ihm von der zeitgenössischen westlichen Forschung nachgewiesen werden konnte. So verschrieb er beispielsweise Seetang und Extrakte aus den Schilddrüsen von Rotwild und Schafen, d. h. jodhältige Präparate, als Zusatznahrung für Bergbewohner, die an Kröpfen oder vergrößerten Schilddrüsen litten. Er behandelte auch Beriberi mit Kalbs- und Schafsleber, mit Mandeln, wildem Sechuanpfeffer und Weizenkeimen. Diese Lebensmittel enthalten viel Vitamin A und B.

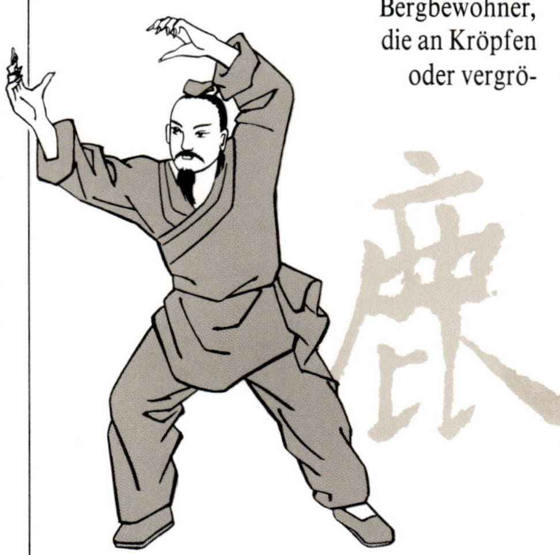

Während der Song-Dynastie (960—1279 n. Chr.) wurden diese und viele andere Erkenntnisse der Medizin aus der Tang-Dynastie vertieft und verfeinert. Neue medizinische Hochschulen wurden gegründet, ihre Lehrtätigkeit erweitert und das Prüfungssystem strenger und umfassender gestaltet. So mußten Studenten der Medizin jetzt im Rahmen ihrer praktischen Ausbildung kranke Mitglieder ihrer Fakultät, Verwaltungspersonal und Soldaten behandeln. Die Ergebnisse dieser Behandlungen wurden dann bei der Beurteilung ihrer

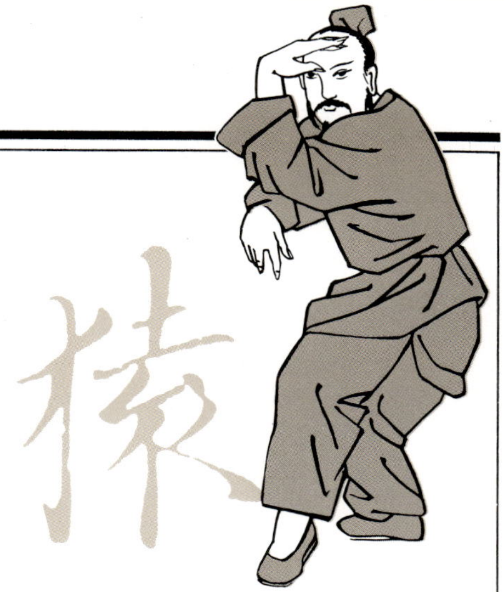

Leistungen am Ende eines jeden Jahres miteinbezogen. Während der Song-Dynastie erlebten die schönen Künste und Wissenschaften einen allgemeinen Aufschwung. Davon war auch die konfuzianische Philosophie betroffen, insbesondere die Ethik. Dies wirkte sich auch positiv auf die medizinische Wissenschaft aus. Das Ansehen der Ärzte wuchs, und sie erfreuten sich nun einer hervorragenden Stellung in der streng hierarchischen chinesischen Gesellschaft. Die Neo-Konfuzianer der Song-Dynastie prägten den Ausdruck *ren yi* oder „gütiger Arzt". Zu dieser Zeit trennten sich die Wege der Ärzte und ihrer Vorläufer, der kräutersammelnden Mystiker in den Bergen. Denn die Konfuzianer lehnten den ausgeprägten und strengen Spiritualismus der überzeugten Taoisten ab.

Während der Song-Zeit wurden die Rezepte der Naturheilkunde im ganzen Reich standardisiert und erweitert. So verwendete man nun auch Salben, Packungen und Pillen. Diese stellte man aus pulverisierten Kräutern her, die mit Honig gebunden und überzogen wur-

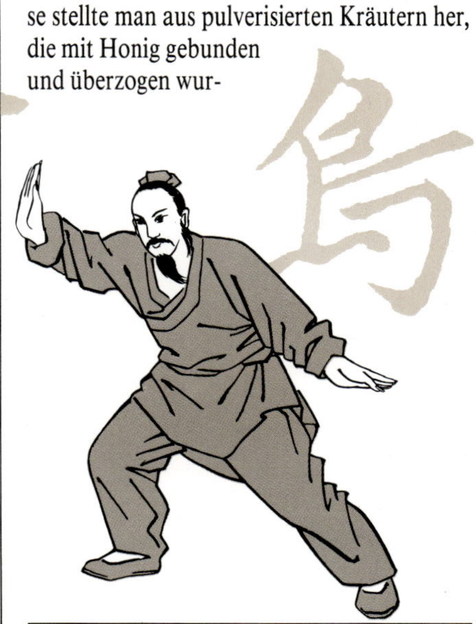

GEGENÜBER Hua Tuo, der berühmte Arzt aus der Han-Dynastie, wendet ein „Narkotikum" an, bevor er dem General Guan Yu eine Speerspitze aus dem Arm entfernt. OBEN *Tai-ji*-Übungen stellen die Haltung des Bären (oben links), des Tigers (unten links), des Hirsches (Mitte), des Affen (oben rechts) und des Vogels (unten rechts) dar.

den. Aber auch die Technik entwickelte sich während der Song-Herrschaft rasant weiter. Man erfand Druckerpressen für Papier und Holztafeln, was dazu führte, daß das Arzneimittelverzeichnis der Naturheilkunde nicht weniger als viermal überarbeitet wurde. Die letzte Ausgabe aus der Song-Zeit führt fast eintausend Heilmittel an.

Im Jahre 1260 eroberten die Mongolen Genghis Khans China und beherrschten das Reich 108 Jahre lang von Beijing aus. Unter der Herrschaft der Mongolen stagnierte die Medizin — wie viele andere Gebiete der Wissenschaft auch. Aber die darauf folgende Ming-Dynastie löste dann eine kulturelle Renaissance aus, die alle Wissensgebiete erfaßte. Die Ming-Periode war auch die Zeit der großen Seefahrten, insbesondere der gefeierten Handels- und Entdeckungsreisen des Eunuchen und Admirals Zheng He. Damals gelangten riesige chinesische Dschunkenflotten bis zum Kap der Guten Hoffnung, ja vielleicht noch darüber hinaus. Die medizinische Wissenschaft blühte wieder auf. Damals wirkte Li Shizhen (1517—1593 n. Chr.), ein weiterer berühmter Vertreter der Naturheilkunde. Er schuf ihre klassische Enzyklopädie: *Ben Cao Gang Mu, Allgemeiner Überblick und Einteilung der Naturheilkunde*, die bis zum heutigen Tag das bedeutendste Nachschlagewerk der chinesischen Medizin geblieben ist. Li Shizhen arbeitete siebenundzwanzig Jahre an diesem riesigen Werk. Während dieser Zeit bereiste er ganz China auf der Suche nach Heilkräutern. Das Ergebnis seiner Arbeit waren zweiundfünfzig Schriftrollen, auf denen nicht weniger als 1892 Heilmittel angeführt sind. Die Enzyklopädie fand nicht nur weite Verbreitung in ganz China, sondern wurde damals auch ins Japanische, Koreanische, Vietnamesische, Englische, Französische, Deutsche und Russische übersetzt. Sie soll auch die Studien und die revolutionären Theorien von Charles Darwin beeinflußt haben.

Somit stellt das Werk Li Shizens den Anfang des Kontaktes zwischen den medizinischen Wissenschaften Chinas und des Westens dar. Die venezianischen Abenteurer, die Marco Polos Spuren in das „Reich der Mitte" folgten, brachten westliche Wissenschaft und Technik an den Hof der Ming-Dynastie und übersetzten viele medizinische Werke aus Europa ins Chinesische. Im Gegenzug wurde der riesige Arzneimittelschatz der Naturheilkunde dem Westen zugänglich gemacht. Während der Manchu-Dynastie jedoch, die die Ming-Dynastie ablöste, wurden die Öffnungstendenzen durch die Errichtung kultureller Barrieren gestoppt. Trotzdem wurden die wissenschaftlichen Kontakte intensiviert, weil sich Großbritannien und andere europäische Staaten auf militärische Abenteuer einließen, um die sich isolierenden und xenophobischen Manchus dazu zu zwingen, die Tore Chinas dem freien Handel und der Modernisierung zu öffnen. Im Jahre 1790 reiste ein holländischer Botaniker nach Japan, um orientalische Pflanzen zu studieren. Er brachte viele davon mit nach Europa, um sie hier zu züchten und mit ihnen Experimente anzustellen. Was er aber mitbrachte, waren in Wirklichkeit chinesische Heilpflanzen, die lange vorher von China nach Japan gelangt waren und die Basis der dortigen Naturheilkunde bildeten. Auf diese Weise fanden Pflanzen wie Rhabarber, Gelbwurz, Enzian, Lakritze, Eisenhut, wilde Minze, Ingwer und gelbe Wicke, die alle schon jahrhundertelang von chinesischen Ärzten verwendet worden waren, ihren Weg in die europäische Pharmazie.

Als westliche Militärs und Missionare in China eindrangen, wurde die Naturheilkunde zunehmend von der westlichen Medizin bedrängt. Britische Ärzte eröffneten in Guangzhou und anderen Handelszentren ihre Praxen. Missionsärzte, wie John Kerr aus Glasgow, brachten chinesische Übersetzungen westlicher medizinischer Fachzeitschriften nach Guang-zhou und Shanghai. Nach dem Zusammenbruch der Manchu-Herrschaft und der Gründung der Republik China war eine direkte Konfrontation zwischen chinesischer und westlicher Medizin unausbleiblich. Sie erreichte ihren Höhepunkt, als 1929 chinesische Ärzte, die in Japan westliche Medizin studiert hatten, nach China zurückkehrten und forderten, man solle die traditionelle Naturheilkunde abschaffen. Doch die Kraft der traditionellen Heilkunde war so ungebrochen, daß diese Forderung in allen Klassen der chinesischen Gesellschaft vehementen Protest auslöste. In Shanghai fand eine Konferenz von Ärzten aus ganz China statt, die eine Delegation ernannte, die den „Fall Naturheilkunde" der Nationalregierung in Nanjing vortragen sollte. Diese Delegation gewann auch tatsächlich die Unterstützung der Regierung. Zur Erinnerung an diesen Sieg wurde der Tag, an dem die betreffende Petition vorgelegt wurde, der 17. März, zum „Tag der Ärzte" erklärt. Vier Jahre später zollte die Regierung der Bedeutung der traditionellen medizinischen Wissenschaft weiteren Tribut, indem sie in Nanjing das „Zentrale Chinesische Hospital" errichte-

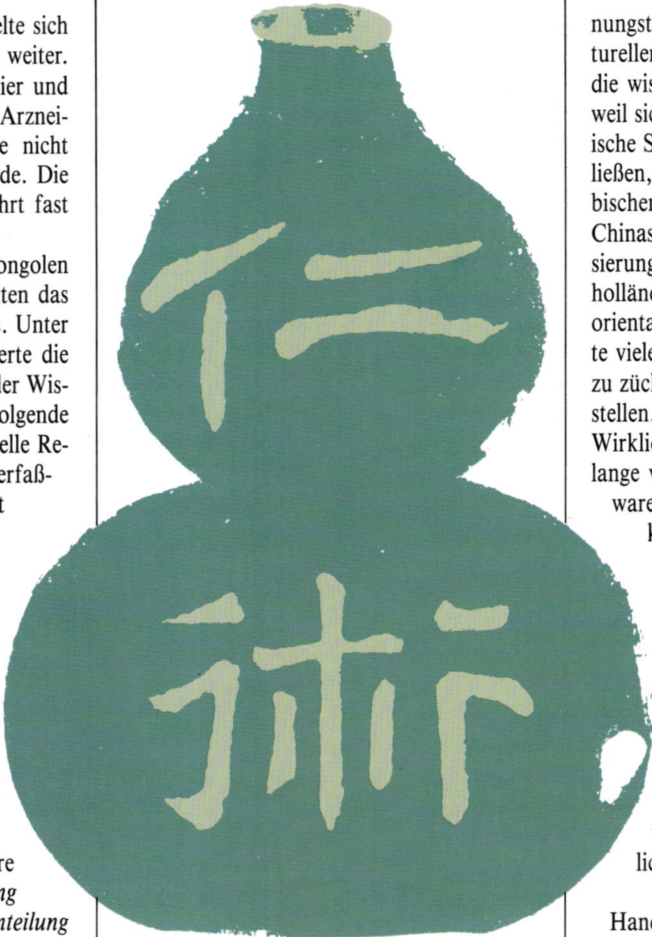

Dr. Li Shizhen, der während der Ming-Dynastie medizinische Forschungen betrieb, arbeitete siebenundzwanzig Jahr lang an seiner klassischen Enzyklopädie der Pflanzenheilkunde.

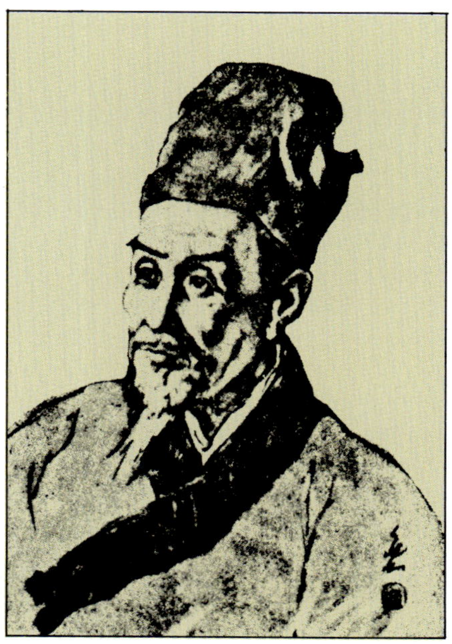

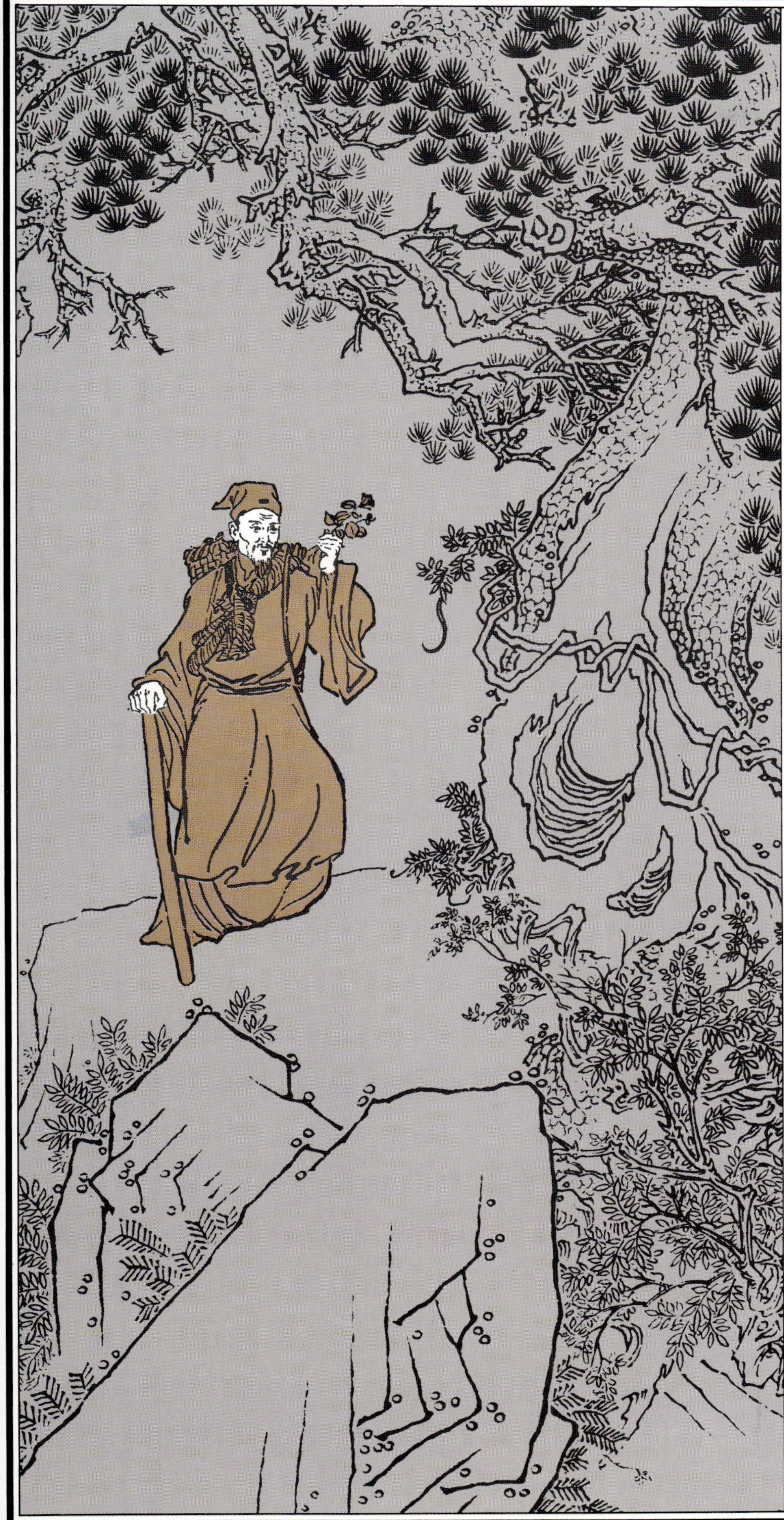

te und einen der Präsidenten des Obersten Gerichtshofes, Chiao yi-tang, mit seiner Leitung betraute. Sein ausdrücklicher Auftrag lautete, die Naturheilkunde weiter zu systematisieren und zu fördern.

So überlebte also die fünftausend Jahre alte Wissenschaft. Nun begann ein langer Prozeß wissenschaftlicher Forschung. Damit fanden Theorie und Praxis der traditionellen chinesischen Heilkunde Eingang in die Laboratorien des zwanzigsten Jahrhunderts. Die ersten Schritte zu dieser systematischen Untersuchung setzte im Jahre 1931 eine Konferenz des Völkerbundes in Genf. Damals wurde ein Komitee ins Leben gerufen, das wissenschaftliche Forschung hinsichtlich der chinesischen Naturheilkunde fördern sollte.

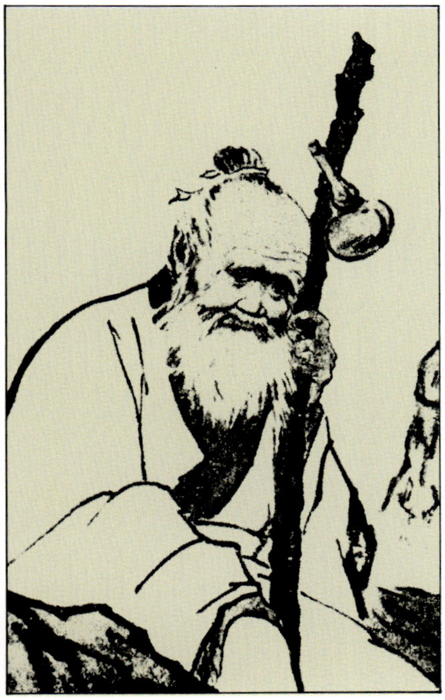

Inzwischen hat die moderne Wissenschaft viele der Behandlungsmethoden der chinesischen Naturheilkunde bestätigt. Was bis jetzt noch fehlt, ist der Schulterschluß zwischen der westlichen medizinischen Technologie und der Heilkraft des ganzheitlichen und zweifellos humanen Konzeptes der chinesischen Heilkunst.

GEGENÜBER Dr. Li Shizhen, der Verfasser des klassischen Werkes *Ben Cao Gang Mu, Allgemeiner Überblick und Einteilung der Pflanzenheilkunde*. LINKS Er sammelt und prüft „Pflanzen sonder Zahl". OBEN Dr. Sun Simiao, der gelehrte Arzt aus der Tang-Dynastie, der als erster den Zusammenhang zwischen Ernährung und Gesundheit aufdeckte.

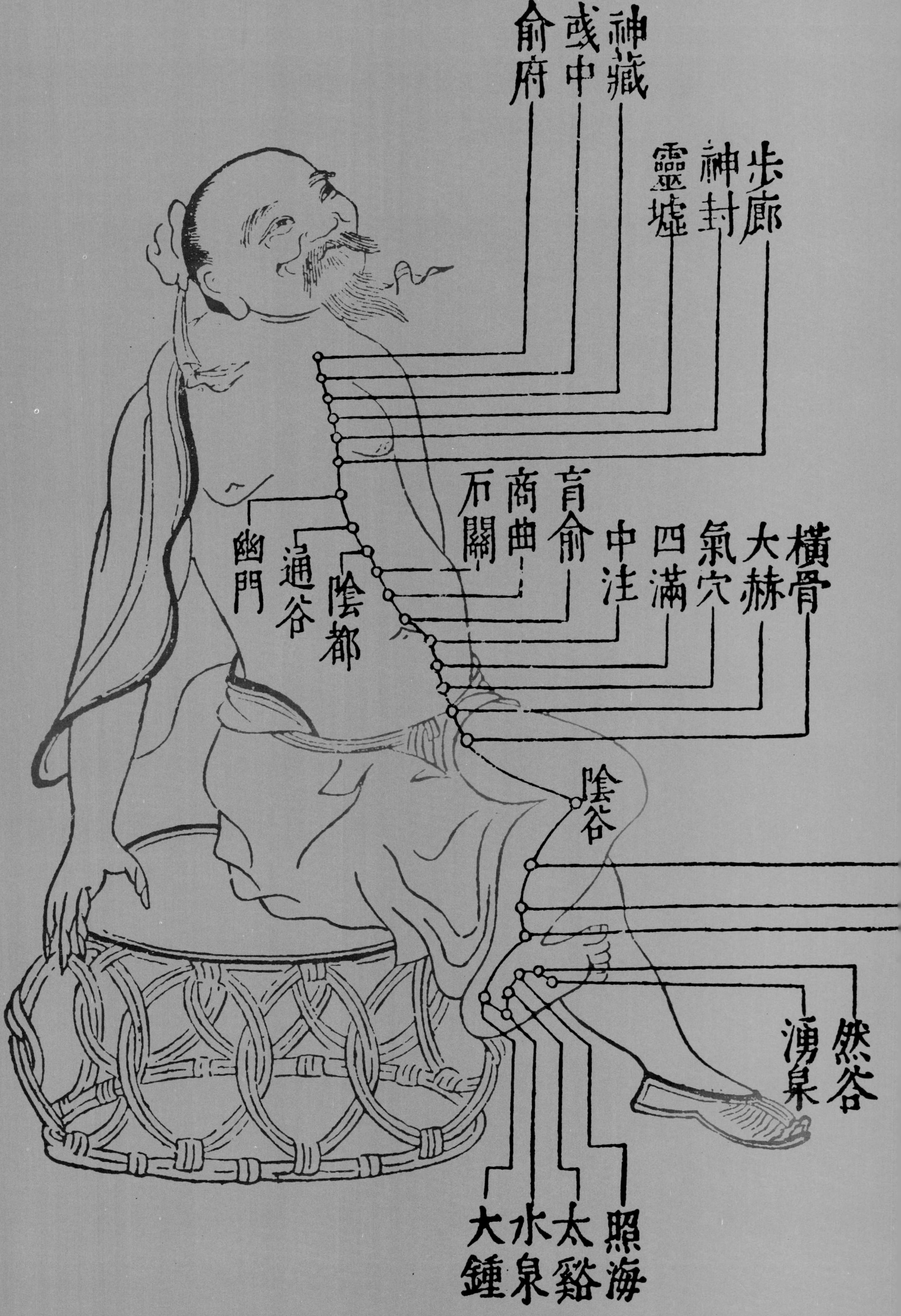

俞府
彧中
神藏
靈墟
神封
步廊
幽門
通谷
陰都
石關
商曲
肓俞
中注
四滿
氣穴
大赫
横骨
陰谷
湧泉
然谷
大鍾
水泉
太谿
照海

Kapitel III

Die Polarität der Kräfte

Grundlagen der chinesischen Naturheilkunde

復溜
交信
築賓

Das kosmische Element dominiert die gesamte traditionelle chinesische Medizin. Die Vorstellungen und die Terminologie, die die traditionelle chinesische Sicht des Universums definieren, werden auch zur Beschreibung von Krankheit und Gesundheit herangezogen. Die Chinesen betrachten den menschlichen Körper als einen Mikrokosmos, in dem sich die großen kosmischen Zusammenhänge widerspiegeln. Sie glauben, daß dieselben Kräfte, die das Universum beherrschen und die Natur beseelen, auch den Menschen selbst bestimmen. Die Grundsätze der chinesischen Medizin leiten sich direkt aus der traditionellen taoistischen Philosophie ab, also aus Chinas ältester und herausragendster Schule des Denkens.

Die Chinesen haben immer aus der empirischen Beobachtung gelernt. Sie haben zu den im abendländischen Denken vorherrschenden rigiden Systemen, die aus abstrakten Theorien hergeleitet sind, wenig Vertrauen. Wesentliche Grundlage des taoistischen Denkens ist die Vorstellung des ewigen Fließens, der Veränderbarkeit allen Seins. Alle Erscheinungen der Natur werden als Wechselspiel von Flut und Ebbe der kosmischen Kräfte verstanden. Das abendländische Denken jedoch orientiert sich vorzugsweise an fest vorgegebenen Strukturen und absoluten Gesetzen. Die Prinzipien und Prämissen der chinesischen Medizin, insbesondere die Konzeptionen und die Terminologie, die zu ihrer Erklärung herangezogen werden, sind für den durchschnittlichen Abendländer auf den ersten Blick schwer nachvollziehbar. Setzt man sich damit aber näher auseinander, so zeigt sich recht bald, wie sinnvoll, vernünftig und tiefsinnig die Ansichten sind, auf denen das System beruht. Die symbolischen Ausdrücke, die in der chinesischen Medizin verwendet werden, sind direkt aus der Natur abgeleitet oder der taoistischen Philosophie entlehnt. Sie besitzen einen exotischen Charme und eine poetische Note. Man darf dabei nie vergessen, daß es sich um Symbole handelt. Auf den folgenden Seiten wird der Versuch unternommen, die traditionellen Vorstellungen der chinesischen Medizin so klar und präzise wie möglich darzustellen und so eine umfassende theoretische Beschreibung der chinesischen Naturheilkunde zu geben.

Qi und die vier Körpersäfte

Die wichtigste Prämisse der chinesischen medizinischen Theorie ist die Vorstellung, daß alle Formen des Lebens im Universum auf das *qi*, die alles begründende Lebenskraft oder Vitalenergie, zurückzuführen seien. *Qi* bedeutet auch „Atem“ und „Luft“, ist also der hinduistischen Vorstellung des *prana* verwandt. Das *qi* ist unsichtbar, geschmacklos, geruchlos und körperlos, es durchdringt aber den gesamten Kosmos. *Qi* kann übertragen werden und seine Zustandsform verändern. *Qi* wird durch die Verdauung der Nahrung entzogen und in den Körper geleitet. Der Atem entzieht der Luft *qi* und überträgt es in die Lungen. Wenn diese beiden Formen des *qi* nun im Blutstrom aufeinandertreffen, verändern sie sich, um das menschliche *qi* zu bilden, das als Vitalenergie im Körper zirkuliert. Die Qualität, die Menge und die Ausgewogenheit des *qi* bestimmen den Gesundheitszustand eines Menschen und die Dauer seines Lebens.

Es gibt viele verschiedene Arten von *qi:* „heißes *qi*“ und „kaltes *qi*“, „trockenes *qi*“ und „feuchtes *qi*“ sowie viele andere Formen. Es gibt das „böse *qi*“, das aus Sümpfen aufsteigt (Miasma) und Krankheiten hervorruft und das „reine *qi*“ der Bergnebel, das Gesundheit und langes Leben fördert. Der Schlüssel zur Erhaltung eines optimalen Gesundheitszustandes ist ein natürliches und harmonisches Gleichgewicht der Vitalenergien im Körper selbst und zwischen den Energien im Körper und in der Umwelt. So führt beispielsweise der übermäßige Genuß von pfefferhältigen, stark gewürzten, „heißen“ Speisen im allgemeinen zu einem Stau von *huo qi* (Feuerenergie) im Körper, der von typischen Symptomen wie trockenen Lippen, ausgetrocknetem Mund und Hals, aufgeblähtem Leib und Verstopfung begleitet ist. Diese Symptome sind, so die Theorie, im Hochsommer, wo auch die Umgebung heiß ist, wesentlich stärker als im tiefen Winter, wo der Körper zusätzliche hitzeerzeugende Nahrung braucht, um der übermäßigen Kälte im Freien entgegenzuwirken. Um diese „Hitzesymptome“ zu beseitigen und das richtige Energiegleichgewicht wiederherzustellen, braucht man nur einige „kühle“ Nahrungsmittel zu sich zu nehmen, wie etwa Wassermelonen, Zitrusfrüchte, weiße Rüben etc. Die verschiedenen Arten von Energie mischen sich andauernd inner-, wie auch außerhalb des Körpers. Ist sich der Mensch dessen bewußt, kann er das Energiegleichgewicht in seinem Körper täglich, ja stündlich durch Ernährung, Bewegung, Atemtechnik und Heilkräuter erhalten.

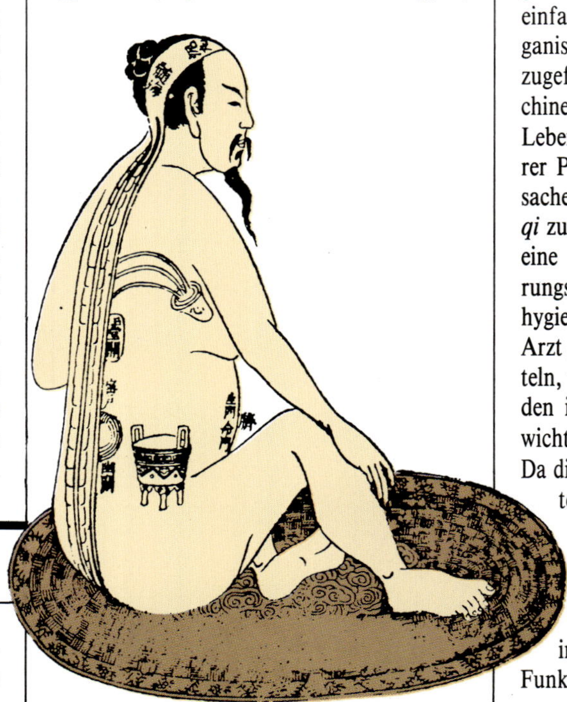

Das *qi* eines Menschen ist in Quantität und Qualität so variabel wie das Wetter und wird vom Wechsel der Jahreszeiten und von klimatischen Schwankungen wesentlich beeinflußt. Die wichtigsten Faktoren, die das *qi* bestimmen, sind aber unsere feste und flüssige Nahrung und die Luft, die wir atmen. Das erklärt die große Bedeutung, die der Ernährung und der Atemtechnik im taoistischen Gesundheitssystem beigemessen wird. Qualität und Quantität des *qi* werden auch vom Zustand der Organe, die es absorbieren, beeinflußt. Wenn Magen und Lunge nicht richtig arbeiten, sind sie nicht in der Lage, Vitalenergie in reiner Form und in ausreichender Menge aufzunehmen. Das beeinträchtigt den ganzen Körper, und es kommt zu einem Energiemangel. Viele weitverbreitete Krankheiten sind einfach darauf zurückzuführen, daß dem Organismus zu wenig und zu minderwertiges *qi* zugeführt wird. Deshalb untersuchen kluge chinesische Ärzte zunächst die allgemeinen Lebensgewohnheiten und den Tagesablauf ihrer Patienten nach möglichen Krankheitsursachen. Krankheiten, die auf einen Mangel an *qi* zurückzuführen sind, können meist durch eine Kombination von geeigneter Ernährungsweise, Bewegung, Atmung und Körperhygiene beseitigt werden. Der chinesische Arzt greift erst dann zu pflanzlichen Heilmitteln, wenn eine Störung so gravierend geworden ist, daß sie die Funktionsweise lebenswichtiger Organe und Drüsen beeinträchtigt. Da die Heilpflanzen eine Affinität zu bestimmten Teilen des Körpers besitzen, strömt das aus ihnen gewonnene *qi* geradewegs zu denjenigen Organen oder Drüsen, für die das Heilmittel verordnet worden ist. Dort entfaltet es seine Wirkung, indem es die natürliche und richtige Funktionsweise der Organe wiederherstellt.

Gleichzeitig werden die die Krankheit begleitenden Störungen des Energiegleichgewichtes beseitigt.

Das ursprüngliche und ideale Verhältnis der gesamten Lebensenergien eines Menschen heißt *yuan qi*, das bedeutet wörtlich „ursprüngliche Vitalenergie". Vom Tage unserer Geburt bis zum letzten Tag unseres Lebens läuft ein schrittweiser, aber unaufhaltsamer Prozeß des Abbaues und der Schwächung unseres *yuan qi* ab. Die Geschwindigkeit, mit der dieser Prozeß abläuft, bestimmt die Dauer unseres Lebens. Im Zuge ihres Strebens nach langem Leben entwickelten die Taoisten bestimmte Techniken, um diesen Abbau der Vitalenergie zu verlangsamen und die fortschreitende Schwächung der Organe und Drüsen aufzuhalten. Kurz, sie versuchten, den Alterungsprozeß zu verzögern. Atem- und kung-fu-Übungen, richtige Ernährung und Heilkräuter tragen alle dazu bei, die Menge der Vitalenergie zu vergrößern, ihre Qualität zu verbessern und die Schädigungen, die die lebenswichtigen Organe durch Krankheit, Schwäche oder natürlichen Abbau erfahren haben, zu heilen. Dieser Prozeß heißt *bu yuan qi*, oder „Stärkung der ursprünglichen Vitalenergie". Er ist ein zentrales Prinzip und ein Hauptziel der chinesischen Naturheilkunde.

Nachdem *qi* im Körper in menschliches *qi* umgewandelt worden ist, nimmt es zwei Erscheinungsweisen an, Nähr-*qi*, *ying qi*, und Schutz-*qi*, *wei-qi*. Das Nähr-*qi* wird aus den reinsten Bestandteilen der festen und flüssigen Nahrung, die wir verdauen, gewonnen und zirkuliert mit dem Blut durch den Körper. Es ernährt Organe, Drüsen, Nerven, Knochen und andere Gewebe. Das Schutz-*qi* wirkt komplementär zum Nähr-*qi*. Es wird aus den gröberen Verdauungsbestandteilen produziert und kann die feinen Wände der Blutgefäße nicht durchdringen. Stattdessen zirkuliert es in den oberflächennahen Körperschichten, in den Geweben unmittelbar unter der Haut. Es wärmt und befeuchtet die Haut, steuert das Öffnen und Schließen der Poren und schützt den Körper gegen das Eindringen von „äußerem bösen *qi*". Wenn es an innerem Nähr-*qi* mangelt, ist der Körper für Schwächungen oder Krankheiten der lebenswichtigen Organe (oder für beides) anfällig. Wenn das oberflächennahe Schutz-*qi* zu schwach ist, wird der Körper durch äußere Einflüsse, wie Wind, Kälte, Feuchtigkeit und andere „extreme" Umweltbedingungen, die Krankheiten verursachen können, verletzbar.

Qi ist einer der vier Körpersäfte, und zwar der bei weitem wichtigste. Die anderen sind Blut, *xue*, Vitalessenz, *jing* und Flüssigkeit, *jin*. Blut wird wie das Nähr-*qi* aus den hochwertigsten Verdauungsprodukten gebildet. Beide bewegen sich gemeinsam im Kreislaufsystem und ernähren den Körper. Die Bewegung des Blutes wird vom *qi* gesteuert: „*Qi* ist der General des Blutes; wenn sich *qi* bewegt, bewegt sich auch das Blut", so lehren alte Schriften. *Qi* kann durch Atemübungen reguliert werden. Wenn man einen langsamen, tiefen Atemzug nimmt, ihn in den Bauch hinuntersinken läßt und den Atem einige Sekunden anhält, merkt man, wie sich der Puls deutlich verlangsamt. Atmet man dann langsam und gleichmäßig wieder aus, wird der Kreislauf angeregt, bis man den Pulsschlag in den Armen und Beinen und im Kopf fühlt. Richtige Atmung ist also besonders wichtig, weil *qi* den Blutkreislauf steuert.

Die Vitalessenz *jing* wird ebenfalls durch die umwandelnde Wirkung von *qi* auf die verdaute feste und flüssige Nahrung im Magen und im Dünndarm erzeugt. Sie stellt die kreative Kraft im Körper dar und tritt in zwei Formen auf: Lebensessenz und Samenessenz. Die Lebensessenz wird in den Nieren gespeichert, von wo sie je nach Bedarf in die Blutbahn abgeschieden wird. Sie steuert Wachstum, Entwicklung, Verfall und Tod. Nach der Terminologie der abendländischen medizinischen Wissenschaft sind hier mit dem Begriff „Nieren" die lebenswichtigen Drüsen gemeint, die an den oberen Nierenpolen sitzen (Nebennieren). Als „Lebensessenz" werden also die zahlreichen Hormone bezeichnet, die diese Drüsen ausschütten und die viele lebenswichtige Funktionen steuern.

Mit dem Ausdruck Samenessenz sind die Spermien des Mannes und die Eier der Frau gemeint. Embryonen, die aus der Vereinigung männlicher und weiblicher Samenessenz hervorgehen, werden durch die Lebensessenz, die durch diese Verbindung ebenfalls entsteht, ernährt. Nach der Geburt erzeugt das Kind durch die Verdauung seine eigene Lebensessenz. Nach traditioneller chinesischer Anschauung reift das geschlechtliche *jing* bei Mädchen im Alter von zweimal sieben Jahren, also um das vierzehnte Lebensjahr, und sinkt bei siebenmal sieben Jahren ab, also etwa um das neunundvierzigste Lebensjahr. Das *jing* der Knaben kommt mit zweimal acht Jahren zur Reife, also im Alter von sechzehn, und beginnt bei achtmal acht Jahren, also im Alter von vierundsechzig, an Kraft zu verlieren. Die beiden Formen der Vitalessenz, die Lebensessenz und die Samenessenz, sind eng miteinander verwandt und werden beide in und um die Nieren gespeichert. Sie manifestieren sich in Form allgemeiner beziehungsweise sexueller Vitalität.

Weiters zählt eine Flüssigkeit, *jin ye*, zu den Körpersäften, die der Körper ebenfalls aus verdauter fester und flüssiger Nahrung gewinnt. Nach der Einwirkung von *qi* nimmt diese Flüssigkeit die besondere Qualität des Lebens an, durch die sich Körperflüssigkeiten von normalem Wasser oder anderen Flüssigkeiten unterscheiden. Die Menge und die Ausgewogenheit der Körperflüssigkeiten sind ein wesentlicher Faktor der Gesundheit. Ein Zuviel oder ein Zuwenig bedeutet eine Störung des Gleichgewichtes von yin und yang.

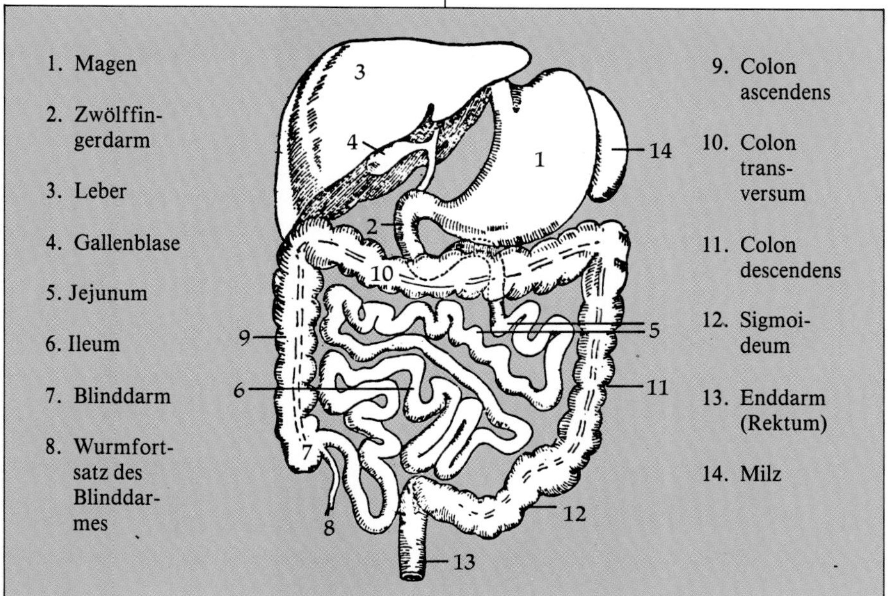

GEGENÜBER Frühe Darstellung des „Lebensstromes", der wichtigsten Körperfunktionen.
OBEN Die inneren Organe.

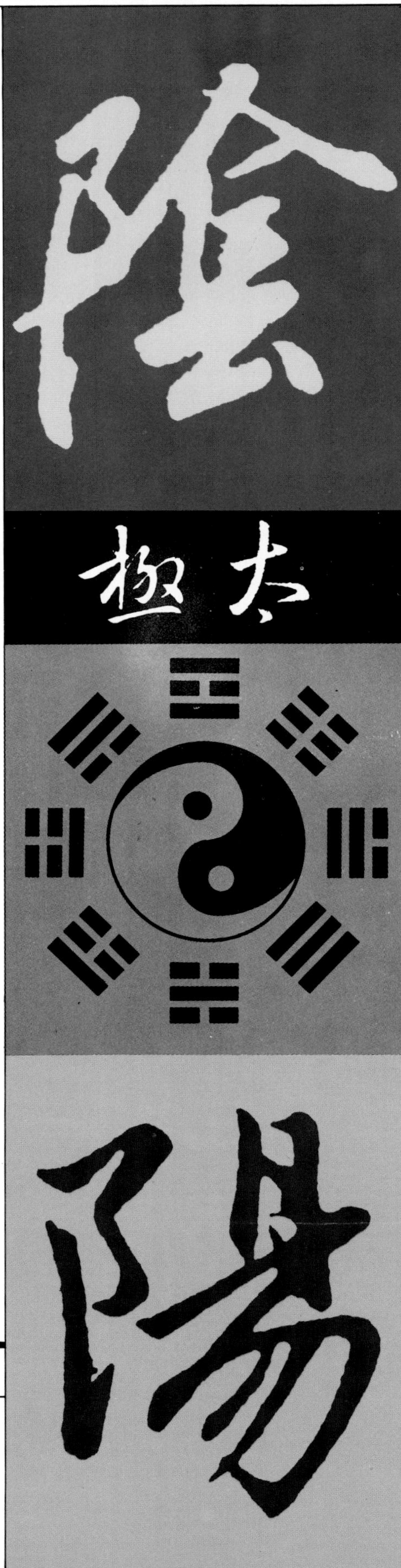

Deshalb werden diese Flüssigkeiten ständig von den Organen des Körpers reguliert. Der Dünndarm trennt reine Säfte von unreinen, die Nieren steuern den Verbrauch der Flüssigkeiten und die Blase speichert Ausscheidungsprodukte und überschüssige Flüssigkeit und scheidet diese schließlich aus. Andere Organe haben die Aufgabe, die Flüssigkeiten in die gerade benötigte Form umzuwandeln. Die Leber, die mit der Funktion der Augen in Zusammenhang gebracht wird, wandelt Körperflüssigkeit in Tränen um. Die Milz, die die Verdauung fördert, produziert aus der Körperflüssigkeit Speichel. Die Lungen wieder bilden Schleim. Das Herz wandelt Körperflüssigkeit in Schweiß um, und die Nieren erzeugen Harn.

Die Chinesen unterscheiden zwei Arten von Körperflüssigkeiten: die klare Flüssigkeit *jin* und die zähe Flüssigkeit *ye*. Die klare Flüssigkeit zirkuliert zusammen mit dem Schutz-*qi*, befeuchtet Gewebe und Haut und erscheint auf der Hautoberfläche als normaler klarer Schweiß. Die zähe Flüssigkeit bewegt sich mit dem Nähr-*qi* im Blutstrom, schmiert die Sehnen und Gelenke und füllt das Knochenmark sowie die Hohlräume des Gehirns. Sie erscheint auf der Körperoberfläche als die fettige Sekretion der Schweißdrüsen.

Qi, Blut, Vitalessenz und Körperflüssigkeit sind voneinander abhängig. Tritt bei einem der vier ein Mangel auf, hat das unweigerlich negative Auswirkungen auf die anderen. Dennoch ist das *qi*, der große Energiespender des Körpers, die wichtigste aller Kräfte. Erst durch das Einwirken von *qi* auf die verdaute feste und flüssige Nahrung entstehen Blut, Vitalessenz und Körperflüssigkeit, und diese bewegen sich immer in Verbindung mit *qi* durch den Körper. Außerdem ist *qi* die einzige der vier lebenswichtigen Substanzen, die der Körper auch anders als durch die Verdauung von Nahrung gewinnen kann. Es kann auch durch die Lungen aus der Luft gewonnen werden. Qualität und Quantität der anderen drei Substanzen hängen aber ausschließlich von der Nahrung ab. Das ist der Grund, weshalb der richtigen Ernährung in der chinesischen Medizin immer so große Aufmerksamkeit geschenkt worden ist.

Yin und Yang

Yin und yang sind zwei chinesische Ausdrükke, die auch im Westen geläufig sind. Den mit diesen beiden Ausdrücken verbundenen Prinzipien kommt in der taoistischen Philosophie wie in der chinesischen Medizin eine ganz zentrale Stellung zu. Die Theorie von yin und yang liegt jedem Aspekt des chinesischen Lebens und Denkens zugrunde. Das Gleichgewicht zwischen diesen beiden kosmischen Urkräften gilt im chinesischen Denken als das Grundprinzip aller Erscheinungen in der Natur und aller Lebensvorgänge.

Das Zusammenspiel von yin und yang ist das auslösende Moment jeder Veränderung und jeder Bewegung im Universum. Yin ist die negative, passive Kraft. Es ist seinem Wesen nach weiblich, dunkel, empfangend, zusammenziehend, abwärtsgerichtet und wird durch das Wasser symbolisiert. Yang ist die positive, aktive Kraft. Es ist seinem Wesen nach männlich, hell, schöpferisch, sich ausdehnend, aufwärtsgerichtet und wird durch das Feuer symbolisiert. Die Taoisten betrachten yin als die überlegene und stärkere Kraft. Unter Zuhilfenahme des Bildes von Feuer und Wasser argumentieren sie, daß Feuer schnell aufflammt und den Eindruck großer Kraft vermittelt, daß es aber leicht vom Wasser ausgelöscht wird. Wasser jedoch ist unzerstörbar, erfüllt alles und höhlt mit der Zeit selbst den härtesten Stein. Wasser kann durch Feuer nach und nach erwärmt und schließlich zum Sieden gebracht werden, wenn sich das Feuer nicht vorher verzehrt. Es besitzt die Kraft, yang-Energie in sich aufzunehmen und lange Zeit zu bewahren. Seit dem ersten Auftreten des Begriffspaares, also seit dreitausend Jahren, wurde yin vor yang gesetzt.

Die Kräfte von yin und yang sind voneinander abhängig; die eine kann nicht ohne die andere existieren. Der ideale Zustand der Natur, daher auch der Gesundheit, ist dann gegeben, wenn sich die beiden in einem harmonischen Gleichgewicht befinden. Wenn yang die Übermacht gewinnt, zieht sich yin zurück. Überwiegt jedoch yin, verringert sich yang. Die gesamte Energiemenge bleibt jedoch stets gleich.

Yin und yang gehen in ihr jeweiliges Gegenteil über, wenn ihre Kraft eine kritische Grenze überschreitet. Das klassische chinesische Symbol für das kosmische Gleichgewicht von yin und yang illustriert dieses Prinzip ausgezeichnet. Das dunkle yin und das helle yang sind in vollkommenem Gleichgewicht dargestellt. Dort, wo das yin abnimmt und schwächer wird, ist das yang am stärksten, und wo das yang abnimmt, steigert sich das yin. Yin und yang tragen den Keim ihres jeweiligen Gegenteils in sich. Das wird durch den weißen und den schwarzen Punkt dargestellt. Der Keim des yin innerhalb des yang und der Keim des yang innerhalb des yin geben den Anstoß zu dem immerwährenden Kräftefluß und dem dauernden Anwachsen und Absinken der beiden Kräfte.

Der Schlüssel zum Verständnis der Theorie von yin und yang ist das Prinzip des relativen Gleichgewichtes. Die Chinesen glauben nicht an das Absolute oder das Ideale. Alles ist relativ, flexibel und wandelbar. So wäre beispielsweise der Zustand des perfekten Gleichgewichtes von yin und yang im Körper während des Sommers für die Winterzeit vollkommen ungeeignet, weil dann in der Außenwelt die kalten yin-Kräfte vorherrschen und der Körper daher zusätzliche wärmende yang-Energie benötigt. Ist der Körper von überschüssiger yang-Energie erfüllt, die das yin so weit verdrängt, daß es zu Mangelerscheinungen kommt, dann werden kühlende yin-Heilmittel und ebensolche Nahrung verordnet, so daß das relative Gleichgewicht wiederhergestellt wird. Falls jedoch das yin ansteigt und das yang zurückgedrängt wird, bedarf es wärmender yang-Medizin, um das erwünschte relative Gleichgewicht wiederherzustellen. Innerhalb einer gewissen Bandbreite regelt der Körper das relative Gleichgewicht von yin und yang selbst. Erreicht eine Störung des Gleichgewichtes aber einen bestimmten kritischen Punkt, sind Heilmittel erforderlich. Will man den bestmöglichen Gesundheitszustand gewährleisten, ist es am besten, Störungen des Gleichgewichtes von yin und yang durch einfache vorbeugende Maßnahmen zu verhindern. Dazu gehören angemessene Ernährung und richtige Bewegung sowie sorgfältige Beachtung der durch den Jahreszeitenwechsel, das Wetter und durch geographische Gegebenheiten bedingten Veränderungen.

Innerhalb des menschlichen Körpers gibt es yin-Bereiche und yang-Bereiche, die einander jedoch überschneiden. Die inneren, unteren und vorderen Körperregionen unterliegen dem Einfluß von yin, während die äußeren, oberen und hinteren Regionen von yang dominiert werden. Die eine Hälfte der lebenswichtigen Organe unterliegt yin, die andere yang. Yin beherrscht das Blut, yang das Energie-*qi*. Yin sinkt nach unten, yang steigt nach oben. Angeborene Instinkte sind yin, erlernte Fertigkeiten jedoch yang. Diese Unterschiede bleiben aber stets relativ, sie sind nie absolut. So heißt es beispielsweise, daß das Äußere des Körpers yang sei und das Innere yin; gleichzeitig aber wird die äußere Oberfläche jedes inneren Organes von yang beherrscht, sein Inneres jedoch von yin. Der Mann ist yang und die Frau yin, beide tragen aber Elemente des jeweils anderen Prinzips in sich. Die Vorstellung von yin und yang ist einfach ein Symbol für die Polarität der Kräfte, die das ganze Universum, vom Sonnensystem bis zur winzigsten Körperzelle, beherrschen. Das relative Gleichgewicht zwischen diesen kosmischen Kräften innerhalb des Körpers sowie zwischen dem Körper und seiner Umwelt ist das grundlegende Regulativ für Gesundheit und Langlebigkeit.

Die Nahrung und aus der Natur gewonnene Heilmittel gleichen Störungen des Gleichgewichtes von yin und yang aus, indem sie das jeweils fehlende Element ergänzen. Eine einfache vorbeugende Maßnahme auf der Basis der Theorie von yin und yang besteht darin, die Ernährungsweise der Jahreszeit anzupassen. Im Sommer sollte man den Anteil kühlender yin-Nahrungsmittel erhöhen und übermäßig heiße yang-Speisen meiden. Im Winter sollte man reichlich wärmende yang-Nahrungsmittel zu sich nehmen. Im Falle extremer Kälte sollte man zusätzlich regelmäßig wärmende yang-Heilmittel zu sich nehmen. Da jedem Bestandteil des *ben cao* eine spezifische relative yin- oder yang-Natur zukommt, beeinflußt auch jedes Heilmittel in einem bestimmten Ausmaß das Gleichgewicht von yin und yang im Körper. Hat also ein chinesischer Arzt die Ursache und das Wesen der Störung des Energiegleichgewichtes eines Patienten festgestellt, muß er sowohl allgemeine Faktoren, wie Jahreszeit, Wetter und geographische Gegebenheiten, als auch jene Faktoren berücksichtigen, die für den Zustand des Patienten typisch sind. Dann muß er versuchen, all diese Faktoren durch natürliche Heilmittel und diätetische Maßnahmen ins Gleichgewicht zu bringen.

Die fünf Wandlungsphasen

Schon seit ältester Zeit ordnen die Chinesen die Erscheinungen der Welt fünf symbolischen Elementen zu: Holz, Feuer, Erde, Metall und Wasser. Jeder Vorgang in der Welt wird von einem dieser Elemente bestimmt, und die permanente Wechselwirkung dieser Elemente erklärt, in Verbindung mit dem Zusammenspiel von yin und yang, alle Vorgänge und Veränderungen in der Natur. *Das Buch von Huang Di*, Chinas ältestes medizinisches Werk, lehrt: „Die fünf Elemente Holz, Feuer, Erde, Metall und Wasser umfassen alle Phänomene der Natur. Es handelt sich um ein System von Symbolen, das ebenso auf den Menschen übertragbar ist.“ Man beachte den Begriff „Symbol“.

Das Zusammenspiel der Urkräfte, die durch die fünf Wandlungsphasen repräsentiert werden, verläuft nach vorgegebenen Mustern, die den natürlichen Wechselbeziehungen der Elemente entsprechen. Jede dieser Kräfte übt einen fördernden bzw. hemmenden Einfluß auf eine andere Kraft aus und wird ihrerseits von einer anderen Kraft gefördert oder gehemmt. Diese Wechselwirkung der Kräfte ist symbolisch zu verstehen. Ihr Sinn wird am deutlichsten, wenn man den Begriff „Elemente“ wörtlich nimmt. Dann läßt sich der Zyklus der fünf Wandlungsphasen der Elemente folgendermaßen darstellen: Holz verbrennt und schafft Feuer; Feuer erzeugt Asche, aus welcher Erde entsteht; Erde schafft Metall, das aus dem Boden gewonnen werden kann; wird es erhitzt, so wird es flüssig wie Wasser; Wasser wiederum bewirkt das Wachstum der Pflanzen, so entsteht Holz.

Diesem positiven, erschaffenden Zyklus steht ein negativer, unterwerfender gegenüber. Pflanzen, dargestellt durch Holz, unterwerfen die Erde, indem sie in sie eindringen und sie ihrer Nährstoffe berauben; die Erde unterwirft das Wasser, indem sie es an bestimmte Stellen bindet und es trübt; Wasser unterwirft Feuer, indem es dieses auslöscht; Feuer unterwirft Metall, indem es dieses zum Schmelzen bringt; und Metall unterwirft Holz, indem es dieses schneidet.

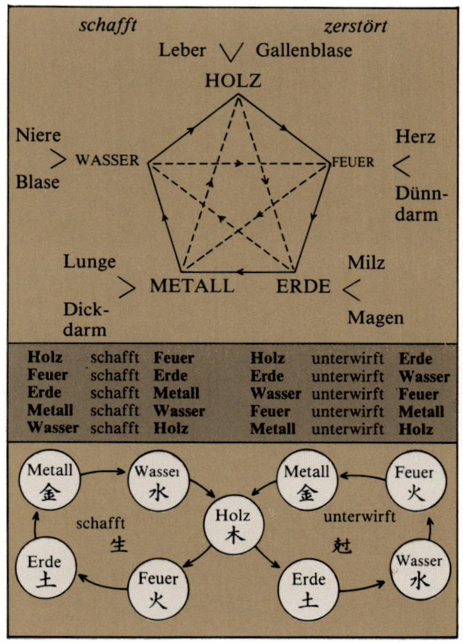

Die Wechselwirkungen der fünf Elemente basieren auf diesen positiv/negativ-Zyklen. So entstehen komplexe Interaktionen, deren wichtigste die Beziehungen von „Mutter und Sohn“ und von „Sieger und Besiegtem“ sind. Mutter-Sohn-Beziehungen beruhen auf folgendem positivem Zyklus: Der Sohn der Mutter Feuer ist die Erde, die durch das Feuer geschaffen wird. Aber das Feuer wiederum ist

GEGENÜBER Die Schriftzeichen für yin (oben) und yang (unten), mit *Tai ji*, dem Symbol für das Gleichgewicht der beiden Kräfte, in der Mitte. OBEN Die traditionellen fünf Wandlungsphasen und ihre Zuordnung zu den Organen des Körpers.

der Sohn der Mutter Holz, die das Feuer schafft. Das Holz ist Mutter des Sohnes Feuer aber gleichzeitig auch Sohn der Mutter Wasser usw. Der negative Zyklus bestimmt die Beziehungen zwischen Sieger und Besiegtem: Das Feuer wird vom Wasser besiegt, ist seinerseits aber Sieger über das Holz; Holz wird vom Metall besiegt, ist aber Sieger über die Erde usw. Man muß stets beachten, daß sowohl die Lehre von den fünf Wandlungsphasen als auch andere traditionelle chinesische Deutungen der Welt symbolische Darstellungen fundamentaler Naturkräfte sind, wobei der wesentlichste Aspekt all dieser Kräfte ihr jeweiliges Zusammenspiel ist.

Tabelle der Organe und ihrer Beziehungssysteme

		Herz	*Leber*	*Milz*	*Lungen*	*Nieren*
1	Element	Feuer	Holz	Erde	Metall	Wasser
2	Planet	Mars	Jupiter	Saturn	Venus	Merkur
3	Farbe	Rot	Grün	Gelb	Weiß	Schwarz
4	Geschmack	bitter	sauer	süß	scharf	salzig
5	Klima	heiß	windig	feucht	trocken	kühl
6	Richtung	Süden	Osten	Mitte	Westen	Norden
7	Geruch	versengt	ranzig	aromatisch	böckelnd	faulig
8	Gefühl	Freude	Ärger	Verlangen	Sorge	Angst
9	Tier	Pferd	Huhn	Kuh	Hund	Schwein
10	Zahl	Sieben	Acht	Fünf	Neun	Sechs
11	Frucht	Aprikose	Pflaume	Dattel	Birne	Kastanie
12	Laut	Lachen	Schreien	Singen	Weinen	Stöhnen
13	Getreide	Kleberreis	Weizen	Hirse	Reis	Erbse

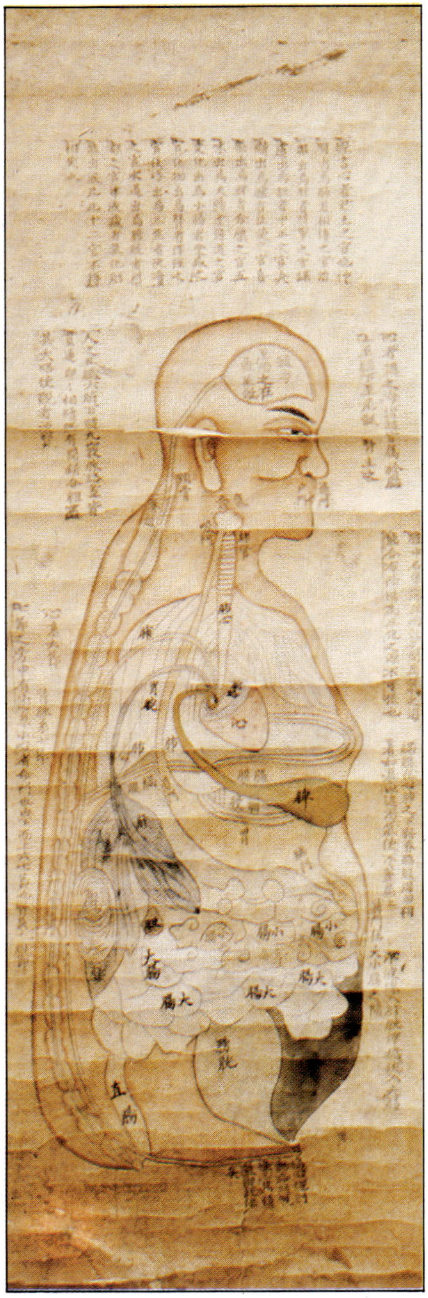

Jedes der lebenswichtigen Organe ist einer der fünf Wandlungsphasen zuzuordnen. Die grundlegenden Beziehungen der fünf Wandlungsphasen zueinander sind daher auch der Schlüssel zum Verständnis der Wechselwirkung zwischen den Organen des Körpers. Der positiv/negativ-Zyklus erklärt auch, auf welche Weise äußere, umweltbedingte Faktoren jedes Organ beeinflussen, beziehungsweise wie sie auf den Körper einwirken. Mit ihren Heilmitteln verändern die chinesischen Ärzte diese Relationen, um ein etwaiges Ungleichgewicht von Energien, das durch ein Übermaß oder einen Mangel bestimmter Kräfte im Körper entstanden ist, zu beseitigen.

Die Vorstellungen der chinesischen Medizin hinsichtlich der inneren Organe fußen auf den Theorien von yin und yang und auf der Lehre von den fünf Wandlungsphasen. Sie decken sich nicht genau mit den Erkenntnissen der abendländischen anatomischen Forschung. Im alten China galt das Öffnen eines menschlichen Körpers, ungeachtet dessen, ob er tot oder lebendig war, als grobe Beleidigung der Vorfahren des Betreffenden. Daher waren in China das Sezieren von Leichen ebenso wie chirurgische Eingriffe bis ins zwanzigste Jahrhundert allgemein tabu. Stattdessen beobachteten die chinesischen Ärzte die äußeren Anzeichen innerer Vorgänge, um daraus nach und nach das Zusammenspiel der inneren Organe abzuleiten. Die Lage der Organe im Körper ermittelte man aus dem Vergleich mit Tieren, aus ihren Verbindungen mit äußeren, sichtbaren Teilen des Körpers und ließ sich ansonsten vom gesunden Menschenverstand leiten.

Das chinesische anatomische System ist zwar nicht so präzise und detailliert wie die abendländische Anatomie, erlaubt es aber, die Ursachen und den Verlauf von Krankheiten im Körper mit erstaunlicher Genauigkeit festzustellen. Da chirurgische Eingriffe unbekannt waren, war das Wissen um die genaue anatomische Lage der einzelnen Organe, Drüsen, Venen und Arterien nicht besonders wichtig. Von größtem Interesse hingegen war die genaue Kenntnis der funktionellen Beziehungen zwischen den Organen, Drüsen und diversen anderen Teilen des Körpers. Diese Wechselbeziehungen wurden in der chinesischen medizinischen Praxis sehr genau untersucht. Die grundlegenden natürlichen Beziehungen zwischen yin und yang und den fünf Wandlungsphasen erweisen sich immer wieder als verläßliche Richtlinien sowohl für die Diagnose als auch für die Behandlung von Krankheiten.

Sie zeigen auch deutlich, wie eng die chinesische Medizin mit der chinesischen Philosophie verquickt ist. Die Beschreibung des menschlichen Körpers folgt jenen Gesetzen, die auch für das Universum gültig sind. Diese Auffassung von Gesundheit und Krankheit ist ein einzigartiges und grundlegendes Merkmal der traditionellen chinesischen Medizin.

Die lebenswichtigen Organe

Für die chinesische Methode der Diagnose und der Behandlung von Krankheiten sind die Wechselbeziehungen zwischen den lebenswichtigen Organen von entscheidender Bedeutung. Die auf der Basis von yin und yang und der Lehre von den fünf Wandlungsphasen vorhersagbaren Organ-Reaktionen erlauben es dem erfahrenen chinesischen Arzt, die Ursachen einer Krankheit oder eines Schwächezustandes zu diagnostizieren und Heilerfolge zu erzielen, indem er die typischen Zusammenhänge analysiert und entsprechende Heilmittel einsetzt.

Die Chinesen teilen die lebenswichtigen Organe in zwei Gruppen ein, *wu zang* und *liu fu*, die fünf „festen" und die sechs „hohlen" Organe. Mit Ausnahme von *san jiao*, was „dreifacher Erwärmer" bedeutet, entsprechen alle

Organe denen der westlichen Anatomie. *San jiao* ist eines der sechs Hohlorgane. Man versteht darunter die Eingänge von Magen, Dünndarm und Blase. Es handelt sich also streng genommen um kein eigentliches Organ im Sinne der abendländischen Medizin, sondern eher um einen Funktionskreis, der die Weitergabe von Nahrung und Flüssigkeit zur Aufgabe hat. Später führte man als Gegengewicht noch ein sechstes Festorgan ein, um das System wieder ins Gleichgewicht zu bringen, das Perikardium, den Herzbeutel. Da *san jiao* und das Perikardium keine lebenswichtigen Organe im westlichen Sinne sind und sie vor allem im Zusammenhang mit der Akupunktur, nicht aber in Hinblick auf die Naturheilkunde von Bedeutung sind, beschränkt sich die folgende Erläuterung auf die bekannten zehn Organe: Herz, Lunge, Leber, Niere und Milz: die fünf „festen" oder yin-Organe; Dünndarm, Dickdarm, Gallenblase, Harnblase und Magen: die fünf „hohlen" oder yang-Organe.

Diese zehn Organe bilden fünf Paare. Jedes Paar besteht aus einem festen yin-Organ und einem hohlen yang-Organ. Jedes Paar wird von einem der fünf Wandlungsphasen dominiert. Alle anderen Körperteile spiegeln den Zustand und die Funktionstüchtigkeit der lebenswichtigen Organe wider. Nach der Lehre von den fünf Wandlungsphasen hängt jedes der fünf Paare mit bestimmten Körperteilen zusammen sowie mit bestimmten grundlegenden Natur-Faktoren, die die Funktionsweise der betreffenden Organe widerspiegeln oder auch beeinflussen (siehe nebenstehende Tabelle). Die Chinesen suchen stets die Ausgewogenheit und mißtrauen allem Einseitigen. Einige wenige der in der Tabelle angeführten Faktoren mögen etwas seltsam wirken, die meisten sind aber durchaus zutreffend und entsprechen tatsächlich natürlichen Gegebenheiten. Die Tabelle wird von chinesischen Ärzten sowohl zur Diagnose als auch zu Zwecken der Behandlung erfolgreich eingesetzt.

Ein Beispiel: Die Leber ist dem Element Holz zugeordnet. Die abendländische Medizin bestätigt, daß Patienten, die an Lebererkrankungen leiden, oft auch Probleme mit anderen Organsystemen haben.

Dem Element Holz ordnet die chinesische Medizin auch Sehkraft, Muskeln und Nägel zu. Sie alle spiegeln die Leberfunktion wider. Die Gefühle, die mit der Leber in Verbindung gebracht werden, sind Ärger und Depression. Menschen mit übermäßiger Leberfunktion neigen zu heftigen Wutausbrüchen, auf die depressive Verstimmungen folgen, und schreien ihre Mitmenschen oft an (dem Holz zugeordneter Laut: Schreien).

Die Faktoren, die jeder der fünf Wandlungsphasen zugeordnet sind, entsprechen stets der Funktionsweise der betreffenden Organe. Umgekehrt kann man diese Faktoren auch einsetzen, um die Organe zu beeinflussen. Ein Kind, das an chronischen Angstzuständen leidet (Wandlungsphase Wasser), neigt zu Bettnässen (Harn ist dem Wasser zugeordnet) und hat wahrscheinlich schwache Nieren (das zum Wasser gehörige Organ). Versucht man nun der Angst und dem Bettnässen mit beruhigenden Worten, strengen Ermahnungen oder anderen psychologischen Maßnahmen beizukommen, werden sich diese Versuche als enttäuschend für Kind und Eltern oder sogar als völlig vergeblich erweisen, wenn das eigentliche Problem schwache Nieren sind. Stärkt man aber die Nieren mit Kräutern und eventuell zusätzlicher Akupunktur, sollten die Begleitsymptome Angst und Bettnässen schnell verschwinden. Was das Erkennen und die Behandlung körperlicher Ursachen für psychische Störungen betrifft, ist die chinesische Medizin der abendländischen immer noch weit voraus. Es gibt unzählige Möglichkeiten, diese Wechselbeziehungen anzuwenden. Ein Patient, der an chronischen Depressionen leidet (Wandlungsphase Holz), kann oft geheilt werden, indem man einfach seine Leber behandelt, denn Depressionen sind ein deutliches Anzeichen für eine Fehlfunktion der Leber. Menschen mit stark geröteter Gesichtshaut, die viel lachen, haben möglicherweise ein überaktives Herz (Wandlungsphase Feuer). In einem solchen Falle sollte die Herztätigkeit durch entsprechende Heilkräuter beruhigt werden. Man kann das Problem aber auch von einer anderen Seite her angehen. Man macht sich die Beziehung von Sieger und Besiegtem zwischen Wasser und Feuer zunutze und stärkt die Nieren (Wandlungsphase Wasser). Da

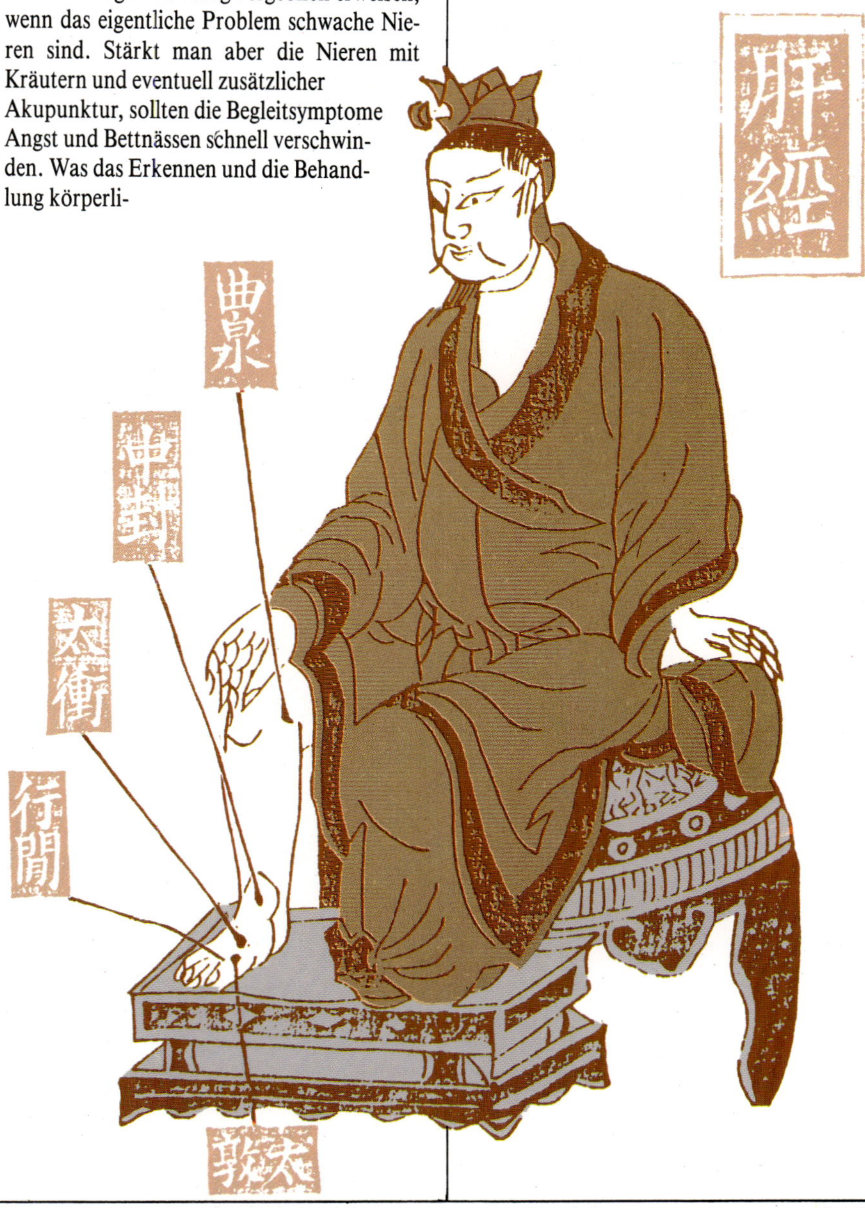

GEGENÜBER Eine alte anatomische Darstellung der inneren Organe. (Mit freundlicher Genehmigung von Wellcome Trustees). OBEN Holzschnitt, Akupunkturpunkte für die Behandlung der Leber.

Wasser Feuer überwindet, wird das Herz durch die gekräftigten Nieren beruhigt. Da es eine solche Vielzahl von Faktoren und Einflußmöglichkeiten gibt, brauchen chinesische Ärzte immer genaue Angaben über die Ernährungs- und Lebensgewohnheiten sowie über den Gefühlszustand ihrer Patienten. Der Arzt kann nur dann die vielen relevanten Faktoren, die eine korrekte Diagnose und eine wirksame Behandlung gewährleisten, entsprechend abwägen, wenn er über umfassende praktische Erfahrung und gründliche Kenntnis der zugrundeliegenden Prinzipien verfügt.

Die yin-Organe, die „speichern, aber nicht weitergeben", werden als wichtiger betrachtet als die yang-Organe, die „umwandeln, aber nicht speichern". Die Organe, die ein Paar bilden, sind durch Meridiane verbunden, d. h. Energiekanäle, durch die die lebenswichtigen Energien fließen. Die Meridiane der Organpaare treffen sich in den Fingern, den Zehen und im Kopf. Die Paarung der Organe nach den Prinzipien von yin und yang ist nicht willkürlich erfolgt. Sie basiert vielmehr auf den tatsächlichen funktionellen Zusammenhängen, die man in jahrhundertelanger Beobachtung erkannt hat.

Bevor man darangehen kann zu beschreiben, wie die Verbindungen zwischen den Organen in der chinesischen Medizin zu Diagnose und Behandlung genutzt werden, muß man die Organe selbst kurz beschreiben. Der chinesischen Auffassung folgend, werden die fünf yin-Organe, die die fünf Eigenschaften Geist, menschliche Seele, tierische Seele, Intelligenz und Willenskraft beherbergen, hinsichtlich ihrer lebenswichtigen Funktionen besprochen, während ihren yang-Gegenstücken nur sekundäre Bedeutung zukommt.

HERZ: Das Herz wird als „Oberhaupt der lebenswichtigen Organe" bezeichnet. Es regelt die Funktion der anderen Organe, indem es den Blutkreislauf kontrolliert. Es beherbergt den Geist und steuert daher unsere Stimmungen sowie die Klarheit unserer Gedanken. Aufgrund der positiven Mutter-Sohn-Beziehung von Holz und Feuer steht es in enger Verbindung mit der Funktionsweise der Leber. Die Herztätigkeit ist an der Gesichtsfarbe und an der Beschaffenheit der Zunge ablesbar. Eine dunkle, rötliche Farbe deutet auf übermäßige Herzenergie hin, während blasse, graue Farbe auf mangelnde Herzenergie schließen läßt. Das Herz ist mit dem Dünndarm gepaart, der die reinen Produkte der Verdauung von den unreinen trennt, das Verhältnis von flüssigen und festen Ausscheidungsprodukten regelt und die Nährstoffe aus der verdauten festen und flüssigen Nahrung gewinnt.

LEBER: Die Leber speichert das Blut und regelt die Blutmenge, die vom Herzen in den Kreislauf geschickt wird. Wenn sich der Mensch bewegt, gelangt das Blut in die verschiedenen Meridiane, ruht er, kehrt es zur Leber zurück. Während des Schlafes wird das Blut in der Leber mit Energie angereichert und verteilt sich dann während des Wachzustandes im Körper. Die Leber beherbergt die menschliche Seele, die angeblich im Augenblick der Geburt in den Menschen eintritt. Das beliebte chinesische Kosewort *xin gan* (wörtlich „Herz-Leber"), das „Liebling"

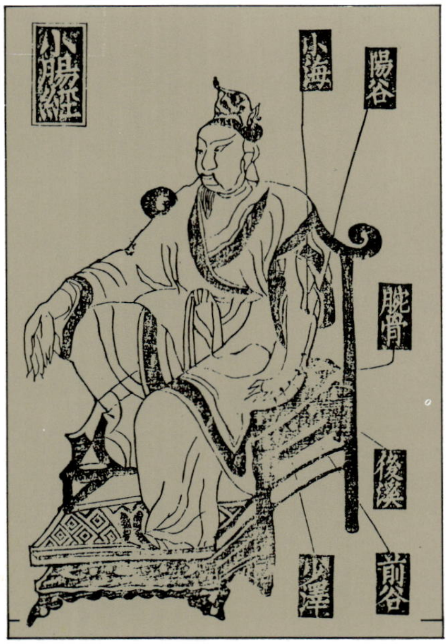

oder „Schatz" bedeutet, erklärt sich aus dem Umstand, daß diese beiden Organe die wichtigsten Eigenschaften des Menschseins beherbergen, der Geist und die menschliche Seele. Die Leber ist das Zentrum des Stoffwechsels, der allerwichtigsten Lebensfunktion. Daher ist unser körperliches und seelisches Wohlbefinden vor allem vom Zustand der Leber abhängig. Einerseits verursacht eine Fehlfunktion der Leber Symptome wie Ärger und Depressionen, andererseits wieder ist eine gesunde Leber besonders anfällig für psychosomatische Erkrankungen, wenn seelisch bedingter Ärger oder Depressionszustände länger anhalten. Der Zustand der Leber zeigt sich in den Augen, den Muskeln, den Finger- und Zehennägeln. Die Leber ist mit der Gallenblase gepaart, deren Funktionen eng mit denen der Leber verbunden sind, ja oft gar nicht getrennt von diesen betrachtet werden können. Die Gallenblase heißt „der ehrliche und aufrechte Beamte, der die richtigen Entscheidungen trifft". Man meint, daß die Kraft zu planen und zu entscheiden von der Leber und der Gallenblase gesteuert werde.

MILZ: Die Milz steuert die „Bewegung und Umwandlung" der reinen Vitalessenz, die der Magen aus fester und flüssiger Nahrung gewinnt. Sie hat die Aufgabe, die Nährstoffe und *qi* im Körper zu verteilen. Eine Fehlfunktion der Milz zeigt sich an Haut, Fleisch und Gliedmaßen, die schlaff und ausgezehrt erscheinen. Die Milz beherbergt die Intelligenz. Ihr Partnerorgan ist der Magen, der beschrieben wird als „das Meer des Wassers und der Nahrung, das Organ, das die Zersetzung und Reifung flüssiger und fester Nahrung steuert". Wenn die Milz die Energie nicht entsprechend transportiert und umwandelt, reagiert der Magen sofort und verdaut seinerseits nicht richtig. Wenn nun der Magen die feste und flüssige Nahrung nicht zersetzt und zur Reifung bringt, kann die Milz Nahrung und *qi* nicht umwandeln und transportieren. Eine harmonische Funktionsweise dieser beiden Organe ist für gute Verdauung und entsprechende Verteilung der Nährstoffe unerläßlich. Die abendländische Medizin mißt der Milz keinerlei Funktion bei der Verdauung bei und sieht auch keine funktionelle Verbindung zwischen ihr und dem Magen. Daher hat man die chinesische Lehre dahingehend interpretiert, daß die Verdauungsfunktionen, die man der Milz zuordnet, möglicherweise die des Pankreas, der Bauchspeicheldrüse, miteinschließen könnten, die wichtige Enzyme wie Trypsin, Maltase und Lipase ausschüttet.

LUNGE: Die Lungen steuern die Lebensenergie *qi* in beiden Bedeutungen des Begriffes, das heißt als Energie und als Atem. Die Lungen regeln die Atmung. Ist diese nicht ausreichend, mangelt es auch an Energie. Die Lungen gewinnen *qi* aus der Luft und übertragen die Energie über die Alveolen ins Blut. „Der Atem des Menschen verbindet die reine Vitalessenz des Himmels (Luft) und der Erde (feste und flüssige Nahrung) und bildet daraus das echte menschliche *qi* des Körpers." Die Lungen beherbergen die tierische Seele, die angeblich im Augenblick der Befruchtung in den Embryo eintritt. Der Zustand der Lungen spiegelt sich deutlich in der Beschaffenheit der Haut. Das ist ein Umstand, der auch in der abendländischen Medizin wohlbekannt ist. Bei vielen Tierarten kommt der Hautatmung große Bedeutung zu. Fehlfunktionen der Lunge zeigen sich meist an Hautproblemen. Die Lungen bilden mit dem Dickdarm ein Organpaar. Dieser „steuert den Transport und die Ausscheidung der Nahrungsrückstände“. Lungenentzündung und Grippe sind meist von Verstopfung begleitet, während letztere wiederum einen aufgeblähten Leib bewirken kann.

NIEREN: Die Nieren steuern den Wasserhaushalt und nehmen die Vitalessenz der *wu zang* und *liu fu*, der lebenswichtigen Organe auf, um sie zu speichern. Weiters speichern sie sowohl Lebensessenz als auch Samenessenz. Überschüssige Mengen an Flüssigkeit, die der Dünndarm den Nieren zuführt, werden hier zu Harn verarbeitet und an das den Nieren zugeordnete Organ, die Blase, weitergegeben, das ihn speichert und dann ausscheidet. Wachstum und Entwicklung der Knochen und des Knochenmarks sind ebenfalls von den Nieren abhängig. Da das Gehirn „das Zentrum allen Knochenmarkes“ ist, beeinflussen die Nieren auch die Gehirnfunktion. Sie sind der Sitz der Willenskraft. Bei einem Mangel an Nieren-*qi* sind die typischen Symptome Blutarmut, Schlaflosigkeit, geistige Verwirrung und andauerndes Ohrensausen. Die Nieren beeinflussen auch die Lendenregion und das Kreuz, sodaß Fehlfunktionen der Nieren oft zu Kreuzschmerzen führen und bewirken, daß man sich nicht aufrichten kann. Die Nieren stehen natürlich in enger Verbindung mit der Nebennierenrinde und dem Nebennierenmark, die für die Ausschüttung verschiedener Hormone, wie Adrenalin und Cortisol, zuständig sind. Diese wiederum beeinflussen die Ausschüttung der Geschlechtshormone (Androgen, Östrogen und Progesteron). Somit sind die Nieren und die sie umgebenden Drüsen auch für die Steuerung der sexuellen Funktionen zuständig. Kürzlich hat eine Studie in Amerika gezeigt, daß häufiger Geschlechtsverkehr bei älteren Menschen rheumatische Beschwerden lindern kann, weil durch die sexuelle Erregung die Produktion von Cortisol im Nebennierenmark angeregt wird. Die therapeutischen Wirkungen des Geschlechtsverkehrs sind in China ja schon seit alters her bestens bekannt. Nieren und Gallenblase sind gemeinsam dafür zuständig, überschüssige Flüssigkeitsmengen zu transportieren, umzuwandeln, zu speichern und schließlich auszuscheiden.

Die obige Darstellung der lebenswichtigen Organe nach der traditionellen chinesischen medizinischen Lehre ist natürlich stark vereinfacht. Eine umfassende Erklärung würde ein ganzes Buch füllen. Aber auch aus diesem kurzen Überblick wird schon deutlich, daß die Chinesen vor allem an der Funktionsweise der Organe wie auch an ihren Wechselbeziehungen interessiert sind. Die abendländische Medizin hingegen stellt vor allem die Lage, die Struktur und die physiologische Beschreibung der Organe ins Zentrum des Interesses. Dem chinesischen Arzt ist vor allem daran gelegen, das komplexe Wechselspiel der grundlegenden Kräfte, die letztlich alle Körperfunktionen steuern, zu ergründen. Mikroskopische Anatomie, biochemische Formeln oder isolierte Phänomene interessieren ihn nicht. Der westlichen medizinischen Wissenschaft ist es gelungen, selbst die kleinste funktionelle Struktur bis zu einzelnen Zellen, Zellkernen und noch darüber hinaus zu isolieren und zu analysieren, sie weiß aber weniger gut darüber Bescheid, was das ganze System eigentlich in Schwung hält und sein reibungsloses Funktionieren gewährleistet. Die chinesische Medizin hat sich eingehend mit Fragen beschäftigt wie: Was ist das Wesen der Vitalenergie, die allem Leben zugrunde liegt? Wie funktioniert sie? Welche Faktoren beeinflussen sie? In welchen Formen tritt sie auf? Sowohl die physischen als auch die psychischen Anzeichen von Gesundheit und Krankheit werden als konkrete Manifestationen mächtiger Naturkräfte und vitaler Energien angesehen, die im Körper wirken. Die Chinesen sind der Ansicht, daß es bei der Behandlung von Krankheiten darauf ankomme, diese Kräfte und Energien ins Gleichgewicht zu bringen, und nicht einfach die Symptome der Krankheit zu beseitigen.

Bedauerlicherweise fällt es der abendländischen Wissenschaft schwer, Gegebenheiten als real anzuerkennen, die man mit den Sinnen oder mit diese unterstützenden Geräten weder feststellen noch messen kann. Chinesische Ärzte halten dem entgegen, daß die menschlichen Sinne ja auch bloß physische Gegebenheiten seien, die daher denselben unsichtbaren Lebensenergien unterliegen wie der Rest des Körpers. Unsere Sinne sind bestenfalls dazu imstande, physische Manifestationen kosmischer Kräfte und vitaler Energien wahrzunehmen. Das wahre Wesen dieser Kräfte aber kann man nur mittels Intuition erfassen, beziehungsweise aus ihren physischen Manifestationen erschließen. Durch all die Jahrhunderte ihrer Geschichte war es stets das Hauptanliegen der chinesischen Medizin, die Gesetze, die das Zusammenspiel dieser Kräfte und Energien steuern, zu ergründen.

Die lebenswichtigen Verbindungswege

Da für die Chinesen das Wechselspiel der Organe wichtiger ist als ihre Anatomie, ist auch die Art und Weise, wie sich die Organe gegenseitig beeinflussen, von höchster Bedeutung. Chinesische und abendländische Medizin stimmen darin überein, daß Blutkreislauf, Lymph- und Nervensystem dazu dienen, Blut, Lymphflüssigkeit und Botschaften im Körper zu transportieren. Die Chinesen kennen aber noch ein weiteres Verbindungssystem, die Meridiane oder *jing luo*. Die Chinesen betrachten die Meridiane als das wichtigste aller Systeme, weil sie es sind, die die wichtigste Lebensenergie des Körpers, das *qi*, befördern.

Die Funktionsweise dieses Meridiansystems hat westlichen Ärzten viel Kopfzerbrechen bereitet. Die meisten abendländischen Mediziner neigen zu der Erklärung, daß die Meridiane Fasern des vegetativen Nervensystems seien und daß unter *qi* die elektrischen

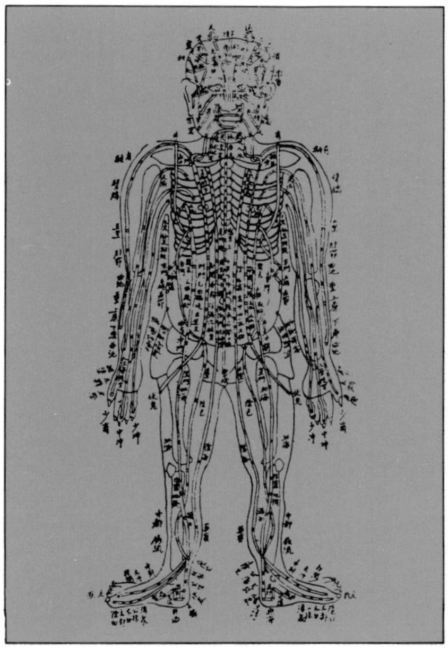

Reaktionen zu verstehen seien, die durch die Stimulierung des Nervensystems hervorgerufen werden. Die Chinesen lehnen diese Interpretation ab und wenden ein, daß sich *qi* auch dort fortpflanze, wo keine Nervenfasern vorhanden seien und daß sich die Meridiane, ebenso wie das *qi* selbst, nur funktionell manifestierten, nicht physiologisch. Meridiane werden auch erfühlbar, wenn wesentliche Punkte in ihrem Verlauf durch Akupunktur stimuliert werden. Wir folgen in den weiteren Darstellungen der chinesischen Sicht.

Es gibt im Körper insgesamt 59 Meridiane. Zwölf davon sind Hauptmeridiane, von denen die übrigen abhängig sind. Jeder Hauptmeridian stellt ein biologisches Energiesystem dar, in dessen Zentrum eines der zwölf le-

GEGENÜBER Holzschnitt, Darstellung der Akupunkturpunkte für die Behandlung des Dünndarmes.
OBEN Anatomische Karte der Akupunkturpunkte und des Verlaufes der Verbindungskanäle.

benswichtigen Organe einschließlich des *san jiao* und des Perikardiums liegen. *Qi* fließt nach einem bestimmten System von einem Meridian zum anderen, bis schließlich das ganze Netzwerk versorgt ist. So gelangt die Lebensenergie in jeden Teil des Körpers. Meister der taoistischen Atemtechniken können den Fluß des *qi* entlang des Meridiansystems erfühlen und auch steuern.

Die Paare von yin- und yang-Organen sind direkt durch Hauptmeridiane miteinander verbunden, die sich in den Fingern, in den Zehen und im Kopf treffen. Daneben gibt es acht außerordentliche Meridiane, zwölf tendinomuskuläre Meridiane und fünfzehn „verbindende" Meridiane, die als Kolaterale der Hauptmeridiane bezeichnet werden. Sie alle sind den zwölf Hauptmeridianen angegliedert und dienen dazu, *qi* in jene Körperzonen zu verteilen, die von den Hauptmeridianen selbst nicht versorgt werden. Das gesamte System ist als dichtes und komplexes Netzwerk zu verstehen. Stimuliert man nun einen der Hauptmeridiane durch Akupunktur oder pflanzliche Heilmittel, wirkt sich dies sowohl auf das mit ihm verbundene Organ als auch auf das gesamte System aus. Wie die graphische Darstellung auf Seite 35 zeigt, gibt es zahllose Verbindungen, durch welche die Organe, das heißt die Funktionskreise, die die Organe darstellen, einander beeinflussen können. Dem Arzt stellt sich nun die Aufgabe herauszufinden, welches die wahrscheinlichsten und häufigsten Interaktionsmuster der Lebenskräfte, die von den Organen ausgehen, sind.

Chinesische Naturheilmittel wirken auf den Körper über das Meridiansystem ebenso wie über die Blutbahn. Wird ein solches Heilmittel eingenommen, so entzieht ihm der Magen seine Vitalessenz und verteilt diese mit Hilfe der Milz im Blut. Nachdem sich diese Essenz in der Lunge mit dem *qi* des Atems vermischt hat, wobei wirksames menschliches *qi* entsteht, bewegt sie sich zu jenem Organ, für das sie eine natürliche Affinität besitzt, und für welches das Heilmittel daher verordnet wurde. Das Heilmittel wirkt direkt auf biochemischem Weg auf das betreffende Organ und beeinflußt so qualitativ und quantitativ auch die Lebensenergie, die entlang des dem Organ zugeordneten Meridians fließt. Über das gesamte Meridiannetz beeinflußt die Energie, die aus dem behandelten Organ strömt, andere Organe und Körperregionen. So verbessert beispielsweise ein pflanzliches Lebertonikum die biochemischen Abläufe der kranken oder geschwächten Leber, stärkt ihre zerstörten Gewebe und kräftigt das Blut, das die Leber mit Energie speist. Indem das Mittel die Fehlfunktion der Leber berichtigt, beseitigt es gleichzeitig das durch die Erkrankung in der Leber herrschende Ungleichgewicht an Energie und stärkt das Leber-*qi*. Das nunmehr gekräftigte *qi* der Leber kommt durch die yin-yang-Beziehung der Gallenblase zugute und stimuliert über das Mutter-Sohn-Verhältnis von Holz und Feuer das Herz. Es stärkt die Sehkraft, den Muskeltonus und andere dem Holz zugeordnete Funktionen. Auf dem Wege der sekundären Meridianvernetzungen beeinflußt es auch die Vitalität positiv.

Die direkten, sofort eintretenden biochemischen Auswirkungen der Arzneien sind natürlich von großer Wichtigkeit. Ihr indirekter, langfristig wirkender Effekt auf das Energiesystem ist aber noch bedeutsamer für Gesundheit und Langlebigkeit. Die abendländische Medizin anerkennt inzwischen zwar die biochemische Heilwirkung einiger primitiver Arzneien der chinesischen Pharmakopöe, sie hat aber immer noch beachtliche Schwierigkeiten beim Verständnis von Prinzipien wie *qi*, reine Vitalenergie, Meridiane, kosmische Kräfte usw., die sich der physikalischen Analyse und Messung entziehen.

Soweit die sehr vereinfachte Darstellung des Meridiansystems. Neben dem Blutkreislauf, dem Lymph- und dem Nervensystem stellen die Meridiane das wichtigste Verbindungssystem der Organe untereinander dar. Dr. Felix Mann hat in seinen Büchern eine sehr lesbare und umfassende Darstellung des Meridiansystems und der Akupunktur gegeben. Näheres dazu ist in der Bibliographie angeführt. Im folgenden wird anhand dreier konkreter Beispiele dargestellt, wie diese lebenswichtigen Verbindungen funktionieren, wobei nur die yin-Organe berücksichtigt werden, weil sie die bedeutsameren sind.

Eine der wichtigsten Verbindungen ist die zwischen Herz und Nieren. Die beiden Organe beeinflussen einander über das Sieger-Besiegter-Verhältnis von Wasser und Feuer. In der abendländischen Pathologie gilt es als bekannte Tatsache, daß Herzversagen oft von Nierenkomplikationen begleitet ist und daß andererseits Nierenprobleme meist zu Herzklopfen und anderen Feuer-Symptomen führen. Wenn beispielsweise in den Nieren ein Mangel an yin-Energie auftritt, werden sie geschwächt, somit verliert das Wasser seine Kontrolle über das Feuer. Im Herzen entzündet sich das Feuer und führt zu Symptomen wie Unruhe, Schlaflosigkeit, Rededrang und übermäßigem Gelächter. In diesem Falle sollten die Nieren so behandelt werden, daß sich ihre yin-Energie kräftigt, was das Feuer im Herzen dämpfen wird, so daß das Feuer-Wasser-Gleichgewicht wiederhergestellt ist.

Leber und Herz stehen über die Mutter-Sohn-Beziehung von Holz und Feuer in Verbindung. Das Herz steuert den Kreislauf des Blutes, während die Leber über den Stoffwechsel seine Qualität und seine Quantität regelt. Ist das Herz-*qi* schwach, kann das Herz nicht genügend Kraft aufbringen, das angereicherte Blut, das die Leber liefert, in Umlauf zu setzen. Dadurch wird die Leberfunktion behindert. Die bildhaftere chinesische Terminologie würde das so darstellen: Das Feuer des Herzens reicht nicht aus, um das Holz, das die Leber liefert, zu verbrennen. Daher kommt es zu einem Stau von unverbranntem Holz und Leber-*qi*. Häufige Symptome eines solchen Überschusses an Leber-*qi* sind Schwindel, Krämpfe, Muskelschmerzen und Ärger. Das Gleichgewicht von Holz und Feuer kann wiederhergestellt werden, indem man das Herz stärkt.

Die Wechselwirkung zweier Organe kann auch über den Umweg eines dritten erfolgen. Lunge und Leber beeinflussen einander über das Sieger-Besiegter-Verhältnis zwischen Metall und Holz. Im Normalfall überwindet Metall Holz, also kontrolliert die Lunge die Leber. Wird jedoch das Lungen-*qi* geschwächt, verliert Metall die Herrschaft über Holz, daher entzündet sich die Leber durch einen Überschuß an *qi*. Übermäßiges Leber-*qi* wiederum nährt das Feuer des Herzens über die Mutter-Sohn-Beziehung von Holz und Feuer. Wenn Herz-*qi* (Feuer) im Übermaß vorhanden ist, schädigt es die Lungen (Metall) über das Sieger-Besiegter-Verhältnis von Feuer und Metall. Also kann die Lunge (Metall), die üblicherweise die Leber (Holz) beherrscht, auch ihrerseits durch die Leber beherrscht und geschädigt werden, wenn das Herz (Feuer) als vermittelndes Organ auftritt. Die Behandlung müßte in diesem Falle folgendermaßen erfolgen: Unterstützung der Lunge, um die Leber unter Kontrolle zu bekommen, Beruhigung der Leber, um die Unruhe des Herzens zum Abklingen zu bringen, Beruhigung des Herzens, um so der Lunge die überschüssige Hitze zu entziehen. Diese Maßnahmen können einzeln, oder auch in verschiedenen Kombinationen getroffen werden.

Nach chinesischer Auffassung ist „alles unter dem Himmel" belebt und unterliegt daher dem Einfluß derselben universellen kosmischen Kräfte. Der menschliche Körper ist ein lebendiger Mikrokosmos, in dem sich die universell gültigen Strukturen wiederholen. Ebenso wie zuviel Wasser in der Atmosphäre zu Regen führt, bewirkt zuviel Wasser im Körper Schweißsekretion und Urinieren. Zuviel Hitze trocknet die Erde aus und läßt Sprünge entstehen, zuviel Hitze im Körper trocknet den Hals aus und läßt die Lippen aufspringen. Gesundheit und Vitalität sind dann gegeben, wenn sich alle diese Kräfte im Gleichgewicht befinden. Jede Krankheit beginnt mit einer Störung des Energiegleichgewichtes oder verursacht eine solche. Wirksame und nachhaltige Heilungen sind nur dann zu erzielen, wenn Überschüssiges abgebaut und Mangelndes unterstützt wird. Übermäßige Hitze muß abgekühlt werden, übermäßige Kälte muß erwärmt werden. Jede Störung muß so behoben werden, daß das ursprüngliche Gleichgewicht der allem zugrundeliegenden Energien in uns wiederhergestellt wird. Das bedeutet *bu yuan qi.*

Krankheitsursachen

Die moderne westliche Medizin versucht stets, rein physische Faktoren als Ursache von Krankheiten zu identifizieren. Keime und Bazillen, Bakterien und Viren, Chemikalien und andere „handfeste“ Faktoren werden für fast jede Erkrankung verantwortlich gemacht. Die Chinesen jedoch betrachten viele dieser sogenannten Ursachen als Symptome der Krankheit. Weil ein bestimmtes Organ bereits geschwächt ist und äußeren Einflüssen keinen Widerstand mehr entgegensetzen kann, wird es von Bazillen befallen. Tötet man diese Keime nun ab, beseitigt man zwar die Symptome, trägt aber nichts zur Wiederherstellung des *yuan qi* des erkrankten Organes und seines Gewebes bei. Es ist dann nur eine Frage der Zeit, bis es wieder befallen wird.

Natürlich verfügte man im alten China nicht über die nötigen technischen Einrichtungen, um mikroskopisch kleine Erreger beobachten und identifizieren zu können. Aber auch moderne Vertreter der alten chinesischen Heilkunst betrachten das Auftreten von Bakterien eher als Ausdruck einer vorliegenden Erkrankung denn als ihre Ursache. Warum befallen Erreger gewisse Menschen und andere wieder nicht? Warum treten verbreitete bakterielle Infektionen bei dem einen Patienten in der Lunge, bei einem anderen in den Knien und beim dritten im Darm auf? Nach chinesischer Auffassung ist das damit zu erklären, daß die Bakterien sich nur in bereits geschwächten Körperpartien, die keine Widerstandskraft mehr besitzen, festsetzen und gedeihen können. Die wahren Ursachen der Erkrankung sind also in jenen Umständen zu suchen, die die Widerstandskraft des Patienten herabsetzen, gewisse Körperregionen schwächen und den Patienten so dem Angriff durch die Bakterien aussetzen. Somit besteht die wahre Heilmethode bei einer Krankheit nicht darin, einfach die betreffenden Bakterien abzutöten. Man muß vielmehr diejenigen Umstände bekämpfen, die die Erkrankung erst ermöglicht haben. Im Körper muß das optimale Energiegleichgewicht wiederhergestellt werden. Die grundlegenden Energien des geschwächten Organes müssen gestärkt werden. Bakterien können starken, gesunden Organen nichts anhaben.

Die chinesische Medizin schreibt die Ursachen der meisten Krankheiten externen klimatischen und internen emotionalen Faktoren zu. Diese Faktoren verhalten sich nach den Gesetzen von yin und yang und nach der Lehre der fünf Wandlungsphasen. Den geringen Prozentsatz von Krankheiten, die sich in keine der beiden Gruppen einordnen lassen, schreibt man „gemischten Ursachen“ zu. Zu dieser kleinen Gruppe zählen z. B. Traumata, Lebensmittelvergiftungen und Seuchen.

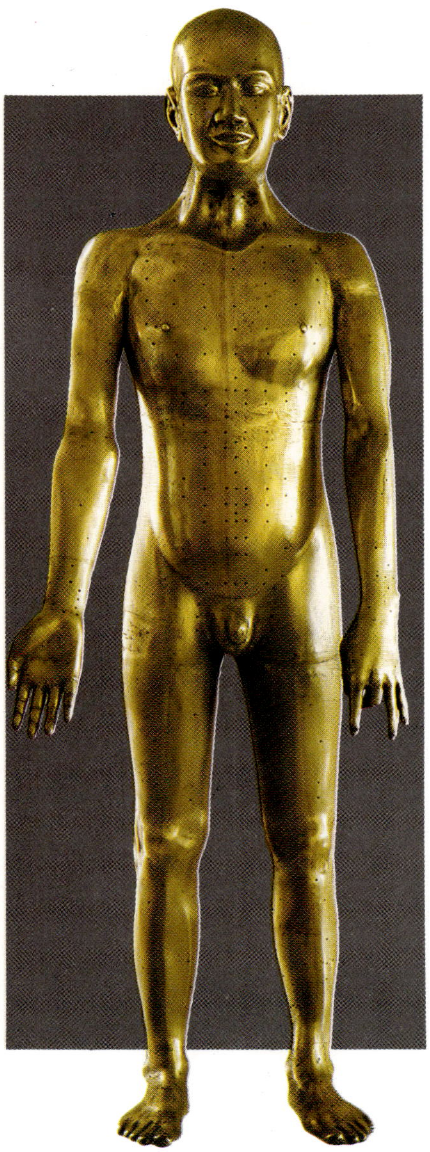

Bronzemodell der Akupunkturpunkte, das zu Übungszwecken verwendet wurde. (Mit freundlicher Genehmigung der Chinese University of Hongkong).

Die äußeren klimatischen Krankheitsursachen heißen „die sechs Extreme“ und sind von Klima und Jahreszeit abhängig. In einer modernen Abhandlung, *„The Art of Acupuncture“* von Cheng Mingchi, liest man, „die sechs Extreme sind die Mutter der Bakterien“. Wenn gewisse klimatische Erscheinungen extreme Formen annehmen, haben sie nachteilige Auswirkungen auf den menschlichen Körper. Hitze, Feuchtigkeit, Kälte, Trockenheit und Kombinationen dieser klimatischen Faktoren sammeln sich bei Patienten mit geringer Widerstandskraft in den geschwächten Körperpartien. Es ist allgemein bekannt, daß Bakterien nur unter ganz bestimmten Bedingungen hinsichtlich Temperatur, Feuchtigkeit und anderer Faktoren gedeihen können. Abendländische Ärzte behandeln das, was sie unter ihrem Mikroskop sehen können, also etwa die Bakterien, während chinesische Ärzte die Bedingungen behandeln, die den Bakterien das Eindringen und Gedeihen ermöglichen. Werden diese Bedingungen verändert, wird den Bakterien die Lebensgrundlage entzogen und die Krankheit verschwindet.

Die sechs Extreme sind Wind, Kälte, Sommerhitze, Feuchtigkeit, Trockenheit und Feuer. Hier ist eine kurze Beschreibung dieser Faktoren:

Wind: Wind ist dem Element Holz zugeordnet und herrscht im Frühling vor. Zu dieser Jahreszeit ist der Körper noch nicht an warmes Wetter gewöhnt, die Poren öffnen sich leicht und ermöglichen es so dem „bösen Wind“, in den Körper einzudringen. Symptome solcher „Windverletzungen“ sind Husten, verstopfte oder rinnende Nase, Kopfweh, Schwindel und Niesreiz. Je nach Wetterlage kann Wind auch in Verbindung mit Hitze, „Windhitze“, oder Kälte, „Windkälte“, auftreten. Solche Winde bewirken dann Symptome, die für beide Extreme typisch sind. Es gibt auch einen „inneren Wind“, der in keiner Beziehung zum Wetter steht, sondern durch Störungen des Energiegleichgewichtes in Herz, Leber oder Nieren entsteht. Symptome „innerer Windverletzungen“ sind Ohnmacht, Schwäche, Nervenkrämpfe, Sehstörungen, steife Muskeln und Gelenke.

Kälte: Die Kälte ist dem Element Wasser zugeordnet und typisch für den Winter. Da Kälte mit dem Wasser assoziiert ist, ist sie ein „yin-Übel“, das meist die yang-Energie des

Körpers schädigt. Dringt die Kälte unter die Körperoberfläche, bewirkt sie Symptome wie Fieber, Abneigung gegen Kaltes, Kopfweh und Schmerzen im Körper. Dringt sie bis zu den Meridianen vor, bewirkt sie Muskelkrämpfe sowie Schmerzen in den Knochen und Gelenken. Erreicht sie die inneren Organe, so hat sie Durchfall, Erbrechen, Bauchschmerzen und Darmgeräusche zur Folge. „Innere Kälte" wiederum ist nicht wetterbedingt, sondern meist auf mangelnde yang-Energie in Magen und Milz zurückzuführen. Die inneren Kältesymptome sind Übelkeit, Durchfall, kalte Gliedmaßen und blasse Gesichtsfarbe. Übermäßiger Genuß kalter Nahrungsmittel, wobei mit kalt nicht ihre Temperatur, sondern ihre Energiewertigkeit gemeint ist, kann auch innere Kälte auslösen.

SOMMERHITZE: Sommerhitze tritt im Hochsommer auf und ist dem Element Feuer zugeordnet. Die wichtigsten Symptome der Sommerhitze sind übermäßige Körperhitze, starke Schweißabsonderung, trockener Mund und Rachen, Hartleibigkeit und Herzklopfen. Tritt Sommerhitze in Verbindung mit Feuchtigkeit auf, führt sie zu Bauchschmerzen, Erbrechen und Darmkrämpfen. Nimmt man im Hochsommer eisgekühlte Getränke zu sich, kann das mitunter zu „yin-Sommerhitze" führen. Die beiden Extreme vereinigen sich im Magen und bewirken kalte Schauer, dumpfe Kopfschmerzen, Bauchschmerzen und starke Schweißabsonderung.

FEUCHTIGKEIT: Feuchtigkeit gehört zum Element Erde und findet sich vor allem im Spätsommer. Feuchtigkeitsbedingte Krankheiten können durch langen Aufenthalt im Nebel oder Regen, Eintauchen ins Wasser oder durch das Leben in extrem feuchten Gebieten oder Klimazonen hervorgerufen werden. Die typischen Symptome sind Lethargie, Gelenkschmerzen und das Gefühl eines Druckes auf der Brust. Alle diese Symptome sind schwer und bedrückend und blockieren den Energiefluß im Körper. „Innere Feuchtigkeit" wird durch übermäßigen Genuß von Alkohol, Tee, kalten Melonen sowie von süßen und besonders fetten Speisen hervorgerufen. Diese Nahrungsmittel behindern die Tätigkeit der Milz und verursachen Symptome wie Blähungen, Erbrechen und Durchfall.

TROCKENHEIT: Trockenheit ist mit dem Element Metall assoziiert und findet sich vor allem im Herbst. Man unterscheidet zwei Arten von Trockenheit: „kalte Trockenheit" und „heiße Trockenheit". Übermäßige Trockenheit kann leicht die Lungen schädigen und verursacht Symptome wie schweren Husten, Blutspucken, trockene Nase und Hals und Schmerzen in der Brust. Sie schädigt auch den Flüssigkeitshaushalt des Körpers. „Innere Trockenheit" entsteht durch zu starken Flüssigkeitsverlust bei heftiger Schweißsekretion, Erbrechen, Blutungen oder Durchfall. Natürliche Heilmittel, die man einsetzt, um Schwitzen, Erbrechen oder eine Darmentleerung zu bewirken, können auch zu innerer Trockenheit führen. Charakteristische Symptome sind trockene, faltige oder welke Haut, trockenes Haar, ebensolche Kopfhaut, trockener Mund, aufgesprungene Lippen, trockener Magen und harter, trockener Stuhl.

FEUER: Wird eines der fünf Extreme zu intensiv, schlägt es oft ins Extrem Feuer um. Die Symptome entsprechen meist denen des ursprünglichen Extrems in Verbindung mit besonders starken Hitzesymptomen. „Inneres Feuer" entsteht durch extreme emotionelle Erregungszustände, Unmäßigkeit beim Essen und Trinken oder beim Geschlechtsverkehr. Heftiger Zorn bewirkt oft das Gefühl, daß Hitze aus dem Bauch aufsteigt, wo Leberfeuer wütet. Übermäßiges Essen und Trinken bewirkt, daß sich im Magen Feuer sammelt. Bei schwerer Trauer oder heftiger Leidenschaft steigt das Feuer oft in die Lungen.

Die sechs Extreme, die im Laufe der Jahreszeiten auftreten, wirken nicht bei jedem Menschen gleich. Durch und durch gesunde Menschen werden davon unter Umständen überhaupt nicht behelligt. Ein solches Extrem greift den Körper nur dort an, wo er schwach ist. Es kann sich nur dann Zutritt verschaffen, wenn das Schutz-*qi* an irgendeiner Stelle der Körperoberfläche angegriffen ist. Eine der Zielsetzungen der vorbeugenden Medizin besteht darin, den Körper stark zu erhalten und seine Widerstandsfähigkeit gegen solche Angriffe von außen zu steigern.

Krankheiten, die durch die sechs Extreme bedingt sind, treten meist bei ungewöhnlichen Wetterbedingungen auf, wenn der Körper auf das für die Jahreszeit typische klimatische Extrem eingestellt ist und plötzlich mit seinem Gegenteil konfrontiert wird. So verursachen beispielsweise plötzliche Kälteeinbrüche im Hochsommer wahre Grippeepidemien. Menschen, die aus einem kalten, trockenen Klima in ein warmes, feuchtes reisen, sind für die dortigen klimatischen Extremwerte wesentlich anfälliger als die ortsansässige Bevölkerung.

Die Theorie der chinesischen Medizin nennt sieben Emotionen als die wichtigsten inneren Krankheitsursachen. Gefühlsregungen gelten als normale, innere, physiologische Reaktion auf äußere Umweltreize. Solange sich Gefühle innerhalb der normalen Bandbreite bewegen, bewirken sie weder Krankheiten, noch schwächen sie den Körper. Werden sie aber so stark, daß sie nicht mehr kontrollierbar sind und den betreffenden Menschen völlig beherrschen und in ihren Bann ziehen, dann können sie die Organe ernsthaft schädigen und der Krankheit Tür und Tor öffnen. Nicht die Intensität einer Gefühlsregung führt zu Schädigungen, sondern ihre Dauer. Krankheiten, die durch die sieben Emotionen entstehen, sind im wesentlichen psychosomatischer Natur. Abendländische Ärzte betonen vor allem die psychologischen Aspekte solcher Krankheiten, während chinesische Ärzte sich vor allem um die sehr handfesten organischen Schädigungen kümmern, die solche Erkrankungen hervorrufen.

Übermäßige Gefühlsregungen führen zu großen Störungen des Gleichgewichtes von yin- und yang-Energien, zu heftigen Unregelmäßigkeiten im Blutkreislauf, Stauungen von *qi* in den Meridianen und zu Behinderungen lebenswichtiger Organfunktionen. Läßt sich ein Mensch allzu lange von extremen Gefühlsregungen beherrschen, führt dies zu Schädigungen der Organe. Krankheiten können von außen in den Körper eindringen, sie können sich aber auch aus einer geringfügigen inneren Schwäche entwickeln. Hat eine physische Schädigung aber erst einmal eingesetzt, genügt es für eine Heilung nicht, die zugrundeliegende Gefühlsregung auszuschalten. Die langandauernde emotionelle Belastung verlangt dann auch physiologische Maßnahmen.

Die sieben Emotionen sind Freude, Zorn, Sorge, Konzentration, Trauer, Angst und Schrecken. Jede dieser sogenannten Emotionen wirkt sich auf bestimmte Organe verheerend aus, wenn sie extreme Formen annimmt. Sie werden im folgenden überblicksartig beschrieben.

„Im Zustand extremer Freude zerstreut sich der Geist und kann nicht mehr gespeichert werden", steht in chinesischen Texten. Da der Geist im Herzen beheimatet ist, fügt extrem starke und langanhaltende Freude, wie etwa ein unkontrollierbarer Lachanfall, dem Herzen Schaden zu. Wie bereits erwähnt, zeigt sich oft, daß Menschen, die viel lachen, übermäßig aktive Herzen (Wandlungsphase Feuer) haben.

„Ist zuviel Blut da, so kommt Zorn." Qualität und Menge des vorhandenen Blutes werden von der Leber kontrolliert, und Zorn ist die diesem Organ zugeordnete Gefühlsregung. Ist zuviel angereichertes Blut vorhan-

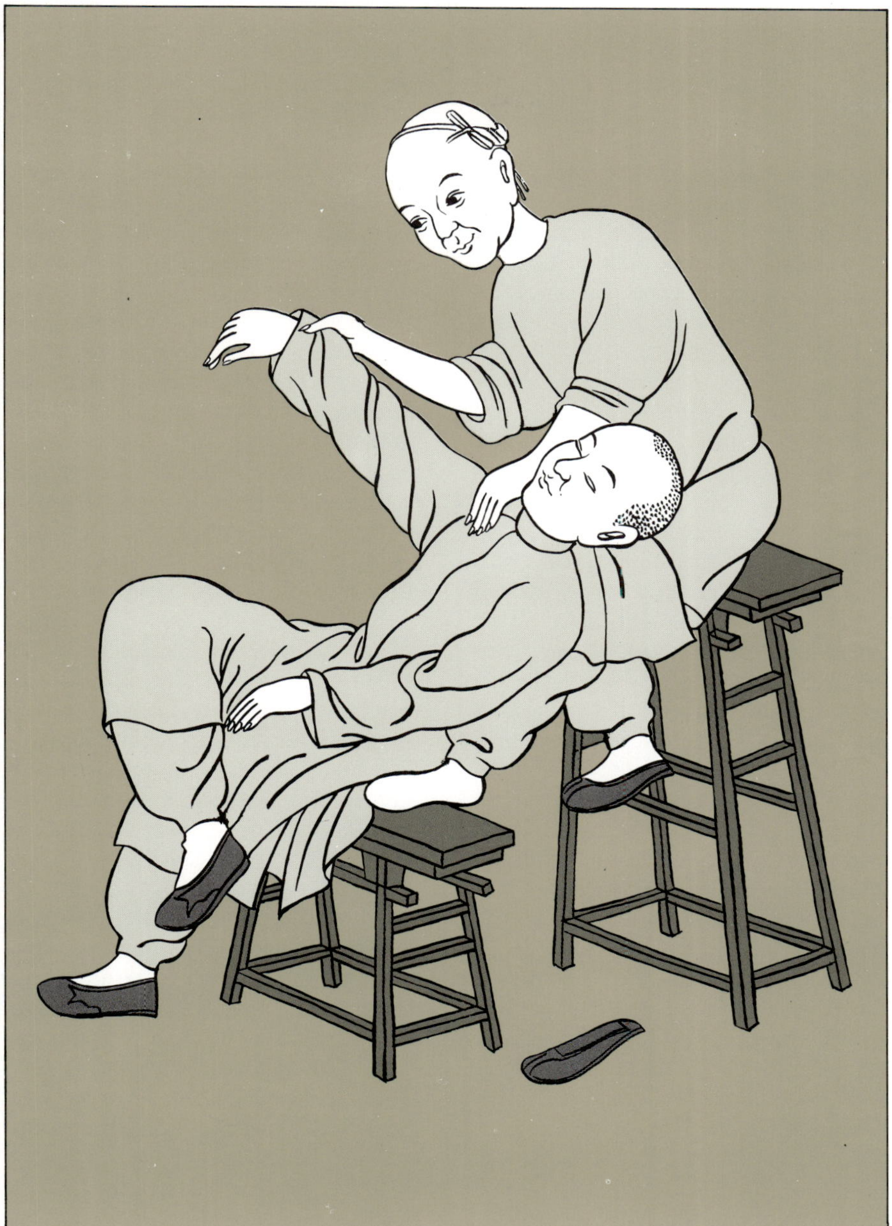

den, neigt man zum Zorn. Es ist oft zu beobachten, daß „heißblütige“ Menschen mit geröteter Gesichtsfarbe (Blutüberschuß) beim geringsten Anlaß zu unkontrollierten Wutausbrüchen neigen. Zorn verbrennt sich aber nicht, sondern hat gewissermaßen eine Selbstverstärkerwirkung. Er schwächt das Blut und schadet der Leber. Das bewirkt, daß das Leber-*qi* noch mehr außer Kontrolle gerät, es drängt in die Höhe und gibt dem Zorn noch mehr Nahrung. Unkontrollierte Zornesausbrüche sind sehr schädlich für die Leber.

„Ist man von Sorge erfüllt, wird das *qi* blockiert und bewegt sich nicht fort.“ Sorge schädigt die Lungen, die das *qi* über den Atem steuern. Bekannte Symptome äußerster Sorge sind Atemanhalten, flache und unregelmäßige Atmung und Brustatmung. Jedermann kennt die Atemlosigkeit, die im Zustand äußerster Besorgnis eintritt. Ebenso greift Sorge das zur Lunge gehörige Organ, den Dickdarm, an. So neigen überängstliche Menschen besonders stark zu Kolitis.

Übermäßige Konzentration schadet der Milz, die der Sitz der Intelligenz ist. Die Gefühlsregung, die hier gemeint ist, ist die geradezu krankhafte Fixierung auf ein bestimmtes Problem, das einen Menschen von morgens bis abends in seinen Bann schlägt. Solches extremes Brüten über ein Problem behindert die Milz- und Leberfunktion, stört die Verdauung und führt zu Bauchschmerzen.

Trauer steht nicht mit einem bestimmten Organ in Verbindung. Je nach ihrer Ursache kann sich Trauer im Herzen, in den Lungen, im Perikardium oder im *san jiao* niederschlagen. Sie wirkt sich äußerst schädlich auf die Vorräte von *qi* im Körper aus.

„Wenn das *qi* der Nieren schwach ist, neigt man zu Angstzuständen.“ Die Nieren sind der Sitz der Willenskraft. Ist die Willenskraft schwach, unterliegt man leicht der Angst. Extreme Angst schädigt die Nieren, und geschwächte Nieren wiederum führen zu weiteren Angstzuständen. Auch hier wieder erweist sich der Zusammenhang zwischen extremer Gefühlsregung und physischer Schädigung als Teufelskreis. Es ist sattsam bekannt, daß es in Momenten höchster Angst zu unbeabsichtigtem Urinieren kommen kann. Das zeigt deutlich den Zusammenhang von Angst und Nieren (und daher auch mit dem diesen zugeordneten Organ, der Harnblase).

Neben der Trauer ist auch der Schreck keinem bestimmten Organ zugeordnet. Er unterscheidet sich von Angst dadurch, daß er plötzlich und unerwartet auftritt. Der Schreck beeinträchtigt zunächst, vor allem in seinen Anfangsstadien, das Herz. Dauert er aber einige Zeit an, wandelt er sich in bewußt erlebte Angst und schlägt sich auf die Nieren.

Neben den klimatisch und emotionell bedingten Krankheitsursachen, kennen die Chinesen noch verschiedene andere Gründe für die Entstehung von Krankheiten. Übermäßiges Essen und Trinken oder falsche Ernährung können eine ganze Reihe von Beschwerden mit Symptomen wie Sodbrennen, Hartleibigkeit, unregelmäßigen Stuhlgang, Mundgeruch und Appetitlosigkeit verursachen. Der Genuß verdorbener Nahrung wird als die Hauptursache von Ruhr angesehen. Ernährt man sich von zuvielen „kalten“ oder „kühlen“ Speisen, führt das zu Bauchschmerzen, Erbrechen, Durchfall und Blähungen. Ein Zuviel einer der fünf Geschmacksrichtungen, die den fünf Wandlungsphasen zugeordnet sind, schädigt das betreffende Organ. Die verschiedenen Beschwerden, die durch übermäßigen Alkoholgenuß ausgelöst werden, entsprechen unseren Erfahrungen im Westen.

Zur Aufrechterhaltung der Gesundheit bedarf es auch unbedingt entsprechender Bewegung. Fehlt diese, führt das zu den verschiedensten Krankheiten. Bewegungsmangel wirkt sich deshalb gesundheitsschädigend aus, weil er den Blutkreislauf und den Energiefluß hemmt. Das wiederum beschleunigt die natürlichen Abbauprozesse in den Organen, den Muskeln und auch jene des *qi*. Andererseits führt übermäßige körperliche Arbeit und Ermüdung auch zu einer Schwächung des Körpers und zu Erkrankungen. „Bei Erschöpfung leidet das *qi*.“

Messen des Pulses, *qie mai*, grundlegende Diagnosetechnik sowohl der abendländischen als auch der chinesischen Medizin.

In der Gruppe „verschiedene Krankheitsursachen" findet man weiters Epidemien, schwere Verletzungen, Insektenstiche, Bißwunden, Wurmbefall, Vergiftungen, Erbkrankheiten. Krankheiten dieser Art sind aber die Ausnahme, nicht die Regel.

Nach der Auffassung der chinesischen medizinischen Theorie haben alle Erkrankungen eine eindeutige Ursache innerer oder äußerer Natur, wobei die inneren Faktoren wichtiger sind, da ja zunächst eine innere Schwäche vorliegen muß, damit äußere Kräfte überhaupt angreifen können. Sind Körper und Geist stark, gesund und im Zustand des Gleichgewichtes, widerstehen sie selbst extremsten Umwelteinflüssen mit Erfolg. Das erklärt, weshalb alle chinesischen Schriften immer wieder größten Wert auf vorbeugende Medizin legen, d. h. richtige Ernährung, ausreichende Bewegung, korrekte Atmung, regelmäßigen Geschlechtsverkehr und Naturheilmittel.

Die wichtigsten Regulative für Gesundheit und Vitalität sind das relative Gleichgewicht zwischen den Vitalenergien im Körper und den klimatischen Einflüssen, die auf ihn wirken. Letztlich handelt es sich um einen Kampf zwischen „bösem *qi*" und „reinem *qi*". *Das Buch von Huang Di* lehrt, „wo sich böses *qi* ansammelt, verursacht es Schwäche ... ist der Körper von reinem *qi* erfüllt, kann ihm böses *qi* nichts anhaben ... wächst reines *qi* an, flieht böses *qi* ... wird böses *qi* vertrieben, gedeiht reines *qi*." Das Um und Auf der Theorie der chinesischen Medizin ist die Lehre vom *qi* und seinen zahlreichen Erscheinungsformen. Alle Anwendungen der chinesischen Naturheilkunde zielen darauf ab, das *qi* positiv zu beeinflussen.

Chinesische Diagnostik und Symptomatologie

In der chinesischen Diagnostik kommt es auf die richtige Interpretation körperlicher Anzeichen von Gesundheit und Krankheit, wie Gesichtsrötung, Augen, Farbe und Beschaffenheit der Zunge, Zungenbelag, persönliche Lebensgewohnheiten des Patienten, Puls etc. an. Alle diese Daten vergleicht der Arzt mit seinem medizinischen Wissen und gelangt so zu einer Diagnose und zur geeigneten Behandlungsform. Weder Diagnose noch Behandlungsform sind endgültig. Der Arzt muß während der gesamten Behandlung engen Kontakt mit dem Patienten halten und je nach Krankheitsverlauf sowohl seine Diagnose als auch seine Behandlung modifizieren. Änderungen des Krankheitsverlaufes äußern sich durch veränderte Symptome. Daher müssen auch die Heilmittel, die verschrieben werden, jeweils dem letzten Stand des Krankheitsverlaufes und der Symptome angepaßt werden.

Chinesische Ärzte kennen vier grundlegende Diagnoseverfahren: die Befragung, das Zuhören, die Beobachtung des Patienten und das Abtasten. Gespräche zwischen Arzt und Patient sind ausführlich und gehen immer ins Detail. Ein solches diagnostisches Gespräch muß systematisch und planvoll geführt werden, damit alle Symptome sowie die Hintergrundfaktoren, die für die Krankheit verantwortlich sein könnten, genau beleuchtet werden. Vor allem aber muß das Gespräch objektiv und ohne alle Vorbehalte geführt werden.

Solche diagnostischen Gespräche laufen meist so ab, daß der Patient zunächst seine Beschwerden und die offenkundigen Symptome seiner Krankheit schildert. Dann teilt der Patient dem Arzt mit, wann, wo und in welcher Weise er sich erstmals krank fühlte und beschreibt dann den Verlauf der Krankheit von den ersten Anfängen bis zum Augenblick seines Besuches beim Arzt, wobei er Änderungen der Symptome, typische Schmerzen und andere für seine Erkrankung charakteristische Erscheinungen genau beschreibt. Während dieser Phase des Gespräches konzentriert man sich besonders auf sechs Indikatoren:

Frösteln und Fieber: Treten Fieber und Frösteln abwechselnd auf, läßt dies auf eine Erkrankung schließen, die sowohl innere als auch äußere Körperregionen betrifft oder sich soeben auf dem Wege von innen nach außen bzw. umgekehrt befindet. Fieber und Durst ohne Frösteln bedeuten eine innere Erkrankung, Frösteln ohne Fieber einen Mangel an yang-Energie, Fieber ohne Frösteln einen Überschuß an yang. Zur genaueren Interpretation sind weitere Faktoren, wie etwa die Tageszeit, zu der Frösteln oder Fieber auftreten, zu beachten.

Schwitzen: In diesem Zusammenhang sind vor allem Menge und Beschaffenheit des Schweißes zu beachten, wann er auftritt und wo.

Stuhl und Harn: Verstopfung in Verbindung mit hartem Stuhl ist ein Zeichen einer „heißen" und „festen" Erkrankung. Weicher Stuhl, der noch unverdaute Nahrungsreste enthält, deutet auf ein „kaltes" und „leeres" Leiden hin. Blut oder Schleim im Stuhl sind wichtige Zeichen. Wenig und dunkler Harn läßt auf einen „Hitzeüberschuß" schließen, während reichlicher und klarer Harn ein Zeichen einer „kalten" oder „leeren" Erkrankung ist. Trüber Harn deutet auf einen Überschuß an „feuchter Hitze" hin.

Feste und flüssige Nahrung, Geschmack im Mund: Eine „kalte" Erkrankung äußert sich in dem Wunsch nach heißen Getränken, eine „heiße" Erkrankung jedoch durch das Verlangen nach kalten Getränken und ebensolchen Gerichten. Eine Abneigung gegen Wasser ist ein Zeichen einer „feuchten" Erkrankung. Der Patient muß dem Arzt auch mitteilen, ob er einen vorherrschenden Geschmack, wie etwa schal, bitter, süß, im Mund bemerkt. Parasitenbefall äußert sich oft durch ein heftiges Verlangen nach stark gewürzten, gebratenen Speisen oder nach ausgefallenen Substanzen wie Schmutz, Kerzenwachs, Kaffeesud und dergleichen.

Schlaf: Übermäßiges Schlafbedürfnis läßt auf Mangel an yang schließen, Schlaflosigkeit jedoch ist ein Zeichen von Kreislaufbeschwerden, starken Sorgen und schlechter Milzfunktion. Unruhiger Schlaf ist auf emotionelle Probleme oder übermäßiges Essen und Trinken zurückzuführen. Extreme Frühaufsteher haben oft ein überaktives Herz.

Geschlechtsverkehr, Menstruation und Schwangerschaft: Bei Männern geht es in diesem Bereich vor allem um sexuelle Vitalität, Impotenz, frühzeitige Ejakulation, Onanie, Spermatorrhoe und Koitusfrequenz. Bei Frauen sind Zyklusdauer, Farbe und Beschaffenheit des Menstrualblutes, etwaiger Scheidenausfluß, bisherige Schwangerschaften und/oder Fehlgeburten, Entbindungen und Häufigkeit des Geschlechtsverkehrs wichtige Krankheitsindikatoren.

Das diagnostische Gespräch soll nicht nur den Verlauf der Krankheit ermitteln, sondern dient auch der Darstellung einer umfassenden Lebensgeschichte des Patienten. Dabei geht es dem Arzt besonders um bisherige Krankheiten und Allergien, die Lebensgewohnheiten des Patienten, um seine Umwelt, aber auch um die allgemeine Krankengeschichte seiner Familie. Bei Kindern, Taubstummen oder anderen Patienten, die das Gespräch nicht selbst führen können, verschafft sich der Arzt die nötige Information von Ehepartnern, Eltern, nahen Verwandten oder Freunden.

Der nächste Schritt im chinesischen Diagnoseverfahren besteht in einer genauen und systematischen Beobachtung des Patienten. Veränderungen von Farbe und Beschaffenheit der Haut, Zungenfärbung und -belag,

Diagnose durch Untersuchung von Zunge und Zungenbelag

Zungenfarbe und/oder Beschaffenheit	*Zungenbelag*	*Diagnose*
blaßweiß und schlaff	weiß, dünn	*qi*- und Blutleere
blaßweiß; geschwollen und empfindlich mit Zahnabdrücken	weiß, dünn	yang-Leere
blaßweiß; geschwollen und empfindlich	grauschwarz, glitschig und feucht	yang-Schwäche; Kälte in inneren Organen
blaßrot; empfindl. u. zerklüftet	kein Belag	*qi*-Leere; yin-Schwäche
blaßrot	weiß, dünn, glitschig	äußere Windkälte
blaßrot	weiß, dick, ölig	Verdauungsstörungen; innere Entzündung
ansatzweise blaßrot	weiß mit Spuren von Gelb	äußeres „böses *qi*" verlagert sich nach innen
bereits blaßrot	gelb und in der Mitte dick; weiß, dünn und an den Rändern glitschig	äußeres „böses *qi*" nach innen verlagert; Hitze in Magen und Darm
leuchtendrot	weiß, sehr dünn	yin-Leere; Hitzeüberschuß
rot mit tiefen und zerklüfteten Runzeln	kein Belag	yin-Schwäche; Flüssigkeitsmangel
rot	gelb, dünn	aufst. Hitzeüberschuß
rot	gelb, ölig	Hitzeüberschuß, feucht
rot	gelb, dick und trocken	Hitzeüberschuß tief innen
rot	schwarz, trocken	Hitzeüberschuß und yin-Verletzung
scharlachrot	dunkelgelb	Hitzeüberschuß zum Nähr-*qi* vorgedrungen
dunkelpurpur	dunkelgelb, dünn, trocken	Hitzeüberschuß zum Blut vorgedrungen
hellpurpur und blutrot	weiß, glitschig	innere Kälte; *qi*-Blockade

Augen, Sekretabsonderungen usw. zeigen an, welche inneren Erkrankungen vorliegen. Zunächst achtet der Arzt auf die Stimmung und die Bewegungen des Patienten. Ist er guter Dinge und geistig rege, atmet normal und hat eine gute Gesichtsfarbe, ist die Erkrankung noch nicht sehr schwer und kann leicht behandelt werden. Zeigt er jedoch Depressionen und Stimmungsschwankungen, unregelmäßigen Atem, eine fahle Gesichtsfarbe und glanzlose Augen, hat die Erkrankung bereits ein ernstes Stadium erreicht, das eine komplexere Form der Behandlung erforderlich macht. Farbe und Tonus der Gesichtshaut sind direkte Indikatoren für krankhafte Veränderungen der inneren Organe. Der Arzt beurteilt auch den körperlichen Allgemeinzustand des Patienten, indem er beobachtet, wie er geht, spricht, sich setzt, sich niederlegt, atmet und die Gliedmaßen bewegt.

Eine der wichtigsten diagnostischen Methoden ist die Untersuchung der Zunge. Form und Farbe der Zunge, Beschaffenheit und Farbe des Zungenbelages lassen Rückschlüsse auf die Art und den Grad der Erkrankung zu. Eine gesunde Zunge ist weich und feucht, von hellrosa Farbe und weder dick noch dünn. Erscheint die Zunge hart und runzelig, handelt es sich um eine Leerstörung, das heißt eine Erkrankung, die durch eine Leere oder einen Mangel hervorgerufen wird. Ist die Zunge dick und weich mit geöffneten Poren, so liegt eine Füllestörung, also eine durch einen Überschuß an Energie hervorgerufene Erkrankung vor. Eine dicke und geschwollene Zunge bedeutet, daß im Körper ein Überschuß an „feuchter Hitze" vorliegt. Ist die Zunge hell und blaß statt hellrosa, handelt es sich um eine Erkrankung, die durch „Blutmangel" und „*qi*-Mangel" hervorgerufen wird. Eine leuchtend rote Zunge wiederum verrät eine „heiße" Krankheit, also eine Füllestörung. Gesunde Zungen haben einen dünnen, weißen und durchscheinenden Belag, der weder zu feucht noch zu trocken ist. Eine Erkrankung bewirkt meist, daß der Belag dicker wird. „Kalte" und „feuchte" Erkrankungen führen zu einem weißen Belag, „heiße" und „volle" Erkrankungen zu einem gelben. Bei der Beurteilung der Farbe des Zungenbelages darf der Arzt Verfärbungen, die Rückstände von Speisen oder Getränken sind, nicht mit diagnostisch relevanten, krankheitsbedingten Verfärbungen verwechseln. Die nebenstehende Übersicht faßt die aus Struktur, Farbe und Belag der Zunge ablesbaren diagnostischen Befunde übersichtlich zusammen.

Die „horchenden" Diagnosemethoden werden durch das Stethoskop unterstützt, aber auch durch den Geruchssinn. (Im Chinesischen bedeutet das Zeichen für „hören" gleichzeitig auch „riechen".) Der Arzt hört auf die Sprechweise des Patienten, seinen Atem, seinen Husten und auf seine Darmgeräusche, er beurteilt den Geruch seiner Ausscheidungen. All das hilft ihm, die Art einer Erkrankung und ihren Ort zu bestimmen. Leerstörungen erkennt man an leiser, schwacher Rede, flacher, schwächlicher Atmung und schwachem, tief klingendem Husten. Füllestörungen zeigen sich an hektischer, verwirrter Rede, schnellem und lautem Atem und schwerem, lautem Husten. Mit dem Stethoskop werden Herz, Lunge und Bauch untersucht. Als Indikatoren eines gestörten Energiegleichgewichtes oder einer Fehlfunktion eines Organes dienen die Geräusche, die das Herz beim Schlagen erzeugt und die Geräusche beim Ein- und Ausatmen.

Zur taktilen Untersuchung gehören die traditionelle chinesische Pulsdiagnose und andere manuelle Methoden wie Massage und Akupressur. Bei der Pulsdiagnose legt der Arzt drei Finger seiner Hand entlang der Speichenschlagader (Arteria radialis) am Handgelenk des Patienten auf drei bestimmte Stellen. Bei leichtem Druck auf diese Punkte werden drei verschiedene Pulsarten fühlbar, bei starkem Druck drei weitere, sodaß an jedem Handgelenk insgesamt sechs verschiedene Pulsarten gemessen werden können. Jede der zwölf Pulsarten zeigt den Zustand eines der zwölf Organe. Mit erfahrenen und sensiblen Fingern kann der chinesische Arzt an jeder der zwölf Pulsarten mehr als dreißig verschiedene Eigenschaften unterscheiden. Die jeweilige Pulsqualität, wie etwa „fließend", „dumpf", „schwach" oder „dröhnend", läßt Rückschlüsse auf den Zustand des zugehörigen Organes zu. Diese Methode kann nicht nur akute Erkrankungen des Organes enthüllen, sondern zeigt sogar, welchen das Organ in der Vergangenheit bereits ausgesetzt war. Sie zeigt auch etwaige Schwächen auf, die in der Zukunft zu Erkrankungen führen könnten. Die chinesische Pulsdiagnose ist eine sehr komplizierte Kunst, die langjährige Übung erfordert. Es ist erwiesen, daß sie es ermöglicht, Ursachen und Verlauf vergangener, gegenwärtiger und zukünftiger Krankheiten festzustellen. Ist man mit der Technik nicht vertraut, möchte man fast an Wunder glauben.

Die chinesische Diagnostik kennt noch eine Anzahl weiterer taktiler Untersuchungen. Durch Massage erkennt man die Temperatur von Haut, Gewebe und Gliedmaßen. Diese Temperatur steht wieder in Zusammenhang mit „vollen“ und „heißen“ oder „leeren“ und „kalten“ Erkrankungen. Durch das Massieren der Wirbelsäule kann man den Sitz einer Krankheit erkennen, weil die dem erkrankten Organ zugeordneten Nerven sich knotig und hart anfühlen. Gewisse wichtige Punkte entlang der Meridiane, die „Alarmpunkte“, reagieren auf Akupressur empfindlich und schmerzhaft, wenn das entsprechende Organ krank oder geschwächt ist. Konsistenz und Tonus von Organen können auch festgestellt werden, indem man an der Körperoberfläche direkt über dem Organ Druck mit den Fingern oder der Handfläche ausübt. Auch das Abklopfen wird zu diagnostischen Zwecken eingesetzt: Der Arzt klopft mit dem Mittelfinger der einen Hand auf das mittlere Gelenk des Mittelfingers der anderen, die mit der Handfläche nach unten über dem Organ liegt. Aus der Resonanz kann er auf den Zustand des betreffenden Organes schließen.

Für eine wirksame Behandlung muß der Arzt als nächstes eine differentielle Diagnose auf der Basis der Symptomatologie vornehmen. Die differentielle Diagnose gibt Aufschluß darüber, in welche Richtung sich die Erkrankung bewegt und welcher Art ihre Symptome sind. Symptome scheinen manchmal im Laufe der Behandlung zu verschwinden. In Wirklichkeit haben sie sich aber meist nur gewandelt und zu einer anderen Stelle bewegt. Sie folgen so dem Weg, den die Erkrankung nimmt. Stellt man aber an diesem kritischen Punkt, da sich die Krankheit noch im Körper befindet, die Behandlung ein, kann das bedeuten, daß die Krankheit irgendwann in der Zukunft neuerlich zum Ausbruch kommt. Die Heilmittel müssen daher permanent dem sich stets ändernden Bild der Symptome angepaßt werden.

Die differentielle Diagnose (*ba gang*) unterscheidet acht Kategorien: yin/yang, innen/außen, kalt/heiß, leer/voll. Diese Kategorien überschneiden einander letztendlich, so daß jede Krankheit, abhängig von der Erscheinungsart der acht Indikatoren einer der beiden großen Gruppen yin und yang zugeordnet werden kann.

In welche dieser beiden großen Gruppen eine Krankheit fällt, hängt davon ab, ob sie vorwiegend die yin- oder die yang-Energien des Patienten schädigt, und ob sie mit yin- oder mit yang-Heilmitteln bekämpft werden muß. Die allgemeinen Symptome von yin- oder yang-Erkrankungen, die mittels der vier diagnostischen Techniken ermittelt werden, lassen sich folgendermaßen beschreiben:

Die Indikatoren innen/außen dienen zur Feststellung von Ort, Ausmaß und Schwere einer Erkrankung. Sie zeigen ferner, in welche Richtung sich die Krankheit bewegt. Krankheiten, die heftiger werden, bewegen sich meist nach innen, in Richtung der Knochen und der inneren Organe. Bewegt sich eine Krankheit jedoch nach außen, kann man das als ein Zeichen werten, daß die vorgenommene Behandlung Wirkung zeigt. Mittels der Indikatoren kalt/heiß kann man die Natur der Krankheit feststellen, während die Indikatoren leer/voll Natur und Ausmaß der Krankheit, aber auch die Widerstandskraft des Körpers gegen diese bestimmte Erkrankung anzeigen.

Die folgende Liste führt die Behandlungsformen, die aus den acht Prinzipien der differentiellen Diagnose abgeleitet werden können, in groben Zügen an.

Es gibt natürlich viele verschiedene Kombinationen dieser Faktoren, und ihre Erscheinungsformen sind auch bei jedem Patienten und bei jeder Krankheit anders. Die Kunst liegt darin, die Verschreibungen ungeachtet der ursprünglichen Diagnose direkt auf die jeweils vorliegenden Symptome abzustimmen. Die dritte Aufstellung faßt einige der häufigsten Kombinationen der acht Prinzipien zusammen.

Eine Diagnose nach den Prinzipien der traditionellen chinesischen Medizin verläuft also in drei Schritten: Zunächst werden die vier diagnostischen Techniken (*si zhen*) eingesetzt, um die allgemeine Art, den Ort und die Ursache der Erkrankung festzustellen. Dann folgt die differentielle Diagnose (*ba gang*). Sie zeigt, bis zu welchem Grad sich die Krankheit bereits entwickelt hat, in welche Richtung sie sich bewegt und in welcher spezifischen Form die Symptome beim Patienten auftreten. Schließlich werden die Arzneien verschrieben. Sie haben die Aufgabe, den Symptomen der Krankheit entgegenzuwirken und die durch sie verursachte Störung des Energiegleichgewichtes zu beseitigen. Bis zur endgültigen Heilung müssen nun alle diagnostischen Daten laufend überprüft werden. Hat sich die Lage verändert, müssen auch die Rezepturen der verordneten Heilmittel modifiziert werden.

Yin-Yang Diagnose aufgrund der vier diagnostischen Methoden

Diagnostische Technik	*Yang Diagnose*	*Yin Diagnose*
Gespräch	übermäßige Wärmeempfindung und Wunsch nach Kühlung; großer Durst und Verlangen nach Flüssigkeiten; Hartleibigkeit und harter Stuhl; spärlicher, heißer und dunkler Harn	Kälteempfindung und Wunsch nach Wärme; kein Durst und Bevorzugung heißer Getränke; weicher Stuhl; reichlicher, klarer Urin, schaler Geschmack im Mund; schwacher Appetit
Beobachtung	erhitztes, rotes Gesicht; leuchtende Augen, Nervosität, trockene, aufgesprungene Lippen; leuchtend rote Zunge, dicker, gelber Zungenbelag	blasse, helle Hautfarbe; schläfrige Augen; Müdigkeit; blasse Lippen; blasse, empfindliche, geschwollene Zunge; Zungenbelag weiß und glitschig
Horchen und Riechen	gesprächig und laut; schneller, rauher Atem, schwere, übelriechende Ausscheidungen	zarte, leise Stimme; wortkarg; kurzatmig; flache Atmung; leichte, frisch riechende Ausscheidungen
Taktile Untersuchung	schneller, fließender, kräftiger, hüpfender Puls; warme Hände und Füße; Bauchschmerzen und Druckempfindlichkeit	langsamer, undeutlicher, schwacher Puls; kalte Hände und Füße; Bauchschmerzen, Druck wird als angenehm, weil krampflösend empfunden
Bemerkungen	Alle symptomatischen Veränderungen, die Organfunktionen anregen, fallen unter die Kategorie yang	Alle symptomatischen Veränderungen, die Organfunktionen herabsetzen, fallen unter die Kategorie yin

Die acht Prinzipien der differentiellen Diagnose

Prinzip	*wichtigste Symptome*	*Zunge und Belag*	*Puls*	*Behandlung*
yin	blasse Gesichtsfarbe; Müdigkeit; kurzatmig; schwache Stimme; reichlicher, weicher Stuhl; klarer Harn	blass, empfindlich; Belag weiß, glitschig	undeutlich; schwach; langsam	wärmen; kräftigen
yang	erhitzt, rote Gesichtsfarbe; ruhelos; laute Stimme; schneller, schwerer Atem, spärlicher, dunkler Harn; Hartleibigkeit und harter Stuhl	leuchtend rot; Belag dick, gelb	jagend; schwer; schnell	kühlen; beruhigen
innen	keine unabhängigen Symptome; hängen ab von den Indikatoren heiß/kalt und voll/leer	wechselhaft	undeutlich	abhängig von den Indikatoren heiß/kalt, voll/leer
außen	Fieber und/oder Frösteln; Abneigung gegen Wind und Kälte	normale Farbe; Belag weiß, dünn	jagend	austr.; Schweißsekretion anregen
kalt	Abneigung gegen Kälte; kalte Hände und Füße; blaß, weiße Gesichtsfarbe: kein Durst, Bevorzugung heißer Getränke; reichlicher, klarer Harn; weicher Stuhl	blaß; Belag weiß, glitschig	langsam	wärmen; Kälte bekämpfen
heiß	Abneigung gegen Hitze; heiße Hände und Füße; großer Durst mit Vorliebe für kalte Getränke; Nervosität; spärlicher, dunkler Harn; harter Stuhl	rot; Belag trocken, gelb	schnell; pochend	kühlen; beruhigen
leer	Schwäche und Müdigkeit; kurzatmig; wenig Widerstandskraft; wenig Appetit; Gewichtsverlust	dick, empfindlich; wenig oder kein Belag	schwach; langsam	stärken
voll	überaktive Körperfunktionen; ruhelos; laute Stimme; lauter Atem; geweiteter Bauch; spärlicher, dunkler Harn; Hartleibigkeit	hart; Belag dick	pochend	verteilen und austreiben; reinigen

Kombinationen der wichtigsten Diagnoseprinzipien

Kombination	*wichtigste Symptome*	*Zunge und Belag*	*Puls*
außen-kalt	Fieber und Frösteln; keine Schweißsekretion; Kopf- und Körperschmerzen	normale Farbe; Belag weiß, dünn	jagend; fest
außen-heiß	Fieber; Kopfweh; Abneigung gegen Wind; fallweise Schweißsekretion	rot; Belag weiß leicht gelb	jagend; schnell
außen-leer	Abneigung gegen Wind; Schweißsekretion	blaß	langsam
außen-voll	Kopf- und Körperschmerzen keine Schweißsekretion	normale Farbe; Belag weiß	jagend; pochend
innen-kalt	Abneigung gegen Kälte; kein Durst; kalte Hände und Füße; weicher Stuhl	weiß; Belag glitschig	undeutlich; langsam
innen-heiß	Abneigung gegen Hitze; Durst; blutunterlaufene Augen; Fieber; Nervosität	rot; Belag gelb	schnell
innen-leer	Schwäche und Müdigkeit; kurzatmig; wortkarg; teilnahmslos; Durchfall	blaßrot; Belag blaß, dünn	schwach
innen-voll	rauher Atem; schwitzen an Händen und Füßen; Völlegefühl im Bauch; Nervosität	hart; Belag gelb, trocken	kräftig; gleitend

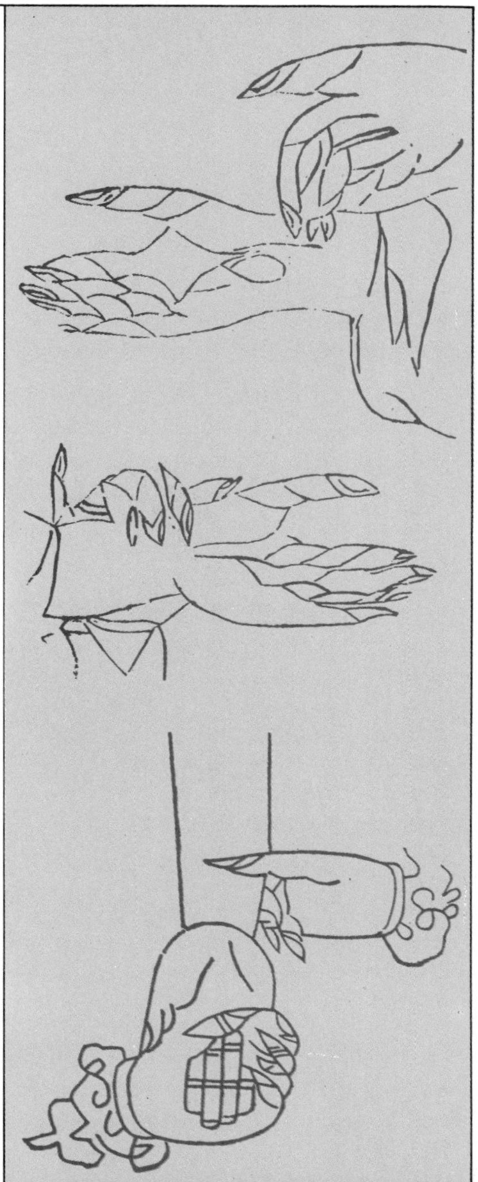

Techniken der Pulsdiagnose. OBEN Ein Arzt vergleicht seinen eigenen Puls mit dem eines Patienten. MITTE Haltung für das rechte Handgelenk eines weiblichen Patienten, UNTEN für das linke Handgelenk eines männlichen Patienten.

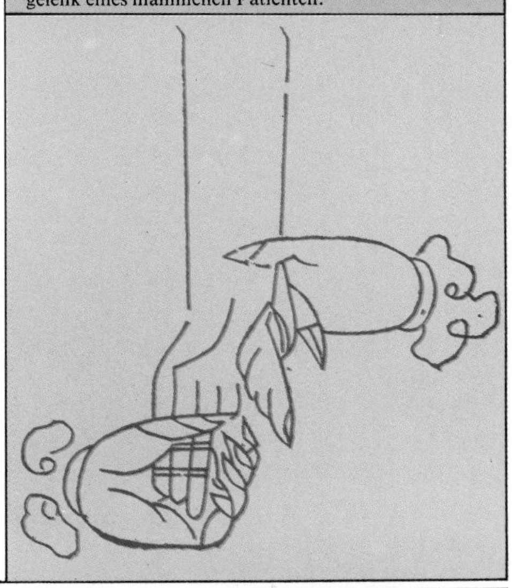

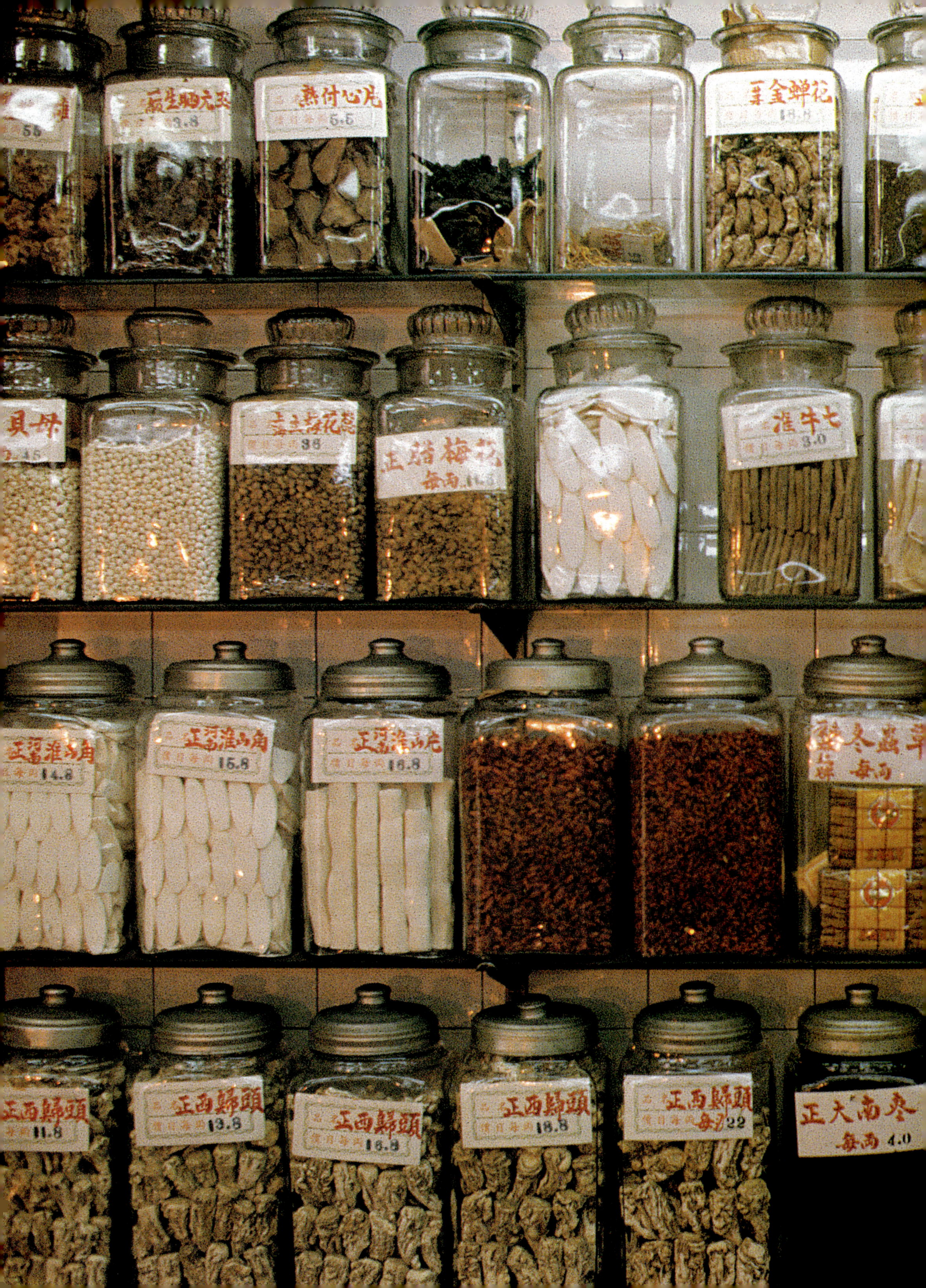
熟付心片
5.5
3.8
貝母
淮牛七
3.0
14.8
15.8
16.8
正西歸頭
11.8
正西歸頭
13.8
正西歸頭
16.8
正西歸頭
18.8
正西歸頭
22
正大南棗
每両 4.0

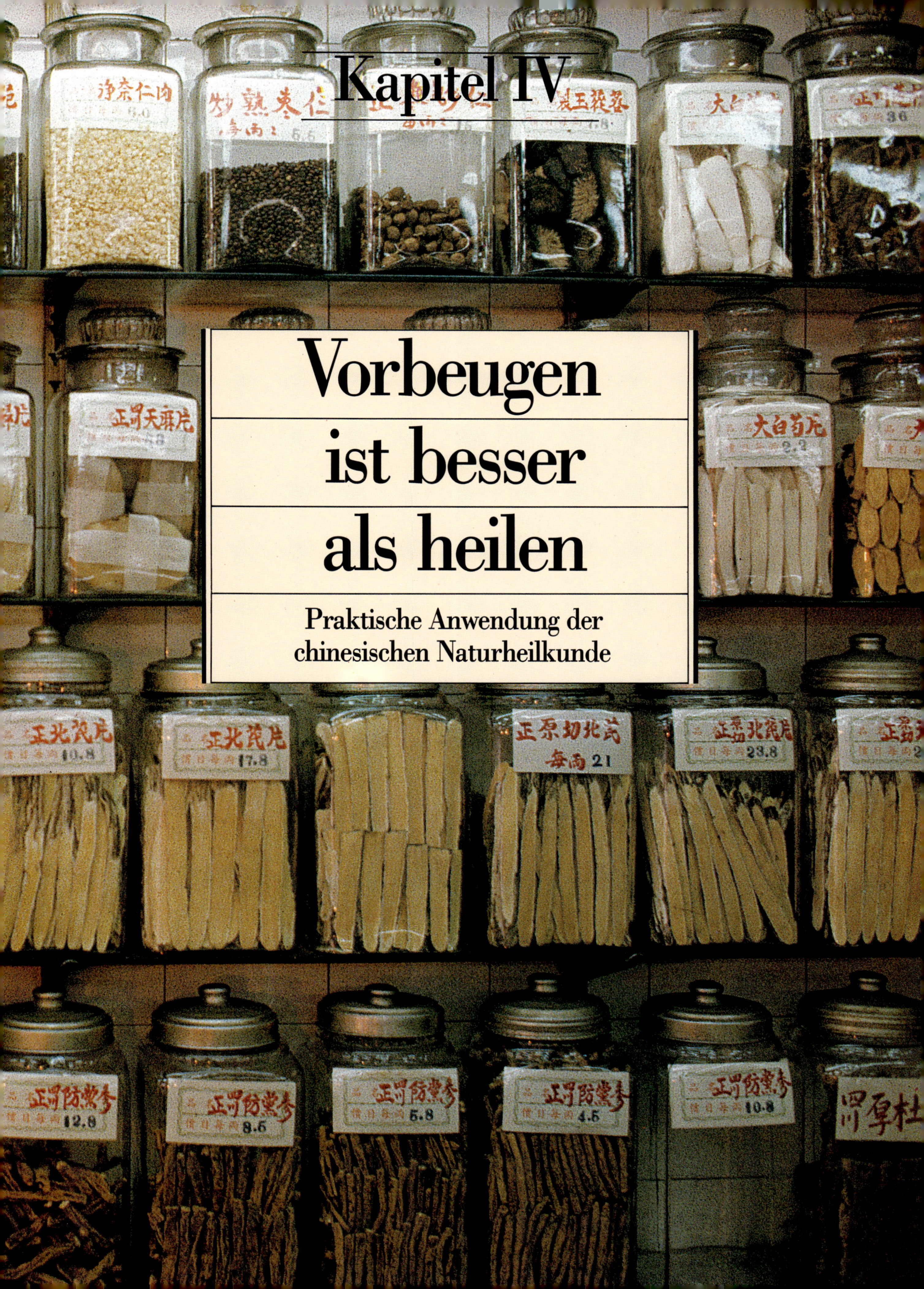

Kapitel IV

Vorbeugen ist besser als heilen

Praktische Anwendung der chinesischen Naturheilkunde

Die Lehre von yin und yang und von den fünf Wandlungsphasen prägt nicht nur die Theorie der chinesischen Naturheilkunde, sondern auch ihre praktische Anwendung. Die verschiedenen Krankheiten sowie ihre Ursachen und Symptome werden nach diesem allgemeingültigen Grundprinzip eingeteilt. Dasselbe gilt auch für die Arzneien der chinesischen Medizin. Die pflanzlichen, tierischen und mineralischen Zutaten für die Heilmittel werden so ausgewählt, daß sie den Ursachen bestimmter Erkrankungen entgegenwirken, ihre Symptome bekämpfen und das Energiegleichgewicht wiederherstellen.

Die Auswahl des geeigneten Heilmittels

Die Naturheilmittel und die zu behandelnde Krankheit müssen während der gesamten Behandlungsdauer zueinander passen wie Schlüssel und Schloß. Die allgemein gültigen Prinzipien von yin und yang und die Lehre von den fünf Wandlungsphasen sind dabei besonders nützlich, weil diese Grundsätze ja in gleichem Maße für den Menschen wie für die Pflanzen- und Tierwelt gelten. Sie sind also das theoretische Grundgerüst der Pathologie ebenso wie der Pharmakologie.

Die differentielle Diagnose ordnet alle Krankheiten anhand ihrer Symptome einer der beiden großen Kategorien yin oder yang zu. Nach den Prinzipien des relativen Gleichgewichtes und des Ausgleichens von Gegensätzen behandelt man yang-Erkrankungen mit yin-Arzneien und umgekehrt. Die Beziehungen zwischen Symptomen und Krankheiten sowie zwischen Heilmitteln und ihren Wirkungen sind die folgenden:

Symptome	*Erkrankung*	*Arznei*	*Wirkung*
heiß	yang	yin	kühlend
kalt	yin	yang	erwärmend
voll	yang	yin	beruhigend
leer	yin	yang	kräftigend
äußerlich	yang	yin	mäßigend
innerlich	yin	yang	steigernd

Die Naturheilmittel werden zunächst nach ihren vier Energien, *si qi*, und nach ihren fünf Geschmacksrichtungen, *wu wei*, klassifiziert. Die vier Energien, die man auch als Temperaturverhalten bezeichnet, sind heiß, warm, kalt und kühl. Damit wird die grundsätzliche Wirkung des betreffenden Heilmittels auf den Körper beschrieben. Die Medikationen heiß und warm sind der Kategorie yang zugeordnet, kalt und kühl fallen unter yin. Im Laufe jahrhundertelanger Erfahrung erwiesen sich bestimmte Heilmittel als wirksam gegen Symptome und Ursachen von heißen, vollen yang-Krankheiten. Diese Medikamente klassifizierte man daher als kühle oder kalte yin-Heilmittel. Diejenigen jedoch, die kalte, leere yin-Erkrankungen zu heilen vermögen, klassifizierte man als heiße oder warme yang-Heilmittel. Die Unterscheidung von heiß und warm beziehungsweise von kalt und kühl ist dabei rein gradueller Natur. Robuste, kräftige Patienten vertragen die stärkeren und schneller wirkenden heißen und kalten Medikamente. Schwächliche und ältere Patienten behandelt man dagegen im allgemeinen mit den milderen, langsamer wirkenden warmen und kühlen Heilmitteln.

Das Prinzip von der Polarität der Kräfte gilt auch bei der Auswahl von Medikamenten nach ihrer Energie. *Das Buch von Huang Di* lehrt: „Ist eine Krankheit kalt, wärme sie; ist eine Krankheit heiß, kühle sie." Das bestätigt die *Pharmakopöe von Shen Nong:* „Heile kalte Krankheiten mit wärmenden Medikamenten; heile heiße Krankheiten mit kühlenden Medikamenten." Es ist von allergrößter Wichtigkeit, die Behandlung genau auf die Symptome abzustimmen. Würde man einen Patienten, der Symptome eines yang-Überschusses zeigt (Körperhitze, Nervosität, Durst, gerötetes Gesicht etc.), mit yang-Heilmitteln behandeln, hätte das verheerende Folgen. Die Symptome steigerten sich dann immer weiter, bis das Gleichgewicht von yin und yang irreversibel gestört wäre.

Die fünf Geschmacksrichtungen der Heilmittel stellen die Parallele zu den fünf Wandlungsphasen dar. Die fünf Geschmacksrichtungen sind scharf, sauer, bitter, süß und salzig. Jahrhundertelange Erfahrung hat gezeigt, daß zu jeder Geschmacksrichtung bestimmte pharmakologische Eigenschaften und pathologische Wirkungen des betreffenden Heilmittels gehören. Die fünf Geschmacksrichtungen und ihre Wirkungen sind im folgenden zusammengefaßt.

Die chinesischen Ärzte kennen noch eine weitere Geschmacksrichtung, die als „unauffällig" oder „indifferent" beschrieben wird, das heißt, daß sie durch keinen typischen Geschmack gekennzeichnet ist. Solche Heilmittel ähneln in ihrer Wirkungsweise denjenigen, die unter die Kategorien scharf und süß fallen. Hinsichtlich der yin-yang-Zuordnung gehören die süßen, die scharfen und die indifferenten Heilmittel zur Kategorie yang und die sauren, bitteren und salzigen zur Kategorie yin.

Bei der Entscheidung, welches Heilmittel einem Patienten förderlich ist, sind die jeweiligen Geschmacksrichtungen ebenso wichtig wie die Energie. Leidet ein Patient beispielsweise an einem allgemeinen Flüssigkeitsmangel, sollte man bittere Kräuter meiden, weil diese austrocknend wirken und daher den Zustand des Patienten nur noch verschlimmern würden. Ähnlich sollten Menschen, die an einem Mangel an Energie leiden, scharfe Heilmittel meiden, weil diese Gruppe eher energiemindernd wirkt. Bei der Auswahl der geeigneten Zutaten für ein Naturheilmittel muß man also sowohl die fünf Geschmacksrichtungen als auch die vier Energien berücksichtigen.

Einige Heilmittel zeigen zwar die gleiche Energie, gehören aber zu verschiedenen Geschmacksrichtungen. Andere wieder haben zwar dieselbe Geschmacksrichtung, aber unterschiedliche Energien. Als Beispiele für gleiche Energie, aber unterschiedliche Geschmacksrichtung kann man folgende Pflanzen anführen: frischer Ingwer (warm und scharf), Magnolie (warm und sauer) und *Astragalus membranaceus* (warm und süß). Beispiele für gleiche Geschmacksrichtung und verschiedene Energie sind Minze (scharf und kühl), *Pinellia ternata* (scharf und warm) und Fingerhut (scharf und heiß). Es gibt auch Pflanzen, die gleichzeitig verschiedene Geschmacksrichtungen haben. Sie wirken demzufolge im Körper auch verschieden: Zimt ist sowohl scharf als auch süß, *Rhemannia gluti-*

*Geschmack**	*Element*	*zugeordn. Organ*	*Wirkungsweise*	*Beispiel*
scharf	Metall	Lungen; Dickdarm	schweißtreibend; bringt *qi* ins Gleichgewicht; löst Stauungen;	frischer Ingwer
süß	Erde	Magen; Milz	fördert die Verdauung; verteilt die Nährstoffe	chinesische Lakritze
sauer	Holz	Leber; Gallenblase	bindend; adstringierend; fiebersenkend	unreife Pflaumen
bitter	Feuer	Herz; Dünndarm	austrocknend; wirkt gegen Ruhr	Rinde der Korkeiche
salzig	Wasser	Nieren; Blase	weichmachend; abführend, entwässernd	Algen und Seetang

* scharf wie Ingwer, süß wie Zucker, sauer wie Essig, bitter wie Limonen, salzig wie Salz

nosa ist sowohl bitter als auch süß. Diese Unterscheidungen sind bei der praktischen Anwendung der chinesischen Naturheilkunde von größter Bedeutung und können sehr komplex sein. Oft fügt man den Rezepturen gewisse Zutaten nur deshalb hinzu, weil man unerwünschten Nebenwirkungen anderer, wichtigerer Bestandteile entgegenwirken will. Es bedarf also ausgedehnter praktischer Erfahrung, bis man alle Feinheiten bei der Auswahl der angemessenen Arznei zur Heilung einer spezifischen Krankheit bei einem bestimmten Patienten beherrscht.

Bei der Zubereitung der Heilmittel sind zwei weitere Unterscheidungskriterien zu berücksichtigen: aufsteigend/absteigend und steigernd/mäßigend. Symptome absteigender Energie bekämpft man mit Medikamenten, die ein Aufsteigen von Energie bewirken. Medikamente, die Energie zum Absinken bringen, verwendet man in Fällen unkontrolliert aufsteigender Energie. Man spricht hier auch davon, „rebellierendes *qi* zu löschen". Heilmittel mit steigernder Wirkung führen meist zu einer Aufwärtsbewegung und verteilen Energie, während mäßigende Heilmittel zu einer Abwärtsbewegung führen und Energie sammeln und konzentrieren. Kombiniert man diese Funktionen, läßt sich sagen, daß Heilmittel, die aufsteigend und steigernd wirken, in der Lage sind, Vitalenergie nach oben und schließlich aus dem Körper hinaus zu transportieren. Das gilt beispielsweise für jene Heilmittel, die Schwitzen oder Erbrechen fördern. Sie gehören der Kategorie yang an. Heilmittel, die absteigend und mäßigend wirken, bewegen die Vitalenergie nach unten und ins Körperinnere, also etwa solche, die Schwitzen und Erbrechen zum Stillstand bringen, darmreinigend wirken oder rebellierendes *qi* unter Kontrolle bringen. Sie sind der Kategorie yin zugeordnet.

Jeder einzelne Bestandteil einer Rezeptur wirkt entweder aufsteigend und steigernd oder aber absteigend und mäßigend. Die Wirkung, die das Heilmittel als Ganzes auf den Körper ausübt, hängt aber davon ab, welche Tendenz in Summe vorherrschend ist. Mischt man beispielsweise Ingredienzien mit stark aufsteigender und steigender Tendenz mit einer ebenso großen Menge von Bestandteilen mit schwach absteigender und mäßigender Tendenz, so ist die Wirkung der Rezeptur insgesamt aufsteigend und steigernd. Sowohl der Arzt als auch der Apotheker können nur dann wirksame Heilmittel verschreiben beziehungsweise herstellen, wenn sie jeden Bestandteil des *ben cao* hinsichtlich seiner grundlegenden Eigenschaften, seiner dominanten Tendenz, seiner natürlichen Affinität und seiner allgemeinen Wirkungsweise genau kennen. Die obenstehende Aufstellung zeigt die Korrelation zwischen den wesentlichen Energien, Geschmacksrichtungen, Bewegungsrichtungen und Auswirkungen der Naturheilmittel.

	Yang	*Yin*	
	VORHERRSCHENDE ENERGIE		
yang kräftigend Kälte vertreibend	heiß warm	kalt kühl	yin kräftigend Kälte vertreibend
	VORHERRSCHENDE GESCHMACKSRICHTUNG		
qi Gleichgewicht störend; bindend,	scharf	sauer	adstringierend;
verdauungsfördernd; verteilend, bewegt	süß	bitter	austrocknend; konzentrierend
Flüssigkeit; entwässernd	indifferent	salzig	weichmachend; abführend
	VORHERRSCHENDE BEWEGUNGSRICHTUNG		
nach oben *qi* fördernd *qi* unterdrückend	aufsteigen	absteigen	nach unten;
nach außen; verteilend	steigern	dämpfen	nach innen; konzentrierend

Die grobe Unterscheidung der Heilmittel nach ihrer Energie, ihrer Geschmacksrichtung und ihrer Bewegungsrichtung ist jedoch nur der erste Schritt in der schwierigen Kunst, eine Rezeptur genau den jeweiligen Bedürfnissen und Beschwerden eines bestimmten Patienten anzupassen. Heilmittel mit gleicher Energie, gleichem Geschmack und gleicher Richtung werden oft völlig verschieden angewendet. Das hängt von ihrer natürlichen Affinität (*qui jing*) für verschiedene Körperregionen ab. Hat der Arzt einmal festgestellt, welche Art von Heilmittel er braucht, muß er aus den für angemessen befundenen Kategorien die Zutaten auswählen, die eine Affinität zu jenen Körperpartien haben, die er behandeln will. So wird beispielsweise übermäßige Hitze in den Lungen ebenso wie übermäßige Hitze in der Leber mit yin-Arzneien behandelt, die kühlend, absenkend und mäßigend wirken und den Geschmackskategorien sauer, bitter oder salzig angehören. Die jeweiligen Zutaten, die man nun zur Behandlung der Lunge auswählt, unterscheiden sich aber von denen, die für die Leber geeignet sind, weil ihre Organaffinität unterschiedlich ist. Zudem kann sich „böses *qi*" im Laufe der Behandlung von dem ursprünglich betroffenen Organ in ein anderes verlagern. In diesem Falle muß die Rezeptur so modifiziert werden, daß sie nunmehr auch Bestandteile einbezieht, die eine Affinität zu dem zusätzlich befallenen Organ besitzen. Wie alle Erkenntnisse der chinesischen Medizin wurden auch die natürlichen Affinitäten der „Pflanzen sonder Zahl" des *ben cao* durch jahrhundertelanges Experimentieren und induktives Denken ermittelt.

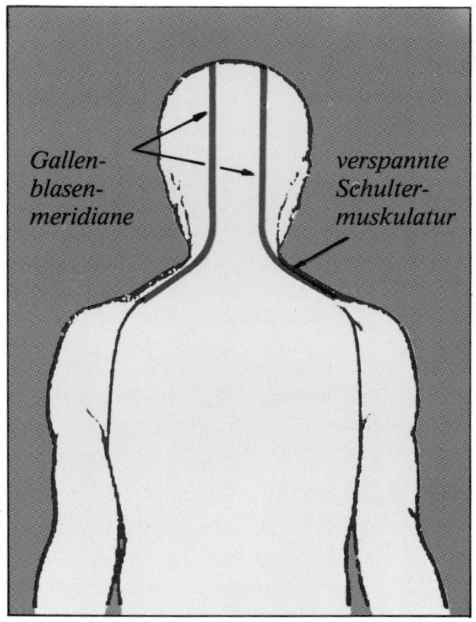

RECHTS Die Gallenblasenmeridiane und ihr Zusammenhang mit der Schultermuskulatur. Man behandelt die Gallenblase oder die Leber, um Muskelverspannungen im Schulterbereich zu lösen.

Heilmittel			*Fünf Wandl.-phasen*	*Organ*	*Affinität*
Farbe	*Geschmack*	*Geruch*	*Element*	*Yin*	*Yang*
Blau/Grün	sauer	stechend	Holz	Leber	Gallenblase
Rot	bitter	verbrannt	Feuer	Herz	Dünndarm
Gelb	süß	duftend	Erde	Milz	Magen
Weiß	scharf	roh/frisch	Metall	Lungen	Dickdarm
Schwarz	salzig	verdorben/faulig	Wasser	Nieren	Harnblase

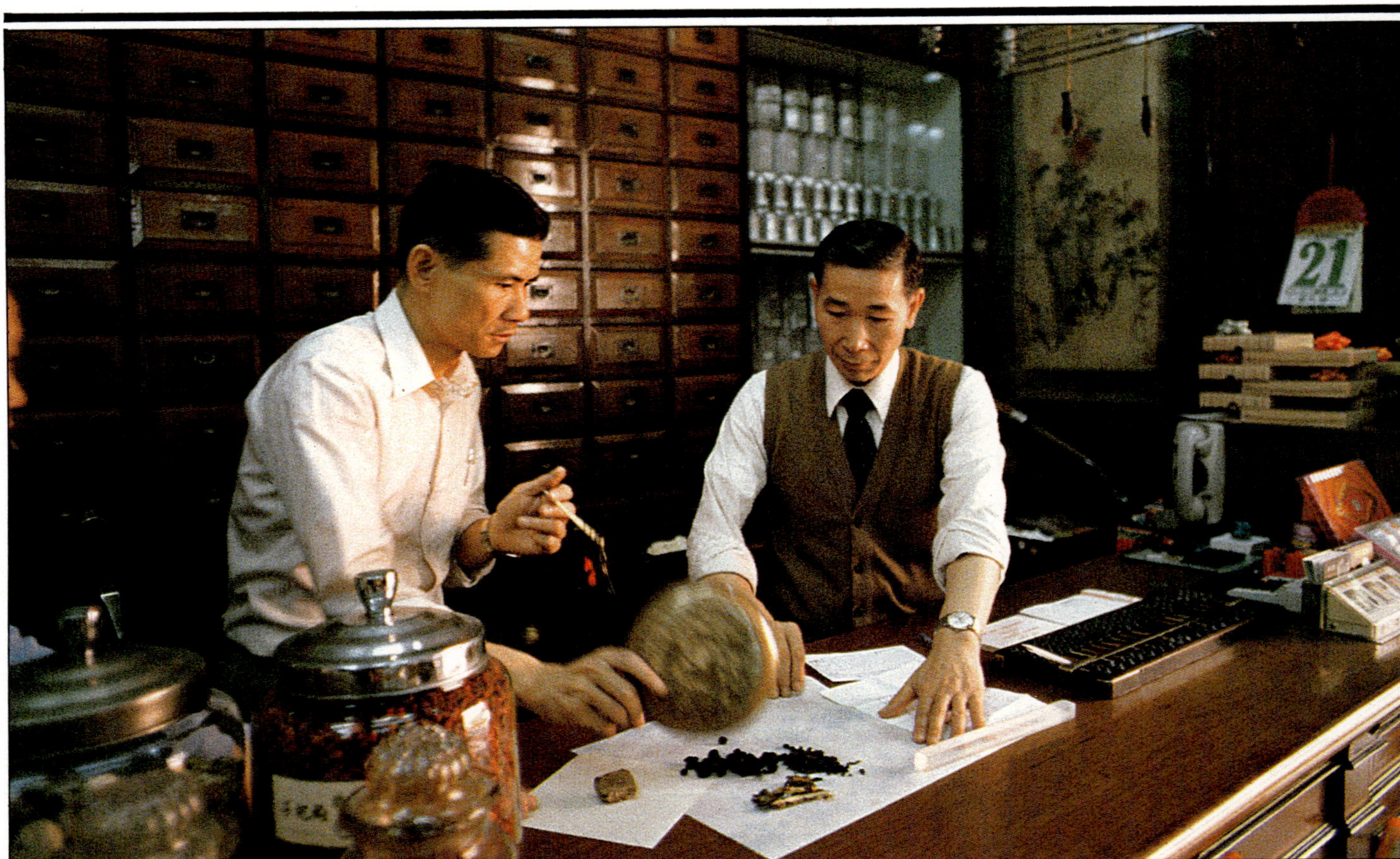

Die natürlichen Affinitäten lassen sich auch mittels der fünf Wandlungsphasen feststellen. Dieses Identifikationssystem orientiert sich an Farbe, Geruch und Geschmack (siehe Tabelle auf Seite 47 unten).

Ein Heilmittel, das eine natürliche Affinität zu einem bestimmten Organ hat, wirkt nicht nur direkt auf dieses Organ, sondern auf den gesamten Meridian, der mit diesem Organ verbunden ist. Aus der Affinität eines Heilmittels zu einem bestimmten Organ läßt sich also auch schließen, welche anderen Körperregionen es neben diesem Organ beeinflussen wird. Im Kopf sind beispielsweise keine lebenswichtigen Organe angesiedelt, trotzdem aber sind pflanzliche Heilmittel äußerst wirksam bei der Bekämpfung aller Arten von Kopfschmerzen. Wie ist das zu erklären? Treten die Kopfschmerzen im Stirnbereich auf, setzt man Heilpflanzen mit einer Affinität zum Magen ein. Der Magenmeridian verläuft über Gesicht und Stirn. Also kommt die Lebensenergie, die entlang des Magenmeridians strömt, der Stirnregion zugute. Sitzt das Kopfweh jedoch im Hinterkopf, kann man es bekämpfen, indem man die Gallenblase behandelt, weil der Gallenblasenmeridian über den Nacken und entlang des Hinterkopfes verläuft. So zeigt ein einfacher Blick auf eine Meridiankarte, welches Organ man behandeln muß, um Schmerzen in einer bestimmten Körperregion zu lindern.

Bei den Rezepturen sind noch zwei weitere Unterscheidungskriterien zu beachten: Kräftigen/Dämpfen und Befeuchten/Trocknen. Diese Kriterien korrelieren mit der Voll/Leer-Symptomatologie der Krankheiten. *Das Buch von Huang Di* lehrt: „Liegt Völle vor, wirke dämpfend; liegt Leere vor, wirke kräftigend." Kräftigende Heilmittel sind solche, die die vitalen Urenergien, *bu yuan qi*, stärken, den Tonus der Körpergewebe verbessern und Zeichen von Schwäche und Müdigkeit beseitigen. Dämpfende Heilmittel sind solche, die eine beruhigende, mäßigende Wirkung haben und „böses *qi*" unterdrücken. Symptome der „Völle" — Energieüberschuß, Hyperaktivität — werden daher mit beruhigenden Medikamenten behandelt, Symptome der „Leere" — Energiemangel, Hypoaktivität — mit anregenden Medikamenten. Aber diese Unterscheidungskriterien zeigen wiederum nur die allgemeinen Wirkungsweisen der Heilmittel. Will man spezifische Auswirkungen auf ein bestimmtes Organ erzielen, muß man bei der Auswahl der Heilmittel die natürlichen Affinitäten mitberücksichtigen.

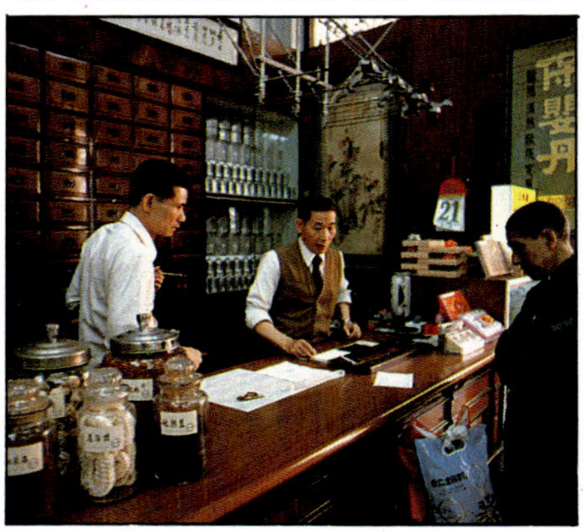

Möchte man Völle/Leere-Erkrankungen behandeln, genügt es nicht, bloß das erkrankte Organ selbst zu behandeln, sondern man muß auch dasjenige Organ mitbehandeln, das das erkrankte Organ beeinflußt oder durch dieses beeinflußt wird. Hier kommt die Mutter-Sohn-Beziehung nach folgender Regel zum Tragen: Ist das Organ „leer", kräftige seine Mutter, ist es „voll", beruhige seinen Sohn. Ist beispielsweise das Herz (Feuer) leer, dann müssen die Leber (Holz) sowie das Herz gekräftigt werden, weil das Holz Mutter des Sohnes Feuer ist. Eine gekräftigte Mutter bedeutet auch einen kräftigeren Sohn. Ist das Herz jedoch voll, dann sollte neben dem Herzen auch der Magen sediert werden, weil die Erde Sohn der Mutter Feuer ist. Die Beruhigung des Magens, Erde, schafft auch Erleichterung des vollen Herzens, Feuer.

Zudem haben die Naturheilmittel ihrem Wesen nach entweder eine befeuchtende oder eine austrocknende Wirkung. Die Pflanzen, die einen hohen Öl- oder Wasseranteil haben, gelten als befeuchtend. Sie werden daher zur Bekämpfung von Krankheiten eingesetzt, die durch übermäßige Trockenheit und Flüssig-

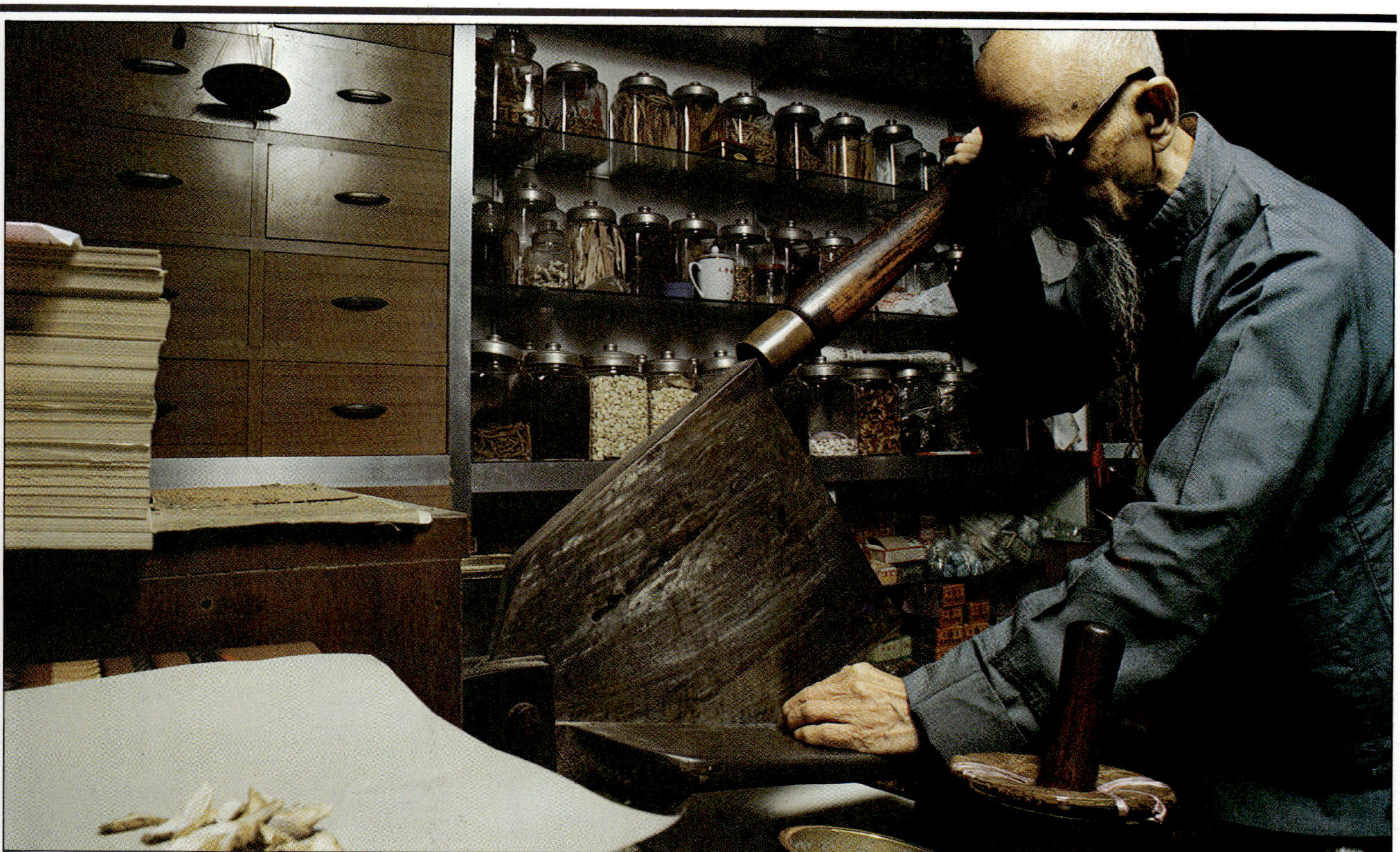

keitsmangel gekennzeichnet sind. Austrocknende Pflanzen enthalten meist wenig Öl und Wasser. Sie dienen dazu, übermäßige Feuchtigkeit im Körper zu absorbieren.

Von all diesen Eigenschaften ausgehend, ergeben sich acht grundlegende Möglichkeiten, eine Krankheit zu heilen:

SCHWITZEN: Der betreffende Ausdruck im Chinesischen bedeutet wörtlich „nach außen freisetzen". Diese Methode wendet man bei Krankheiten an, die durch Einflüsse von außen hervorgerufen werden. Heilmittel, die das Schwitzen fördern, teilt man in warme und kühle Arten: die wärmenden helfen gegen Wind-Kälte-Erkrankungen, die kühlenden gegen Wind-Hitze-Erkrankungen.

ERBRECHEN: Brechreizfördernde Heilmittel werden gegen Völlekrankheiten und/oder akute Erkrankungen der oberen Körperregionen eingesetzt. Alle Medikamente, die das Erbrechen fördern, fallen in diese Gruppe. Sie entfernen krankheitserregende Substanzen aus dem Magen und aus dem Dünndarm.

ABFÜHREN: Diese Methode aktiviert den Dickdarm und bewirkt weichen, „heißen" Stuhl, der die im Körper aufgestaute „Völle-Hitze" nach außen abführt. Es gibt zwei Kategorien: Purgantien und Laxantien. Purgantien zeichnen sich durch eine intensive Wirkung aus und sind für akute Erkrankungen geeignet, vorausgesetzt, daß der Patient kräftig und ansonsten bei guter Gesundheit ist. Laxantien sind mildere und langsamer wirkende Gleitmittel und eignen sich am besten für chronische Erkrankungen und geschwächte, ältere Patienten.

NEUTRALISIEREN: Diese Methode macht sich die neutralisierende, ausgleichende Wirkung der Naturheilmittel zunutze. Sie wird meist dann angewendet, wenn sich eine Krankheit vom Körperinneren nach außen zu bewegt. Sie ist besonders bei Leberleiden wirksam, die andere Organe beeinträchtigen.

ANREGEN: Diese Methode bezeichnet man auch als „wärmend". Die entsprechenden Heilmittel wärmen den Körper von innen her,

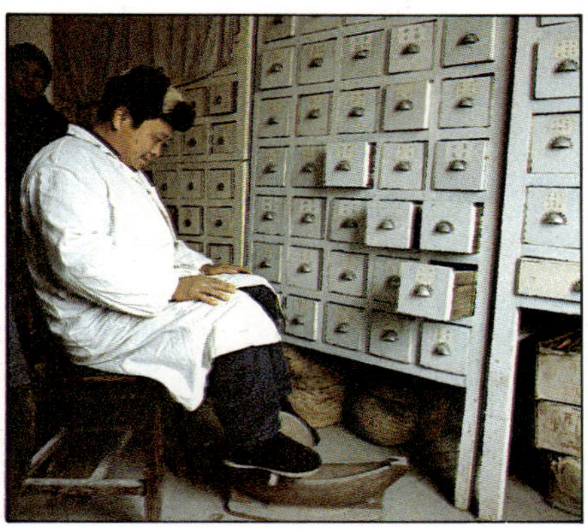

vertreiben Kälte, stärken die yang-Energie und regen den Energiekreislauf und die Blutzirkulation an. Die yang-Heilmittel, die bei dieser Methode Anwendung finden, stimulieren die Organfunktionen und eliminieren Kälte-*qi*. Sie eignen sich auch besonders für alle Krankheiten, die auf einen Mangel an *qi* zurückzuführen sind.

KÜHLEN: Im Rahmen dieser Methode werden kühlende yin-Heilmittel eingesetzt, um Fieber zu beseitigen, die Körpertemperatur herabzusetzen, die Speichelsekretion anzuregen und das ganze System zu entgiften. Es gibt eine große Auswahl an kühlenden Heilmitteln, die man gegen ein weites Spektrum von Krankheiten einsetzt. Sie dienen alle dazu, einen Hitzeüberschuß des Körpers zu kühlen und Gifte zu eliminieren.

ABLEITEN: Zu dieser Gruppe von Heilmitteln greift man in Fällen von Stauung, Akkumulation, Verstopfung und dergleichen. Sie beseitigen Störungen des Energiegleichgewichtes und lenken die Energie in andere Bahnen. Sie lösen aufgestaute Flüssigkeiten, wie etwa

GEGENÜBER Eine typische chinesische Apotheke. Heilmittel werden oft nach Gewicht verkauft (oben links), in Scheiben geschnitten (oben rechts) oder pulverisiert (links).

Auswurf (Sputum). Man unterscheidet dabei je nach ihrer Wirkungsweise fünf verschiedene Gruppen von Heilmitteln. Sie ordnen den Energiehaushalt, reinigen das Blut, fördern die Verdauung, verflüssigen Sputum und wandeln Feuchtigkeit um.

TONISIEREN: Tonika, d. h. Stärkungsmittel, dienen zur Behandlung sogenannter Leereerkrankungen. Das bedeutet, daß Mangelerscheinungen im Körper auftreten. Diese Methode gleicht Störungen des yin-yang-Gleichgewichtes in Blut und *qi* aus. Es gibt vier Arten von Tonika. Sie wirken yin-stärkend, yang-stärkend, energiestärkend und blutstärkend. Yang-stärkende Tonika setzt man gegen geschwächte yang-Energie sowie gegen „kalte" und „leere" Krankheiten ein. Yin-stärkende Tonika wiederum wirken gegen mangelnde yin-Energie, was oft auf Fieber, Hitze, Trockenheit und andere Auswirkungen überschüssiger yang-Energie zurückzuführen ist. Energiestärkende Tonika wirken bei Rekonvaleszenz, Müdigkeit und Schwäche. Blutstärkende Tonika nähren das Blut und verbessern seine Qualität. Man setzt sie also überall dort ein, wo Blutmangel vorliegt, wie bei Anämie, Blutverlust nach Entbindungen, bei Unterernährung etc.

Diese Einteilung der Heilmittel nach ihren wesentlichen Charakteristika und vorherrschenden Wirkungsweisen ist die Grundlage für die Herstellung wirksamer Arzneien. Der Einteilung der Ingredienzien nach den vier Energien, den fünf Geschmacksrichtungen, aufsteigend/absteigend, steigernd/unterdrükkend, anregend/beruhigend und befeuchtend/trocknend stehen entsprechende Kriterien auf den Gebieten der Diagnose und Symptomatologie gegenüber. Chinesische Ärzte orientieren sich an diesen grundlegenden Klassifikationsmethoden unter gleichzeitiger Beachtung der universell gültigen Prinzipien von yin und yang, der fünf Wandlungsphasen sowie der spezifischen natürlichen Affinitäten jedes einzelnen Heilmittels. Auf diese Weise wählen sie die zur Heilung einer bestimmten Krankheit geeignete Methode.

Die Zubereitung der Heilmittel für den Patienten

Auch heute noch vermittelt eine typische chinesische Apotheke das Gefühl, daß sich seit Jahrtausenden nichts verändert habe. Man sieht dort Reihen um Reihen altgedienter hölzerner Schubladen, einen einfachen Ladentisch aus Teakholz, primitive Waagen, den unvermeidlichen Abakus, Messer und Mörser, ser, die sich in keiner Weise von denen unterscheiden, die man von den alten Darstellungen kennt. Vor allem aber fallen die von alters her bekannten Pflanzenarten auf. Als westlich denkender Arzt könnte man sich fragen, warum die Chinesen ihre Heilkunst nicht modernisieren. Warum verarbeiten und reinigen sie die Pflanzen nicht? Warum extrahieren sie die Wirkstoffe nicht und stellen Konzentrate daraus her? Warum erzeugen sie keine modernen Arzneimittel in Kapseln und Ampullen? Die Antwort auf alle diese Fragen lautet, daß die modernen westlichen Methoden nicht unbedingt die Methoden der Natur sind, und den Methoden der Natur, die sich nie verändern, folgen die Chinesen seit den allerersten

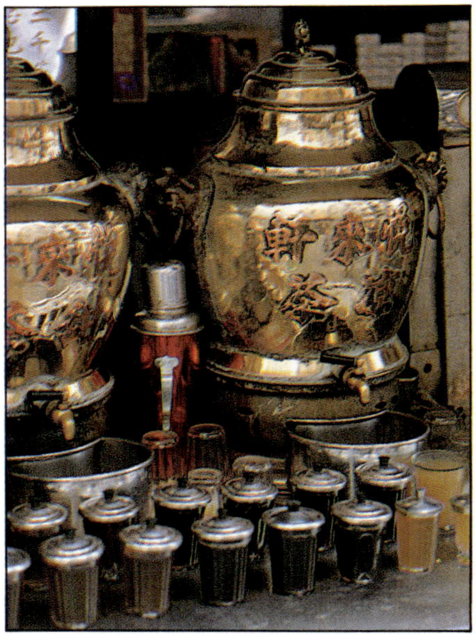

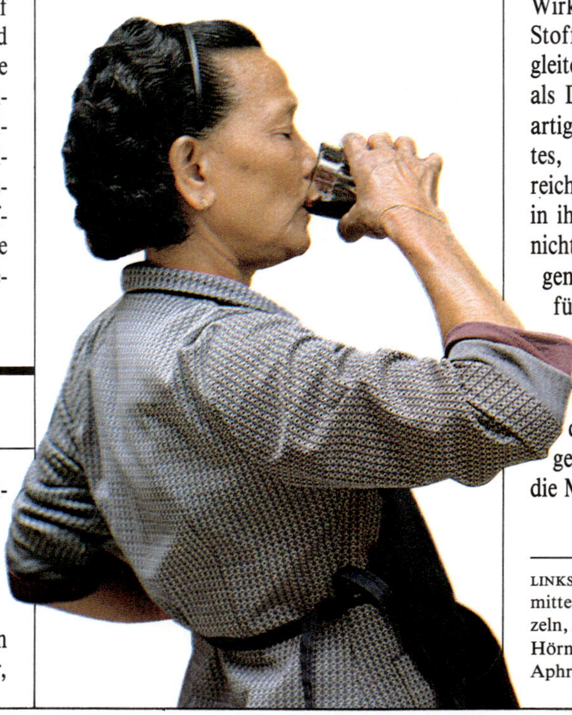

Anfängen der Naturheilkunde. Die Befolgung dieser Methoden gewährleistet, daß sich die heilenden Kräfte der Arzneien am besten entfalten können.

Die chinesische Pflanze *ma huang (Ephedra sinica)* ist ein gutes Beispiel. Die Wurzeln und Stengel dieser Pflanze beinhalten bis zu ein Prozent des Alkaloides Ephedrin, das das wirksamste Vorbeugungsmittel gegen Bronchialasthma ist, das wir kennen. Die Pflanze ist heute in Asien selten und auch schon recht teuer geworden, weil die westliche Pharmaindustrie davon soviel wie möglich aufkauft, um daraus das „moderne" Medikament Ephedrin zu gewinnen. Solcherart konzentriertes Ephedrin bringt zwar sofortige Erleichterung bei Bronchialasthma, das Medikament ist aber nicht nur teuer, sondern fordert auch seinen Tribut vom menschlichen Körper. In seiner konzentrierten Form bewirkt Ephedrin eine übermäßige Anregung des Herzmuskels, was zu Herzklopfen und beträchtlichem Ansteigen des Blutdruckes führt. Zudem geraten die Patienten in einen Zustand nervöser Gereiztheit. Derartige Nebenwirkungen sind auf die Dauer gesehen für den Patienten unangenehm und können bei Patienten mit Bluthochdruck oder schwachem Herzen die Einnahme des Medikamentes sogar verbieten.

Die Chinesen aber verwenden *ma huang* in seiner unverarbeiteten, natürlichen Form. Die heilende Wirkung tritt dabei zwar langsamer ein, dafür aber sind keine negativen Nebenwirkungen zu verzeichnen. In seiner natürlichen Form wird das Heilmittel leichter vom Stoffwechsel aufgenommen, weil der Wirkstoff Ephedrin von anderen natürlichen Stoffen, die in der Pflanze enthalten sind, begleitet ist. Diese Stoffe wirken gewissermaßen als Dämpfer und verhindern so die schockartig einsetzende Wirkung des Medikamentes, wenn es in konzentrierter Form verabreicht wird. Da der chinesische Arzt Pflanzen in ihrer natürlichen Form verwendet, hat er nicht nur die Möglichkeit, die jeweils richtigen auszuwählen, sondern kann zudem noch für jeden Patienten individuell die beste Zubereitungsart bestimmen. Die traditionellen Zubereitungsmethoden erlauben es dem Apotheker, die Wirkungsweise der Heilmittel genau nach den Anweisungen des Arztes abzustimmen. Daher sind die Methoden der Zubereitung und Verabrei-

LINKS Kräutertee, eines der wichtigsten Stärkungsmittel der chinesischen Medizin. GEGENÜBER Wurzeln, Geweihe, getrocknete Seepferdchen und Hörner zählen zu den ausgefalleneren Tonika und Aphrodisiaka.

chung der Naturheilmittel ebenso wichtig wie ihre jeweiligen Zutaten.

Es ist allerdings richtig, daß in den letzten Jahren in China gewisse Schritte zur Verarbeitung zu konzentrierten Medikamenten unternommen wurden. Diese Medikamente dienen vor allem der Behandlung weitverbreiteter leichter Erkrankungen wie Erkältung, Fieber, Verdauungsbeschwerden und dergleichen. Auf diesem neuen Gebiet ist die westliche medizinische Technik natürlich besonders hilfreich. Im großen und ganzen aber hat diese Entwicklung gerade erst eingesetzt. Die überwiegende Mehrzahl der Ärzte wie auch der Patienten vertraut nach wie vor auf die althergebrachten, bewährten Methoden. Es ist also anzunehmen, daß diese nur sehr langsam von modernen Behandlungsformen abgelöst werden. Somit ist leicht erklärt, weshalb sich in den chinesischen Apotheken seit Jahrhunderten nur wenig verändert hat.

Der behandelnde Arzt schreibt dem Patienten in seiner Ordination das Rezept für ein Heilmittel auf. Der Patient geht damit zu einem Kräuterapotheker, der die angegebene Mischung fachmännisch zubereitet. Soll das Heilmittel als Sud, Tee, Wein oder Pulver verabreicht werden, nimmt der Patient die Kräutermischung nach Hause und bereitet die Medizin selbst zu. Pillen, Salben und dergleichen müssen vom Apotheker hergestellt werden, was meist einige Tage in Anspruch nimmt.

Die Form, in der ein Heilmittel verschrieben wird, hängt von der Art der verwendeten Zutaten ab sowie von der Natur der zu behandelnden Erkrankung und von der körperlichen Verfassung des Patienten. So sind manche Arzneien beispielsweise nur dann wirksam, wenn sie zu ganz feinem Pulver vermahlen und dann zu Pillen verarbeitet werden. Andere müssen gekocht oder gedämpft werden. Andererseits wiederum lassen sich manche Heilmittel in vielen verschiedenen Formen verwenden, also etwa als Pillen zur inneren Anwendung oder aber als Salben zur äußeren Behandlung. Die verschiedenen Zubereitungsmethoden unterscheiden sich je nach der gewünschten Konzentration der Wirk-

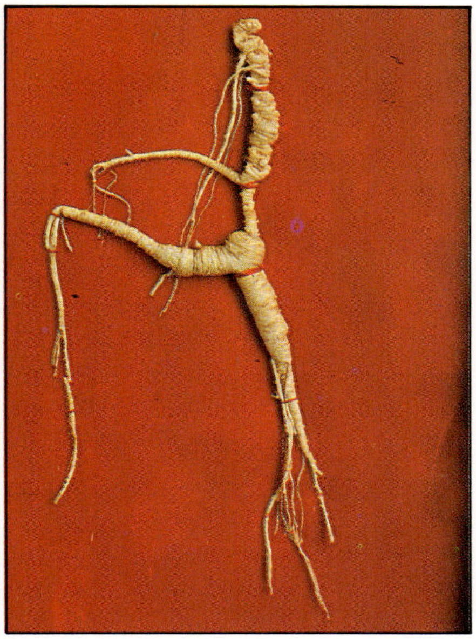

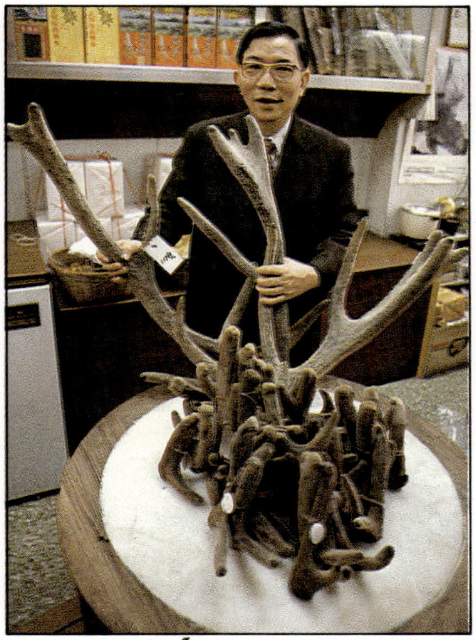

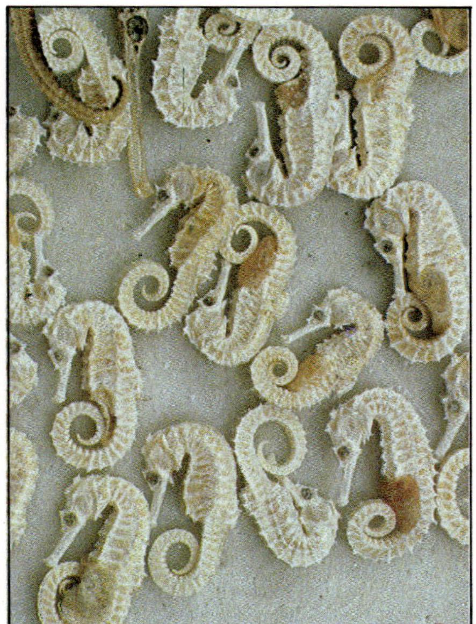

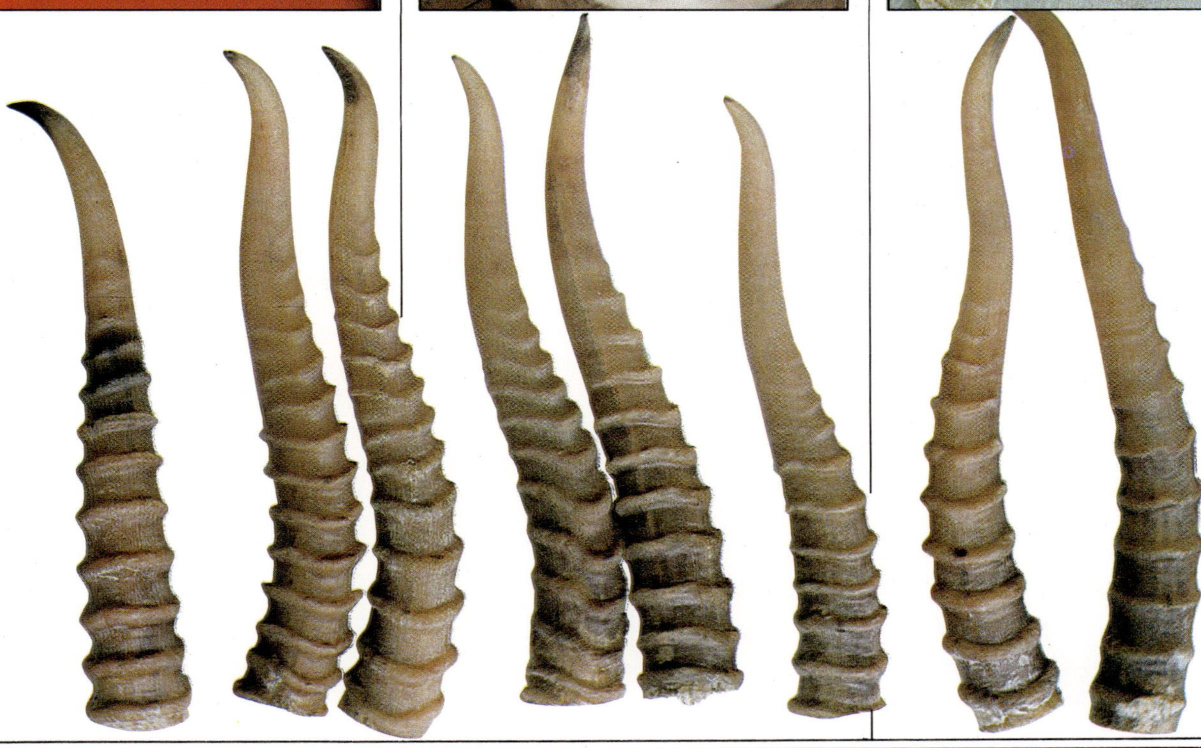

stoffe und der Aufnahme und Verteilungsgeschwindigkeit im Körper. Geschwächten oder älteren Patienten verabreicht man mildere Rezepturen, die langsamer aufgenommen werden, während kräftigere Patienten stärkere, schneller wirkende Heilmittel vertragen. Im folgenden werden die acht traditionellen Zubereitungsmethoden kurz beschrieben.

SUD: Das ist die älteste und häufigste Methode, Naturheilmittel zuzubereiten und einzunehmen. Der Vorteil dieser Methode liegt darin, daß die Inhaltsstoffe schnell vom Körper aufgenommen werden und daher auch rasch wirken können. Die Pflanzen werden zusammen mit drei bis vier Tassen Wasser in ein sauberes Steingutgefäß gegeben. Man deckt den Topf gut zu und kocht die Mischung, bis die Flüssigkeit etwa auf die Hälfte reduziert ist. Die genaue Wassermenge, die Kochzeit und die erforderliche Hitze hängen von der Art der jeweiligen Pflanzen ab. Duftstoffreiche, aromatische Pflanzen, wie Minze, Rosenknospen oder Kardamon, werden bei geringer Hitze nur kurz abgekocht. Aus Mineralien gewonnene Substanzen jedoch müssen zunächst in fein vermahlenem Zustand separat und bei großer Hitze gekocht werden. Erst danach fügt man die pflanzlichen Bestandteile hinzu und reduziert die Hitze. Tonika wiederum, die meist tierische Wirkstoffe enthalten, werden lange Zeit auf kleiner Flamme mit viel Wasser gekocht. Manche Zutaten müssen in einem Baumwollsäckchen gekocht werden, damit keine störenden Fasern in den Sud gelangen können.

Nach dem Kochen seiht man den Sud durch ein Baumwolltuch und teilt ihn in zwei oder drei Portionen auf, die man zwischen Mahlzeiten einnimmt, weil dann der Magen leer ist und die Wirkstoffe daher schneller vom Körper aufgenommen werden können.

Eine ähnliche Technik besteht darin, die Zutaten mit nur wenig Wasser in ein kleines Tongefäß zu geben und das Gefäß zugedeckt in einem Dampfkochtopf zu erhitzen. So entsteht ein konzentriertes Extrakt, das als „medizinischer Tau" bezeichnet wird. Dieser ist stark und wirkt schnell. Wenn man Ginseng ohne weitere Beigaben zubereitet, geschieht es oft auf diese Weise.

Hat man frische Kräuter zur Verfügung, kann man „Arzneisaft" zubereiten, indem man die Kräuter unter Beimengung von etwas Wasser zerdrückt und dann den Saft auspreßt. Frische Kräuter wirken immer stärker als getrocknete.

PILLEN: Zur Herstellung von Pillen werden alle Zutaten zu einem feinen Pulver vermahlen und schließlich Bindemittel wie Honig, Wasser oder Bienenwachs zugegeben. Diese Mischung wird dann händisch zu Pillen gedreht. Je nach der gewünschten Stärke des Heilmittels schwankt die Größe der Pillen von der einer Schrotkugel bis zu der einer großen Murmel. Die meisten Rezepte sehen vor, daß der Patient drei- oder viermal täglich fünfzehn bis zwanzig Pillen einnimmt, was gewährleistet, daß die Wirkstoffe langsam und gleichmäßig vom Körper aufgenommen werden und ihre Wirkung nicht unterbrochen wird. Pillen auf pflanzlicher Basis wirken langsam und sanft. Man setzt sie zur Behandlung langwieriger und chronischer Erkrankungen ein. Aufgrund der langsamen und graduellen Aufnahme der Wirkstoffe eignen sich Pillen auch besonders für Rezepturen, die starke, giftige Substanzen enthalten. Durch die langsame Aufnahme kann der Körper die giftigen Wirkstoffe leichter verarbeiten.

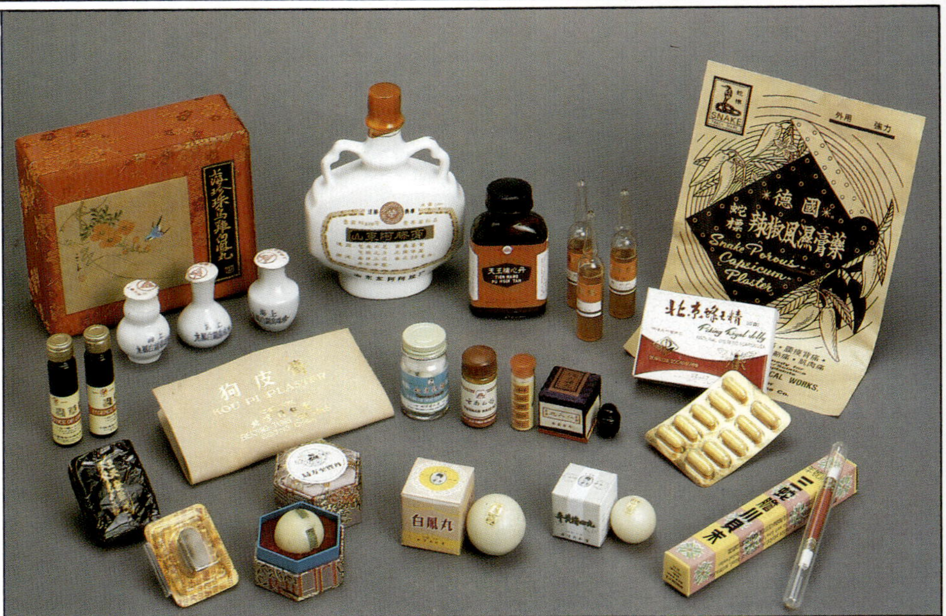

Es werden vier Arten von Pillen hergestellt:

Honigpillen: Stellt man Pillen auf Honigbasis her, werden die zu Pulver vermahlenen Zutaten mit Honig vermischt, bis eine glatte, teigartige Masse entsteht. Diese rollt man dann nudelig aus und schneidet die so entstandenen Stücke in gleich große Segmente, aus denen man dann zwischen den Fingern Pillen dreht. Der Honig muß vorher gekocht werden. Dabei kann man etwaige Verunreinigungen abschöpfen. Das ist wichtig, da die Pillen sonst bei längerer Lagerung verderben könnten. Honig wird von Magen und Dünndarm langsam aufgenommen und ist selbst auch ein Heilmittel. Er zählt zur Gruppe der tonisierend wirkenden yin-Heilmittel. Honigpillen verschreibt man daher im Falle langanhaltender Schwächezustände und chronischer Erkrankungen, die schrittweise, aber andauernd kräftigende Maßnahmen erfordern.

Pillen aus Mehlpaste: Aus Reis- oder Weizenmehl wird unter Zugabe von Wasser eine dikke Paste hergestellt, in die die vermahlenen Ingredienzien eingeknetet werden. Dieser Teig wird in der bereits beschriebenen Weise zu Pillen verarbeitet. Solche Pillen verwendet man vor allem bei Magen- und Darmgeschwüren, weil die Patienten bei solchen Leiden die direkte Gabe starker Heilmittel nicht vertragen. Die Beigabe von Mehl macht die Medikamente verträglicher und gewährleistet, daß sie nur schrittweise gelöst und langsam vom Körper aufgenommen werden. Die Wirksamkeit solcher Pillen hängt ganz entscheidend von der Konsistenz der Mehlpaste ab sowie vom Verhältnis zwischen Mehl und den Wirkstoffen.

Wasserpillen: Diese Methode der Pillenherstellung macht sich die adhäsiven, klebenden Eigenschaften mancher Naturstoffe zunutze. Bei dieser Methode wird den Pflanzen fast der ganze Wasseranteil entzogen. Da kein weiteres Binde- oder Streckmittel hinzugefügt wird, werden solche Pillen vom Körper schnell absorbiert und zeigen rasch ihre Wirkung.

Die Innenseite eines großen, runden, flachen und feingeflochtenen Bambuskorbes wird zunächst gut mit Wasser besprengt. Dann streut man die vermahlenen Pflanzen auf die so befeuchtete Fläche und schwenkt den ganzen Korb in kreisförmigen Bewegungen. Dabei aktiviert das Wasser die adhäsiven Eigenschaften der verschiedenen pulverisierten Pflanzen, und durch die kreisende Bewegung entstehen kleine Kügelchen. Nach und nach setzt man mehr Wasser und mehr vermahlene Pflanzen zu, bis die Pillen die gewünschte Größe erreicht haben.

Wachspillen: Hier dient Bienenwachs als Bindemittel. Pillen dieser Art werden nur sehr langsam und meist erst im Dünndarm absorbiert. Bienenwachs kommt dann zum Einsatz, wenn hochgiftige Ingredienzien, wie zum Beispiel Eisenhut, in der Rezeptur vorgesehen ist. Die Verwendung von Wachspillen gewährleistet die langsamstmögliche Absorption.

Manchmal überzieht man fertige Pillen noch mit einer zusätzlichen Schicht eines einzigen, reinen Stoffes. Man sagt, die Pillen werden „angezogen“. Dieser Überzug erfüllt drei Funktionen: Man kann einen Bestandteil der Rezeptur zurückbehalten und diesen dann als letztes in Form des Überzuges aufbringen. Das gewährleistet, daß dieser Wirkstoff sich als erstes auflöst und daher auch vor den anderen vom Körper aufgenommen wird. Manchmal verwendet man solche Überzüge auch als Schutz gegen Feuchtigkeit oder Ungeziefer. Schließlich kann man damit die Einnahme bitterer Pillen geschmacklich angenehmer machen.

Salben: Salben werden innerlich wie äußerlich angewendet. Dienen sie zur Einnahme, werden die Zutaten langsam in Wasser gekocht, bis eine dicke Suppe entsteht. Diese wird unter weiterer Wasserzugabe gekocht, bis sie glatt und teigig ist. Diese Masse wird dann gefiltert, um Rückstände und Verunreinigungen zu entfernen. In einem zweiten Kochvorgang wird langsam alles Wasser verdampft, so daß eine dicke, glatte Salbe entsteht. Dieser setzt man dann Honig oder geschmolzenen Kristallzucker zu, was sie geschmacklich angenehmer und gleichzeitig leichter verdaulich macht. Diese Extrakte kann man in fest verschlossenen Tiegeln an einem trockenen und kühlen Platz lagern. Sie werden meist bei chronischen Erkrankungen und als Tonika verschrieben.

Meist aber dienen Salben zur äußerlichen Anwendung. Hier unterscheidet man zwei Arten: „Medizinsalbe“ und „Salbenmedizin“. Medizinsalbe entsteht durch Vermischung der vermahlenen Zutaten mit einer Trägersubstanz, die tierisches Fett, gelbe Vaseline oder pflanzliches Öl sein kann. Mit solchen Salben behandelt man Hauterkrankungen, Abszesse und dergleichen. Salbenmedizin aber stellt man her, indem man die Ingredienzien kocht, bis sie eindicken und klebrig werden, dann das an der Oberfläche schwimmende Öl abschöpft und vom Bodensatz abgießt. Schließlich fügt man bestimmte Metalloxyde und weiße Vaseline bei, so daß eine dicke Salbe entsteht. Diese streicht man dann auf ein Stück Stoff oder Wachspapier und bindet dieses für acht bis zwölf Stunden fest auf die schmerzhafte Stelle. Die Wirkstoffe dieser Umschläge dringen in die Haut ein und helfen bei Beschwerden wie Arthritis, Rheumatismus, Verrenkungen und Zerrungen, „Windfeuchtigkeit“ in Gelenken und Sehnen, Schmerzen und Gefühllosigkeit in der Muskulatur sowie Wirbelsäulenleiden aller Art. Sie sind meist hochwirksam, sowohl hinsichtlich der Linderung der akuten Schmerzzustände als auch hinsichtlich der nachhaltigen Heilung solcher Erkrankungen. Patienten mit überempfindlicher Haut müssen bei der Anwendung solcher Umschläge jedoch Vorsicht walten lassen.

Dan-Arzneien: Das chinesische Zeichen *dan* steht seit Jahrtausenden in enger Verbindung mit taoistischer Alchimie und chinesischer Medizin. Es bedeutet wörtlich „die Pille der Unsterblichkeit“ oder „das Elixier des Lebens“. Je nach ihren Ingredienzien können diese Arzneien Pillen, Pulver oder Stückchen von Metallegierungen sein. Sie enthalten meist sehr wirksame oder sogar toxische Metallderivate, von denen man früher glaubte, daß sie die geheimen Ingredienzien zur Erlangung der Unsterblichkeit enthielten. Daher bezeichnet man Arzneien, die solche Wirkstoffe enthalten, oft als *dan*. Sie werden zur Behandlung vieler verschiedener Erkrankungen eingesetzt und sind von sehr starker Wirkung.

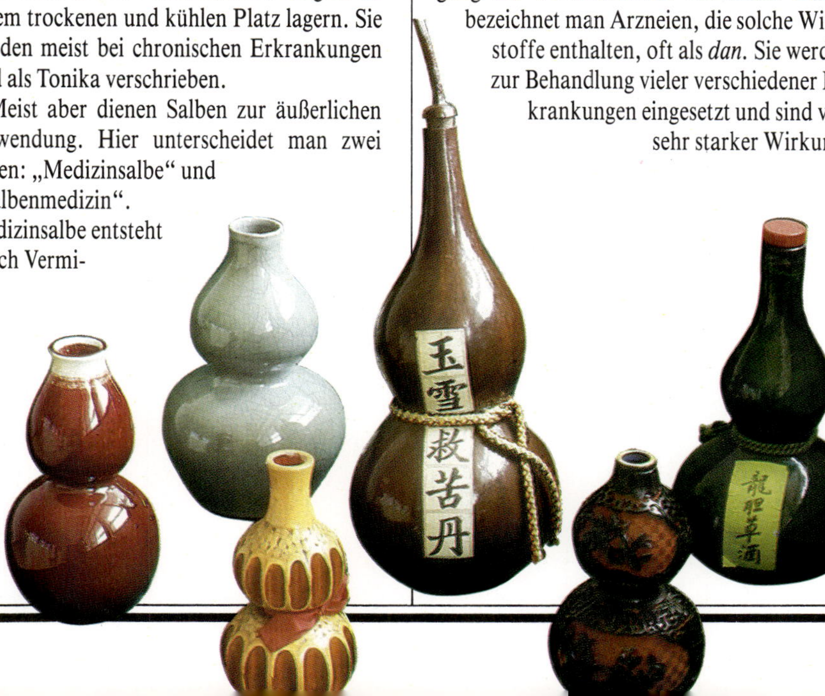

Medizinischer Wein: „Medizinischer Wein“ entsteht, wenn man Arzneien für lange Zeit in starken Alkohol einlegt. Seine Vorteile liegen darin, daß er bei längerer Lagerung nicht verdirbt, leicht verdaulich ist und schnell wirkt. Da die dazu verwendeten Spirituosen aber ziemlich stark sein müssen, empfiehlt sich medizinischer Wein nicht für Patienten, die keinen Alkohol vertragen, oder deren Erkrankung den Genuß von Alkohol verbietet. Die allerstärkste Art des medizinischen Weines heißt „Frühlingswein“, weil er Wirkstoffe enthält, die die sexuelle Aktivität steigern.

Die Zutaten werden grob zerkleinert oder überhaupt im ganzen in große Flaschen oder Steingutgefäße gefüllt und zur Gänze mit starkem Alkohol bedeckt. Die Flaschen werden dann fest verschlossen und mindestens ein halbes Jahr gelagert. Kenner schätzen heutzutage besonders hochwertigen französischen Cognac als Basis für Frühlingswein. Nach der Lagerung wird der Alkohol gefiltert und zur Geschmacksverbesserung und leichteren Verdaulichkeit mit Kristallzucker gesüßt. Abends vor dem Zubettgehen sollte man davon 3—6 cl zu sich nehmen, bei kaltem Wetter mehr, bei heißem weniger.

Früher hat man dem Reiswein schon während des Gärungsprozesses Kräuter zugesetzt, so daß sie zusammen mit dem Reis vergoren wurden. Diese Herstellungsmethode wird aber heute nur mehr selten angewandt, weil die Steuerung des Gärungsprozesses schwierig ist und man diesen medizinischen Wein nur schwer dosieren kann.

Gummi: Gummi für medizinische Zwecke stellt man aus tierischen Bestandteilen wie Haut, Knochen, Fleisch, Muscheln oder Geweihen her. Er findet meist bei der Herstellung von Tonika Verwendung, die man Patienten verschreibt, die an Schwäche, Müdigkeit, Antriebslosigkeit und generellem Vitalitätsmangel leiden. Zur Herstellung von Gummis verwendet man oft Grundstoffe wie getrocknete Felle wilder Esel, Tigerknochen, Schildkrötenpanzer oder Hirschgeweihe. Diese Ingredienzien werden zunächst sorgfältig von eingetrocknetem Muskelgewebe und dergleichen befreit, sauber gewaschen und in einen Topf mit Wasser gegeben. Man läßt sie einen Tag und eine Nacht lang langsam kocheln, seiht dann den Bodensatz ab, fügt wieder Wasser bei, kocht weiter, seiht wieder ab usw., bis schließlich am Boden des Topfes eine zähflüssige, klebrige Masse zurückbleibt.

LINKS Weine als Medizin oder Tonikum. Einige sind zusätzlich mit heilenden Ingredienzien angereichert. GEGENÜBER Eine winzige Auswahl aus dem Arzneimittelschatz der modernen chinesischen Medizin.

Diese seiht man neuerlich ab und kocht sie weiter, bis alles Wasser verkocht ist und ein klebriger, durchscheinender Rückstand übrig bleibt. Wenn dieser abkühlt, wird er gummiartig und kann zum weiteren Gebrauch in Stücke geschnitten werden.

GÄRUNG: Bei dieser Methode werden die vermahlenen Zutaten mit Mehl und Wasser vermischt und zu einem Teig geknetet. Diesen formt man dann zu Klößen und läßt ihn ruhen, bis er gärt. Solche Arzneien wendet man meist bei Erkrankungen des Magens und der Milz an, weil die Vergärung mit Mehl den betreffenden Heilmitteln eine natürliche Affinität zu diesen Organen verleiht. Vergorene Arzneien fördern außerdem die Verdauung.

Die beschriebenen Herstellungsmethoden für Naturheilmittel haben sich über Jahrhunderte bewährt. Natürliche Ingredienzien werden mit ebenfalls natürlichen Trägerstoffen, Bindemitteln und Verdauungshilfen vermischt und so zubereitet, daß der Körper sie mit der Geschwindigkeit aufnehmen, verteilen und verdauen kann, die dem jeweiligen Patienten und seiner Krankheit angemessen ist. Westliche Medikamente hingegen sind nach feststehenden Formeln hergestellt und in bestimmten Mengen vorverpackt, so daß es viel schwieriger ist, sie den individuellen Bedürfnissen jedes einzelnen Patienten anzupassen. Zur Zeit der Ming-Dynastie war es allgemein üblich, seine ganz persönlichen, maßgeschneiderten pflanzlichen Rezepte zu besitzen. Der einzige Roman aus jener Epoche, *Jin Ping Mei* („Goldener Lotus") enthält sogar Rezepte in Versform! Das zeigt, welch zentrale Stelle die Naturheilkunde im Leben der chinesischen Gesellschaft einnahm.

PRÄVENTIVE UND THERAPEUTISCHE MASSNAHMEN

Im alten China bestand die Hauptaufgabe der Medizin darin, Krankheiten zu verhindern. Man hielt sich einen Arzt, damit er die ganze Familie gesund erhalte und legte es ihm persönlich zur Last, wenn seine vorbeugenden Maßnahmen nicht wirkten. Ein Arzt, der erst das Auftreten offensichtlicher Zeichen und Symptome einer Krankheit abwarten mußte, bevor er sie behandeln konnte, galt als unfähig. Im *„Buch von Huang Di"* legt der medizinische Ratgeber des Gelben Kaisers seinen Standpunkt unmißverständlich dar:

Arzneien gegen Krankheiten zu verabreichen, die sich bereits entwickelt haben, und

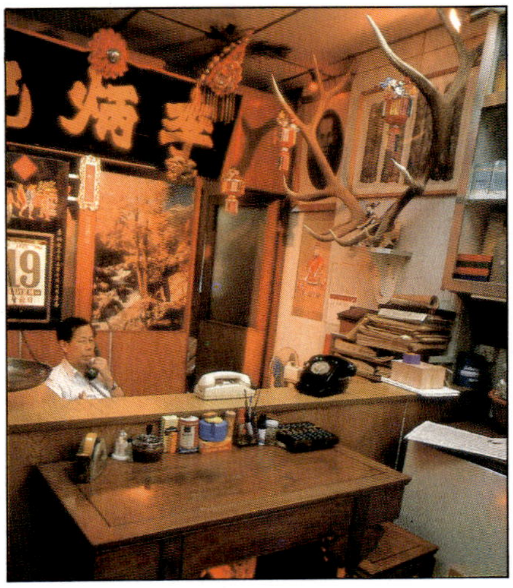

Leiden zu behandeln, die bereits zum Ausbruch gekommen sind, ist so, als wollte man erst dann einen Brunnen graben, wenn man bereits durstig ist, oder seine Waffen erst dann schmieden, wenn der Kampf schon begonnen hat. Kämen diese Maßnahmen nicht auch zu spät?

Der Erfolg von Präventivmaßnahmen beruht auf zwei Voraussetzungen: Der Patient muß die entsprechenden Gewohnheiten hinsichtlich seiner Gesundheitsvorsorge und Hygiene entwickeln, und der Arzt muß frühzeitig erkennen, zu welchen Krankheiten der Patient neigt und die so erkannten Schwachstellen behandeln, bevor eine Krankheit überhaupt zum Ausbruch kommen kann.

Die erstgenannte Voraussetzung bedingt eine angemessene Ernährungsweise, viel Bewegung, richtiges Atmen, ein geregeltes Ge-

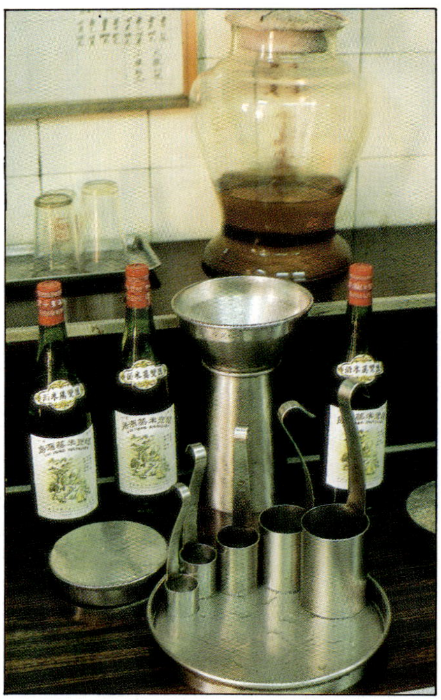

schlechtsleben und andere tägliche Vorbeugungsmaßnahmen. Ernährung und sonstige Lebensgewohnheiten müssen sich dem Wechsel der Jahreszeiten und den Wetterbedingungen anpassen, so daß innerhalb wie außerhalb des Körpers das bestmögliche relative Energiegleichgewicht gewährleistet ist. Diese persönlichen, täglichen Präventivmaßnahmen sind besonders zur Vorbeugung gegen chronische Erkrankungen und Degenerationserscheinungen geeignet. Sie verbessern auch den allgemeinen Gesundheitszustand, steigern die Vitalität und die Widerstandskraft gegen Infektionskrankheiten.

Der Erfolg der Präventivmaßnahmen seitens des Arztes hängt davon ab, wie gut er in der Lage ist, Symptome zu deuten, bevor sie sich noch in klinischer Form manifestieren. Man kann die Neigung eines Patienten zu bestimmten Erkrankungen lange vor ihrem Einsetzen an gewissen Indikatoren erkennen, z. B. einer bestimmten Art zu gehen oder zu sprechen, nervösen Gewohnheiten, Stimmlage, Atmung, Stimmungsschwankungen, Vorlieben beim Essen und dergleichen mehr. Gelingt es, die Umstände, die den Körper verletzbar machen, früh genug positiv zu verändern, dann ist die Krankheit abgewendet.

Die Pulsdiagnose erlaubt es, Schwächen der lebenswichtigen Organe festzustellen, lang bevor der kritische Punkt erreicht ist, wo die Krankheit zum Ausbruch kommen kann. Solche Schwächen zeigen sich an Anomalien des Pulses, der dem betreffenden Organ zugeordnet ist. Hat man sie einmal erkannt, behandelt man sie sofort vorbeugend mit entsprechenden Naturheilmitteln oder durch Akupunktur. Sind die betreffenden Organe zu schwach oder wurde die Schwäche zu spät erkannt, muß diese Präventivbehandlung möglicherweise ein Leben lang fortgesetzt werden, um eine ernsthafte Erkrankung zu vermeiden. Ist andererseits die Schwäche beseitigt, weist der Puls keine Anomalien mehr auf und sind auch andere präklinische Symptome verschwunden, kann die Behandlung beendet werden.

Die Gesundheit ihrer Nachkommenschaft war den Chinesen immer ein besonderes Anliegen. Daher besteht auch eine der Hauptaufgaben der Präventivmedizin darin, die genetischen Anlagen zu stärken, die man seinen Kindern weitergibt. Gesunde, robuste Eltern haben meist auch gesunde, robuste Kinder. Und Kinder, die gesund und robust geboren werden, sind meist ihr Leben lang weniger krankheitsanfällig, vitaler und seelisch gesund. Die Chinesen versuchen also dauernd, ihr genetisches Material zu verbessern, indem sie sich durch Präventivmaßnahmen bei best-

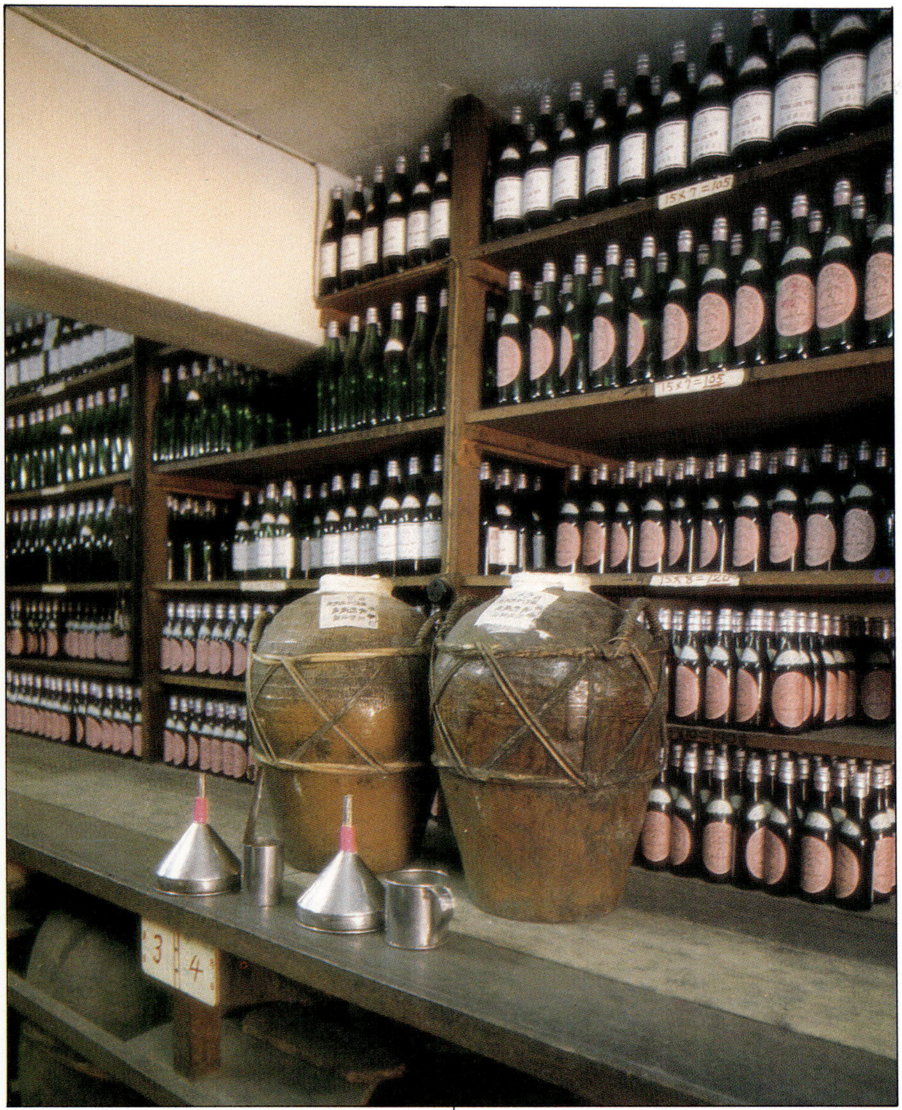

möglicher Gesundheit erhalten, insbesondere zu jener Zeit, wo sie Kinder in die Welt setzen. Das hat zweifellos zu der großen Zähigkeit und Vitalität beigetragen, die das chinesische Volk während seiner gesamten langen Geschichte ausgezeichnet hat.

Therapeutische Maßnahmen muß man erst dann setzen, wenn Präventivmaßnahmen fehlgeschlagen haben oder vernachlässigt wurden, so daß sich eine Krankheit entwikkeln konnte. Außerdem sind sie bei Virusinfektionen, schweren Verletzungen, Traumata und in allen anderen Fällen erforderlich, die sich der vorbeugenden Behandlung entziehen. Solche Arzneien verringern die Symptome einer Krankheit, indem sie im Körper entgegengesetzte symptomatische Veränderungen bewirken. Sie heilen die Krankheitsursachen, indem sie das gestörte Energiegleichgewicht wiederherstellen und die geschwächten Organe, die die Krankheit entstehen ließen, stärken.

Es mag sein, daß chinesische Behandlungen lang dauern, aber ihre Wirkung hält dann auch oft lange an. Setzt man dann noch die geeigneten Präventivmaßnahmen fort, kann man meist mit einem dauerhaften Behandlungserfolg rechnen.

Der Erfolg von Behandlungen hängt in der Naturheilkunde nicht nur von der richtigen Wahl der Heilmittel ab, sondern auch von ihrem korrekten Einsatz. Wenn der Arzt ein Symptom mißdeutet und das falsche Heilmittel verschreibt, steigert sich der Krankheitszustand dadurch noch. Es ist daher auch wesentlich, daß der Patient den Arzt oft genug aufsucht, damit dieser symptomatische Veränderungen sofort deuten und die Heilmittel entsprechend darauf abstimmen kann. Der Arzt muß die Entwicklung der Krankheit sorgfältig verfolgen und seine Behandlungsmaßnahmen so planen, daß sie den Hauptsymptomen stets entgegenwirken. Unerwartete Reaktionen und Nebenwirkungen müssen dem Arzt sofort mitgeteilt werden, und die Ernährungsweise des Patienten sowie sein tägliches Leben sind auch zeitlich auf die Erfordernisse der Behandlung abzustimmen. Wird etwa *Panax notoginseng* innerlich verabreicht, muß der Patient Bohnen, Krusten- und Schalentiere und jegliche kalten Getränke für die Dauer der Behandlung meiden, weil alle diese Nahrungsmittel die heilenden Eigenschaften dieser Arznei neutralisieren würden. Schließlich ist zu betonen, daß solche Behandlungen von Anfang bis zum Schluß ganz exakt nach den Anweisungen des Arztes durchgeführt werden müssen. Bei manchen chronischen Erkrankungen ist eine monate- oder sogar jahrelange Behandlung erforderlich, bis sie endgültig beseitigt sind. Viele Patienten vergeben ihre Chance auf eine nachhaltige Heilung, weil sie ungeduldig werden und die Behandlung zu bald beenden.

Tonika: Die Legende von der Ziege

Im alten China lebte einmal ein Ziegenhirte, der bemerkte, daß einige seiner Böcke manchmal besonders geil waren und die Ziegen in kurzen Zeitabständen mehrmals besprangen. Der Ziegenhirte wunderte sich über diesen besonderen Liebesdrang und war seinen Böcken vielleicht auch etwas neidig darum. Also beobachtete er sie einige Wochen ganz genau. Bald bemerkte er, daß sie immer einige Stunden, nachdem sie von einer bestimmten Pflanze gefressen hatten, besonders liebestoll wurden. So nahmen die Dinge ihren Lauf, und es dauerte nicht lange, so hatten die chinesischen Botaniker *Epimedium sagittatum*, eine der stärksten Pflanzen zur Steigerung der männlichen Potenz im ganzen *ben cao*, entdeckt. Sie nannten sie *yin yang huo*, „Ziegenkraut" (Sockenblume).

Diese bemerkenswerte Pflanze schien von der Natur für Fälle geschwächter männlicher Libido geradezu maßgeschneidert worden zu sein. Ihre starke, stimulierende Affinität zu den suprarenalen Drüsen, im Chinesischen „Nierendrüsen", bewirkt eine fast unmittelbar einsetzende verstärkte Ausschüttung der männlichen Geschlechtshormone. Neuere Untersuchungen haben gezeigt, daß sich die Samendichte und die Spermienqualität während der ersten Stunden nach Genuß der Pflanze deutlich verbessern. Außerdem wirkt sie gefäßerweiternd bis in die kleinsten Kapil-

GEGENÜBER Geweihe werden in pulverisierter Form als Tonikum oder Aphrodisiakum verwendet. Hier schmücken sie den Laden eines Apothekers. UNTEN Weinmaße. OBEN Flaschen und Tonkrüge mit kräftigendem Wein.

laren, so daß das hormonell angereicherte Blut auch in die feinsten und empfindlichsten Körpergewebe vordringen kann. Wird der Kreislauf angeregt und ist das Blut angereichert, so vertreibt das Müdigkeit und steigert die Energie. Die gefäßerweiternde Wirkung der Pflanze ist gleichzeitig auch blutdrucksenkend, so daß sie für Hypertoniker geeignet ist. Die gesteigerte Versorgung des Gehirns mit hormonell angereichertem Blut bedeutet zudem eine deutlich gesteigerte Sensibilität gegenüber taktilen, visuellen und olfaktorischen Reizen sowie anderen Stimuli.

Tonika sind die interessantesten — und auch bei weitem die teuersten — Arzneien in der chinesischen Apotheke. Sie werden in direktem Zusammenhang mit der angestrebten Langlebigkeit gesehen, weil sie erwiesenermaßen die Produktion der lebenswichtigen Hormone, der „Vitalessenz", wie es in der chinesischen medizinischen Terminologie heißt, erhöhen. Die Verwendung von Tonika, die die sexuelle Vitalität steigern, in Verbindung mit der Pflege sexueller Techniken, die geeignet sind, die Vitalessenz zu bewahren, ist eine alte Methode des *yang sheng*, des „Nährens des Lebens". Die westliche Medizin hat erst in den letzten Jahrzehnten den fundamentalen Zusammenhang zwischen der Hormonproduktion und dem Alterungsprozeß erkannt.

Die Rolle der Tonika in der chinesischen Pflanzenheilkunde kann man besonders gut am Beispiel des Generals Yang Sen aus Sichuan illustrieren, der erst vor einigen Jahren in Taipeh starb. Er erreichte das würdige Alter von 98 Jahren. Das sind nur drei Jahre weniger als der große Sun Simiao, nach dessen taoistischen Lehren er lebte. Sun Simiao starb im Alter von 101 Jahren.

Schon in seiner Heimat Sichuan, wo die hochwertigsten chinesischen Heilpflanzen wachsen, interessierte er sich für Naturheilmittel. Bereits als junger Mann verwendete er Tonika und andere vorbeugend wirkende Heilmittel. Er galt als mutiger Kämpfer, unersättlicher Liebhaber und als Mann von großer Lebensfreude. Als er und seine Begleitung im Jahre 1949 in Taiwan eintrafen, hatte er bereits zahlreiche Frauen und Konkubinen und eine vielköpfige Kinderschar.

Nachdem er sich vom Militärdienst zurückgezogen hatte, engagierte sich Yang Sen im Bereich des Sportes und der Leibeserziehung. Er war Direktor der Taiwan Sports Federation und der Taiwan Mountain Climbing Association. In dieser Eigenschaft organisierte er eine jährliche Besteigung des fast viertausend Meter hohen Tung Schan, des höchsten Berges von Taiwan, und ließ dabei die meisten seiner wesentlich jüngeren Klettergefährten weit hinter sich. Er hielt diese Tradition bis ins Jahr seines Todes aufrecht. Er hatte sogar geplant, seinen hundertsten Geburtstag auf der Spitze des Tung Schan zu feiern.

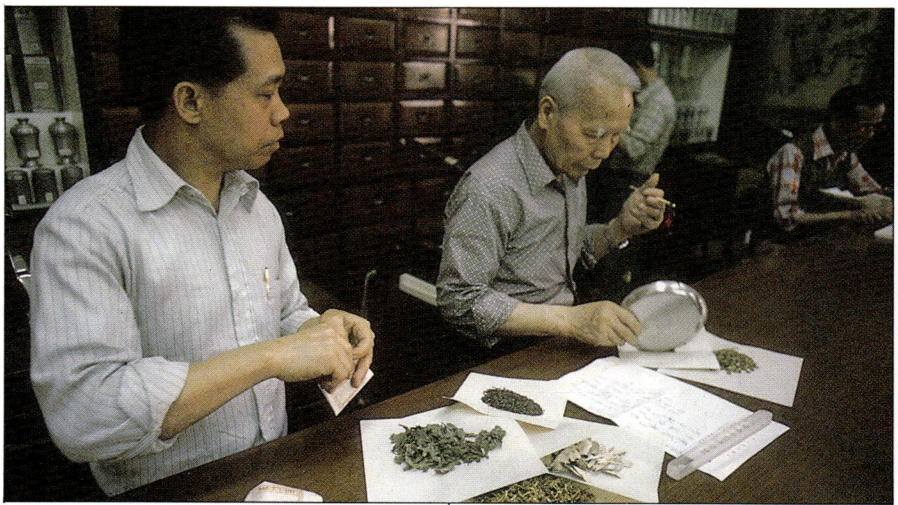

Warum besaß Yang Sen mehr Kraft als andere halb so alte Männer? Er folgte dem taoistischen „Weg des langen Lebens" und in sexueller Hinsicht dem „Weg von yin und yang". Er verwendete medizinische Weine, um seine Vitalenergie und seine Vitalessenz zu stärken, lebte nach einem genauen Trainingsplan, ging immer früh zu Bett und stand früh auf. Er wählte auch seine Nahrung hinsichtlich ihrer potenz- und energiefördernden Wirkung sorgfältig aus. Zudem pflegte er den „Weg von yin und yang": Er genoß häufigen und intensiven Geschlechtsverkehr, erlaubte sich aber nur selten einen Samenerguß. Dadurch vermehrte und steigerte er dauernd seine Vitalenergie. Da Yang Sen ein äußerst wohlhabender Mann war, konnte er sich sowohl seine teuren Tonika, die er so sehr schätzte, als auch seine jungen Gefährtinnen leisten. Er suchte sich alle drei bis fünf Jahre eine neue Partnerin. Er bot ihr großzügig alle Annehmlichkeiten und stellte nur zwei Bedingungen. Sie mußte jung und gesund sein und mit ihm einige Jahre lang den „Weg von yin und yang" gehen wollen. So hielt er achtundneunzig erfüllte Lebensjahre lang seine volle physische, geistige und sexuelle Kraft aufrecht. Bei seinem Tode zählte er über vierzig rechtmäßige Söhne, die in den Vereinigten Staaten leben, sowie Dutzende, die am Festland oder in Taiwan verblieben waren.

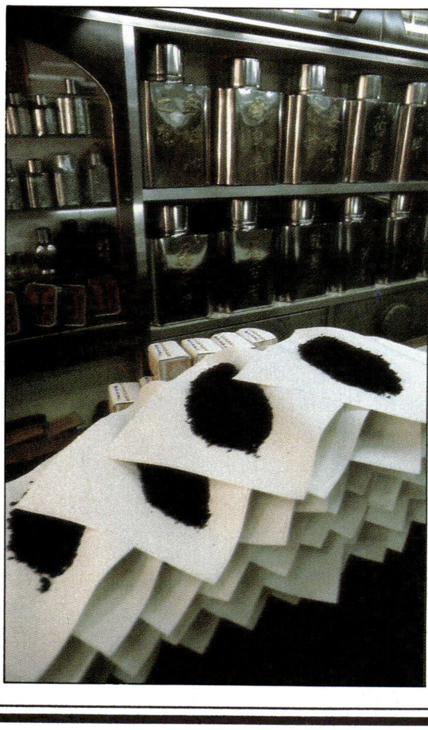

Yang Sen ist in Taiwan eine Legende, aber ein Leben wie das seine ist für Menschen, die nach den taoistischen Traditionen leben, durchaus nichts Ungewöhnliches. Er nahm zwar fast sein ganzes Leben lang Tonika zu sich, betonte aber in Gesprächen immer, daß er seine Gesundheit und seine Vitalität seinem strikt eingehaltenen Trainingsplan, seiner sorgfältigen Ernährung und seiner disziplinierten Lebensweise verdanke. Das ist sicherlich richtig. Tonika allein können Gesundheit und langes Leben nicht garantieren. Andererseits aber hätte er ohne diese Mittel, die er jeden Abend vor dem Zubettgehen einnahm, nie bis ins hohe Alter von 98 Jahren den „Weg von yin und yang" gehen und genießen und seinen anderen gesunden taoistischen Prinzipien folgen können.

Unter den Ingredienzien der Tonika gibt es auch solche tierischen Ursprunges. Tonisierende Wirkung schreibt man exotisch anmutenden Zutaten wie Rhinozeroshörnern, Hirschgeweihen, den getrockneten Geschlechtsteilen von männlichen Seelöwen und Seehunden, Eidechsenschwänzen, Gummi aus Schildkrötenpanzern, getrockneten Seepferdchen und den Häuten wilder Esel zu.

Ihre Wirkung läßt sich sehr einfach erklären: Alle diese Ingredienzien enthalten Bestandteile, die die Produktion von Vitalessenz fördern. Viele von ihnen, etwa getrocknete männliche Geschlechtsteile und Geweihe, enthalten tatsächlich männliche Hormone in hoher Konzentration, weil sie die Geschlechtsmerkmale der jeweiligen Art sind, die sich nur in Gegenwart männlicher Hormone entwickeln können. Tonika aus tierischen Bestandteilen enthalten zudem proteinreiche Substanzen wie Albumine (einfache, wasserlösliche Eiweißkörper), Gelatine und Aminosäuren. Weiters finden sich darin Enzyme, Mineralstoffe und Spurenelemente. Sie besitzen eine natürliche Affinität zu Nieren und Nebennieren und stimulieren ganz allgemein die vitalen Urenergien des Menschen.

Trotzdem aber ist die Mehrzahl der Zutaten für Tonika pflanzlichen Ursprungs. Die Pflanzen gelten als ungefährlicher und in ihrer Wirkungsweise milder als tierische Produkte. Der Großteil der Rezepturen beschränkt sich auf pflanzliche Bestandteile. Zu den wirksamsten tonisierenden Pflanzen zählen chinesischer Bocksdorn, *Astragalus membranaceus, Selincum monnieri, Ligustrum japonicum,* roter, koreanischer Ginseng und natürlich das starke „Ziegenkraut" *(Epimedium sagittatum).* Häufig bereitet man Frühlingswein zu, indem man „Ziegenkraut" zunächst drei bis sechs Monate in Alkohol ziehen läßt. Dann entfernt man die ausgelaugten Pflanzen, fügt die restlichen Zutaten hinzu und läßt diese etwa ein weiteres halbes Jahr ziehen. Nimmt man diese Art von Frühlingswein nun zu sich, wirkt das „Ziegenkraut" als Wegbereiter für die anderen Wirkstoffe, indem es zunächst alle Blutgefäße erweitert. Das fördert den Kreislauf und gewährleistet die bestmögliche Verteilung der anderen Wirkstoffe. Der Zusammenhang zwischen Geschlechtsleben, Langlebigkeit und der Wirkung der Tonika beruht auf zwei Entdeckungen: Es ist die Vitalessenz, die die Vitalität steigert und den Alterungsprozeß verlangsamt; diese Vitalessenz kann mit Hilfe bestimmter Substanzen, die die Natur anbietet, gestärkt werden. Außerdem fördert man die Vitalessenz, indem man den „Weg von yin und yang" geht. In Kapitel sechs finden sich einige Rezepte für Frühlingswein, einschließlich desjenigen, den Yang Sen verwendet hat.

Äusserliche Anwendung chinesischer Heilkunst

Von allen medizinischen Lehren legt die traditionelle chinesische Medizin den größten Wert auf Therapieformen zur äußerlichen Anwendung. Ungeachtet dessen, um welche Art von Krankheit es sich handelt, gehen innerlich und äußerlich angewendete Behandlungen immer Hand in Hand. Es kommt nur selten vor, daß ein Fall ausschließlich mit einer der beiden Methoden behandelt wird.

Zu den chinesischen Techniken äußerlicher Behandlung zählen Akupunktur, Akupressur, Massage, Moxibustion, Schröpfen, Aderlaß, Hautschaben sowie unzählige Variationen von Umschlägen, Kompressen und Salben. Werden innere Erkrankungen behandelt, so ist die äußerliche Behandlung an jenen vitalen Punkten und Meridianen vorzunehmen, die dem betreffenden erkrankten Organ zugeordnet sind. Handelt es sich um äußere Erkrankungen oder Verletzungen, erfolgt die Behandlung direkt an den betroffenen Stellen.

Die chinesische Medizin unterscheidet acht grundlegende Methoden der äußeren Behandlung:

Akupunktur: Diese Methode ist bereits kurz erwähnt worden. Bei dieser Behandlungsform werden ganz dünne Stahlnadeln in die entlang der Meridiane liegenden Akupunkturpunkte eingeführt. Es gibt über 800 solcher Punkte, im allgemeinen werden aber nur etwa 50 benutzt. Man stimuliert den betreffenden Akupunkturpunkt durch Drehen der Nadel, bis der Patient an dieser Stelle ein Druck- oder Spannungsgefühl empfindet. Jeder Punkt hat bestimmte therapeutische Wirkungen auf das ihm zugeordnete Organ sowie spezifische Auswirkungen auf jene Körperregionen, entlang denen der Meridian verläuft. Außerdem wirkt die Akupunktur über das Meridiansystem ganz allgemein auf die Vitalenergie des Körpers. Daher kann man die Akupunktur zur Heilung von Erkrankungen innerer Organe einsetzen, aber auch zur Beseitigung schmerzhafter Symptome in den Knochen, den Muskeln, den Gelenken und der Haut. Meist wendet man Akupunktur und Naturheilmittel gemeinsam an.

Akupressur: Die Akupressur erfolgt nach denselben Prinzipien wie die Akupunktur und setzt auch an denselben Punkten an. Die Punkte werden aber nicht durch Nadeln, sondern durch kräftigen Druck der Finger stimuliert. Im Rahmen der Akupressur werden oft zwei Punkte gleichzeitig stimuliert, also einer mit jeder Hand. Gleichzeitig wird die Körperregion zwischen den beiden Punkten massiert, um so den bestmöglichen Energiefluß zwischen den Punkten zu ermöglichen. Akupressur und Massage werden meist kombiniert eingesetzt.

Hautschaben: Diese Technik setzt man bei Hitzeschlag, Fieber, Erkältungen, Kopfschmerzen, Kolik, Gelenksschmerzen und Verdauungsbeschwerden ein. Man taucht einen chinesischen Suppenlöffel oder eine nicht scharfkantige Münze in Wein oder Salzwasser und streicht damit regelmäßig und unter Ausübung von Druck über die Hautoberfläche des Patienten. In einer anderen Variante dieser Behandlungsform klemmt man die Haut fest zwischen die großen Gelenke von Zeige- und Mittelfinger, zieht die Haut schnell in die Höhe und läßt sie dann zurückschnalzen. Beide Methoden setzt man so lange ununterbrochen fort, bis sich auf der Haut hellrote Streifen zeigen. Die Therapie wird meist am Nacken, zu beiden Seiten des Halses, rechts und links vom Adamsapfel, am Nasenrücken, zwischen den Augenbrauen, auf der Brust und entlang der Wirbelsäule durchgeführt. Sie beseitigt Symptome „heißer" und „voller" Erkrankungen, indem sie überschüssige Hitze und Energie zu der gereizten Hautpartie lenkt, wo sie abgegeben werden. Meist setzt man sie in Verbindung mit kühlenden yin-Heilmitteln ein.

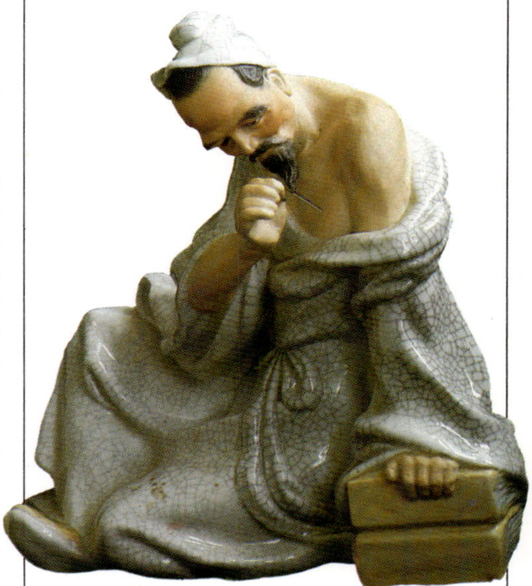

Aderlass: Zum Aderlaß verwendet man eine scharfe, dreikantige Nadel. Bei äußeren Erkrankungen sticht man damit in die erkrankte Stelle ein, bei inneren wird ein Akupunkturpunkt gewählt. Beim Aderlaß wird nur eine kleine Menge Blut abgenommen. Man setzt diese Methode meist gegen Hitzeschlag, Fieber, Kolik, Erbrechen und Durchfall, Abszes-

GEGENÜBER Heilpflanzen (oben) und Tee (unten) werden sortiert und gewogen und sind dann zum Verkauf bereit. OBEN Keramikfigur von Hua Tuo, dem angeblichen Vater der Anästhesie.

se und Schwellungen, Schlaganfälle sowie gegen traumatische Verletzungen ein. Bevor die Haut durchstochen wird, desinfiziert man die betreffende Stelle routinemäßig. Der Aderlaß bewirkt, daß „böses *qi*" und überschüssige Hitze-Energie abgeleitet werden.

SCHRÖPFEN: Schröpfköpfe verwendet man gegen Wind-Erkältungen, gegen überschüssige Feuchtigkeit sowie gegen weitverbreitete Beschwerden wie Arthritis, Rheumatismus, Bauchschmerzen, Blutergüsse und Abszesse. Die Schröpfköpfe sind aus Bambus oder Glas und können von der Größe eines Schnapsglases bis zu der eines Longdrinkglases variieren. Ein Stück Baumwolle wird mit einer Pinzette

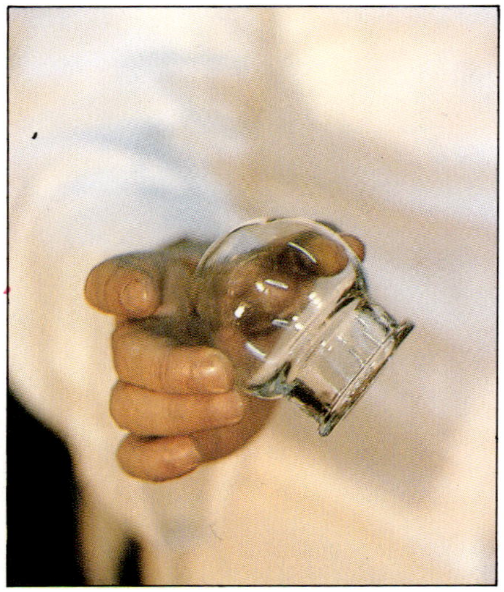

ergriffen, in Alkohol getaucht und angezündet. Dann hält man den Schröpfkopf mit der Öffnung nach unten nahe an die zu behandelnde Stelle, steckt den brennenden Baumwollpfropfen kurz hinein und preßt den Schröpfkopf dann sofort fest auf die gewünschte Stelle. Durch das Ausbrennen entsteht in seinem Inneren ein Unterdruck, so daß er sich fest an die Haut ansaugt. Nach fünfzehn bis zwanzig Minuten entfernt man den Schröpfkopf, indem man die Haut an seiner Außenkante niederdrückt, so daß Luft eindringen kann und der Unterdruck aufgehoben wird. Die so behandelte Hautstelle ist gerötet und von Feuchtigkeitströpfchen bedeckt, in ernsteren Fällen kann auch Blut austreten. Auf diese Weise werden überschüssige Feuchtigkeit, Kälte und mitunter auch Blut aus den behandelten Stellen im wahrsten Sinne des Wortes herausgesogen.

MASSAGE (TUI NA): Chinesische Massagetechniken sind einfach und wirkungsvoll. Massage reinigt blockierte Meridiane, stimuliert den Blut- und Energiekreislauf, lockert steife Gelenke und verkrampfte Muskeln, steigert die Vitalität und die Widerstandskraft gegen Krankheiten. Man setzt sie meist gegen akute Rückenschmerzen ein, gegen Verrenkungen, Muskel- und Sehnenzerrungen, Rheumatismus und Arthritis, Nervenlähmungen, beim Prolaps innerer Organe, bei Ischias und ähnlichen Leiden. Es gibt viele verschiedene Massagetechniken, aber die üblichsten und zugleich wirksamsten konzentrieren sich auf die Nervenzentren und Meridiane, die vom Nakken zu den Fersen verlaufen, insbesondere im Bereich beiderseits der Wirbelsäule. Die zu massierende Stelle wird mit dem Daumenballen abwechselnd stark gepreßt und mit streichenden oder kreisenden Bewegungen gerie-

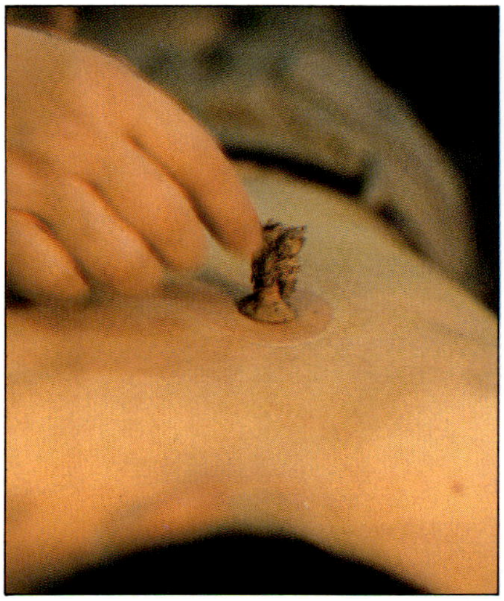

ben. Auf diese Weise werden die inneren Organe, die mit dem betreffenden Meridian und den massierten Nerven in Verbindung stehen, stimuliert und gleichzeitig werden die Muskeln, Bänder und Sehnen gekräftigt, durch die die Nerven und Meridiane laufen. Massagebehandlungen werden oft durch Kräuterpackungen und Pillen ergänzt.

MOXIBUSTION: Bei dieser Therapiemethode wird ein brennender Moxadocht an den zu behandelnden Punkten direkt über die Haut gehalten. Der Ausdruck „Moxa" stammt aus dem Japanischen und bedeutet „brennendes Kraut". Es handelt sich um eine weiche, flauschige Substanz, die aus verschiedenen Pflanzen gewonnen und fest in Reispapier gewikkelt wird, so daß Röllchen von der Größe einer Zigarre entstehen. Ein Ende des Röllchens wird entzündet. Sobald es gleichmäßig brennt, hält man es in etwa 2,5 cm Entfernung über den zu behandelnden Punkt und vollführt langsame Kreisbewegungen. Die heilende Wirkung dringt direkt durch die Haut und strahlt auf den darunterliegenden Meridian aus. Meist verwendet man zur Moxibustion Beifuß, *Artemisia vulgaris.* Moxibustion wird gegen eine Vielzahl von Beschwerden eingesetzt, wie etwa Mumps, chronisches Nasenbluten, Blutungen aus der Vagina, Arthritis, Rheumatismus, Zerrungen, taubes Gefühl in den Muskeln etc.

KRÄUTERPACKUNGEN: Für Packungen und Umschläge werden vielfach dieselben Zutaten wie für zur Einnahme bestimmte Medikamente verwendet. Die Pflanzen werden zunächst zu feinem Pulver vermahlen und in trockenem Zustand gemischt. So können sie aufbewahrt werden. Kurz vor der Verwendung wird die Mischung dann mit etwas Was-

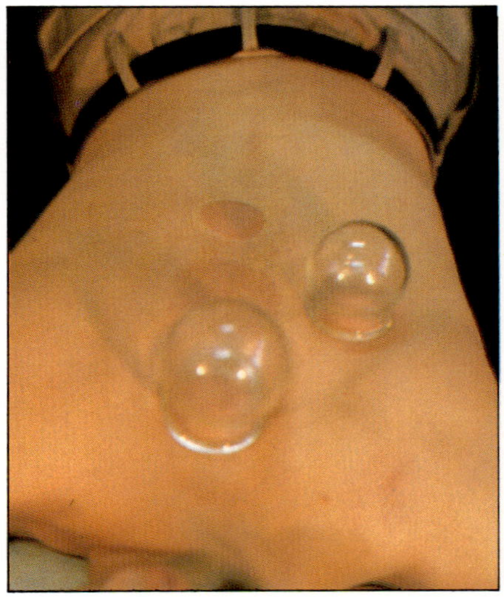

ser verrührt, bis der Brei etwa die Konsistenz von Erdnußbutter hat. Man streicht ihn dann in einer dicken Schicht auf ein Stück Stoff oder Wachspapier, drückt dieses auf die verletzte Stelle und bindet es dort fest. Der Umschlag soll acht bis zwölf Stunden einwirken. Die Kräuterpackung wird durch die Mischung aus Feuchtigkeit und Körperwärme aktiviert, so daß sie dem Körper überschüssiges „böses *qi*" entziehen und heilende Dämpfe in den Körper verströmen kann. Solche Packungen verwendet man gegen arthritische und rheumatische Beschwerden, gegen Kreuzschmerzen, Verrenkungen und Zerrungen, blockierte Meridiane, gegen nervöse Störungen, Blutergüsse, Schwellungen und Abszesse. Sie folgen meist auf eine Massage oder Akupressurbehandlung. Im Laufe der Behandlung werden manchmal auch einige der

SCHRÖPFKÖPFE UND MOXIBUSTION (OBEN UND RECHTS) werden zur Behandlung von Muskelschmerzen eingesetzt. Die Schröpfköpfe entziehen dem Körper „Feuchtigkeit" und ausgetretenes Blut, die Hitze, die bei der Moxibustion entsteht, dringt tief in den Körper bis zu den Meridianen.

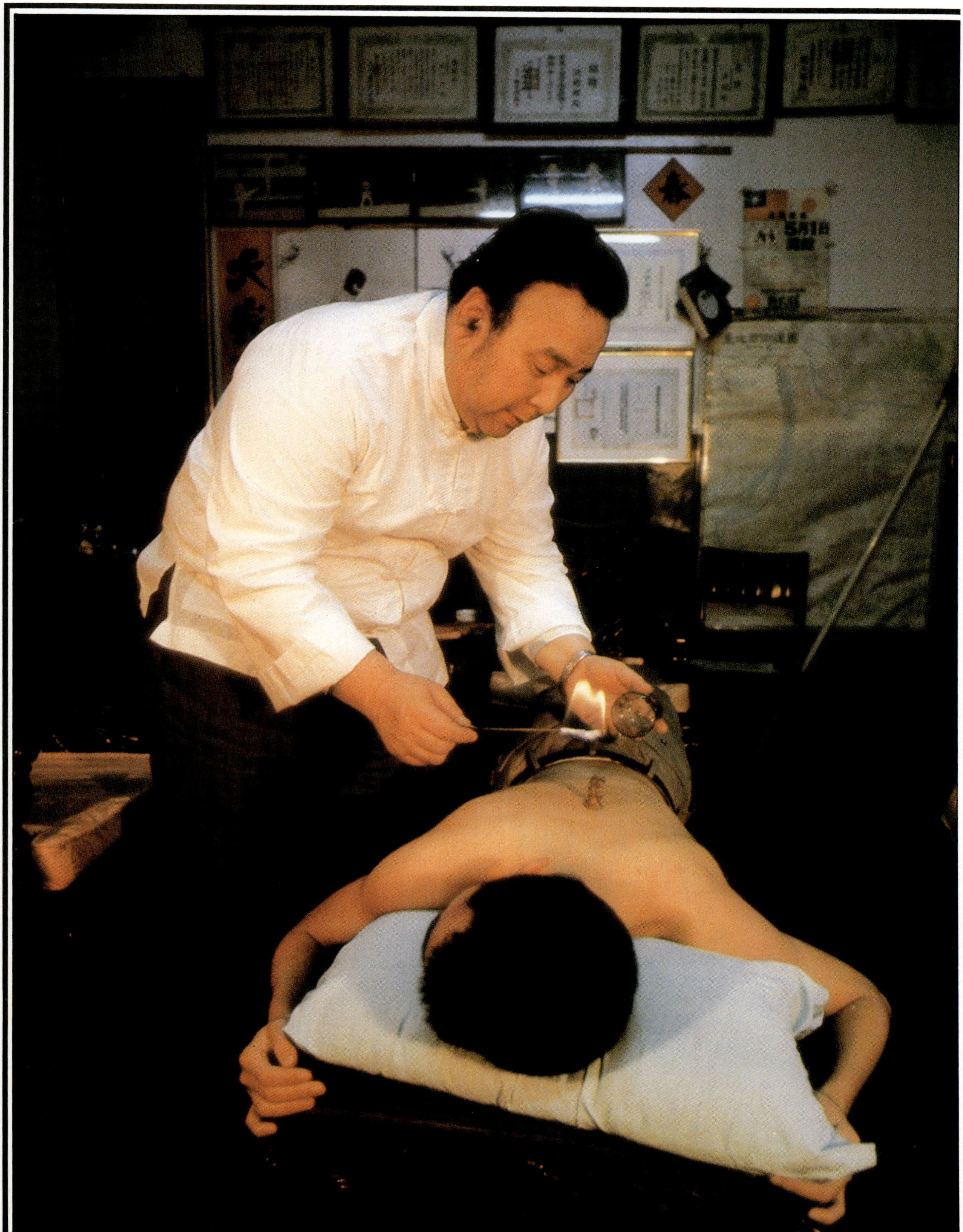

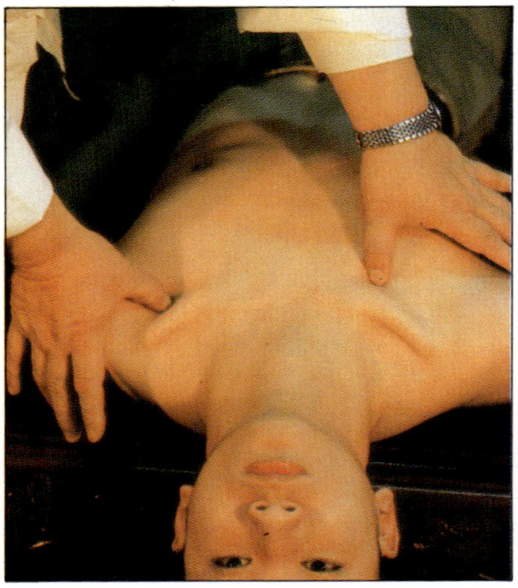
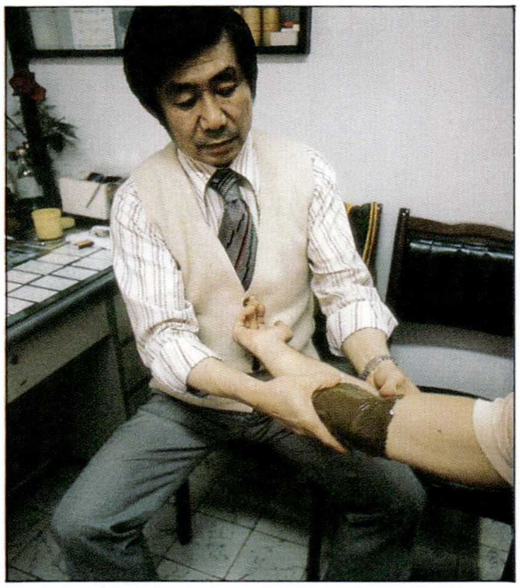
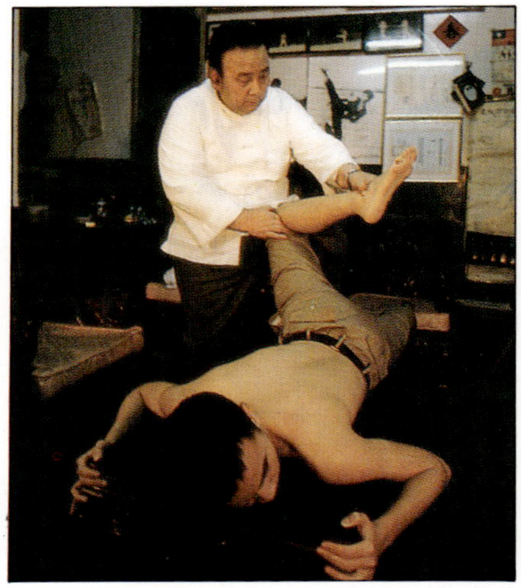
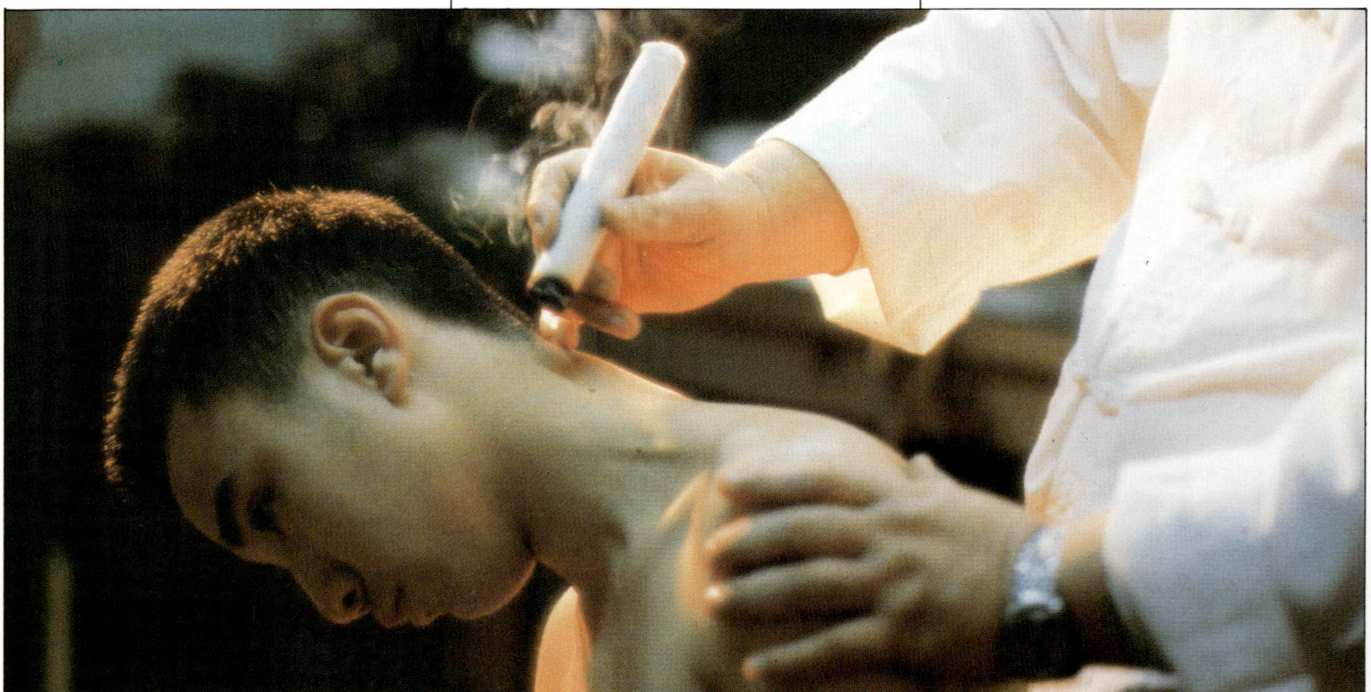

wichtigsten Ingredienzien der Packung zur Einnahme verordnet.

Die hier beschriebenen Therapiemethoden richten sich alle nach den theoretischen Grundprinzipien von yin und yang und nach der Lehre von den fünf Wandlungsphasen.

Ernährung, Sexualität und Langlebigkeit

„Essen und Sex sind natürliche Dinge", sagte Konfuzius vor zweitausend Jahren. Selbst er, der von großer Geistigkeit geprägt war, konnte die fundamentale Bedeutung dieser beiden Lebensfunktionen nicht leugnen.

In der Tat sind Nahrung und Geschlechtsverkehr die einzigen unabdingbaren Voraussetzungen für das Überleben und die Vermehrung einer Art. Hunger und Geschlechtstrieb sind die stärksten natürlichen Triebkräfte und unsere grundlegendsten Funktionen. Daher sind Nahrungsaufnahme und Geschlechtstrieb auch die fundamentalsten Indikatoren von Gesundheit und Krankheit und gleichzeitig ist ihre Pflege die beste Methode, das Ziel eines langen Lebens zu erreichen.

Insbesondere die Nahrung ist eine lebenslange Form der Behandlung und bildet die Basis der chinesischen Präventivmedizin. Hat man vernünftige Ernährungsgewohnheiten, so kann sich eine Krankheit, falls sie doch eintritt, nicht so gravierend auswirken, und der Heilungsprozeß verläuft wesentlich schneller. In China ist das Essen Medizin.

Die chinesische Naturheilkunde ist so eng mit der Ernährung verbunden, daß man die beiden gar nicht klar trennen kann. Manche Nahrungsmittel wirken als spezifische Katalysatoren für bestimmte Heilmittel, während andere wieder die Wirkung von Arzneien völlig neutralisieren können. Daher werden gewisse Nahrungsmittel während einer Behandlung im Rahmen der traditionellen chinesischen Medizin empfohlen, andere wieder untersagt. Nahrungsmittel klassifiziert man nach denselben Richtlinien wie Heilpflanzen: vier Energien (heiß, warm, kalt, kühl); fünf Geschmacksrichtungen (scharf, süß, sauer, bitter, salzig); yin und yang; kräftigend-dämpfend etc. Manche pflanzliche Arzneien mischt man unter die Speisen, andere wieder muß man nüchtern einnehmen. Viele Ingredienzien, die man in der westlichen Küche als Gewürze verwendet, werden in der chinesischen Naturheilkunde häufig zu Heilzwecken eingesetzt. In China überschneiden sich die

Bereiche der Küche und der Apotheke, und viele pflanzliche Arzneien werden auch tatsächlich in der Küche zur Einnahme zubereitet. Chinesische Ärzte suchen dem Leitsatz Sun Simiaos zu folgen: Versuche es zuerst über die Ernährung; erst wenn das keinen Erfolg zeitigt, greif zu Arzneien. In der traditionellen chinesischen Medizin erfolgen die ersten therapeutischen Maßnahmen über die Ernährung.

Die Therapie über die Ernährung folgt denselben Prinzipien wie die Naturheilkunde. Hat man eine Mahlzeit mit vielen „scharfen" Speisen zu sich genommen, wie etwa Lamm, Ingwer, Erdnüsse, Chili und dergleichen, kann man Symptome inneren „Hitzeüberschusses" vermeiden, indem man einfach als Nachtisch einige „kühle" Nahrungsmittel, wie frische Orangen oder Limonen, Wassermelone (die kühlste Frucht überhaupt), Papaya etc, ißt. Chinesische Köche sind von alters her mit den pharmazeutischen Aspekten der von ihnen verarbeiteten Nahrungsmittel vertraut. Daher ist ein durchschnittliches chinesisches Festmahl nicht nur ein sorgfältig ausgewogenes Kunstwerk hinsichtlich Geschmack, Aroma, Struktur und Farbe, sondern auch bezüglich der Energien und Wirkstoffe, die es dem Körper bei der Verdauung zuführt. Nach einem solchen Mahl fühlt man sich manchmal bereits eine Stunde später hungrig. Das ist aber kein Zeichen zu geringer Quantität des Essens, sondern vielmehr ein Beweis seiner überragenden Qualität und Ausgewogenheit. Gutes chinesisches Essen ist bekömmlich, leicht verdaulich und wird schnell vom Körper aufgenommen.

Ein geregeltes, gesundes Geschlechtsleben ist der zweite Pfeiler der Langlebigkeit. In dem Werk „Kostbare Rezepte" lehrt uns Sun Simiao:

Ein Mann kann sich eines langen und gesunden Lebens erfreuen, wenn er zweimal pro Monat oder vierundzwanzigmal pro Jahr ejakuliert. Wenn er gleichzeitig auf gesunde Ernährung und körperliche Ertüchtigung achtet, kann er das Ziel der Langlebigkeit erreichen.

Sun Simiao befolgte seine eigenen Ratschläge und wurde 101 Jahre alt. Er gestattete sich auf hundert geschlechtliche Vereinigungen nur eine Ejakulation, war aber der Ansicht, daß man das von einem durchschnittlichen Mann nicht verlangen könne. In einer anderen Abhandlung aus dem siebenten Jahrhundert mit dem Titel *Prinzipien der Langlebigkeit*, stellt der Meister Liu Ching seine Ansichten über ein geregeltes Geschlechtsleben des Mannes dar:

Im Frühling darf sich der Mann alle drei Tage eine Ejakulation gestatten. Im Sommer und im Herbst zwei pro Monat. Während eines kalten Winters aber sollte man seinen Samen sparen und gar nicht ejakulieren. Der Weg des Himmels besteht darin, während des Winters yang-Essenz zu sammeln. Ein Mann wird das Ziel der Langlebigkeit erreichen, wenn er sich an diese Regel hält. Eine Ejakulation im kalten Winter ist hundertmal schädlicher als eine im Frühjahr.

Eine der therapeutischen Wirkungen des Frühlingsweines besteht darin, die Harnleiter und die Samenstränge zu kräftigen, so daß die Ejakulation leichter zurückgehalten wer-

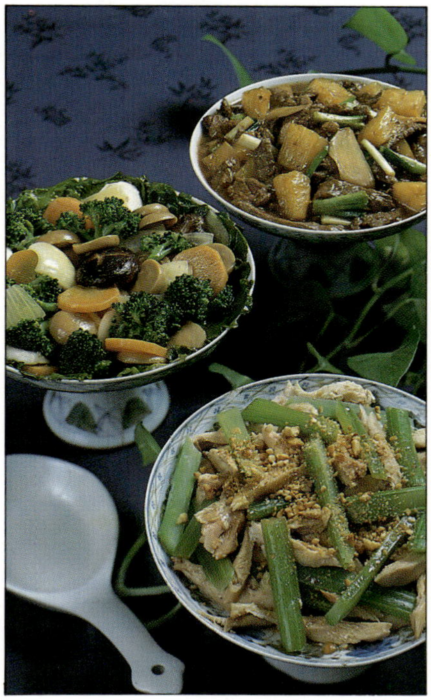

den kann. Zahllose Generationen von Chinesen haben diese taoistischen Praktiken erfolgreich angewendet, um sich gesund zu erhalten und ein hohes Alter zu erreichen. Zudem sind die ihnen zugrunde liegenden medizinischen Prinzipien inzwischen durch neueste Forschungsergebnisse der westlichen Medizin bestätigt worden.

So ergab eine im Jahre 1974 am Münchner Max Planck Institut für Psychiatrie durchgeführte Untersuchung, daß bei 75% der Männer der Testosteronspiegel im Blut nach einem leicht erotischen Film deutlich anstieg. Wieviel mehr muß also tatsächlicher Geschlechtsverkehr den Hormonspiegel im Blut erhöhen! In der Folge entdeckten deutsche Wissenschafter auch, daß Männer mit hohem Hormonspiegel, guter Samenqualität und hoher Samendichte gegen gewisse Krankheiten besonders widerstandsfähig sind und gegen andere sogar völlig immun! Die internationale Presse feierte diese Erkenntnis als „großartige neue Entdeckung".

Chinesische Ärzte aber waren schon immer der Ansicht, daß eine zu geringe Hormonproduktion („leere Nierendrüsen"), zu geringer Widerstandskraft gegen Krankheiten führe und lebensverkürzend wirke. Die Tonika, die sie in solchen Fällen verschreiben, regen die Hormonproduktion an, verbessern die Qualität des Samens und erhöhen die Samendichte.

Die Chinesen haben ein langes Leben stets als die höchste und achtunggebietendste Leistung eines Menschen betrachtet. Ihre Vorstellung von Langlebigkeit hat aber nichts mit Rollstühlen und Sanatorien, mit Impotenz, mit Verdauungsstörungen, nervösen Leiden, Senilität und anderen negativen Begleiterscheinungen des Alterns im Westen zu tun. Die Chinesen erwarten, daß ihnen auch im Alter volle Gesundheit und Vitalität erhalten bleiben, und daß sie bis zu ihrem Ende aktiv und geistig rege sind. Daher nehmen Chinesen vor allem dann die Hilfe der Naturheilkunde in Anspruch, wenn sie an der Schwelle zum Alter stehen, wo der Körper schneller zu degenerieren beginnt und vernünftige Ernährung und ein geregeltes Geschlechtsleben allein nicht mehr ausreichen, den Alterungsprozeß aufzuhalten.

Ausgewählte Arzneien fördern die Langlebigkeit, indem sie nicht nur den Tonus der Muskeln, der Organe und anderer Gewebe steigern, sondern auch, indem sie deren natürliche Funktionen stimulieren, so daß der Körper trotz fortschreitenden Alters aus Ernährung, Geschlechtsleben, Bewegung und Atemtechniken den größtmöglichen Nutzen ziehen kann. Wenn man jedoch den Körper durch kostspielige Tonika kräftigt, nur um ihn durch unvernünftige Ernährung, ein unbeherrschtes Geschlechtsleben und andere schlechte Gewohnheiten wieder zu schädigen, kann man natürlich nicht ans Ziel kommen. Chinesische Naturheilmittel wirken ausgleichend auf den Körper. Sie regeln die komplizierten Ströme und Gegenströme vitaler Energien und kosmischer Kräfte, die unseren Körper unablässig durchfließen. Sie fördern Gesundheit und Langlebigkeit, sie können sie aber nicht garantieren. Heilpflanzen können den Körper und seine vielen lebenswichtigen Funktionen nur im Gleichgewicht halten. Den Rest muß der Mensch selbst besorgen.

GEGENÜBER Bei der Behandlung von Rheumatismus, Ischias, Zerrungen und Nervenlähmungen setzt man Massage, Kräuterpackungen und Moxibustion ein. OBEN Auch der Nahrung kommt in der Naturheilkunde ein wesentlicher Platz zu.

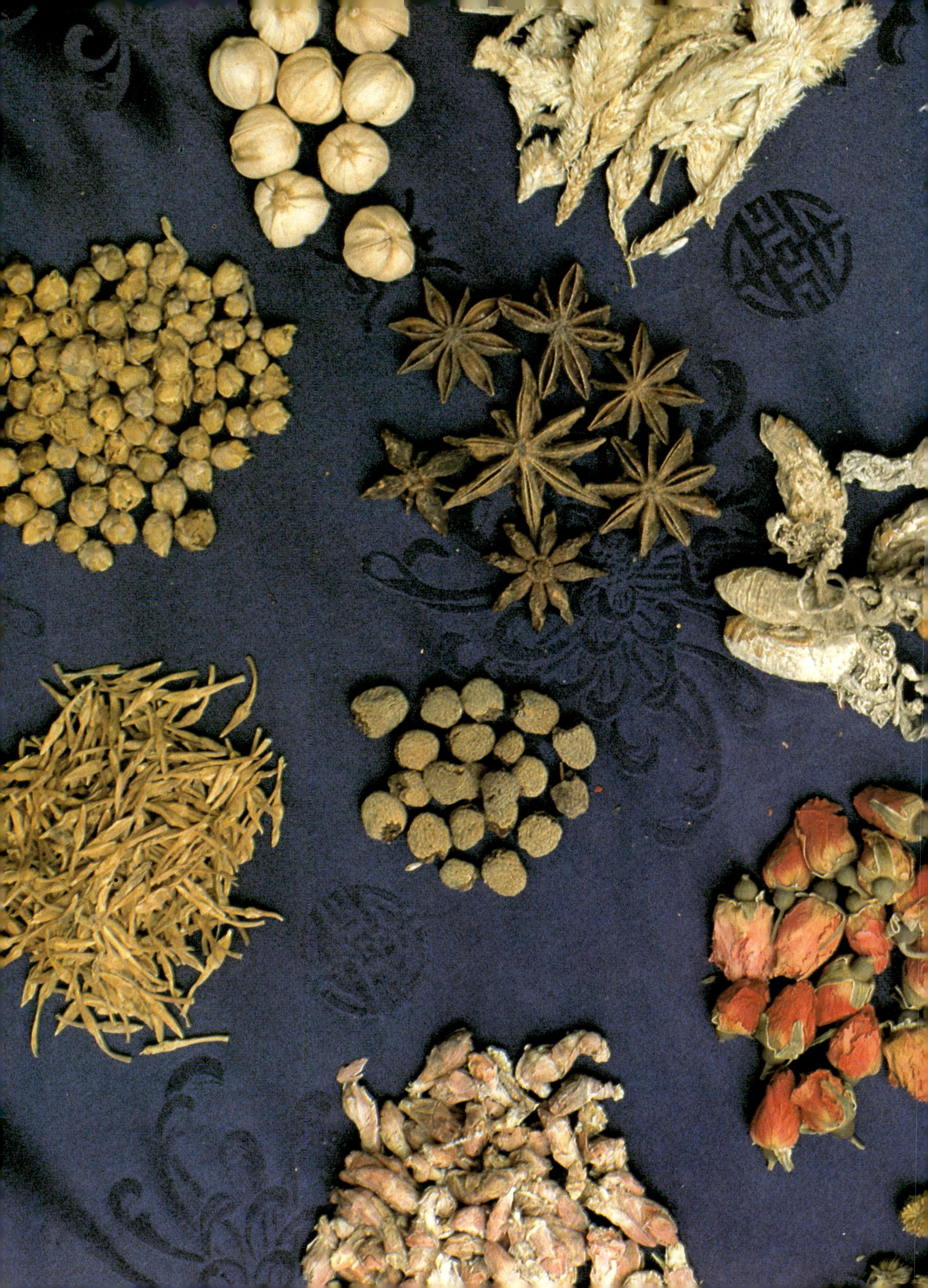

Kapitel V

Der unversiegbare Quell

Chinesische Naturheilkunde heute

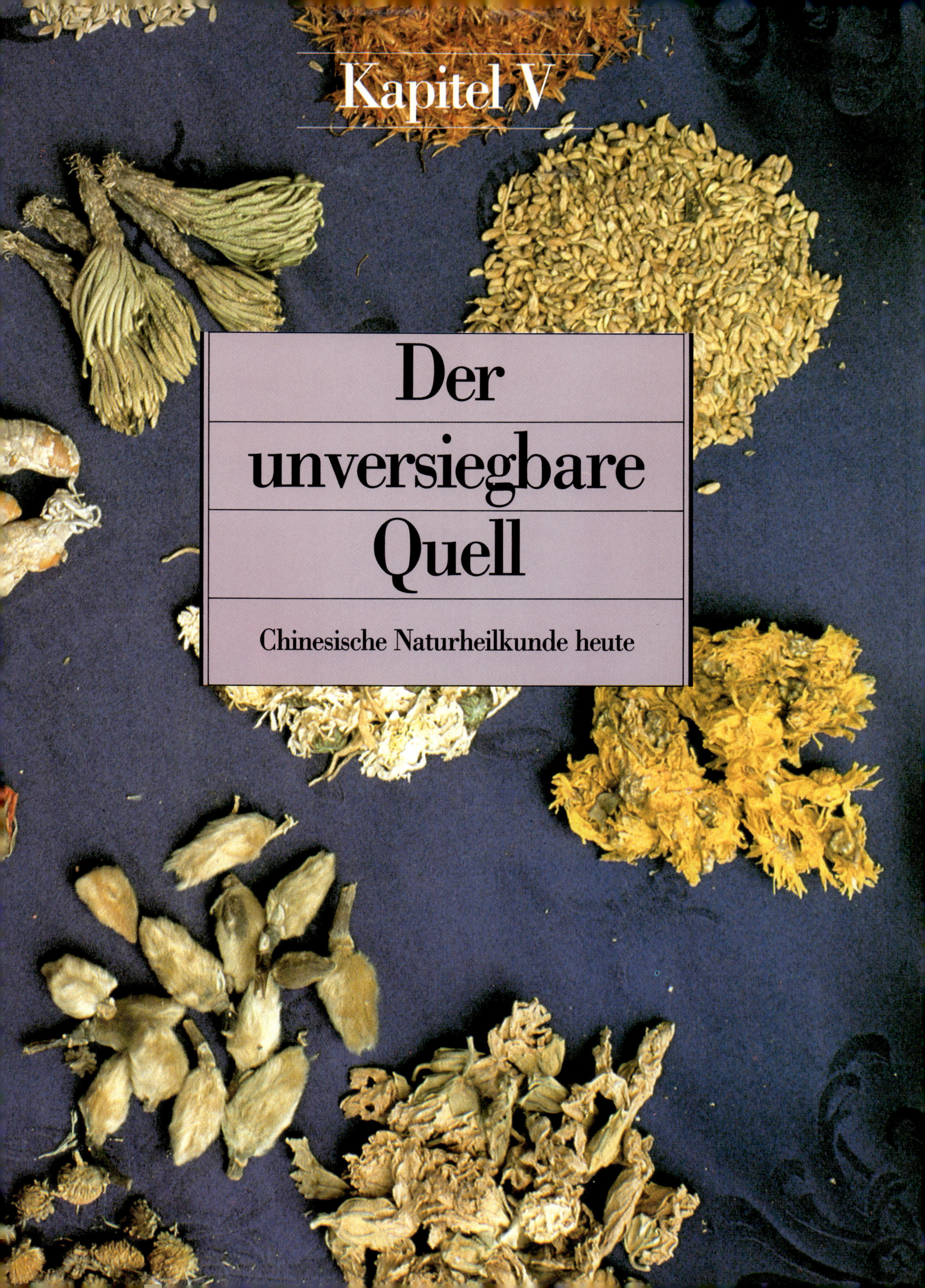

Die chinesische Naturheilkunde schöpft wie eh und je aus den reichen Vorräten der Natur, die sich trotz aller Eingriffe durch den Menschen stets erneuern. Solange es Sonne und Regen, Pflanzen und Tiere, Land und Meer gibt, solange wird die Naturheilkunde aus dem vollen schöpfen können. Die Natur hat sich seit den Anfängen der chinesischen Medizin vor etwa 5000 Jahren nicht nennenswert verändert. Daher haben sich auch die der Heilkunde zugrunde liegenden Prinzipien und ihre wesentlichen Techniken kaum geändert, denn sie sind genau den Strukturen der Natur abgeschaut. Nichtsdestotrotz entwikkeln die zeitgenössischen Vertreter dieser uralten chinesischen Kunst täglich neue Rezepte und Anwendungsweisen, verwenden neue

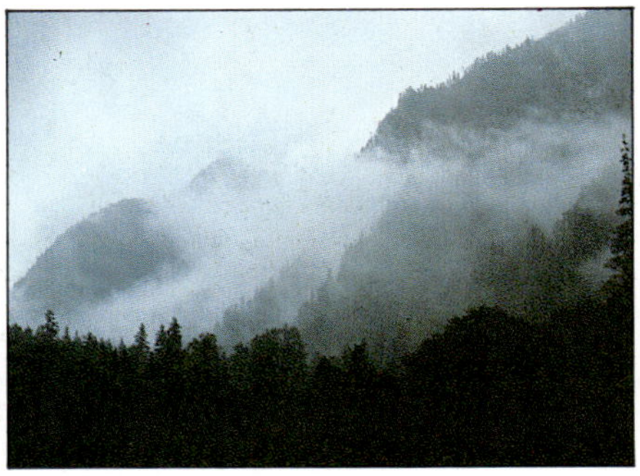

Pflanzen und gelangen auf der Basis ihres jahrtausendealten Wissens zu neuen Erkenntnissen. Am Beginn dieses Kapitels steht ein kurzer Überblick über die heutigen Sammelgebiete der chinesischen Heilpflanzen, über die Art und Weise, wie sie gesammelt, getrocknet und gelagert werden, und über den Handel mit diesen Arzneien. Dann folgt eine Besprechung einiger moderner Entwicklungen auf dem Gebiet der Naturheilkunde und die Beschreibung zweier zeitgenössischer chinesischer Ärzte, eines Taoisten und eines Konfuzianers, die die althergebrachte Kunst in unserer modernen Welt praktizieren.

Verbreitung der Heilpflanzen, Sammeln, Trocknen, Lagern

In China wachsen die besten Heilpflanzen wild. Seit den frühesten Zeiten kommen die heilkräftigsten wilden Pflanzen aus den zerklüfteten Bergen und den tiefen Tälern Sechuans. Die besten Pflanzen sind jene, die ohne Zutun des Menschen in der freien Natur

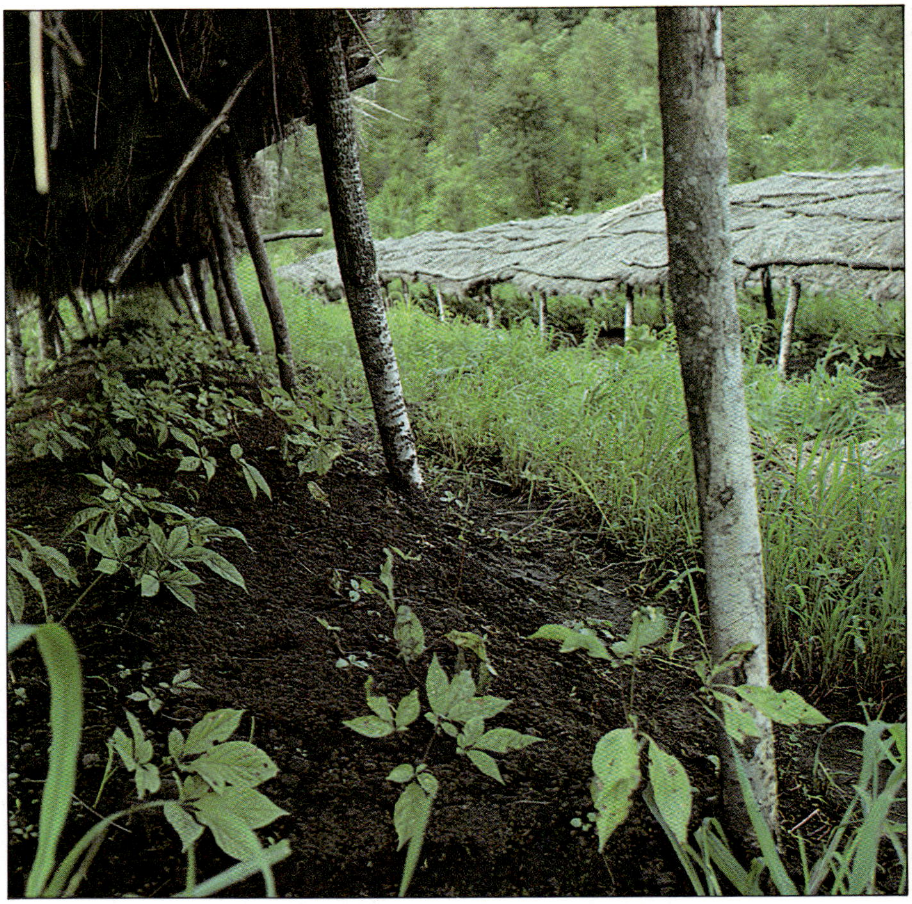

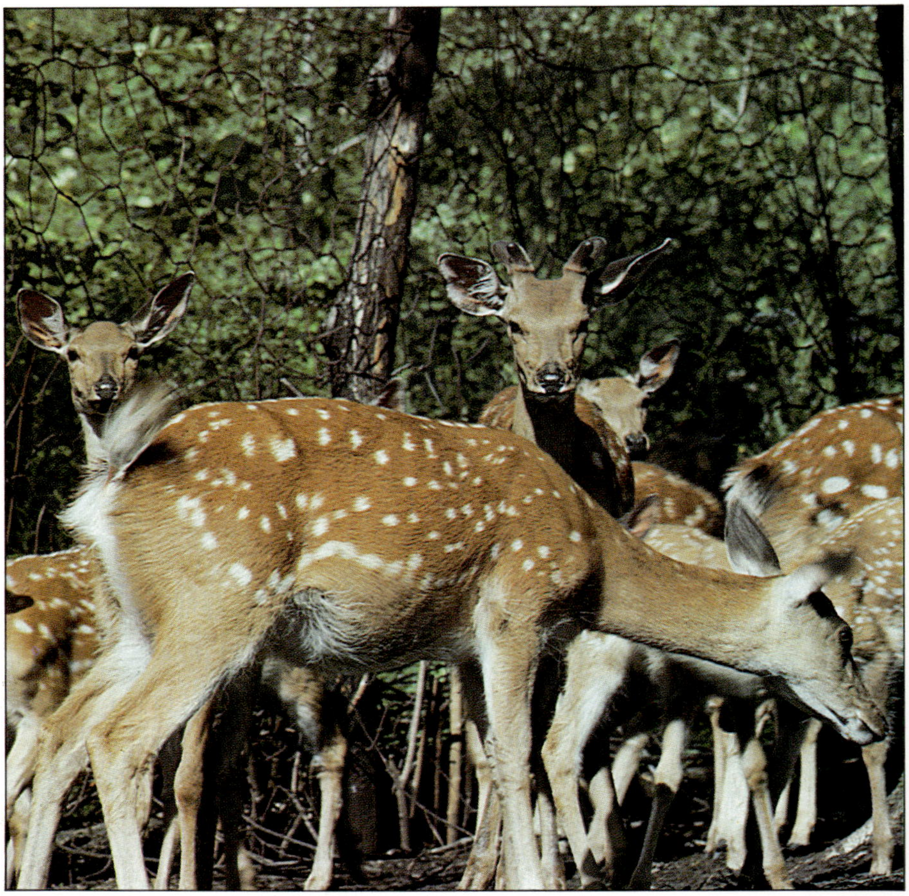

RECHTS UND GEGENÜBER Beispiele aus dem „großen Reich der Natur“, das den schier unerschöpflichen Arzneimittelschatz der traditionellen chinesischen Medizin liefert.

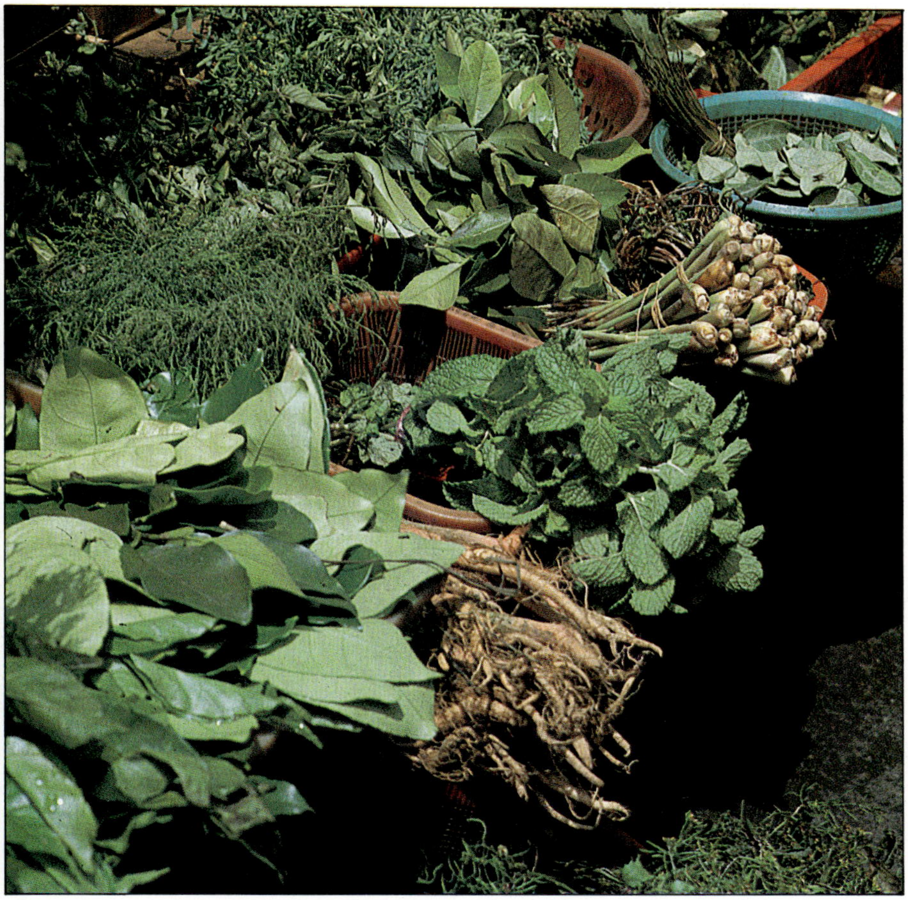

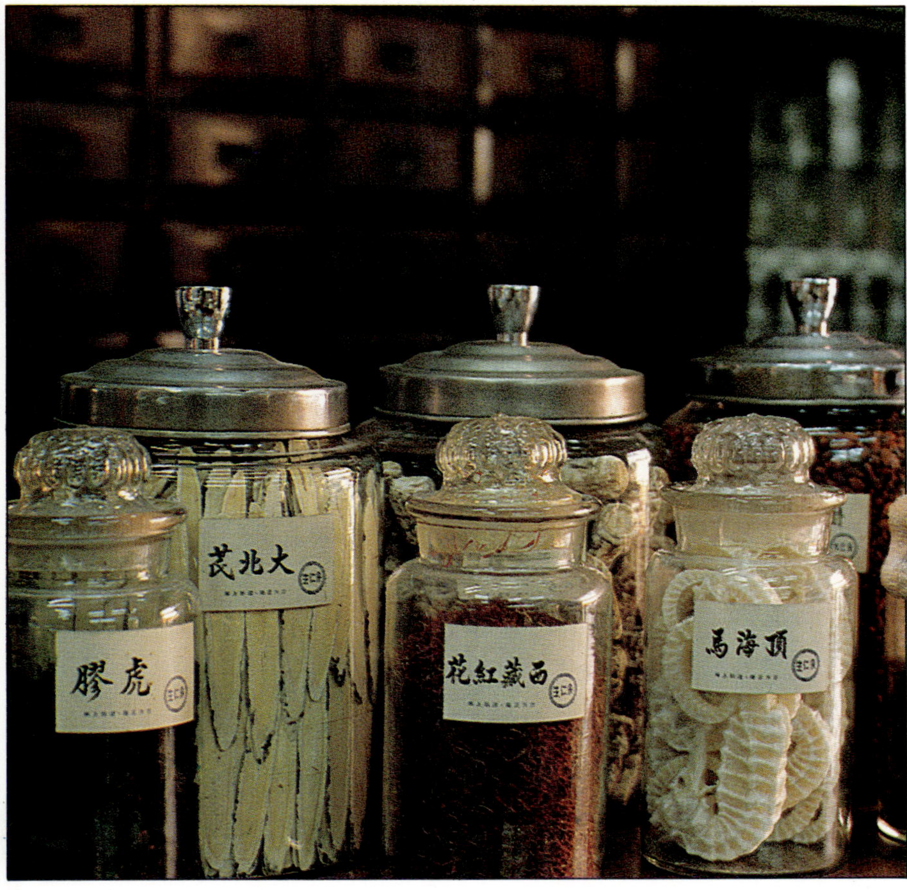

wachsen und sich dort ungestört entwickeln. Viele dieser Pflanzen kann man auch gar nicht kultivieren. Man muß sie in ihrer natürlichen, wilden Umgebung suchen und sammeln. Die einzigartigen geographischen und klimatischen Bedingungen, die für Sichuan typiscn sind, scheinen den Bedürfnissen vieler der heilkräftigsten wilden Pflanzen besonders entgegenzukommen. Einige Pflanzen gedeihen unter äußerst rauhen Bedingungen besonders gut, ja die Feindseligkeit ihrer Umwelt dürfte geradezu die Quelle ihrer heilkräftigen Wirkung sein. Manche der wirkungsvollsten Pflanzen, wie etwa die Ginsengwurzel, entziehen dem Boden, in dem sie wachsen, alle Nährstoffe, so daß danach jahrelang an dieser Stelle nichts mehr wachsen kann.

Die anderen südlichen Provinzen Chinas, wie Yunnan, Guizhou, Guangxi und Guangdong sind ebenfalls reich mit der natürlichen Flora und Fauna ausgestattet, die das Rohmaterial des *ben cao* liefert. Kulturpflanzen, also solche, die man säen, veredeln, düngen und bewässern muß, gedeihen in den fruchtbaren gemäßigten Gebieten Südchinas ganz ausgezeichnet. Der Anbau von Heilpflanzen ist in dieser Region Chinas ein ganz bedeutender Zweig der Landwirtschaft.

In Nordchina wiederum findet man viele der besonders heilkräftigen Pflanzen zur Bereitung von Tonika, wie Ginseng, *Astragalus membranaceus* und *Lycium chinense.* Nord-

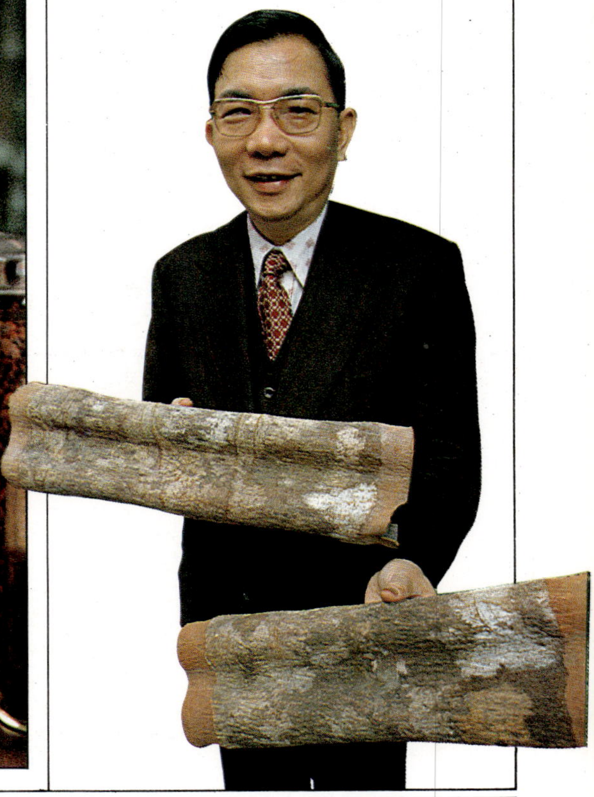

china ist auch die Heimat des berühmten Sikahirsches, *Cervus nippon*, der in der chinesischen Medizin eine besonders wichtige Rolle spielt. Man verarbeitet Bast, Geweih, Blut und Galle. Heute züchtet man dieses Wild auf großen Farmen in der Mandschurei und anderen nördlichen Provinzen, um die große Nachfrage nach seinem Geweih zu dekken, das eines der wirksamsten und gebräuchlichsten Tonika liefert. Das Geweih wird vom lebenden Tier entfernt, was eine sehr schmerzhafte Prozedur ist, aber man kann so das kostbare Material Jahr für Jahr von ein und derselben Herde ernten. Hat ein Tier das Alter erreicht, wo ihm kein neues Geweih mehr wächst, wird sein ganzer Körper zu medizinischen Zwecken verarbeitet, da viele Teile heilkräftige Wirkung haben.

Zudem ist man ständig auf der Suche nach neuen Ingredienzien, die man im Rahmen der Naturheilkunde einsetzen könnte. Südostasien liefert zahlreiche Pflanzen und Tiere, die in der chinesischen Medizin Verwendung finden. Sogar Nordamerika exportiert ein Gewächs, „Amerikanischer Ginseng" genannt, in den Fernen Osten. Diese besondere Ginsengart, die in Nordamerika wild wächst, ist besonders heilkräftig und erzielt auf dem asiatischen Heilpflanzenmarkt einen guten Preis. Nördliche US-Bundesstaaten, wie Minnesota und North Dakota, haben in letzter Zeit sogar begonnen, Geweihe in den Fernen Osten zu exportieren.

Man ist in China im allgemeinen eher bereit, mineralische und tierische Ingredienzien fremden Ursprunges zu akzeptieren als pflanzliche, weil die Qualität der pflanzlichen Inhaltsstoffe besonders stark von den für China spezifischen Boden- und Wetterbedingungen abhängt. Die „Pflanzen sonder Zahl", die in der chinesischen Medizin Verwendung finden, wurden nach ihren spezifischen Wirkungsweisen, Geschmacksnuancen und Energiequalitäten ausgewählt. Dabei orientiert man sich naturgemäß an den jeweils in China heimischen Formen. Varianten derselben Pflanze, die anderswo heimisch sind, können völlig andere pharmazeutische Eigenschaften haben, und es würde Jahrhunderte dauern, ihre natürlichen Affinitäten und pharmakodynamischen Wirkungsweisen voll zu erforschen. Glücklicherweise ermöglichen es die modernen Transportsysteme, die echten Heilpflanzen von China in die ganze Welt zu exportieren.

Welche Teile einer Pflanze man zu medizinischen Zwecken nutzt, ist von Fall zu Fall verschieden. Bei einigen Pflanzen sind nur die Wurzeln medizinisch verwertbar; bei anderen wieder verwendet man nur die Stengel, die Blüten, die Samen oder die Blätter. Es gibt aber auch Pflanzen, die man als Ganzes verwendet, oder solche, bei denen jeder Teil zu einem anderen Zweck genutzt wird. So enthalten etwa die Wurzeln und Stengel der Pflanze *ma huang (Ephedra sinica)* das gegen Bronchialasthma wirksame Ephedrin, während die Blattansätze wiederum völlig andere Wirkstoffe enthalten und zu ganz anderen Zwecken genutzt werden. Die verschiedenen Teile einer Pflanze gelangen zu verschiedenen Zeiten zur Reife und werden daher auch zu verschiedenen Zeiten medizinisch wirksam. Daher ist es von größter Wichtigkeit, die medizinisch verwertbaren Teile jeder Pflanze zu genau der richtigen Zeit zu ernten.

Wurzeln und Knollen, die unter der Erdoberfläche wachsen, sind im späten Herbst und im zeitigen Frühjahr besonders wirksam, weil zu jenen Zeiten der Großteil der Nährstoffe der ganzen Pflanze in ihnen gespeichert ist. Rinden sammelt man zwischen Februar und Mai, weil sie zu dieser Zeit den größten Flüssigkeitsgehalt haben. Die meisten Blätter pflückt man kurz bevor die Pflanze zu blühen beginnt. Bei manchen Arten werden sie allerdings erst im Herbst abgenommen, wenn sie schon abzufallen beginnen.

Sammelt man Blüten, ist die Wahl des richtigen Zeitpunktes noch wichtiger, weil die

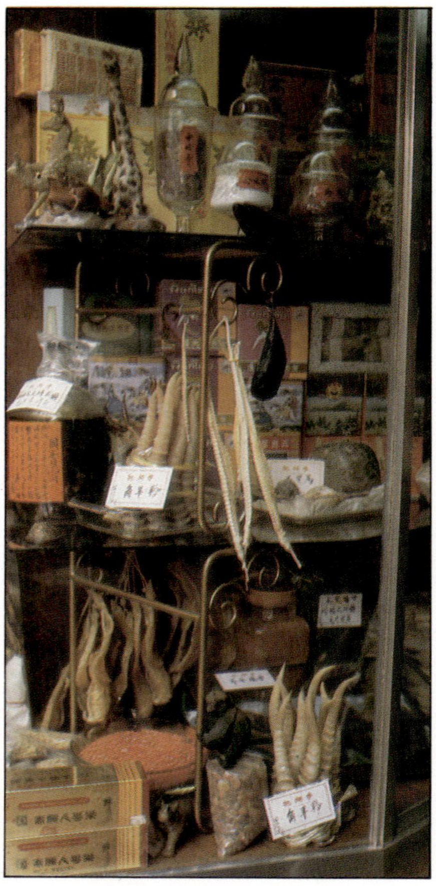

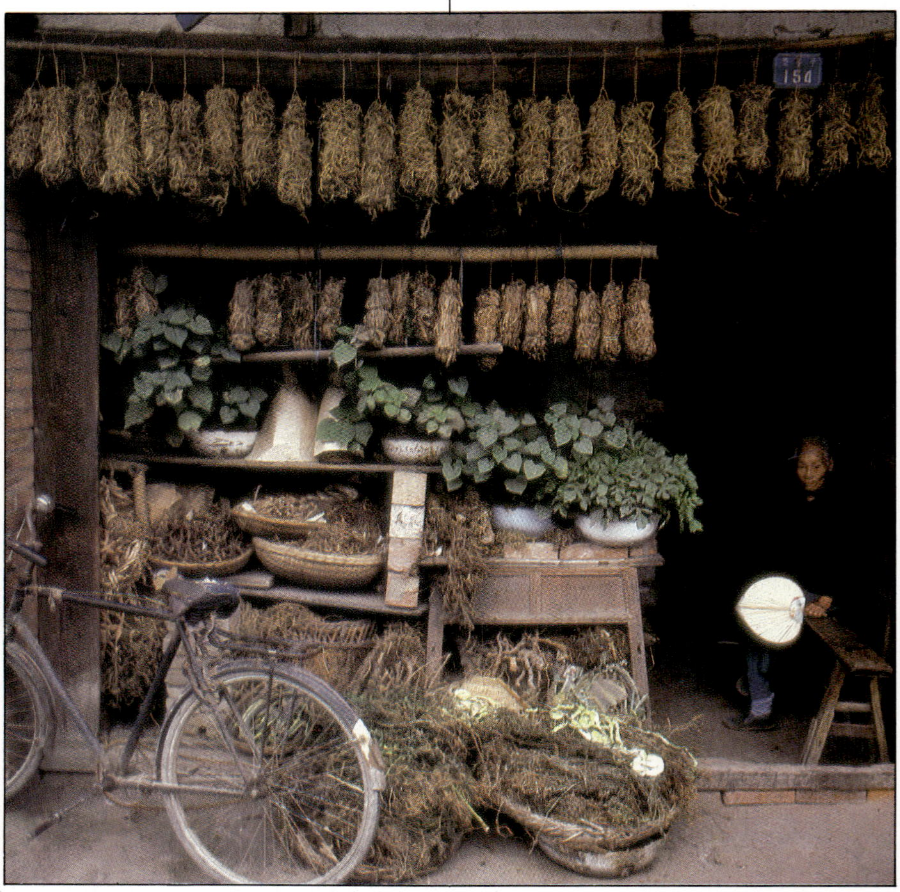

Blütezeit der meisten Pflanzen ziemlich kurz ist. Blüten pflückt man zwischen März und Mai und im Juli und August, je nachdem, wann die betreffende Pflanze zu blühen beginnt. Man sollte sie noch als Knospe oder knapp nach dem Aufblühen abpflücken. Danach müssen sie sofort an der Sonne getrocknet werden.

Die Früchte, die in der Pflanzenmedizin zur Anwendung kommen, sollte man pflükken, sobald sie reif sind. Allerdings gibt es auch hier wieder Ausnahmen. *Wu mei (Prunus mume)* verwendet man in unreifem Zustand. Sie müssen also früher gepflückt werden. Auch Samen werden gesammelt, nachdem sie voll ausgereift sind. Manche liest man direkt vom Boden auf, andere wieder gewinnt man aus der reifen Frucht, bevor sie aufplatzt.

Nachdem man die Pflanzen gesammelt hat, muß man sie entsprechend verarbeiten, damit ihre medizinische Wirkung voll zur Geltung kommen kann. Zunächst müssen sie geordnet werden. Nach eines langen Tages Arbeit hat ein Kräutersammler in seinem Korb eine ganze Sammlung verschiedener Pflanzen und Pflanzenteile, je nachdem, welche Pflanzen gerade Saison haben und an dem betreffenden Tag reif geworden sind. Zunächst muß man Schmutz und andere Verunreinigungen entfernen und die medizinisch nicht verwertbaren Teile aussondern. Dann ordnet man die Pflanzen und Pflanzenteile nach ihren verschiedenen Verwendungszwecken.

Im nächsten Arbeitsgang werden sie sorgfältig gewaschen, um restlichen Schmutz und Staub zu entfernen. Zuvor müssen eventuell noch Blüten abgezupft und zum Trocknen ausgelegt werden. Gewisse Pflanzen, wie beispielsweise Wegerich und Borstenhirse, sollte man überhaupt nicht waschen.

Sind die Pflanzen gesammelt, sortiert und gewaschen, dann ist es Zeit, sie zu trocknen. Die meisten Kräuter trocknet man direkt an der Sonne, weil das die beste Lagerfähigkeit gewährleistet. Während der Regenzeit aber, oder an wolkigen Tagen, kann man sie auch im Haus um ein Feuer zum Trocknen auslegen. Kräuter mit starkem Aroma, wie etwa Minze, trocknet man an einem gut belüfteten Ort im Schatten. Zutaten tierischen Ursprungs werden zunächst im Dampf erhitzt, um so vor dem Trocknen Parasiten, Eier und Bakterien abzutöten.

Sind die Pflanzen ganz durchgetrocknet, schneidet man sie so, daß sie gut gelagert werden können. Dicke Wurzeln und Knollen sowie holzige Reben schneidet man in dünne Scheiben. Rinden und Blätter lagert man als lange, schmale Streifen. Ganze Pflanzen zerlegt man in einzelne Teile. Blüten und Samen lagert und verschickt man unzerkleinert. Sind die Pflanzen einmal geschnitten und zerteilt, müssen sie sofort beschriftet werden, um so Irrtümer und falsche Anwendung zu verhindern. In der Kräuterapotheke werden sie dann stets an einem kühlen, trockenen und gut belüfteten Ort gelagert. Als Behälter verwendet man hölzerne Laden, Keramikgefäße und Glasflaschen. Solcherart gelagerte Pflanzen muß man auch regelmäßig kontrollieren, weil sie von Schimmel oder Ungeziefer befallen werden können, Öle verlieren oder auf andere Art verderben können. Als Vorsichtsmaßnahme lüftet man sie besonders während der feuchten, regnerischen Jahreszeit möglichst oft an der Sonne.

Wenn man wild wachsende Pflanzen sammelt, ist es besonders wichtig, aus einem bestimmten Gebiet nicht zuviel zu entnehmen und immer zu bedenken, daß diese kostbaren Fundstellen langfristig geschützt werden müssen. Daher sollte man beim Sammeln planmäßig vorgehen und immer nur soviel entnehmen, wie es der augenblickliche Bedarf erfordert und so für die Zukunft vorsorgen. Nach Möglichkeit sollte man Teile so pflücken, daß die Pflanze als Ganzes nicht abstirbt. Die Wurzeln sollten, wenn irgend möglich, im Boden belassen werden. Wenn aber gerade die Wurzeln zu sammeln sind, ist darauf zu achten, daß die Hauptwurzel intakt bleibt. Pflückt man Blätter, darf man von einer Pflanze nie alle Blätter entfernen, weil sie sonst stirbt. Dasselbe gilt für das Abschälen von Rinden.

Eine entsprechende Versorgung mit allen wichtigen Ingredienzien ist nur dann gewährleistet, wenn sowohl wild wachsende als auch kultivierte Pflanzen planmäßig und systema-

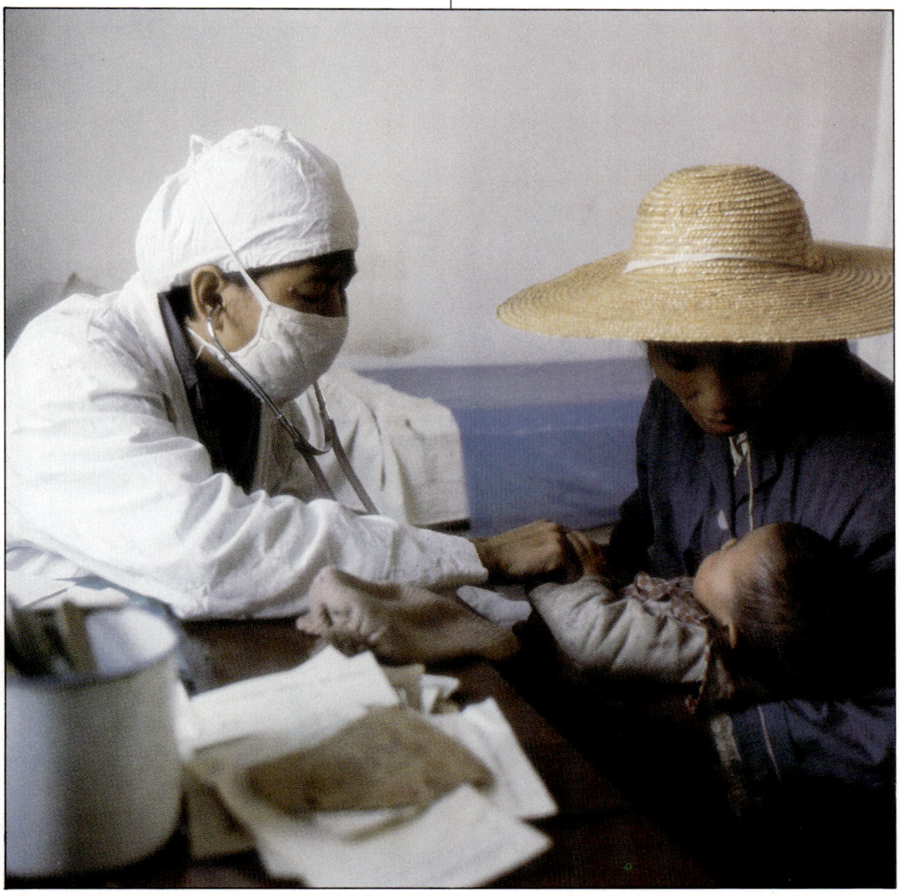

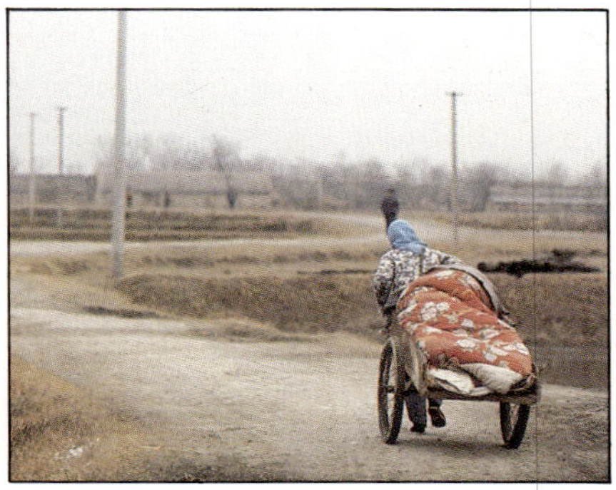

GEGENÜBER Bei pflanzlichen Heilmitteln wie auch bei der Nahrung sehen die Chinesen gern genau, was sie kaufen. LINKS Ein sogenannter Barfuß-Arzt und sein Patient im nachrevolutionären China. OBEN „Krankenwagen“ eines Barfuß-Arztes.

tisch genutzt werden. Wenn man beispielsweise Brachland oder Waldgebiete zu landwirtschaftlichen Zwecken aufbereitet, sollte man das zu rodende Gebiet vorher sorgfältig untersuchen und alle medizinisch nutzbaren Pflanzen sammeln. Man sollte auch keine Pflanzen wegwerfen oder verbrennen, bevor man sie nicht auf ihren möglichen medizinischen Nutzen überprüft hat. Heilpflanzen, die kultivierbar sind, sollte man, wo immer möglich, anbauen. Dazu eignen sich Rodungen, Bach- und Teichränder sowie Feld- und Wegesraine. Durch entsprechende Planung und sorgfältigen Anbau kann man den Nachschub für den normalen Bedarf, aber auch Reserven für etwaige Notfälle sichern.

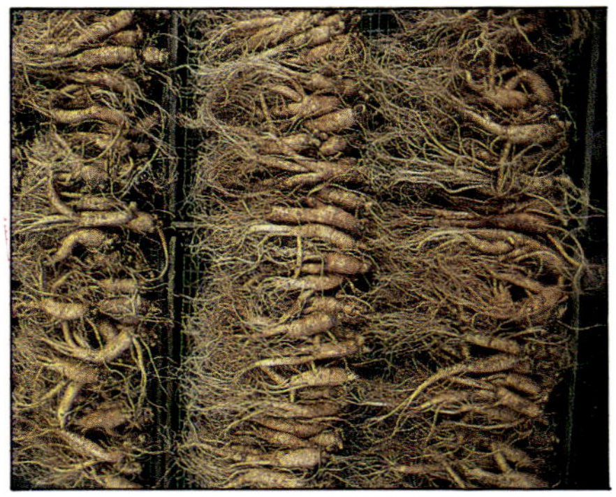

Heilpflanzen als Handelsware

Dank der Millionen Chinesen, die in aller Welt leben, gibt es heute in vielen Ländern chinesische Apotheken, wo man chinesische Heilpflanzen kaufen kann. Die meisten großen Städte, im Osten wie im Westen, in denen es eine chinesische Gemeinde und einige chinesische Restaurants gibt, haben auch eine gut sortierte Kräuterhandlung.

Das Zentrum des Handels mit chinesischen Heilpflanzen ist Hongkong, das seit fast einhundertfünfzig Jahren in wirtschaftlicher Hinsicht Chinas Tor zur Welt ist. Die Pflanzen werden in China gesammelt, verarbeitet und auf ihre Qualität hin untersucht. Nur die beste Ware wird am internationalen Markt angeboten. Heilpflanzen von allererster Qualität können sehr hohe Preise erzielen. Manche wirklich seltene und exotische, aber wirksame Tonika können sich tatsächlich nur die reichsten im Westen lebenden chinesischen Wirtschaftsbosse leisten. Der Export von Heilpflanzen ist in der Tat ein nicht zu unterschätzender Devisenbringer für China.

In Hongkong werden die Pflanzen im Einzelhandel in den Kräuterabteilungen von Warenhäusern angeboten, die auf chinesische Produkte spezialisiert sind, beziehungsweise in den hunderten kleinen, privaten Kräuterhandlungen, die es in dieser Stadt gibt. Großhändler aus Hongkong beliefern sowohl die örtlichen Einzelhändler als auch den internationalen Markt. Der Preis der Arzneien steigt mit der Entfernung von Hongkong. Hongkong ist das Mekka für alle Freunde chinesischer Heilpflanzen. Dort sind alle erdenklichen Varianten erhältlich, die Qualität ist erstklassig und die Preise vernünftig.

Sind 10.000,— Dollar ein vernünftiger Preis für 30 g einer exotischen Variante von Ginseng? Würden Sie 250,— Dollar für ein winziges, schwarzes Etwas zahlen, das angeblich die getrockneten Hoden einer seltenen Wildart sind? Derartige Preise werden in Hongkong verlangt und auch bezahlt, was beweist, daß es sehr wohl Leute gibt, denen diese Waren so viel wert sind. Denn einige gesunde Jahre, Monate oder auch nur Wochen sind kostbarer „als aller Tee in China". Solche Waren sind natürlich die Luxusartikel in der chinesischen Kräuterapotheke, und nur sehr wohlhabende Menschen können sie sich leisten. Es gibt aber ein reichliches Angebot für jede Geldbörse und für jeden Zweck. Viele der wirksamsten Arzneien sind sogar durchaus billig und überall erhältlich. Chinesische Naturheilmittel sind meist billiger als ihr jeweiliges Gegenstück aus den pharmazeutischen Labors im Westen und daher für jedermann leichter erschwinglich. Zumindest gelegentlich greifen fast alle Chinesen auf der ganzen Welt, Männer und Frauen, alt und jung, arm und reich, zu pflanzlichen Arzneien.

Die Gesetze von Angebot und Nachfrage gelten aber auch hier. Daher kommt es mitunter auch bei den wirksamsten und daher populärsten Arzneien zu Engpässen. So ist heute beispielsweise *Yunnan bai yao*, das heilkräftige weiße Pulver aus Notoginseng in jeder Kräuterapotheke in Hongkong für weniger als zwei Dollar pro Phiole erhältlich. Vor Jahren aber, am Höhepunkt des Vietnamkrieges, war es unmöglich, diese Arznei aufzutreiben, egal, welchen Preis man dafür bot, da die gesamten Bestände an die Nordvietnamesische Armee gingen, wo jeder Soldat das kostbare Pulver im Felde bei sich trug. Man bedenke, daß der andere Name dieses Pulvers „In-Gold-nicht-aufzuwiegen" lautete. Wenn die Chinesen nur begrenzte Mengen einer Arznei zur Verfügung haben, müssen sie mitunter zwischen wirtschaftlichen und humanitären Entscheidungskriterien wählen.

Taiwan ist heute eines der wohlhabendsten, aber auch eines der traditionsbewußtesten chinesischen Siedlungsgebiete der Welt. Daher hat es auch den größten Bedarf an hochwertigen chinesischen Heilpflanzen. Aufgrund der alten Feindschaft zwischen Taipei und Beijing gibt es keinen offiziellen Handel zwischen den beiden Bruderstaaten. Die Regierung in Taiwan hat zwar einigen Firmen in Hongkong die Erlaubnis erteilt, begrenzte Mengen wichtiger Heilpflanzen auf dem Festland zu kaufen und in Taiwan einzuführen, diese auf legalem Wege importierten Heilpflanzen können den tatsächlichen Bedarf aber bei weitem nicht decken. Das gilt besonders für die ausgefalleneren Arten von Tonika. Außerdem werden die Importe mit geradezu astronomischen Zöllen belastet, was die Preise in schwindelerregende Höhen treibt. Die Folge ist ein blühender Schwarzmarkt, der über die Straße von Taiwan beliefert wird. So gelangen jährlich kostbare chinesische Heilpflanzen im Werte von fast 10 Millionen Dollar illegal nach Taiwan. Wann immer taiwanesische Fischerboote zwischen dem chinesischen Festland und Taiwan beim Schmuggeln erwischt werden, findet man neben kostbaren Antiquitäten und Goldbarren auch chinesische Heilpflanzen. Man sieht also, daß der Wille der Politiker die Liebe des chinesischen Volkes zur Naturheilkunde nicht beeinträchtigen kann.

Moderne Entwicklungen

Wenn die theoretischen Grundlagen und Methoden der chinesischen Naturheilkunde auch schon längst festgelegt sind, entwickeln sie sich in der heutigen modernen Welt doch immer noch sehr dynamisch weiter. Es ist wirklich bedauerlich, daß die westliche Schulmedizin die chinesischen Theorien und Praktiken immer noch mit Mißtrauen betrachtet. Denn die chinesische Medizin verfügt über tiefgreifende Erkenntnisse und wirksame Heilmethoden, von denen die ganze Welt profitieren könnte.

Eine neuere Entwicklung, die bereits erwähnt wurde, ist die Herstellung standardisierter pflanzlicher Arzneien aus Extrakten der betreffenden Pflanzen. Diese Heilmittel können allerdings nicht zur Behandlung akuter oder schwerer Erkrankungen herangezogen werden. In solchen Fällen ist es nach wie vor erforderlich, einen qualifizierten chinesischen Arzt zu konsultieren, der dann individuelle Rezepte auf der Basis einer differentiellen Diagnose erstellt. Die fertig angebotenen Naturheilmittel sind aber recht wirksam gegen chronische Leiden oder zur allgemeinen Kräftigung. Sie sind so zusammengesetzt, daß sie alle wesentlichen Bestandteile für eine schrittweise und dauerhafte Kräftigung der inneren Organe enthalten. Moderne chinesische Arzneien, wie Gelée-royale-Kapseln, Wildhodenpillen, Geweihextrakt, Ginsengessenz und zahlreiche andere, sind milde Tonika, die aber bei regelmäßiger Einnahme über einen längeren Zeitraum sehr wohl wirksam sind.

Außerdem hat es die moderne Technologie möglich gemacht, den Pflanzen ihre medizinischen Wirkstoffe zu entziehen und das Extrakt so zu verfeinern, daß der Wirkstoff schließlich in hochkonzentrierter und reiner Form zur Verfügung steht. Diese pflanzliche Essenz kann man dann direkt in Akupunkturpunkte entlang der Meridiane injizieren. Da ja die Pflanze eine natürliche Affinität zu einem bestimmten Organ hat, wirkt ihre Essenz, wenn man sie in einen Akupunkturpunkt eines Meridians injiziert, unmittelbar auf den diesem Organ zugeordneten Meridian. Über das Meridiannetz pflanzt sich diese Wirkung dann zu dem Organ selbst fort. Diese Behandlungsmethode wurde erst in jüngster Zeit entwickelt, und die chinesischen Ärzte versprechen sich viel davon. Bemerkenswert daran ist, daß diese moderne Anwendungsmöglichkeit der alten chinesischen Heilkunst durch die moderne westliche Technik ermöglicht wurde.

Die wohl vielversprechendste moderne Entwicklung im Rahmen der traditionellen chinesischen Heilkunst ist die Entdeckung einer Pflanze, die man zur wirksamen Geburtenkontrolle einsetzen kann. Dr. Y. C. Kong, Biochemiker und führender Botaniker an der chinesischen Universität von Hongkong, leitet derzeit ein Forschungsprojekt, das ein Budget von mehreren Millionen Dollar hat und von der Weltgesundheitsorganisation unterstützt wird. Sein Ziel ist es, ein sicheres und wirksames pflanzliches Verhütungsmittel zu entwickeln. Die Pflanze, mit deren Hilfe er das Bevölkerungsproblem der Welt in den Griff zu bekommen hofft, hat er bereits entdeckt. „Wir sind überzeugt, daß man die Pflanze als wirksames Mittel zur Empfängnisverhütung einsetzen kann“, sagt Dr. Kong. Überdies wächst die betreffende Pflanze

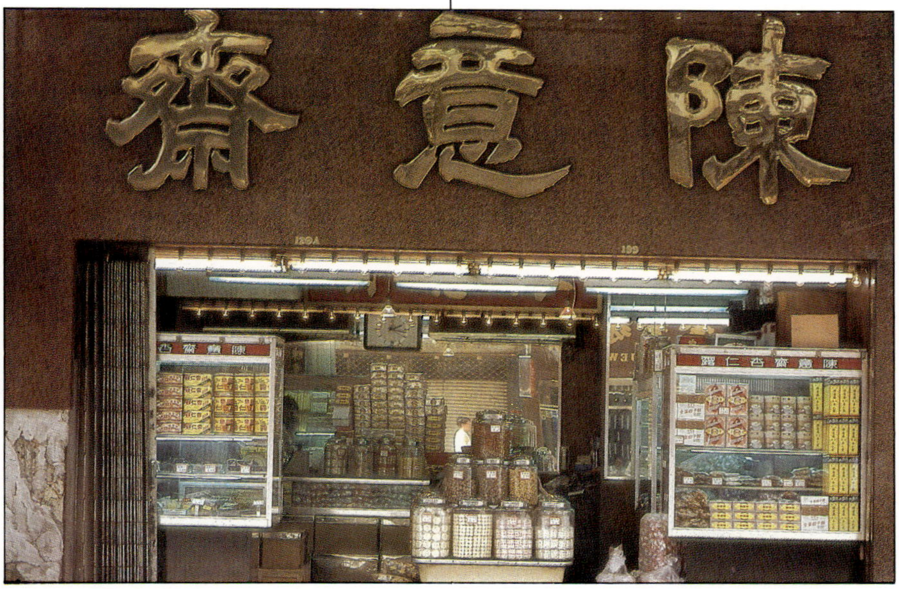

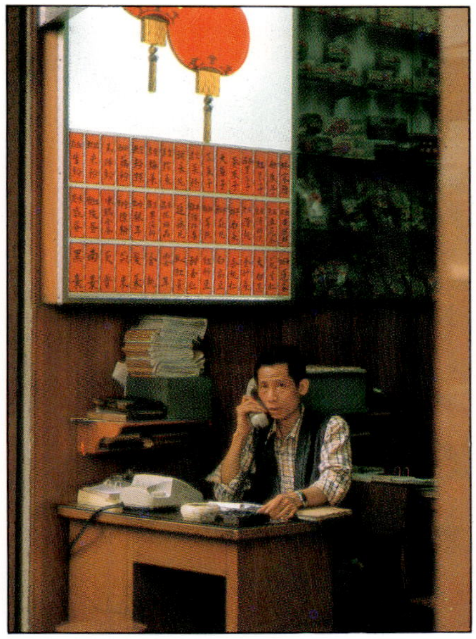

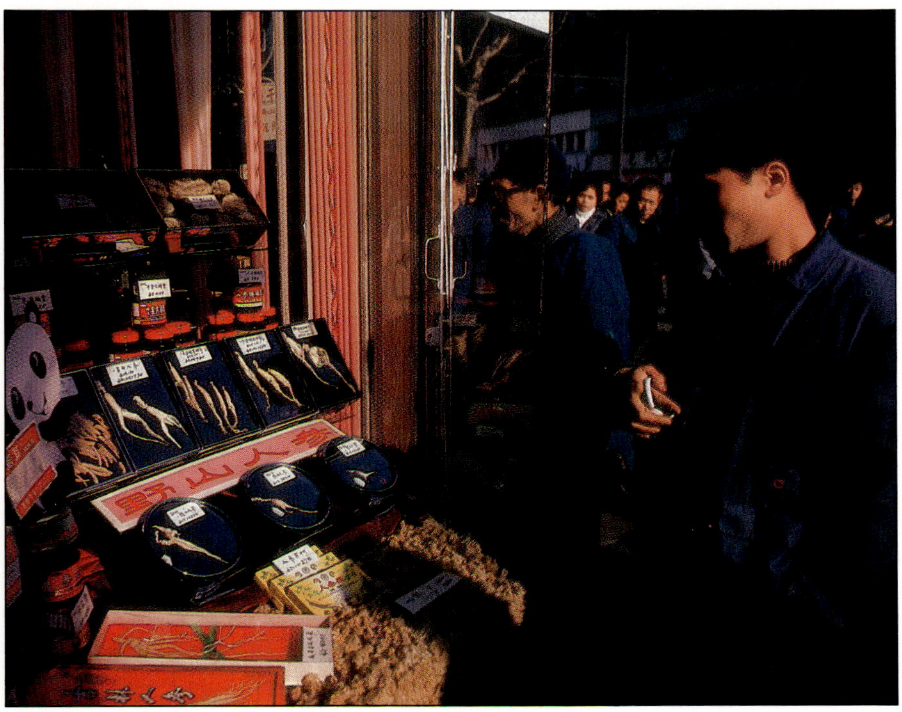

reichlich in fast allen tropischen und subtropischen Gebieten der Erde. „In den meisten Entwicklungsländern werden sie die Frauen selbst sammeln und einen Tee daraus zubereiten können.“ Das pflanzliche Verhütungsmittel ist „am Morgen danach“ einzunehmen und hat anscheinend keine Nebenwirkungen. Die Pharmaindustrie belagert Dr. Kong mit verlockenden Angeboten, sein Wissen um diese potentielle Wunderdroge, die das Bevölkerungsproblem der Welt lösen könnte, zu verkaufen. Für ihn aber stehen die humanitären Interessen im Vordergrund. Bald werden die Versuchsreihen hinsichtlich der langfristigen Wirkungen und etwaigen toxischen Eigenschaften des Mittels abgeschlossen sein. Dann wird er das Ergebnis seiner Forschungen der Weltgesundheitsorganisation überge-

GEGENÜBER Wilder Ginseng, eines der beliebtesten Tonika in Ostasien. LINKS Zwei sehr unterschiedliche Kräuterapotheken in China. OBEN Liste der verschiedenen Kräuter und Mixturen, die zum Kauf angeboten werden.

ben, die dann darüber nach ihrem Ermessen verfügen soll.

Im Fernen Osten hat der Vermischungsprozeß zwischen traditionellen chinesischen und modernen westlichen Verfahren schon voll eingesetzt. Das Zwitterwesen, das aus dieser Verbindung entsteht, bezeichnet man dort als die „Neue Medizin". Diese Neue Medizin bedient sich ausgiebig moderner westlicher Technologie, wissenschaftlicher Laboratorien, Röntgenuntersuchungen, chemischer Analyseverfahren, mikroskopischer Biochemie, diverser Reinigungsverfahren, Elektronik, Optik etc. Hinsichtlich grundlegender theoretischer Überlegungen und praktischer therapeutischer Entscheidungen folgt man aber im allgemeinen der chinesischen Lehre.

In China werden heute chinesische und westliche Medizin Seite an Seite angewandt. Das offizielle chinesische paramedizinische Nachschlagewerk, „A Barefoot Doctor's Manual" (siehe Bibliographie), führt für jede besprochene Erkrankung beide Alternativen bzw. kombinierte chinesisch-westliche Behandlungsmöglichkeiten an. Ein westlicher Journalist fragte den Oberarzt des Krankenhauses einer landwirtschaftlichen Kommune in der Provinz Anhui, ob er bei der Behandlung von Erkrankungen chinesische oder westliche Methoden bevorzuge. „Beide", antwortete der Arzt ohne Zögern. Der Journalist erkundigte sich weiter, wie er im jeweiligen Fall dann wisse, welcher Methode der Vorzug zu geben sei. „Aus Erfahrung", war die selbstbewußte und typisch chinesische Antwort.

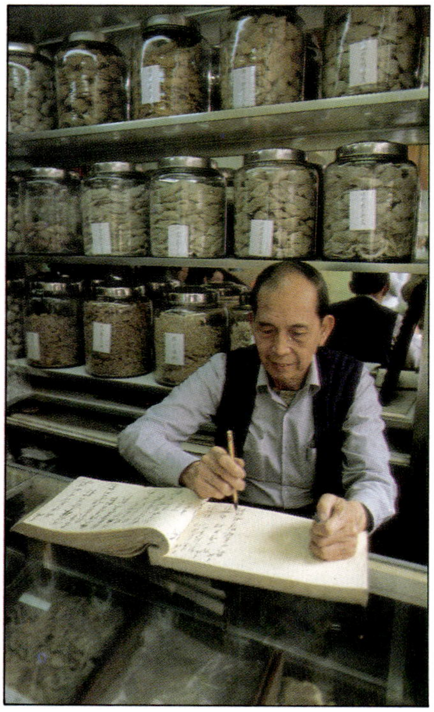

Die Chinesen waren auf dem Gebiet der Medizin schon immer neuen Erfahrungen und Experimenten gegenüber sehr aufgeschlossen. Deshalb ist ihr medizinisches System auch das umfassendste, wirksamste und flexibelste der Welt. Das gilt bis zum heutigen Tag. Vielleicht ist es auch gut so, daß die Entwicklung der Neuen Medizin vor allem im Osten vorangetrieben wird. Es setzt wohl weniger Umdenken voraus, wissenschaftliche Untersuchungsmethoden in ein empirisches System zu integrieren, als von streng wissenschaftlicher Denkungsweise Abstand zu gewinnen und sich der viel weniger quantifizierbaren „Weisheit des Ostens" zu öffnen.

Moderne Vertreter der alten Kunst

Seit den Zeiten der Song- oder Ming-Dynastie haben sich die Kräuterhandlungen und die Arzneien wenig verändert. Ebenso praktizieren die chinesischen Ärzte ihre uralte Heilkunst nach den Traditionen und Regeln, die ihre Vorväter etabliert haben. Große chinesische Ärzte, wie Hua Tuo, Sun Simiao und Li Shizhen aus der späten Han-Dynastie beziehungsweise aus den frühen Tang- und Ming-Dynastien würden sich in den Praxen moderner chinesischer Ärzte durchaus zu Hause fühlen. Zeitgenössische chinesische Ärzte finden an den Medikamenten und Therapiegeräten typisch westlicher Prägung wenig Gefallen. Wohl aber kombinieren sie einige westliche Diagnoseverfahren, wie Röntgenuntersuchungen, Blutdruckmessung, Blut- und Harnanalysen und dergleichen mit ihren eigenen traditionellen diagnostischen Methoden.

Dr. Huang Powen ist ein gutes Beispiel für einen zeitgenössischen chinesischen Arzt, der der konfuzianischen Tradition verbunden ist. Er leitet seit fünfundzwanzig Jahren eine kleine Klinik in Taipei und ist Meister der traditionellen chinesischen Massagemethode *tui na* („drücken und reiben"). In seinem Therapieverfahren kombiniert er diese Methode mit Akupunktur, Kräuterpackungen und pflanzlichen Arzneien. Seine Patienten kommen aus allen Gesellschaftsschichten, hohe Regierungsbeamte, Hausfrauen, amerikanische Geschäftsleute, chinesische Sekretärinnen, arabische Ölscheichs und örtliche Taxifahrer. Die Wände seiner Ordination sind mit säuberlich gerahmten Briefen seiner Patienten bedeckt, die voll des Lobes und der Dankbarkeit sind.

Wie Sun Simiao, der große Arzt aus der Tang-Dynastie, hat auch Dr. Huang viele lukrative Angebote von wohlhabenden und mächtigen Männern ausgeschlagen, die ihn als Leibarzt gewinnen wollten. Stattdessen zieht er es vor, in seiner kleinen Klinik zu bleiben und seinen Verpflichtungen gegenüber seinen zahlreichen Patienten nachzukommen. Einmal bot ihm ein reicher libanesischer Wirtschaftsboß, der an einer schmerzhaften chronischen Ischiaserkrankung litt, ein fürstliches Honorar, wenn er ihn einen Monat in seinem Haus in Beirut behandle. Dr. Huang jedoch lehnte unter dem Hinweis auf seine zahlreichen Patienten, die täglich auf „sein gütiges Herz und seine gütige Kunst" vertrauten, höflich ab. Also flog der Wirtschaftsboß nach Taipei, wo ihn Dr. Huang, nachdem er abends seine Praxis geschlossen hatte, in dessen Suite im Hilton Hotel behandelte.

Huang Powen stammt aus Taiwan, wo seine Familie seit Generationen *tui na*-Massage, Akupunktur und Naturheilkunde gepflegt hat. Auf die Frage, was denn die wichtigsten Quellen seines umfassenden Wissens und seiner außergewöhnlichen Geschicklichkeit seien, antwortete er: „Meine Familie und meine eigene Erfahrung." Er verfügt natürlich über alle staatlichen Befähigungsnachweise zur Ausübung der traditionellen chinesischen Heilkunst, hält sie aber für reine Formalitäten. Die chinesischen medizinischen Examen sind zwar schwierig, hat man sie absolviert, bedeutet das aber zunächst bloß, daß man sich die theoretischen Grundlagen angeeignet hat und die umfangreiche medizinische und botanische Terminologie beherrscht, die Vorbedingung zur Ausübung der chinesischen Heilkunst sind. Der Unterschied zwischen

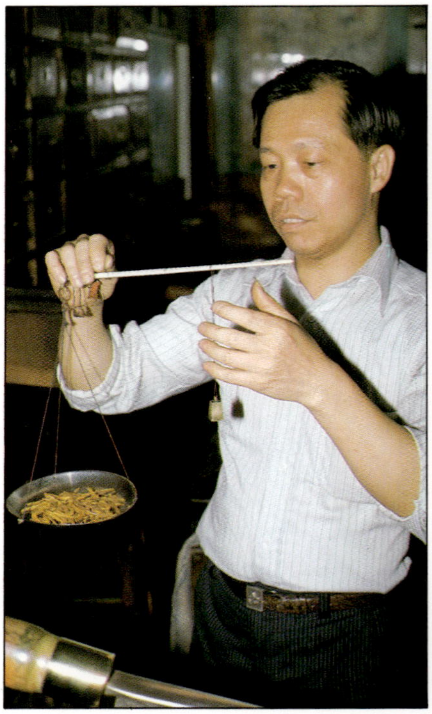

einem normalen Arzt und einem außergewöhnlichen liegt aber in seiner Geschicklichkeit und Intuition, in seiner klinischen Erfahrung und in den speziellen Techniken, die er beherrscht. All das sind Fähigkeiten, die der Meister an seine Schüler weitergibt, die ihrerseits wieder außergewöhnliche persönliche Sensibilität mitbringen müssen.

Dr. Huang empfiehlt die Einnahme pflanzlicher Arzneien und eine ausgewogene Ernährung in Verbindung mit seinen Therapiemaßnahmen wie *tui na*-Massage und Kräuterpakkungen. Häufig entwickeln chinesische Ärzte auf der Basis ihrer persönlichen Erfahrung und ihrer spezifischen Interessensgebiete eigene Arzneien. Dr. Huang ist da sicherlich keine Ausnahme. Eine solche Kräuterpackung, die er nach der Massage auflegt, enthält sechzehn verschiedene Zutaten. Sie ist äußerst wirksam bei Arthritis und Rheumatismus, bei Rückenschmerzen und Verrenkungen, Ischias und anderen Nervenleiden, bei Sehnen- und Muskelzerrungen, bei Energie- und Blutarmut, Blutergüssen, Abszessen, „Winderkältungen" und ähnlichen Beschwerden.

Einmal schickte man ihm eine ältere Amerikanerin, die gerade auf der Durchreise in Taipei war. Sie hatte unerträgliche Schmerzen, weil ein eingeklemmter Nerv in ihrer Wirbelsäule, der ihr seit zwanzig Jahren zu schaffen machte, wieder revoltierte. Ihre westlichen Ärzte hatten ihr zwei Jahrzehnte hindurch bloß starke Schmerzmittel verschrieben und ihr den lakonischen Rat „nehmen Sie zwei oder drei gegen die Schmerzen" mit auf den Weg gegeben. Diesmal verschafften ihr aber sogar diese Mittel keine Erleichterung. Sie hatte sich schon mit dem Gedanken abgefunden, ihre Reise abzubrechen und auf einer Tragbahre ruhiggestellt nach New York zurückzukehren, als ein chinesischer Bekannter darauf bestand, daß sie Dr. Huang konsultiere. Schon nach der ersten Behandlung fühlte sie sich so viel besser, daß sie beschloß, ihre Reise fortzusetzen. Nach der zweiten *tui na*-Massage und Kräuterpackung brach sie vor Dankbarkeit in Tränen aus und meinte: „Es ist ein Wunder." Sie schwor, zur weiteren Behandlung nach Taipei zurückzukehren.

In letzter Zeit hat Dr. Huang auch sein ganz persönliches und geheimes Rezept für einen Kräutersud entwickelt, der Linderung bei jenen Krankheiten verschaffen soll, die er auch mit seinen Massagen und Packungen behandelt. Äußerliche und innerliche Behandlung wirken gemeinsam gegen die schmerzhaften Symptome der Erkrankung und bekämpfen gleichzeitig ihre Ursachen. Diese Arznei ist so wirksam, daß andere chinesische Ärzte, die an solchen Krankheiten laborieren, zu Dr. Huang kommen und sich mit dem geheimen Elixier behandeln lassen.

Es ist unter chinesischen Ärzten durchaus üblich, bekannte Kollegen aufzusuchen, einerseits, um sich Linderung bei Leiden zu verschaffen, auf die der betreffende Arzt spezialisiert ist, aber auch, um Proben geheimer Arzneien zu bekommen, die sie dann zu kopieren versuchen. So konsultierte beispielsweise auch Dr. Huang mehrmals einen bekannten taiwanesischen Arzt, da er an einer hartnäckigen Leberentzündung litt. Jener Arzt besaß angeblich eine geheime Arznei, die bei ernsthaften Leberleiden besonders wirksam sein sollte. Es gilt als besonders schwierig, Leberleiden vollkommen zu heilen. „Die Gifte wurden durch die Arznei schnell aus meiner Leber getrieben und an die Körperoberfläche transportiert", berichtet Dr. Huang. „Meine Haut war während der Behandlung wochenlang fleckig, klebrig, übelriechend und juckte stark. Danach aber war ich völlig geheilt." Dr. Huang war von dieser schnellen und so wirksamen Behandlung so begeistert, daß er begann, die geheime Formel der Arznei zu dechiffrieren, was ein langer und mühevoller Prozeß ist.

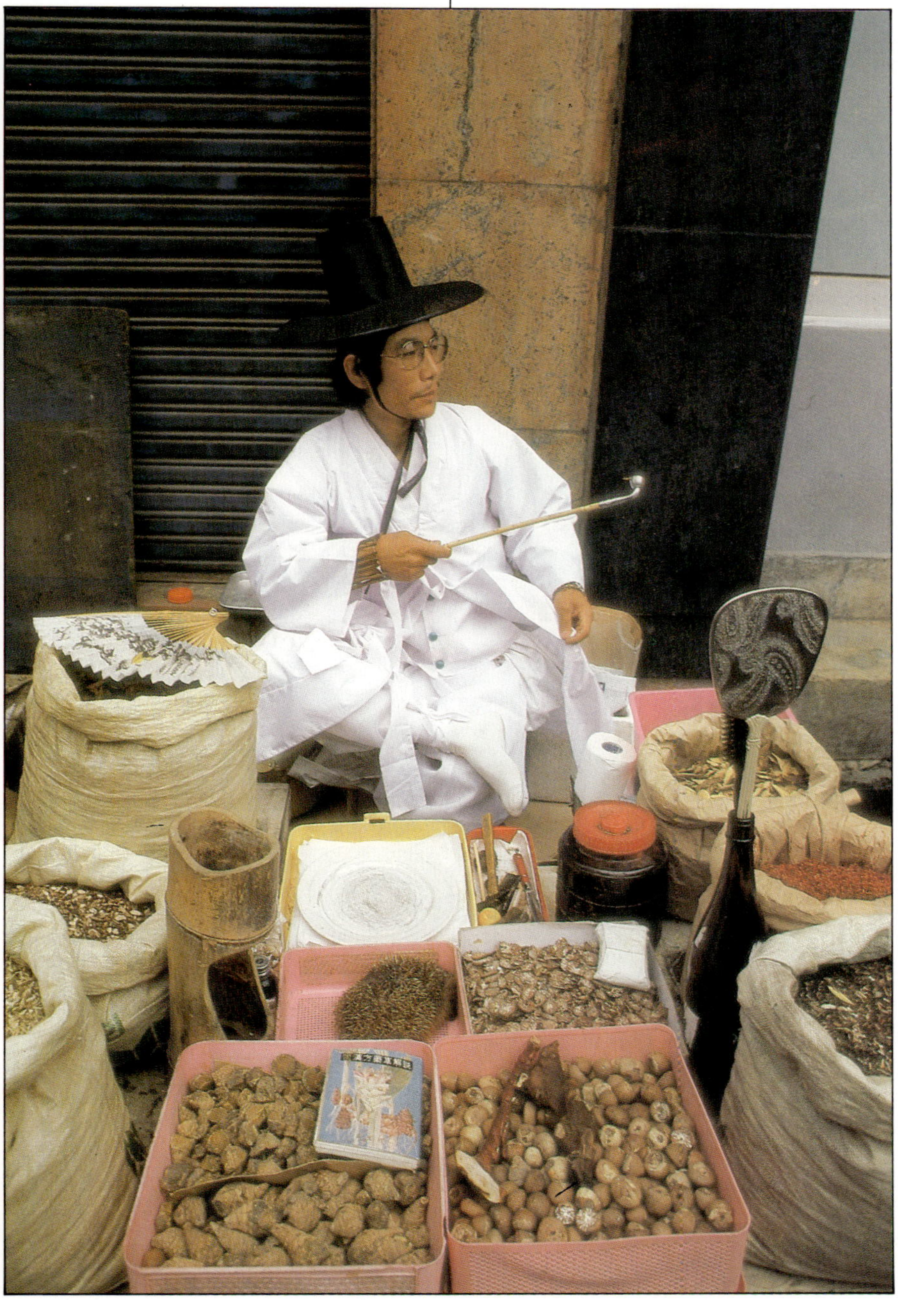

Ein fahrender koreanischer Arzt. In Korea wie in China bieten fahrende Ärzte ihre Heilmittel im ganzen Land feil. Photo: Alain Evrard. GEGENÜBER Die Zutaten werden auf einer traditionellen Waage gewogen und (ganz außen) in ein Buch eingetragen.

Sendungsbewußte Ärzte wie Dr. Huang halten die hohe humanitäre Tradition des Konfuzianismus aufrecht. Ihnen ist es zu verdanken, daß die traditionellen Heilmethoden jedermann zugänglich sind. Die durchschnittlichen Kosten für eine halbstündige Massage und/oder Akupunkturbehandlung einschließlich einer Kräuterpackung betragen kaum die Hälfte dessen, was man im Westen als Privatpatient dafür bezahlt, wenn man nur den Mund aufmacht und „aaah" sagt. Außerdem behandelt Dr. Huang bedürftige Patienten zu noch geringeren Tarifen und nimmt mehr von wohlhabenden, die es ihm anbieten. Er bringt seine Wochenenden auch nicht am Golfplatz zu und ist stets für seine Patienten erreichbar. Er bewohnt eine bescheidene Wohnung direkt über seiner Praxis und ist zu jeder Tages- und Nachtzeit für seine Patienten zu sprechen. Für ihn wie für seine konfuzianischen Vorgänger ist die Ausübung der Heilkunst eine Berufung, der er sich kompromißlos widmet.

Am anderen Ende von Taipei lebt und wirkt Dr. Hong Yixiang, ein Arzt, der sich der taoistischen Tradition verbunden fühlt. Seine philosophischen Überzeugungen und sein Lebensstil unterscheiden sich von denen Dr. Huangs wie die des Konfuzius von denen Lao-tses, des Begründers des Taoismus. Er vertritt eine ganzheitliche Haltung gegenüber Krankheit und Gesundheit, die von großen taoistischen Ärzten, wie Hua Tuo und Sun Simiao, überliefert wurde. Er fühlt sich eher der Kunst des Heilens selbst verpflichtet als der menschlichen Gesellschaft.

Wie Dr. Huang bevorzugt auch Dr. Hong eine Kombination von äußerlich anzuwendenden Therapieverfahren mit Arzneien, die oral verabreicht werden. Die Theorien, auf die die beiden Ärzte sich stützen, und die Methoden, die sie anwenden, stammen aus denselben alten Schriften. Dr. Hong bevorzugt Akupressur, Massage, Moxibustion und Schröpfköpfe. Er setzt diese Techniken gegen innere wie äußere Erkrankungen ein. Seine Ordination ist ganz ähnlich der Dr. Huangs, und auch er lebt in einer Wohnung, die sich direkt darüber befindet. Hier enden aber die Gemeinsamkeiten.

Hong Yixiang ist nicht nur ein qualifizierter, praktizierender chinesischer Arzt, sondern auch einer der größten lebenden Meister der chinesischen Kriegskunst. Seit mehr als dreißig Jahren praktiziert er in seiner Wohnung in einer engen Gasse im Westen von Taipei die Heilkunst und die Kriegskunst nebeneinander. Er macht einerseits die alten Kampftechniken für therapeutische Zwecke nutzbar, und andererseits setzt er die Naturheilkunde zur Leistungssteigerung seiner

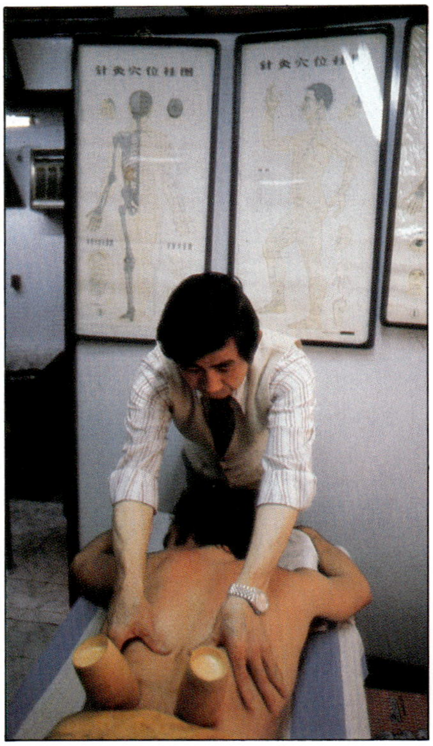

OBEN Manchmal verwendet man Schröpfköpfe aus Bambus statt aus Glas. Hier werden sie zusammen mit Massage und Moxibustion eingesetzt. UNTEN Dr. Huang Po Wen. GEGENÜBER Dr. Hong Yixiang.

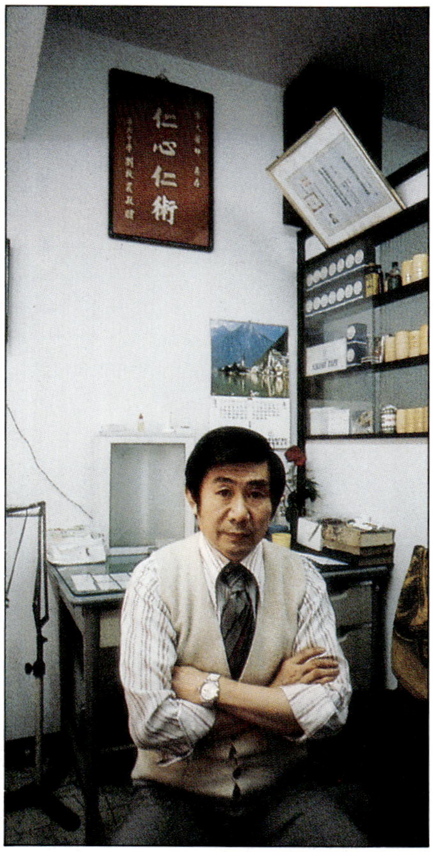

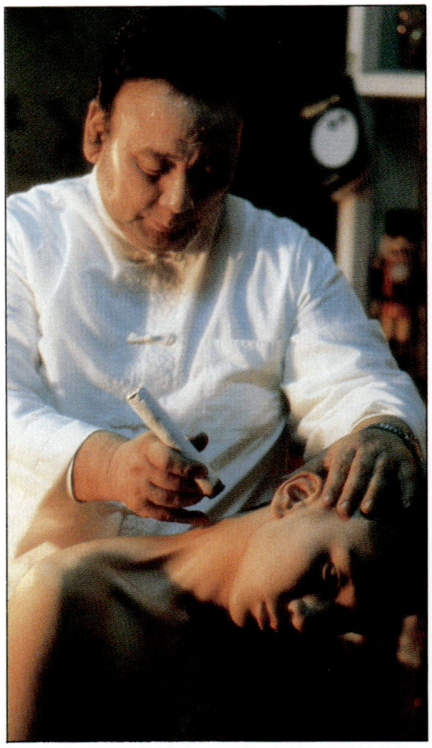

kung-fu-Schüler ein bzw. um Sportverletzungen zu heilen.

Hong Yixiang gehört der „weichen" Schule der traditionellen chinesischen kung-fu-Technik an, die sich eher auf die innere Kraft des *qi* stützt als auf äußere Muskelkraft. Er hat eine Kombination der drei klassischen Stilarten des „weichen" kung-fu entwickelt. Diese drei Stilarten heißen *xing yi*, „Form des Willens", *ba gua*, „acht Trigramme" und *tai ji quan*, „die höchste, äußerste Faust". Seine eigene Schule heißt *Tang shou dao*, „Der Weg der Hände von Tang". Entsprechend der großen chinesischen Tradition waren seine ersten beiden Lehrmeister sein Vater und sein Großvater. Dann vervollkommnete er sein Wissen bei siebzehn berühmten chinesischen Meistern, deren jeder auf spezifische Techniken spezialisiert war und ihm kostbare Geheimnisse anvertraute. Seine drei Söhne und einige auserwählte Schüler studieren in einem kleinen kung-fu-Studio, das der Ordination angeschlossen ist, unter seiner Anleitung *Tang shou dao*.

Hong Yixiang entspricht in keiner Weise dem Bild, das man sich im Westen von einem kung-fu-Meister macht. Er repräsentiert weder den Typ des feschen, jungen Abenteurers, wie ihn der verstorbene Bruce Lee verkörperte, noch den des weisen, langbärtigen alten Mannes in langen Roben. Hong Yixiang ist etwa 1,68 m groß und wiegt gut über 90 kg. Er kleidet sich unauffällig, erscheint meist unrasiert und hat einen schlurfenden, schlendernden Gang. Er besitzt die langen *Luohan-*

Ohrläppchen, die die Buddhisten als ein Zeichen eines hohen spirituellen Entwicklungsgrades ansehen. Welch ein Gegensatz aber, wenn man ihn beobachtet, wie er seine subtilen Kampftechniken demonstriert. Er kontrolliert seinen massigen Körper mit der Behendigkeit einer Katze, jede seiner Bewegungen ist weich und fließend wie Wasser, schnell und plötzlich wie der Blitz und mühelos wie der Wind. Er ist imstande, sein *qi* solchermaßen zu steuern, daß er den gesamten Impetus seines Gewichtes und die volle Macht seiner inneren Kräfte auf einen einzigen Punkt konzentrieren kann. Wäre dieser Punkt zufällig Ihr Herz, Ihre Lunge oder Ihre Niere, bedeutete das Ihren sofortigen Tod. Der Gegensatz wird noch unglaublicher, wenn man sieht, wie sich diese Faust, die über so ungeheure Kraft gebietet, entspannen, einen chinesischen Pinsel umfassen und sich in die sensible Hand eines vollendeten chinesischen Malers und Kalligraphen verwandeln kann. Hong Yixiang ist in der Tat ein Mann von vielen Talenten, ein wahrer Meister der alten taoistischen Künste.

Qi ist das große Geheimnis der chinesischen Medizin und des chinesischen kung-fu. Es ist der gemeinsame Nenner der Heilkunst und der Kriegskunst. Dr. Hong lehrt seine Schüler Atemtechniken, die die Qualität des im Körper gespeicherten *qi* verbessern und seine Menge steigern. Er selbst zieht taoistische Atemtechniken allen anderen Trainingsmethoden vor und empfiehlt sie seinen Schülern wie seinen Patienten. *Qi* ist der große Energielieferant des Körpers. Es steuert die Produktion der anderen lebenswichtigen Substanzen (Blut, Vitalessenz und Flüssigkeit) und ist ein unabdingbares Element jeder lebenswichtigen Funktion. Da sich *qi* wiederum durch Atemtechnik steuern läßt, ist die richtige Atmung die beste Methode, „*qi* zu kultivieren" und stellt somit auch die beste Form der Präventivmedizin dar. Hong Yixiang ist kein Mann vieler Worte, daher sagt er einfach: „Das Atmen ist das Beste."

Körperliches Training ist ein weiterer Aspekt des kung-fu, den Dr. Hong in seiner medizinischen Praxis betont. Wie Hua Tuo zweitausend Jahre vor ihm, hat auch Hong Yixiang eine Reihe von Übungen entwickelt, die an die Kampftechniken verschiedener Wildtiere angelehnt sind. Diese Übungen entsprechen der weichen Schule des chinesischen kung-fu, das heißt, daß jede Bewegung sich fließend aus der vorherigen ergibt und ihrerseits wieder elegant in die nächstfolgende mündet. Seine Schüler müssen diese Bewegungen unter seinem wachsamen Auge unzählige Male üben, bis sie „weich und natürlich" sind. Aus den Bewegungsabläufen, die er lehrt, hat er auch einige grundlegende und einfache Bewegungen abgeleitet, die auch seine untrainierten Patienten ausführen können. Er verschreibt ihnen diese Übungen gegen eine ganze Reihe von Krankheiten: Rheumatismus und Arthritis, nervöse Störungen, Energie- und Blutmangel, chronische Müdigkeit, Muskelschmerzen, Bluthochdruck und viele andere.

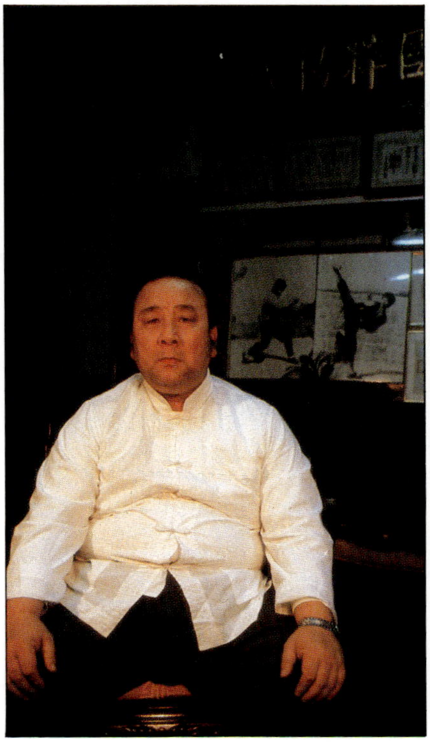

Dr. Hong ist auch ein großer Befürworter und Meister des *tai ji quan*, der klassischen chinesischen Übungen zur Erhaltung der Gesundheit und zur Verlängerung des Lebens. Es ist dies eine Form der chinesischen Therapie, die in den letzten Jahren im Westen einige Anerkennung gefunden hat. *Tai ji quan* besteht aus einer Reihe von dreißig bis vierundsechzig weichen, rhythmischen Bewegungen, die man bei völlig entspanntem Körper, unbelasteten Sinnes und mit korrekter rhythmischer Atmung ausführen muß. Als Mittel der Selbstverteidigung ist *tai ji quan* die wirksamste Methode überhaupt, aber auch die am schwierigsten erlernbare. Sie verlangt jahrzehntelanges intensives Training. Als wirksame Form der Körperertüchtigung und als Mittel der Präventivmedizin jedoch kann *tai ji quan* leicht erlernt und von jedermann, ob jung, ob alt, Mann oder Frau, schwach oder stark erfolgreich praktiziert werden.

Wie Dr. Huang bei der Schaffung seiner eigenen neuen und geheimen Rezepturen aus dem riesigen Wissensschatz der Naturheilkunde schöpft, so greift Dr. Hong auf die zahlreichen Stilformen und Techniken zurück, die die Kampfmeister der Vergangenheit entwickelt haben, und formt daraus seinen eigenen typischen Stil. Die Atemtechniken und andere therapeutische Übungen, die er entwickelt hat, sind ganz genauso wirksam wie Heilkräuter, Massage, Akupunktur und andere konventionellere Formen der chinesischen Therapie.

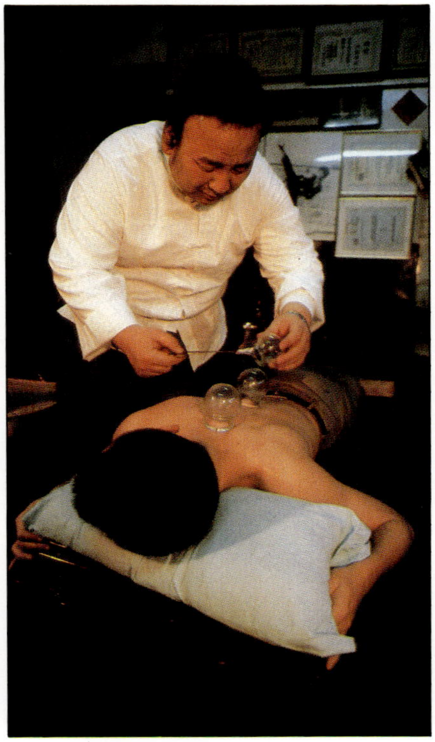

Im Gegensatz zu Dr. Huang widmet Dr. Hong nicht sein gesamtes Leben dem Dienst an der Menschheit, denn er ist Taoist, und Taoisten widmen sich letztendlich nur dem Tao selbst. Da seine besonderen Begabungen ihn veranlaßt haben, das Tao der Heilkunst und der Kriegskunst zu wählen, widmet er sich diesen Künsten mit absoluter Ausschließlichkeit. Während Dr. Huang die Heilkunst zum Nutzen der Menschheit ausübt, praktiziert Dr. Hong Medizin und Kriegskunst zur Förderung der jeweiligen Kunst an sich. Er sucht weder Schüler für seinen kung-fu-Unterricht, noch Patienten für seine Ordination. Er wartet, bis sie zufällig auf ihn stoßen. Man hat den Eindruck, daß er seine Schüler nur nebenbei trainiert und seine Patienten nur zwischendurch behandelt. Er verbringt seine Zeit eigentlich viel lieber damit, Atemtechnik und kung-fu zu trainieren, esoterische medizinische Techniken auszuprobieren oder einfach über die Geheimnisse des Tao zu meditieren. Bis vor einigen Jahren weigerte er sich

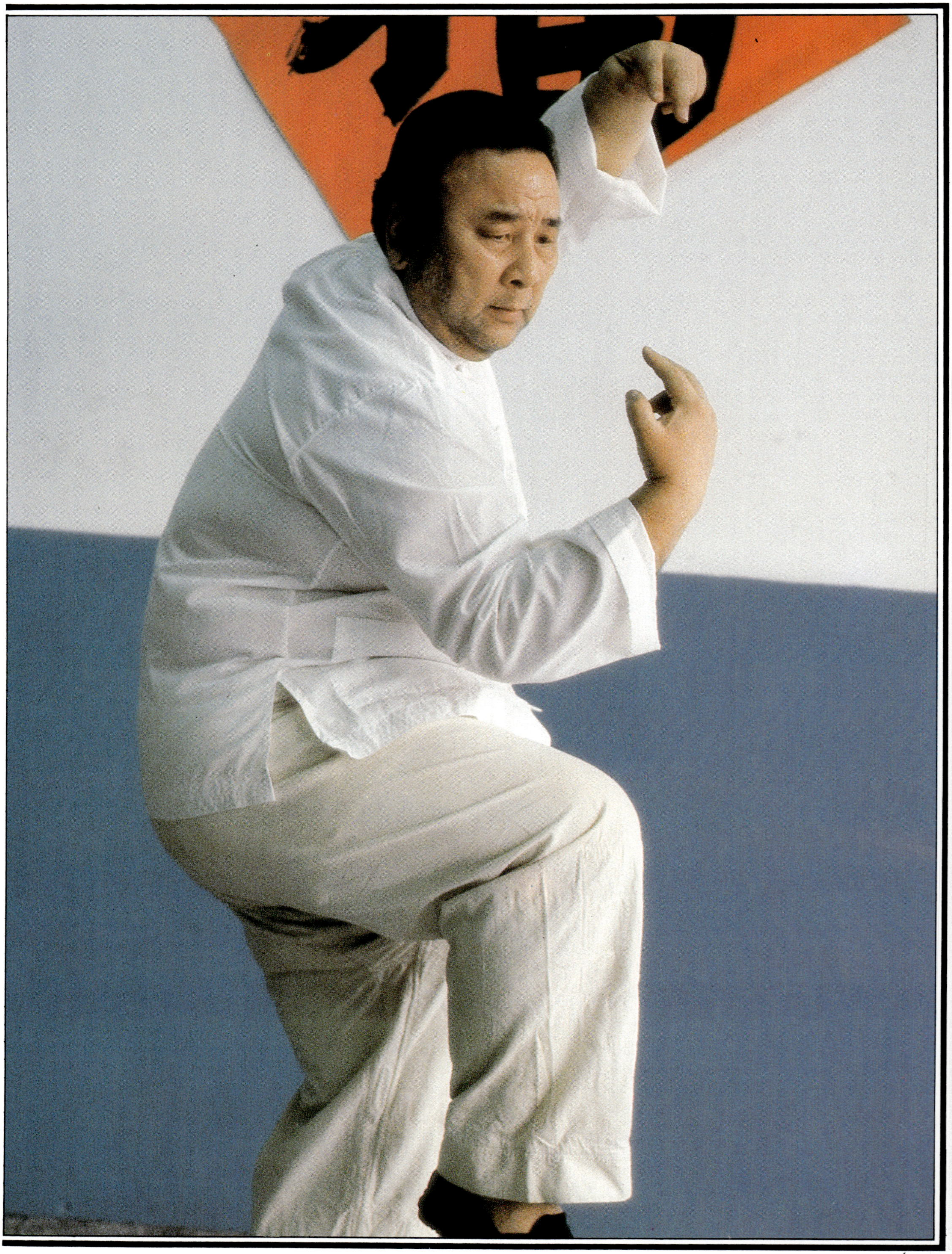

sogar, der chinesischen kung-fu-Vereinigung in Taiwan beizutreten, weil er eine solche Organisationen als unnötig und lästig empfand. Er zögerte auch nicht, einen Schüler oder Patienten wegzuschicken, wenn er ihn gefühlsmäßig ablehnt oder meint, daß er seiner Aufmerksamkeit nicht würdig sei. Er ist ein direkter Nachfahre der unnahbaren, freiheitshungrigen Einsiedler in den Bergen, die der Entwicklung der chinesischen Medizin so viele kreative Impulse gegeben haben. Er ist ein echter traditioneller taoistischer Exzentriker, der zwar mitten im Trubel des modernen Taipei lebt, davon aber unberührt bleibt.

Es gibt heute viele solche chinesische Ärzte, die vor allem in Ostasien praktizieren, wo es starke chinesische Gemeinden gibt und die traditionelle chinesische Heilkunst hochgeachtet ist. Will man ausgezeichnete chinesische Ärzte finden, muß man sich dabei meist auf Mundpropaganda verlassen, denn die besten von ihnen sind bescheidene, zurückgezogen lebende Leute, die sich ganz in den Dienst der Heilkunst gestellt haben. Sie bieten ihre Dienste kaum in der Öffentlichkeit an. Sie haben das auch nicht nötig. Es kann leicht sein, daß man wie der früher erwähnte libanesische Wirtschaftsmagnat in den Osten reisen muß, um die besten Ärzte zu finden. Es gibt im Westen zwar zahlreiche qualifizierte chinesische Kräuterexperten, die ihre Kunst dort auch ausüben, die derzeitige Gesetzeslage verbietet es aber selbst den höchstqualifizierten chinesischen Ärzten, eine Praxis zu eröffnen, es sei denn, sie unterziehen sich den westlichen medizinischen Prüfungen. Bedauerlicherweise nimmt man damit den Patienten im Westen die Möglichkeit, in den Genuß der ältesten, sichersten und in vielen Fällen auch wirksamsten medizinischen Behandlungsform der Welt zu kommen.

GEGENÜBER UND RECHTS Tai ji, die therapeutische Variante des kung-fu. Millionen Menschen in ganz China praktizieren es täglich, um ihre physische und psychische Gesundheit zu erhalten.

Die Begegnung von Ost und West: Die „Neue Medizin“

Es gibt einige bedeutende Fälle, wo die westliche Medizin bei der chinesischen Naturheilkunde Anleihen macht, aber diese Beispiele werden oft nicht entsprechend gewürdigt. Schon zu Beginn dieses Kapitels wurde die Neue Medizin erwähnt. Sie stellt den einzig gangbaren Weg dar, die technologische Rückständigkeit der traditionellen chinesischen Medizin zu beseitigen, ohne dabei ihre Prinzipien und ihre wirksamen praktischen Behandlungsmethoden zu opfern. Gleichzeitig aber bietet sie die einzige Aussicht, die westli-

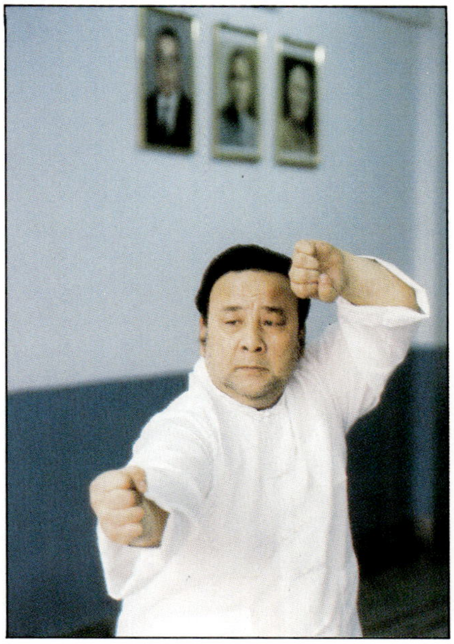

che medizinische Praxis vor den Übergriffen der „reinen Wissenschaft“ zu retten, ohne ihre technische Überlegenheit zu opfern. Die Entdeckung des Wirkstoffes Interferon, der von so großer immunologischer Bedeutung ist, könnte man als Beispiel für eine solche Begegnung zwischen Ost und West auf dem Gebiet der Neuen Medizin anführen.

Interferon ist prinzipiell eine natürliche Substanz, die von gewissen Körperzellen in winzigen, mikroskopisch kleinen Mengen erzeugt wird. Da es ein natürlicher Stoff ist, eine Art „Vitalessenz“, erfüllt es also die wichtigste Bedingung der chinesischen Medizin: Es kommt direkt aus der Natur. Da es sich aber um mikroskopisch kleine Teilchen handelt, die von lebenden Zellkernen produziert werden, bedarf es der neuesten westlichen Technologie, um diesen Stoff zu identifizieren und zu isolieren. Eine Substanz wie Interferon bestätigt den alten chinesischen Grundsatz, daß der Schlüssel zur Abwendung und zur Heilung von Krankheiten im Körper selbst liege, und daß äußere Mittel nur dazu dienen sollten, die natürlichen Abwehrmechanismen des Körpers zu stärken, damit er sich selbst heilen könne. Aber ohne die Hilfe der westlichen Technologie hätte man nie ergründen können, auf welche Weise dieser Grundsatz im Körper tatsächlich verwirklicht wird.

Im Falle des Interferon sind die Parallelen zwischen alten chinesischen Theorien und den modernen Erkenntnissen der westlichen Wissenschaft tatsächlich bemerkenswert. Westliche Forscher haben festgestellt, daß Interferon im Körper von drei Arten von Zellen erzeugt wird. Die ersten sind die Leukozyten

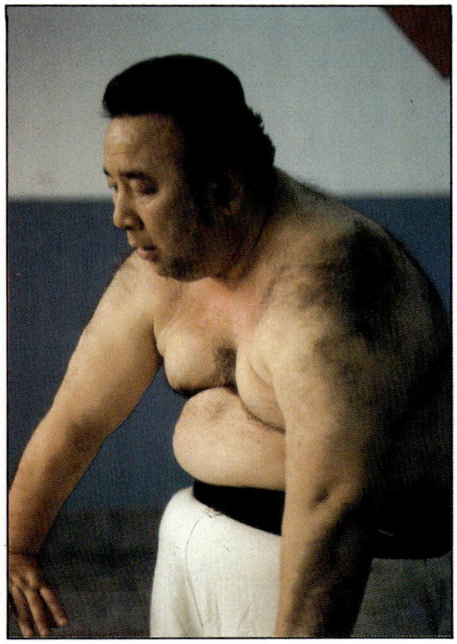

oder weißen Blutkörperchen. Die zweiten sind die Fibroblasten, das sind spezielle Zellen, die Bindegewebe bilden. Die dritte Art von Zellen sind die T-Lymphozyten, das sind Zellen, die Teil des Immunsystems des Körpers sind und eine Art von Interferon erzeugen, das bei der Verschlüsselung genetischer Botschaften direkt mit den DNA-Molekülen zusammenwirkt. Bei näherer Betrachtung zeigt sich eine weitgehende Verwandtschaft dieser Erkenntnisse mit den Theorien der alten chinesischen Ärzte.

In Kapitel 3 wurden das „*qi* und die vier Körpersäfte“ besprochen. Dabei wurde erwähnt, daß *qi*, Blut, Körperflüssigkeit und Vitalessenz die vier lebenswichtigen Substanzen sind, die nach chinesischer medizinischer Theorie zur Aufrechterhaltung der Gesundheit und für ein langes Leben unabdingbar sind. Man beachte also, daß die erste Art von Zellen, die Interferon erzeugen, im Blut, also in einem der vier lebenswichtigen Körpersäfte

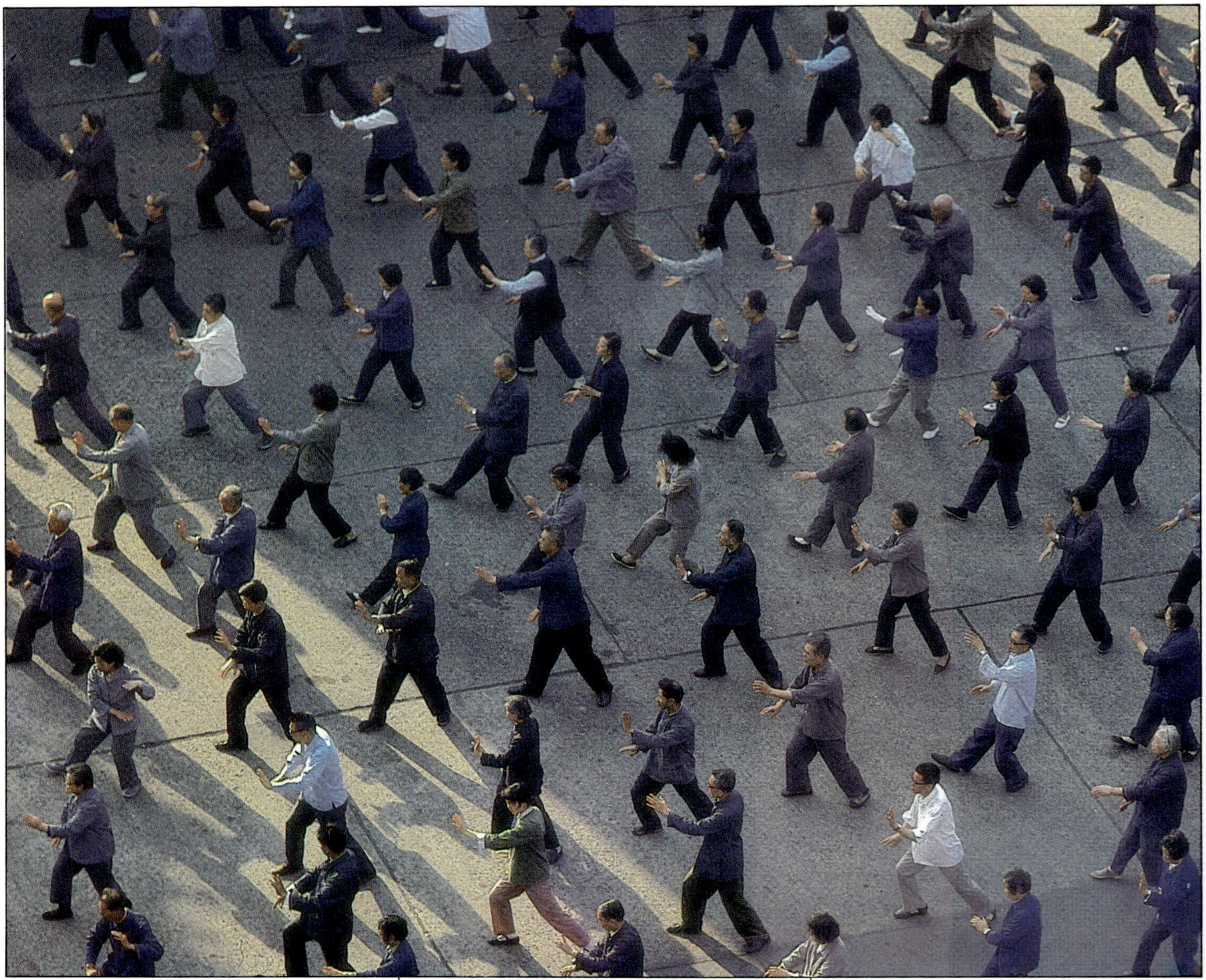

zu finden ist. Die zweite Art entspricht direkt jener lebenswichtigen Flüssigkeit, die nach der chinesischen Lehre zur „Schmierung der Sehnen und Muskeln" dient und die „Spannkraft von Haut und Fleisch" gewährleistet, die also mit anderen Worten das Bindegewebe in Haut, Knochen, Muskeln, Gelenken und Sehnen bildet.

Die dritte Art von Interferon, die an der Verschlüsselung genetischer Botschaften beteiligt ist und zum Immunsystem des Körpers zählt, findet sich im vierten der lebenswichtigen Körpersäfte, in der Vitalessenz. Mit Vitalessenz sind sowohl die Hormone, einschließlich der Sexualhormone, als auch alle lebenswichtigen Substanzen gemeint, die den Körper vor Krankheiten schützen und den Alterungsprozeß verzögern. Man erinnere sich in diesem Zusammenhang an das Ergebnis der deutschen Forschungsarbeit, derzufolge Männer mit hoher Samendichte und guter Samenqualität, die sich also einer starken Vitalessenz erfreuen, gegen viele Krankheiten völlig immun und gegen andere sehr widerstandskräftig sind. Den Chinesen jedenfalls ist die Korrelation zwischen hoher Resistenz gegen Krankheiten und hohem Hormonspiegel schon seit Jahrtausenden bekannt.

Die Chinesen wußten nichts von Interferon oder anderen Stoffen, die erst mit Hilfe der modernen medizinischen Technik aufgefunden werden konnten, trotzdem aber haben sie richtig erkannt, welches die wesentlichen Körpersubstanzen sind, die in der Lage sind, Interferon zu erzeugen. Da die chinesische Präventivmedizin auf die dauernde Stärkung und Tonisierung der lebenswichtigen Körpersäfte ausgerichtet ist, kann man annehmen, daß diese chinesischen Therapieformen dazu

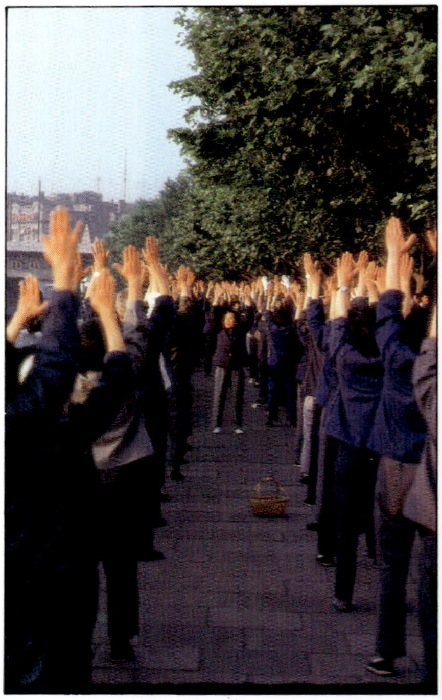

OBEN UND RECHTS *Tai ji*-Training auf dem berühmten Kai von Shanghai.

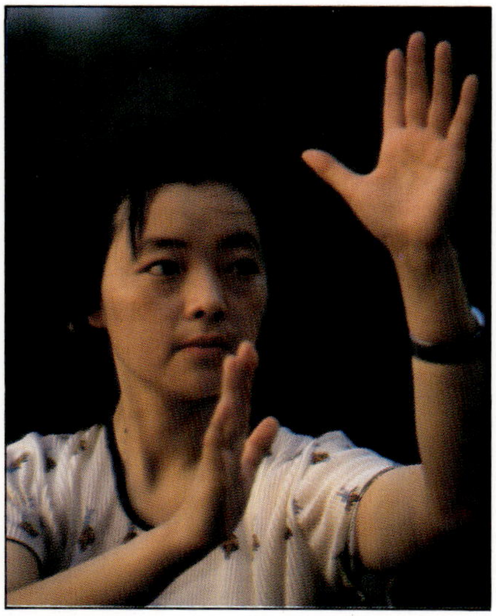

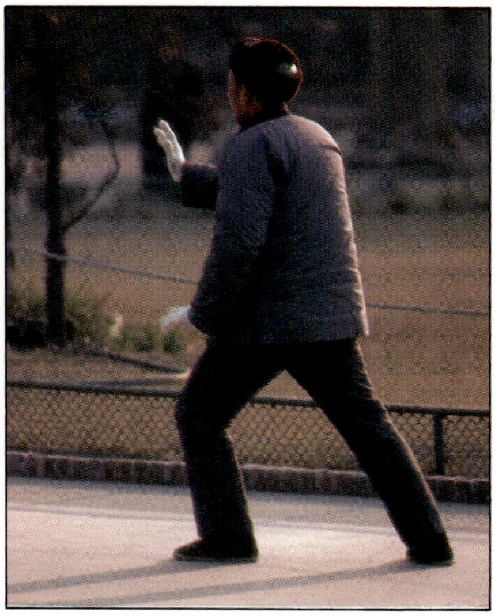

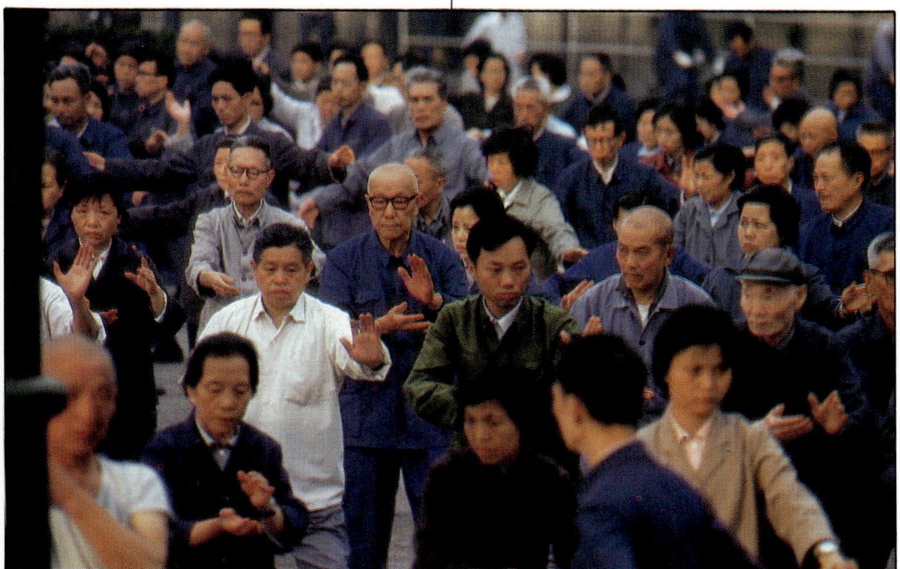

geeignet sind, die Interferonproduktion des Körpers anzuregen. Die Chinesen hatten zwar keine genaue Kenntnis über die chemischen Abläufe im Körper, waren aber sehr wohl in der Lage, die Abwehrkräfte des Körpers zu stärken und damit lebensverlängernde Maßnahmen zu setzen.

Somit mündet alles in die Frage nach dem wichtigsten aller Körpersäfte, nach dem *qi*. Der chinesischen Lehre zufolge steuert das *qi* die Produktion der anderen drei Körpersäfte und ist selbst der wichtigste Garant für Gesundheit und langes Leben. In diesem Punkt kann jedoch keine Korrelation zwischen Ost und West hergestellt werden, weil die westliche medizinische Wissenschaft die Existenz des *qi* nicht anerkennt. Trotzdem aber beginnt man im Westen langsam zu begreifen, daß dem Atem neben dem einfachen Austausch von Sauerstoff und Kohlendioxyd im Blut noch andere Funktionen zukommen. Diesbezüglich ist ein Artikel mit dem Titel, „The Rate of Lungs Expanding: Air sacs to Endocrine Glands"* zu erwähnen. Darin werden einige grundlegende Erkenntnisse über die Zusammenhänge zwischen Atemtechnik, *qi*, Hormonproduktion und Vitalessenz besprochen. Das würde die chinesische Vorstellung bestätigen, daß das *qi* die Produktion von Vitalessenz steuert.

Ist es denn denkbar, daß die Chinesen so viele medizinische Zusammenhänge richtig erkannt haben, und daß gleichzeitig ihr allerwesentlichstes Grundprinzip falsch ist? Kaum. Vieles scheint darauf hinzudeuten, daß sie die Rolle des *qi* und die Bedeutung entsprechender Atemtechnik zur „Kultivierung des *qi*" schon richtig gedeutet haben. Im ganzen Orient, von Istanbul bis Tokio, stimmen Ärzte, Yogis, Kampfmeister, Mönche, Philosophen und andere weise Männer darin überein, daß richtige Atemtechnik grundlegend zur Erhaltung der Gesundheit und Lebenskraft beitrage.

Aus dem chinesischen medizinischen System ergibt sich logischerweise, daß man durch entsprechende Pflege des *qi* die Interferonproduktion des Körpers beträchtlich steigern kann, da ja das *qi* die drei lebenswichtigen Körpersäfte steuert, die ihrerseits für die Produktion des Interferons zuständig sind. Das *qi* wiederum fördert man am besten durch richtige Atemtechnik. Sollte sich tatsächlich herausstellen, daß richtiges Atmen derart weitreichende Auswirkungen hat, würde das die westlichen medizinischen Vorstellungen geradezu revolutionieren. Angesichts der beachtlichen Leistungen der Chinesen auf dem Gebiet der Medizin im allgemeinen scheint es empfehlenswert, daß sich die westliche medizinische Wissenschaft eingehend mit der Frage des *qi* befaßt und seine beträchtlichen technologischen Möglichkeiten zur Erforschung dieses Grundprinzips der chinesischen Medizin einsetzt.

Die Möglichkeiten, die sich auf dem Gebiet der Medizin für eine Zusammenarbeit zwischen Ost und West anbieten, sind in der Tat faszinierend. Jetzt liegt die Initiative beim Westen, denn der Osten hat im Rahmen der ganzheitlichen Neuen Medizin, die in China, Japan und im übrigen Asien schnell Fuß faßt, diesen Weg ja bereits erfolgreich eingeschlagen. Die chinesische Medizin ist so vielfältig, daß Wissenschafter im Osten wie im Westen auf Jahrzehnte hinaus mit ihrer Untersuchung im Lichte der modernen medizinischen Technologie beschäftigt sein könnten.

Die Welt wird immer kleiner und immer vielschichtiger. Somit gibt es eigentlich keine Entschuldigung mehr dafür, daß die westliche Schulmedizin weiterhin die medizinischen Erkenntnisse der ältesten und höchstentwickelten Zivilisation dieser Erde ignoriert. Die andauernde Vernachlässigung chinesischer therapeutischer Alternativen durch die westliche Ärzteschaft, sei es aus Ignoranz oder aus fachlicher Eifersucht, grenzt geradezu an Fahrlässigkeit. Westliche Ärzte sollten ihren Patienten die Möglichkeit eröffnen, in jenen zahlreichen Fällen, wo sich die chinesische Heilkunst der westlichen als überlegen erwiesen hat, in den Genuß chinesischer Behandlungsmethoden zu kommen.

* *Science News*, 6. September 1975.

OBEN Einzeltraining des *tai ji* und morgendliche Massenveranstaltung in einem Park in Shanghai.

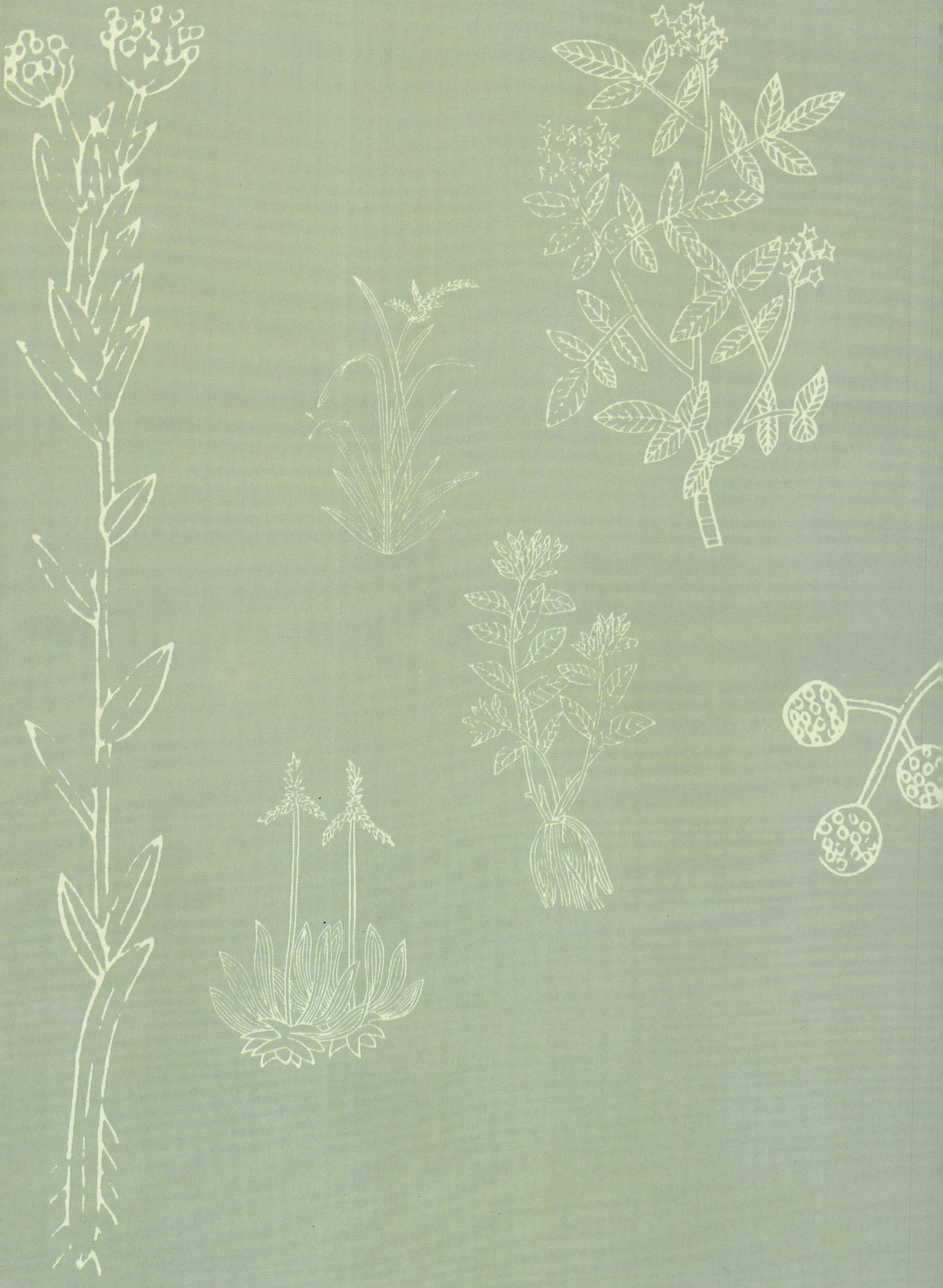

Kapitel VI

Die Schätze der Natur

Die Werkzeuge der Naturheilkunde

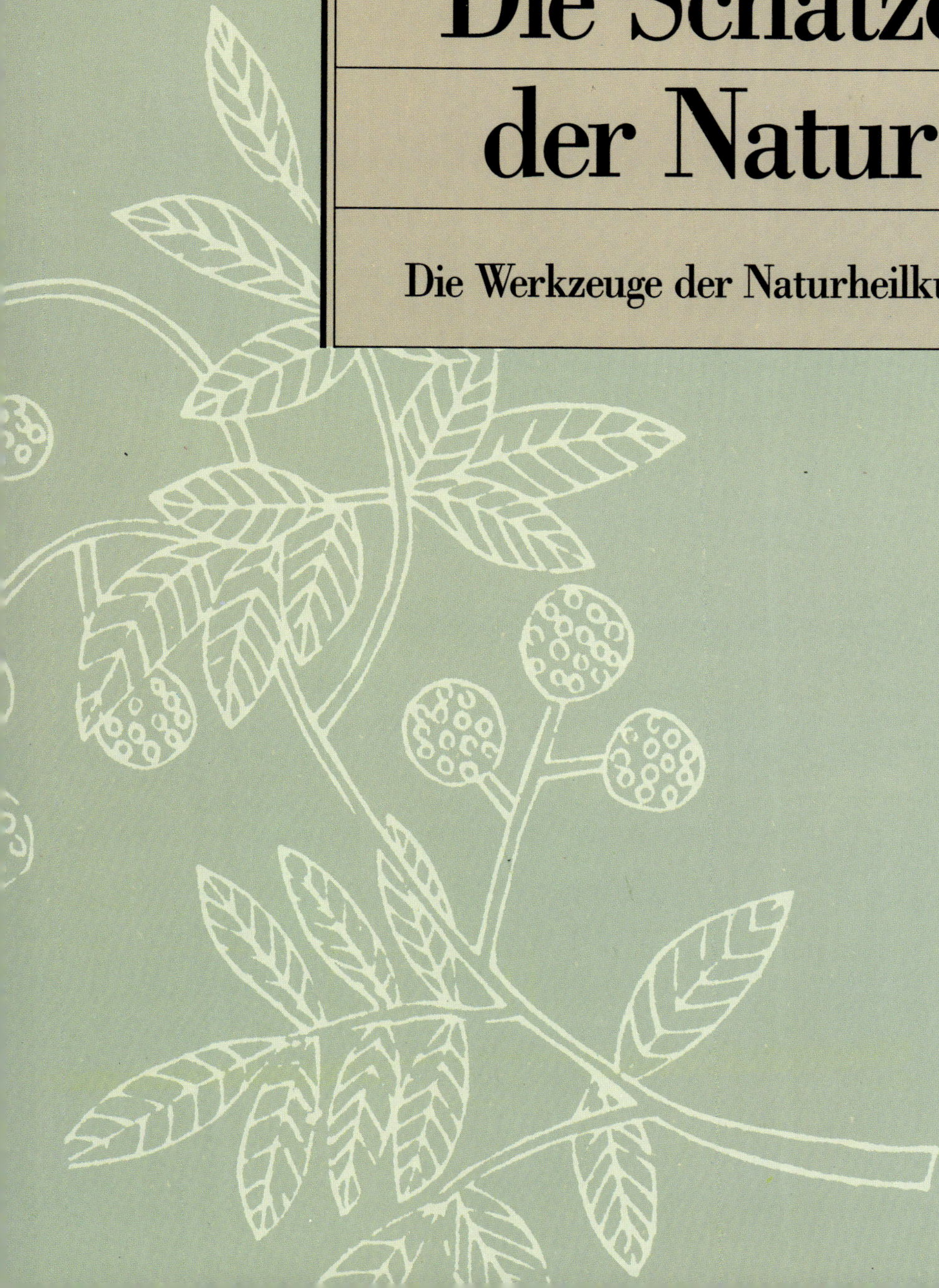

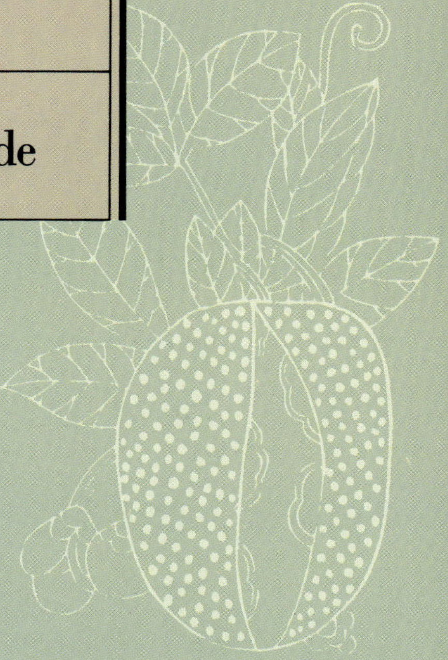

Li Shizhen, der große Arzt aus der Ming-Dynastie, führt in seinem Arzneimittelverzeichnis *Allgemeiner Überblick und Einteilung des Ben Cao (Ben Cao Gang Mu)* 1892 verschiedene Zutaten auf. Die meisten werden aber in der alltäglichen Praxis der Naturheilkunde nur selten eingesetzt. Man verwendet sie meist nur dann, wenn andere, üblichere Ingredienzien nicht greifbar sind. Viele sind seltene und exotische Tonika, die für normale präventive beziehungsweise heilende

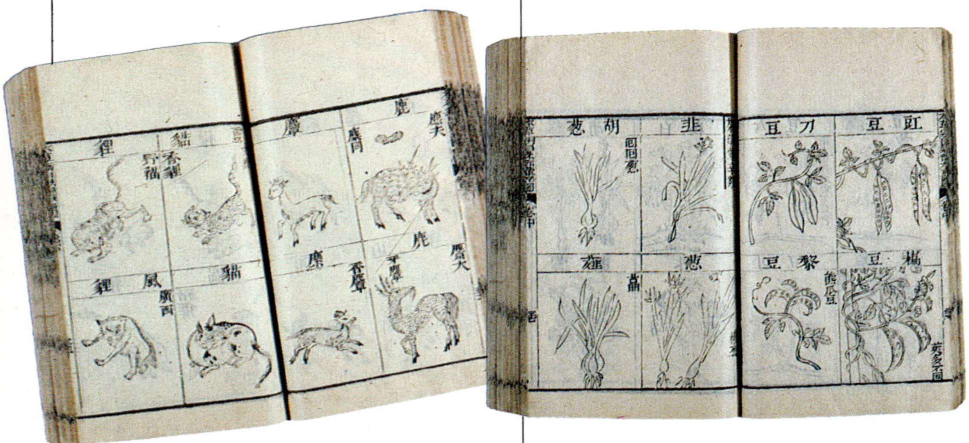

Arzneien gar nicht nötig sind und die sich nur die allerwohlhabendsten Patienten leisten könnten. Im allgemeinen verwendet man zur Zubereitung von Arzneien etwa 300 verschiedene Zutaten, von denen ungefähr 150 als absolut unverzichtbar gelten. Die folgende Darstellung beschränkt sich auf diese wichtigsten Ingredienzien, damit sie etwas detaillierter beschrieben werden können. Um aber ein etwas abgerundeteres Bild zu geben, wurden auch einige der ungewöhnlicheren, exotischeren Zutaten aufgenommen. Man kann die Mehrzahl der gebräuchlichen und häufig verwendeten Ingredienzien in chinesischen Kräuterhandlungen auf der ganzen Welt kaufen*.

Wie dies in den chinesischen Handbüchern üblich ist, werden die einzelnen Ingredienzien nicht nach botanischen oder zoologischen Kriterien geordnet, sondern nach ihren hervorstechendsten Wirkungsmerkmalen. Die meisten chinesischen Apotheker bevorzugen dieses praxisorientierte System. Heilmittel, die im Körper auf ähnliche Weise und in ähnliche Richtung wirken, werden zu Gruppen zusammengefaßt, die als „purgierend“, „demulgierend“, „tonisierend“ etc. bezeichnet werden. Durch dieses Ordnungsprinzip werden Ingredienzien pflanzlichen, tierischen und mineralischen Ursprunges gemeinsam in derselben Gruppe angeführt, wenn ihre Wirkungsweisen ähnlich sind. Jede dieser funktionellen Gruppen von Ingredienzien wird von einer kurzen Darstellung der allgemeinen Wirkungsweisen und Anwendungsmöglichkeiten eingeleitet.

Jedes Heilmittel wird nach den folgenden Gesichtspunkten beschrieben:

— Botanischer, lateinischer und deutscher Name der Familie
— Üblicher deutscher Name, sofern vorhanden
— Chinesischer Name in Umschrift und in chinesischen Zeichen
— Ursprüngliches Verbreitungsgebiet (natürliche Verbreitung)
— Sammelgut (verwendete Teile)
— Wesen: vorherrschende Geschmacksrichtung und vorherrschende Energie
— Affinität: Organe und Meridiane, auf die das Heilmittel wirkt
— Wichtigste pharmakodynamische Wirkungsweisen
— Therapeutische Verwendung in der chinesischen Naturheilkunde
— Durchschnittliche tägliche Dosierung (wenn einzeln als Sud oder Aufguß verwendet)
— Bemerkungen

Auf die Liste der Heilmittel folgen einige weitverbreitete Rezepturen aus der chinesischen Naturheilkunde, wo die beschriebenen Ingredienzien Anwendung finden. Diese Rezepte stammen einerseits aus alten chinesischen Handbüchern, andererseits aber auch aus der zeitgenössischen Praxis chinesischer Ärzte. Sie sind nicht als magische Allheilmittel für jedwede Krankheit zu verstehen, sondern sollen nur als Beispiele dienen, wie der chinesische Arzt die Werkzeuge, die ihm die Naturheilkunde in die Hand gibt, in der Praxis einsetzen kann. Diese Heilmittel sind nicht dazu bestimmt, ohne ärztliche Beratung verwendet zu werden. In allen Fällen sollte vor einer Behandlung ein chinesischer Arzt oder Apotheker konsultiert werden.

In den Beschreibungen der pharmakodynamischen Wirkungsweisen der Naturheilmittel werden z. T. die folgenden Ausdrücke aus der westlichen medizinischen Terminologie verwendet:

Adstringierend: blutstillend durch Zusammenziehen bzw. Verengen des Körpergewebes
Analgetisch: schmerzstillend, jedoch ohne Beeinträchtigung des Bewußtseins und körperlicher Empfindungen
Anästhetisch: Schmerzfreiheit und Empfindungslosigkeit herbeiführend; bei allgemeiner Anästhesie Bewußtlosigkeit bewirkend
Antidotisch: Gifte und andere toxische Substanzen neutralisierend
Antiphlogistisch: entzündungshemmend
Antipyretisch: fiebersenkend
Antiseptisch: keimtötend oder -hemmend
Antispasmodisch: krampflösend oder krampfverhindernd
Antitussiv: hustenlindernd
Anthelmintisch: Würmer und Parasiten abtötend und/oder abführend, entwurmend
Aphrodisisch: libidoanregend bzw. -steigernd
Demulgierend: Schleimhautreizungen lindernd
Diaphoretisch: schweißtreibend
Digestiv: verdauungsfördernd
Diuretisch: entwässernd, harntreibend
Emetisch: Brechreiz erregend
Emmenagogisch: menstruationsfördernd
Emollientisch: weichmachend (Haut), beruhigend
Expektorantisch: schleimlösend, hustenlindernd
Hämostatisch: blutstillend
Karminativ: Blähungen vertreibend
Kathartisch: mittelstark abführend
Laxativ: milde abführend
Purgierend: stark abführend
Refrigierend: abkühlend, hitze- und fiebersenkend
Sedierend: Erregung, Nervosität, Irritation und Formen übermäßiger Stimulierung lindernd
Stimulierend: die Tätigkeit lebenswichtiger Organe und Abläufe steigernd
Stomachisch: magenkräftigend, verdauungsfördernd
Tonisierend: gewebsaufbauend oder -erneuernd, vitalitätsfördernd

* Der Arzneimittelschatz Chinas umfaßt z. T. auch Pflanzen und Tiere, die heute weltweit oder zumindest regional unter Naturschutz stehen. Sie spielen jedoch in der chinesischen medizinischen Tradition eine so große Rolle, daß man, um einen möglichst vollständigen Überblick zu bieten, auf ihre Beschreibung nicht verzichten kann (Anm. d. Übers.).

Die Heilmittel

Diaphoretisch oder „nach aussen freisetzend“

Diaphoretische Arzneien sind solche, die die Schweißsekretion in Gang setzen und fördern, so daß im Falle äußerer Erkrankungen durch den Einfluß von übermäßigem Wind, von Regen oder Hitze „böses *qi*“ freigesetzt wird. *Das Buch von Huang Di* lehrt, „wenn es in der Haut sitzt, schwitze es aus“. Diese Arzneien sind in den Anfangsstadien der Erkrankungen besonders wirksam, also bevor sich die Krankheit noch nach innen bewegt hat.

Diaphoretika sind von ihrer Natur her meist scharf und warm, und haben die Eigenschaft, *qi* zu verteilen. Verwendet man sie im Übermaß, beeinträchtigt das den Flüssigkeitshaushalt des Körpers und stört die yang-Energie. Es gibt zwei Arten von Diaphoretika: solche, die Symptome der „Windkälte“, und solche, die Symptome der „Windhitze“ vertreiben.

1

EPHEDRA SINICA
(Gnetaceae)

MEERTRÄUBCHEN

麻黃
ma huang

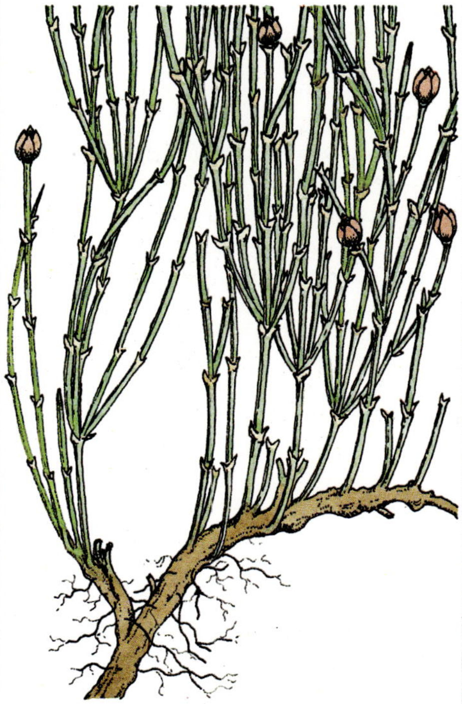

Natürliche Verbreitung: Nordchina, Mongolei, Europa
Sammelgut: Stengel
Wesen: Scharf und leicht bitter; warm
Affinität: Lungen, Harnblase
Wirkungsweisen: Schweißtreibend; stimuliert die Atmung; weitet die Bronchien; entwässernd, harntreibend
Indikationen: „Windkälte“-Erkältungen und Fieber; Bronchialasthma; Heuschnupfen
Dosierung: 3—10 g
Bemerkungen: Gegen Asthma am besten mit Mandeln zu verwenden; gegen „Windkälte“-Erkrankungen mit Zimt; gegen allergische Hautreaktionen mit Minze oder Zikadenpanzern. Die Wurzeln wirken anti-diaphoretisch

2

CINNAMOMUM CASSIA
(Lauraceae/Lorbeergewächse)

GEWÜRZ-ZIMTBAUM (jung)

桂枝
gui zhi

Natürliche Verbreitung: Südchina, Laos, Vietnam
Sammelgut: Zarte, junge Triebe
Wesen: Scharf und süß; warm
Affinität: Herz, Lungen, Harnblase
Wirkungsweisen: Schweißtreibend; Blähungen vertreibend; antiseptisch; menstruationsfördernd
Indikationen: „Windkälte“-Erkrankungen und Fieber; Durchfall; Übelkeit; Menstruationsstörungen
Dosierung: 1—5 g
Bemerkungen: Bei Fieber ohne Schweißausbrüchen zu verwenden mit *Ephedra sinica;* bei Fiebern mit Schweißausbrüchen mit *Paeonia albiflora;* bei Menstruationsstörungen mit *Paeonia lactiflora, Prunus persica* und *Angelica sinensis*

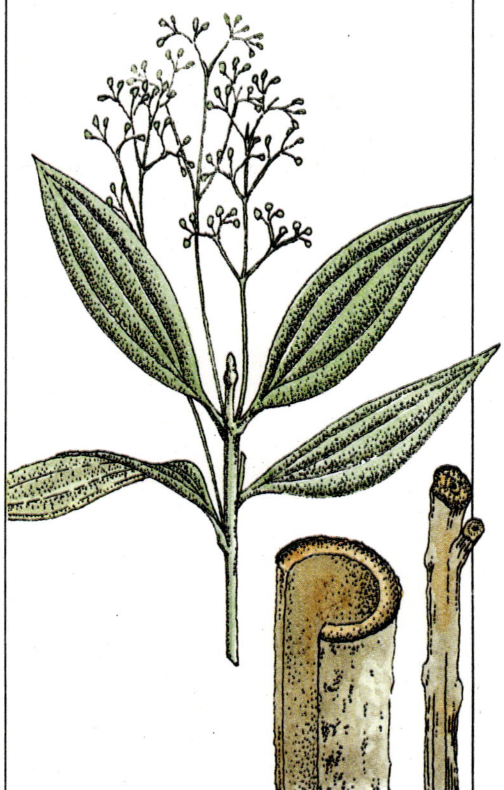

3

PERILLA FRUTESCENS
(Labiatae/Lippenblütler)

SCHWARZNESSEL

紫蘇
zi su

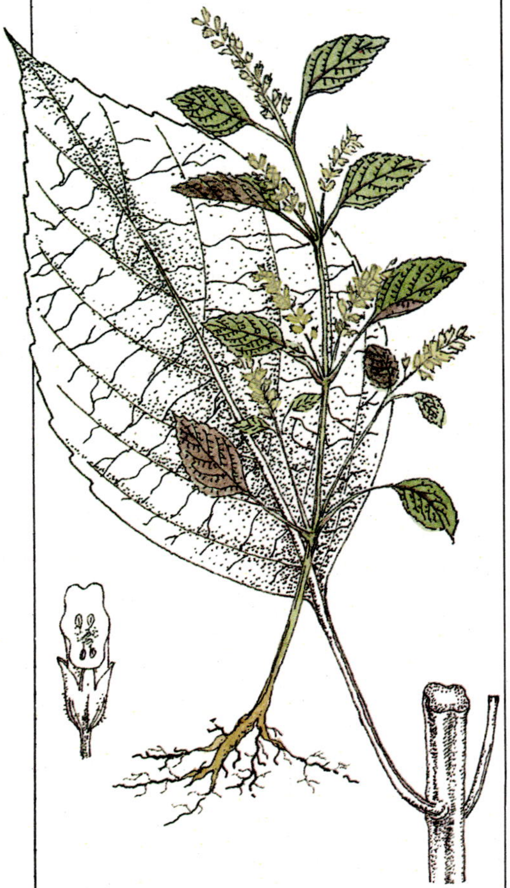

Natürliche Verbreitung: Südchina, Taiwan, Japan, Indien
Sammelgut: Stengel und Blätter
Wesen: Scharf; warm
Affinität: Lungen Milz
Wirkungsweisen: Schweißtreibend; hustenlindernd; magenkräftigend, verdauungsfördernd; entwässernd, harntreibend
Indikationen: Erkältungen, Kopfweh, Fieber, Erkältungserkrankungen aufgrund von „Windkälte"; allergische Reaktionen auf Fische und Schalentiere
Dosierung: 7—10 g
Bemerkungen: Besonders wirksam bei jeder Art von Völlegefühl in Brust- und Bauchraum

4

SCHIZONEPETA TENUIFOLIA
(Labiatae/Lippenblütler)

KATZENMINZE

荊芥
jing jie

Natürliche Verbreitung: Sichuan, Jiangxi
Sammelgut: Stengel und Blätter, Blütenknospen
Wesen: Scharf und leicht bitter; warm
Affinität: Lungen, Leber
Wirkungsweisen: Schweißtreibend; fiebersenkend, blutstillend
Indikationen: Fieber, Erkältungen, Kopfschmerzen, Schmerzen und Halsweh aufgrund von „Winderkältungen"
Dosierung: 4—11 g
Bemerkungen: Diese Pflanze ist auch sehr wirksam, um übermäßige Menstruationsblutungen und Blutungen nach Entbindungen zum Stillstand zu bringen

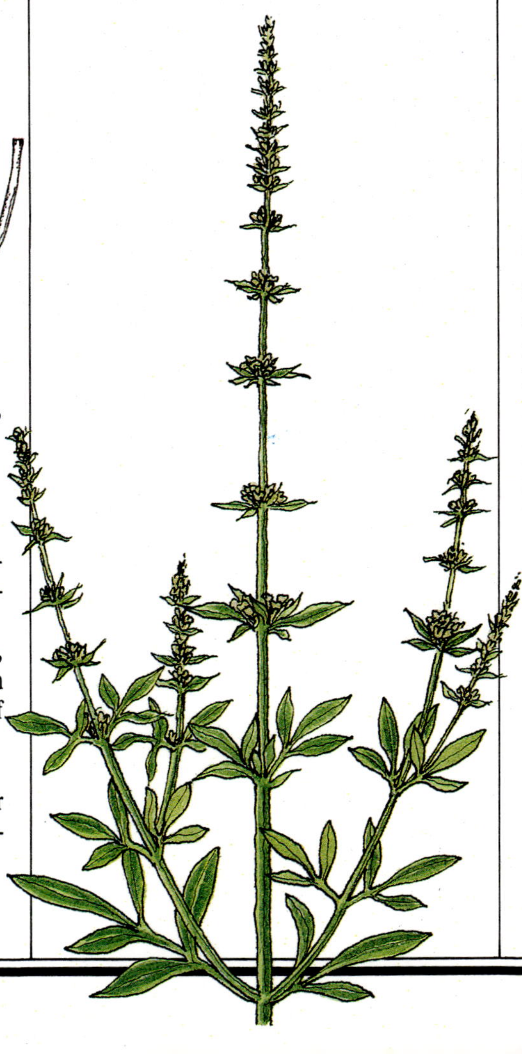

5

LEDEBOURIELLA SESELOIDES
(Umbelliferae/Doldengewächse)

防風
fang feng

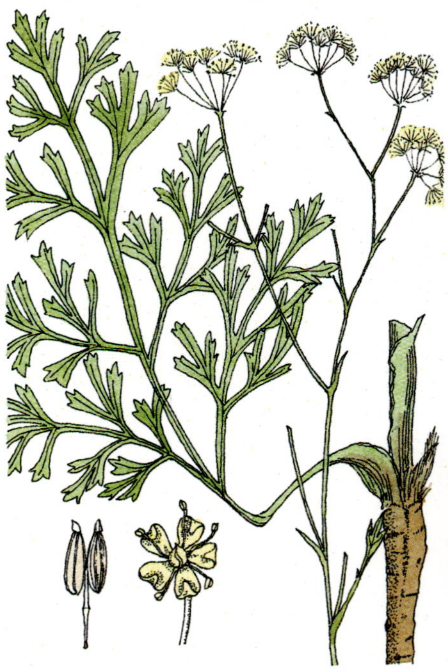

Natürliche Verbreitung: Nordchina, Japan
Sammelgut: Wurzeln
Wesen: Scharf und süß; leicht warm
Affinität: Harnblase, Milz, Leber
Wirkungsweisen: Analgetisch bei Symptomen der „Windfeuchtigkeit"; fiebersenkend; schleimlösend, hustenlindernd; adstringierend; blutstillend
Indikationen: Alle Arten von Schmerzen in Muskeln und Gelenken aufgrund von diversen „Winderkrankungen"
Dosierung: 4—7 g
Bemerkungen: Besonders wirksam bei „Windfeuchtigkeitserkrankungen"

6

ASARUM SIEBOLDII
(Aristolochiaceae/Osterluzeigewächse)

HASELWURZ

細辛

xi xin

Natürliche Verbreitung: Nordchina, Japan
Sammelgut: Die ganze Pflanze, am besten sind die Wurzeln
Wesen: Scharf; warm
Affinität: Herz, Lungen, Leber, Nieren
Wirkungsweisen: Schweißtreibend; schleimlösend; sedierend; schmerzstillend
Indikationen: Alle Arten von Erkältungen, Fiebern und Kopfschmerzen
Dosierung: 2—5 g
Bemerkungen: Sehr wirksam bei allen Arten von Schmerzen im Kopfbereich, einschließlich akuter Zahnschmerzen; zur Beseitigung von Abszessen im Mund füllt man den Nabel mit der zu Pulver vermahlenen Pflanze

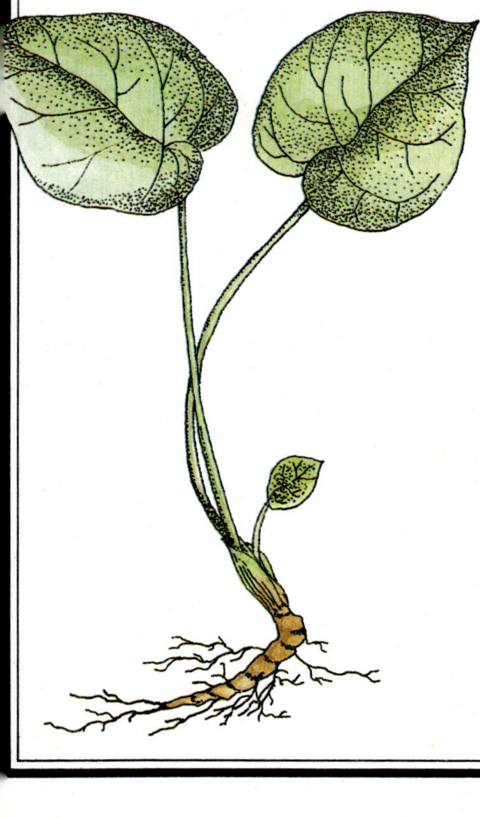

7

ANGELICA ANOMALA
(Umbelliferae/Doldengewächse)

Eine ENGELWURZART

白芷

bai zhi

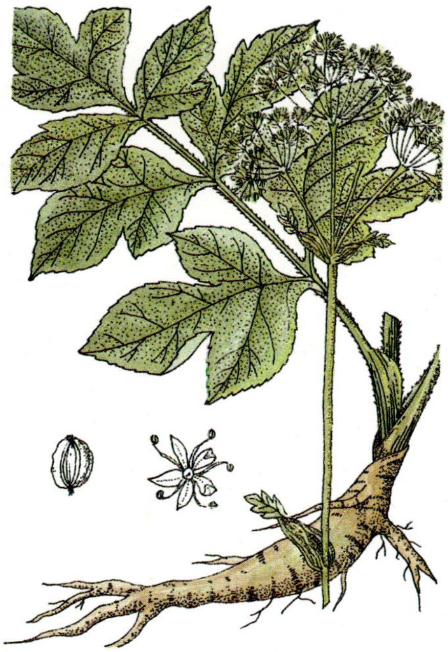

Natürliche Verbreitung: China, Japan
Sammelgut: Wurzeln
Wesen: Scharf und bitter; warm
Affinität: Lungen, Magen
Wirkungsweisen: Schmerzstillend bei „Winderkrankungen"; reduziert Schwellungen; antidotisch
Indikationen: Erkältungen, Kopfschmerzen, alle Arten von Schmerzen aufgrund von „Winderkrankungen"; Abszesse und Schwellungen; Scheidenausfluß; Völlegefühl; Schlangenbisse
Dosierung: 4—7 g
Bemerkungen: Wichtiges Ingredienz für die Zubereitung von Gegenmitteln bei Giftschlangenbissen

8

ELSHOLTZIA SPLENDENS
(Labiatae/Lippenblütler)

香薷

xiang ru

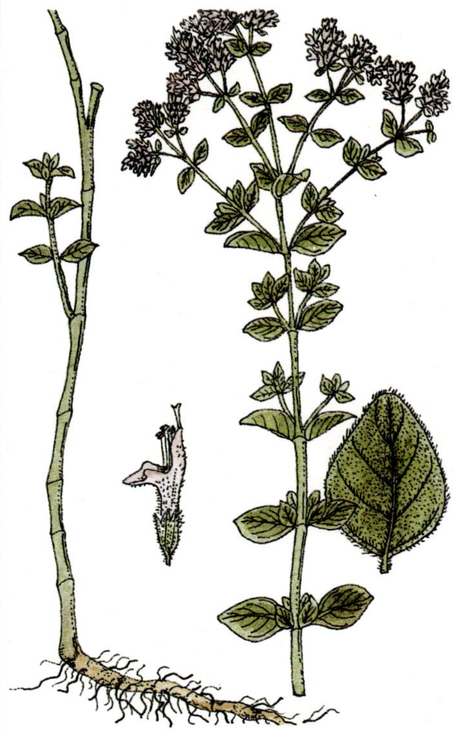

Natürliche Verbreitung: China, Japan, Korea, Vietnam, Laos
Sammelgut: Die ganze Pflanze einschließlich der Blüten
Wesen: Scharf; leicht warm
Affinität: Lungen, Magen
Wirkungsweisen: Schweißtreibend; Blähungen vertreibend; magenstärkend; verdauungsfördernd; entwässernd, harntreibend
Indikationen: Erkrankungen und Schwellungen aufgrund von „Feuchtigkeitsüberschuß"; „Windkälte"-Erkrankungen; Sommererkältungen; Übelkeit und Durchfall
Dosierung: 4—8 g
Bemerkungen: Diese Pflanze hilft auch gegen Mundgeruch

9

ALLIUM FISTULOSUM
(Liliaceae/Liliengewächse)

WINTERZWIEBEL

葱白

cong bai

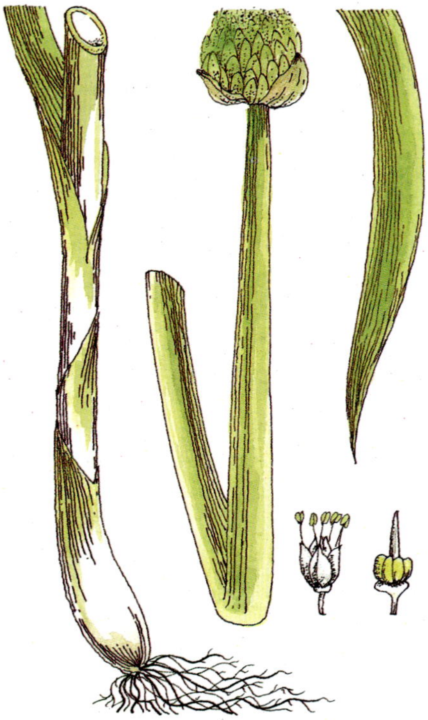

Natürliche Verbreitung: Nordchina, Mongolei, Sibirien
Sammelgut: Weiße Stengel und Würzelchen; die Pflanze muß in frischem Zustand verwendet werden
Wesen: Scharf; warm
Affinität: Lungen, Magen
Wirkungsweisen: Schweißtreibend; magenstärkend; verdauungsfördernd; antiseptisch
Indikationen: Verkühlungen und Erkältungen aufgrund von „Winderkrankungen“; Magenschmerzen
Dosierung: 5—10 g
Bemerkungen: Eine Paste aus der frischen Pflanze und Honig wird als Salbe bei Abszessen und eitrigen Infektionen aufgetragen; eine Abkochung mit frischen Ingwerwurzeln und Rohzucker ist äußerst wirksam gegen „Winderkältungen“

10

MENTHA ARVENSIS
(Labiatae/Lippenblütler)

ACKERMINZE

薄荷

bo he

Natürliche Verbreitung: China, Südostasien, Europa
Sammelgut: Zarte Stengel und Blätter
Wesen: Scharf; kühl
Affinität: Lungen, Leber
Wirkungsweisen: Schweißtreibend; Blähungen vertreibend; stimulierend
Indikationen: Erkältungen, Kopfschmerzen, Halsschmerzen aufgrund von „Windhitze“
Dosierung: 2—4 g
Bemerkungen: Gegen „Windhitze“-Erkrankungen macht man eine Abkochung mit Chrysantheme und *Schizonepeta tenuifolia*; sehr wirksam gegen Halsschmerzen aufgrund von „Windhitze“, wenn man die zu feinem Pulver vermahlene Pflanze mittels eines Röhrchens in den Hals bläst

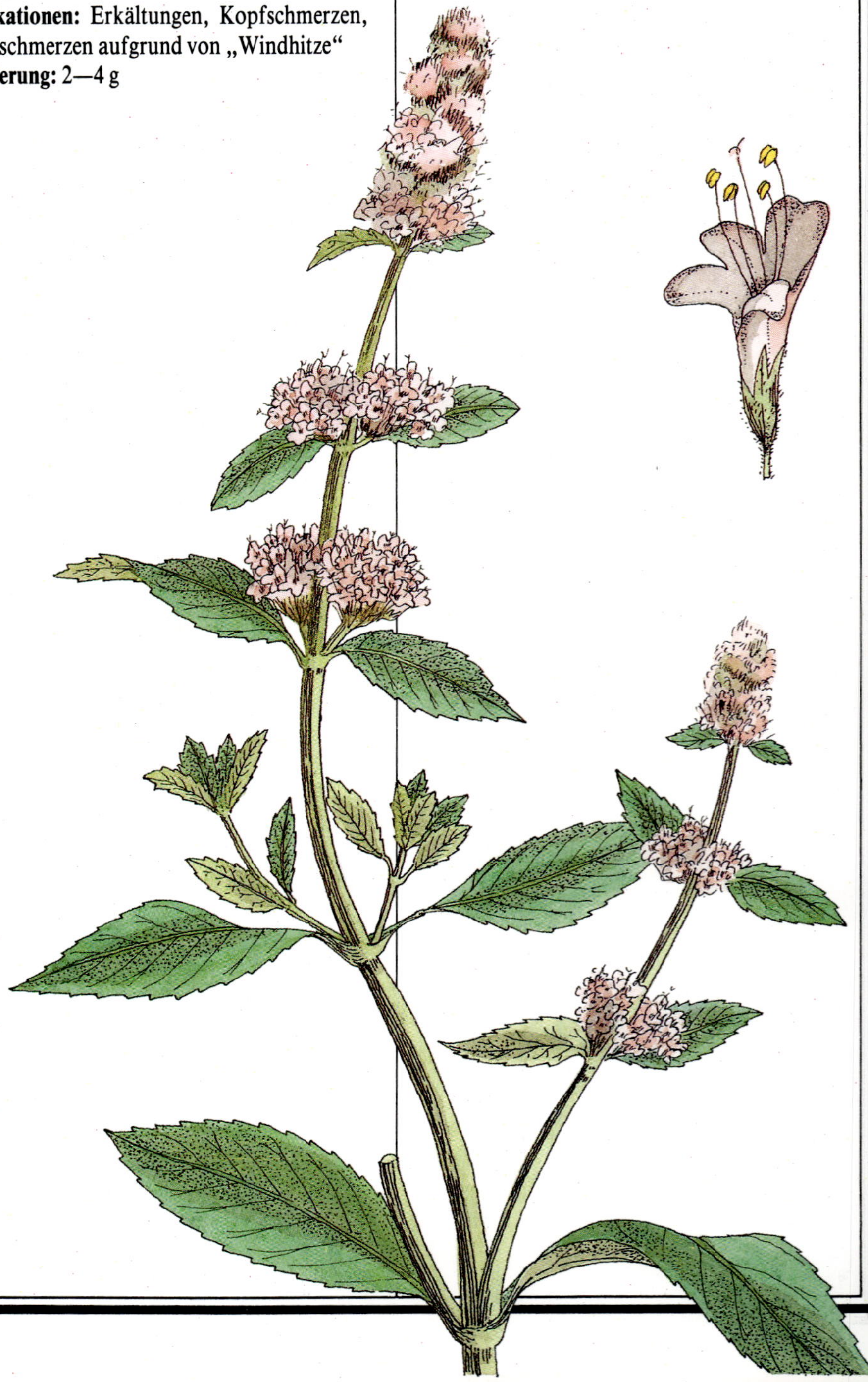

11

MAGNOLIA LILIFLORA
(Magnoliaceae/Magnoliengewächse)

LILIEN- oder PURPURMAGNOLIE

辛夷

xin yi

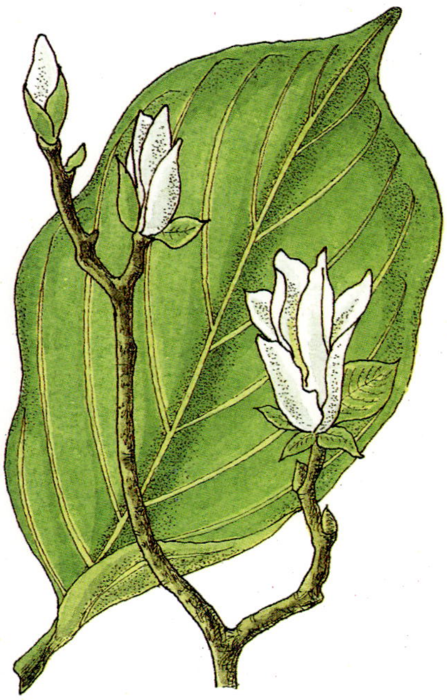

Natürliche Verbreitung: China, Japan
Sammelgut: Die noch ungeöffneten Blütenknospen
Wesen: Scharf; warm
Affinität: Lungen, Magen
Wirkungsweisen: Schmerzstillend; gegen Völlegefühl wirkend
Indikationen: Alle Erkrankungen der Nase; Nebenhöhlenentzündungen
Dosierung: 5—8 g
Bemerkungen: Inkompatibel mit *Astragalus membranaceus*

12

ARCTIUM LAPPA
(Compositae/Korbblütler)

GROSSE KLETTE

牛蒡子

niu bang zi

Natürliche Verbreitung: Nordchina, Europa
Sammelgut: Samen, mitunter Wurzeln
Wesen: Scharf und bitter; kalt
Affinität: Lungen, Magen
Wirkungsweisen: Fiebersenkend; entzündungshemmend; entwässernd, harntreibend; schleimlösend; antidotisch
Indikationen: Alle „Windhitze"-Erkrankungen; Halsinfektionen; Lungenentzündung; Entzündungen der Harnwege; Abszesse
Dosierung: 3—10 g
Bemerkungen: Eine Tinktur aus den Samen ist bei örtlicher Anwendung wirksam gegen chronische Psoriasis (Schuppenflechte), Hämorrhoiden und chronische Entzündungen

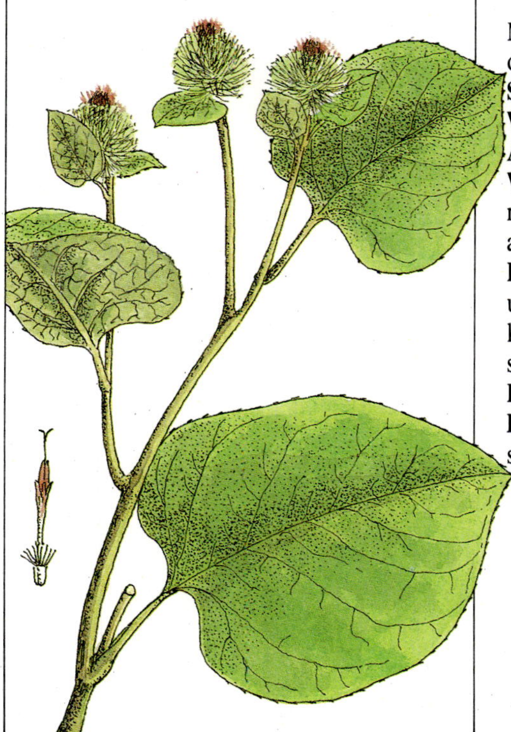

13

MORUS ALBA
(Moraceae/Maulbeergewächse)

WEISSER MAULBEERBAUM

桑葉

sang ye

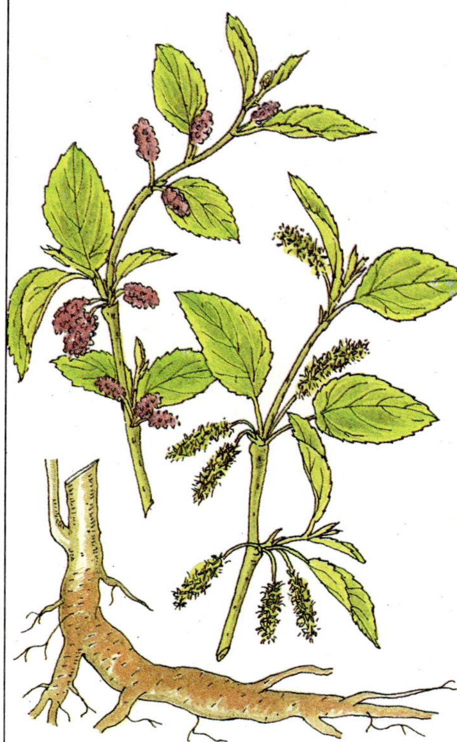

Natürliche Verbreitung: China, Japan, Südostasien
Sammelgut: Blätter
Wesen: Bitter und süß; kalt
Affinität: Lungen, Leber
Wirkungsweisen: Fiebersenkend; wirkt sedierend auf die Leber; verbessert die Sehkraft; abkühlend
Indikationen: Erkältungen, Kopfschmerzen und Husten aufgrund von „Windhitze"-Erkrankungen; Schwellungen und Augenschmerzen
Dosierung: 5—10 g
Bemerkungen: Die Wurzel wirkt schleimlösend und hustenlindernd bei Asthma, Bronchitis und Husten

14

CHRYSANTHEMUM MORIFOLIUM
(Compositae/Korbblütler)

CHRYSANTHEME

菊花

ju hua

Natürliche Verbreitung: China, Japan
Sammelgut: Blüten
Wesen: Süß und bitter; leicht kalt
Affinität: Lungen, Leber
Wirkungsweisen: Fiebersenkend; verbessert die Sehkraft; antitoxisch; abkühlend; sedierend; blutdrucksenkend
Indikationen: Kopfschmerzen und Fieber aufgrund von „Windhitze"-Erkrankungen; Schwellungen und Augenschmerzen; Schwindel und Kopfschmerzen aufgrund von Leberentzündungen
Dosierung: 4—10 g
Bemerkungen: Bei Bindehautentzündung hilft ein Aufguß zum Augenbaden; wird innerlich und äußerlich gegen Abszesse angewendet

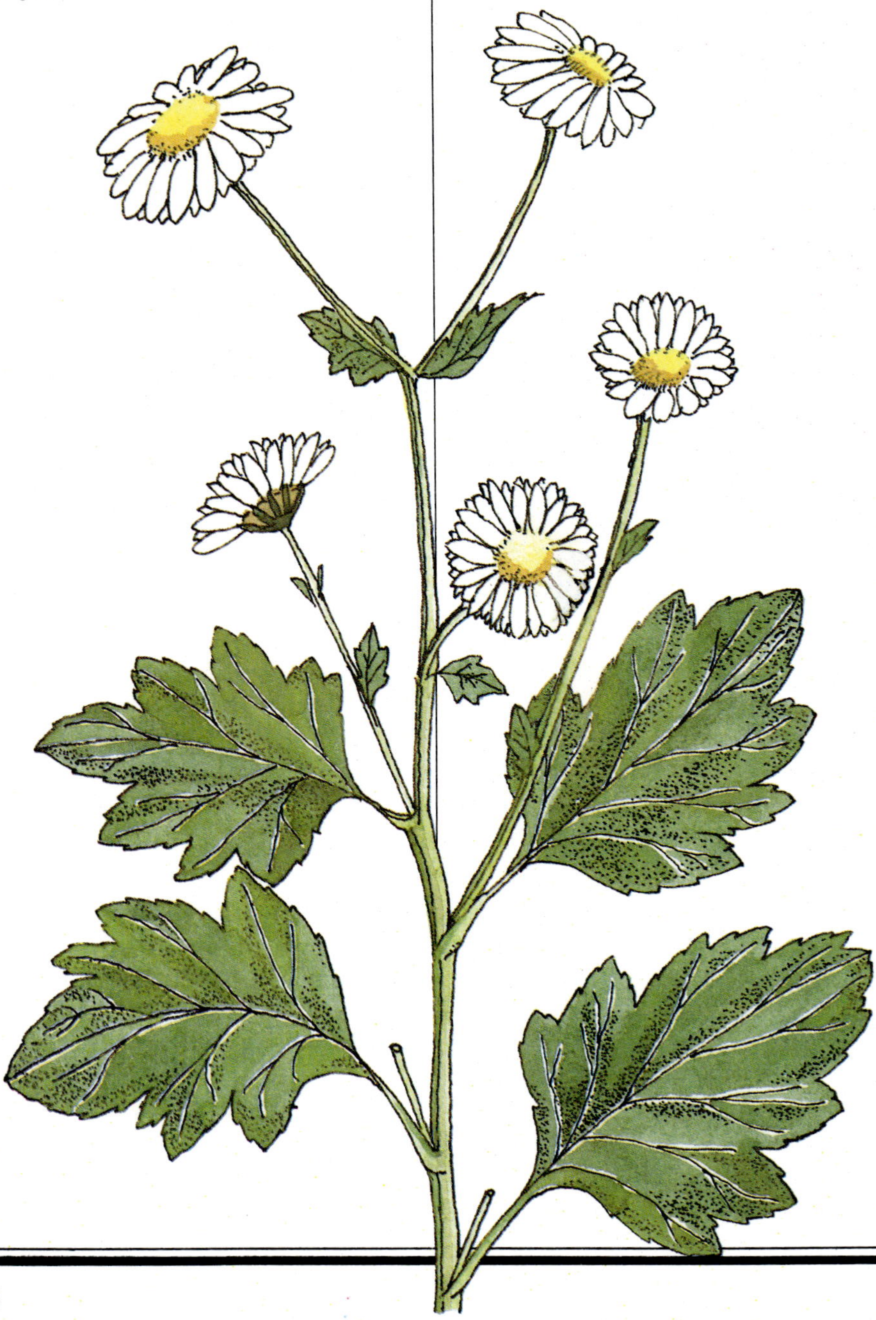

15

PUERARIA LOBATA
(Leguminosae/Schmetterlingsblütler)

KOPOUBOHNE

葛根

ge gan

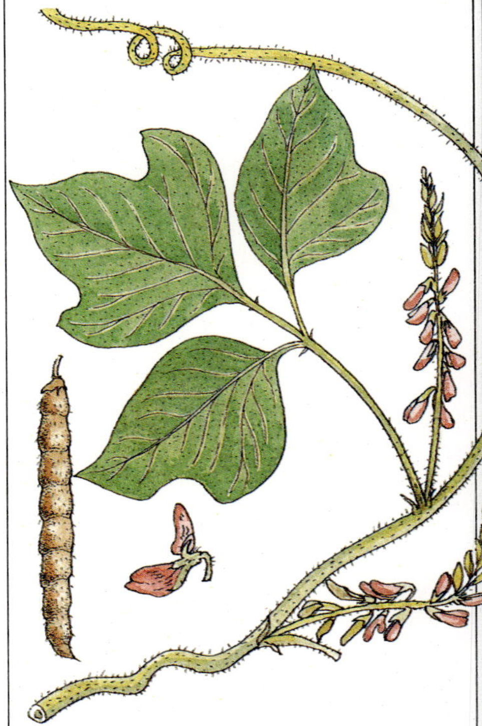

Natürliche Verbreitung: China, Japan
Sammelgut: Wurzeln
Wesen: Süß und bitter; neutral
Affinität: Milz, Magen
Wirkungsweisen: Fiebersenkend; Schleimhautreizungen lindernd; abkühlend
Indikationen: Erkältungen, Fieber und Verkühlungen mit begleitenden Schulter-, Nacken- und Rückenschmerzen; trockener Hals und Magen
Dosierung: 4—11 g
Bemerkungen: Besonders wirksam zur Lockerung verspannter und schmerzender Muskeln in Nacken, Schultern und Rücken aufgrund von „Windhitze"-Erkrankungen

16

BUPLEURUM FALCATUM
(Umbelliferae/Doldengewächse)

HASENOHR

柴胡
chai hu

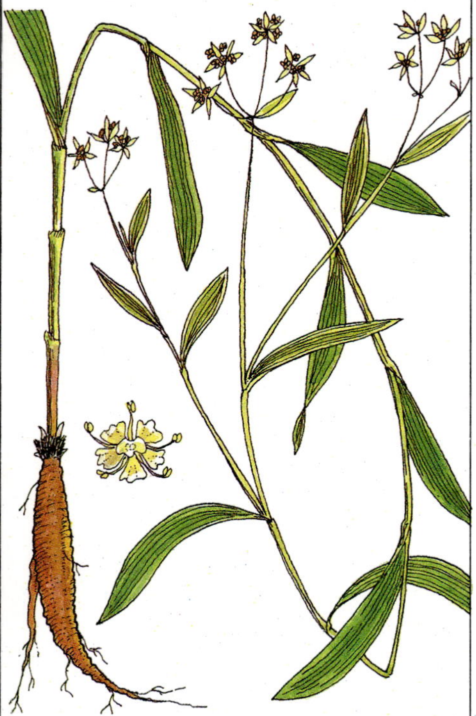

Natürliche Verbreitung: Nordchina, Nordeuropa
Sammelgut: Wurzeln
Wesen: Bitter; neutral
Affinität: Perikardium, Leber, dreifacher Erwärmer, Gallenblase
Wirkungsweisen: Fiebersenkend; sedierend auf die Leber
Indikationen: Immer wiederkehrende Fieber und Erkältungen; Malaria; Schwarzwasserfieber
Dosierung: 2—5 g
Bemerkungen: Diese Pflanze ist sehr wirksam bei der Behandlung der Prolaps innerer Organe wie Mastdarm, Gebärmutter etc.

17

GLYCINE MAX
(Leguminosae/Schmetterlingsblütler)

SOJABOHNE

豆豉
dou chi

Natürliche Verbreitung: China, Japan
Sammelgut: Samen (Bohnen) der schwarzen Sorte
Wesen: Süß und leicht bitter; kalt
Affinität: Lungen, Magen
Wirkungsweisen: Blähungen vertreibend; sedierend; fiebersenkend
Indikationen: Erkältungen, Fieber und Kopfschmerzen aufgrund von „Windhitze"-Erkrankungen; Druck auf der Brust; Schlaflosigkeit
Dosierung: 10—15 g
Bemerkungen: Schwarze Sojabohnen müssen vor ihrer medizinischen Verwendung vergoren werden

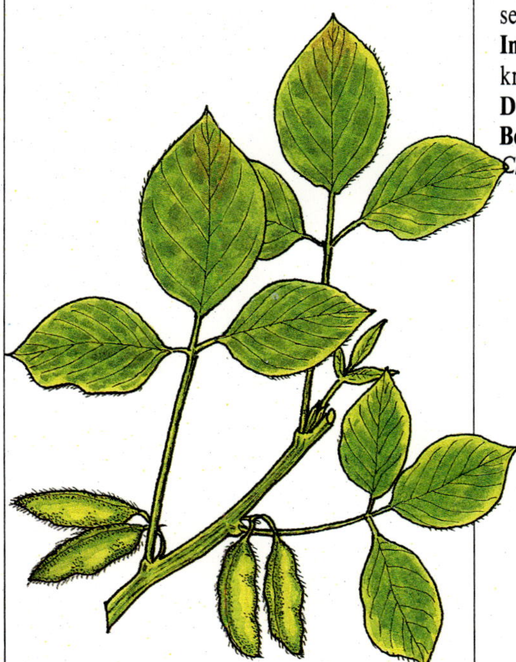

18

CRYPTOTYMPANA PUSTULATA
(Cicadidae/Singzikaden)

ZIKADE

蟬蛻
chan tui

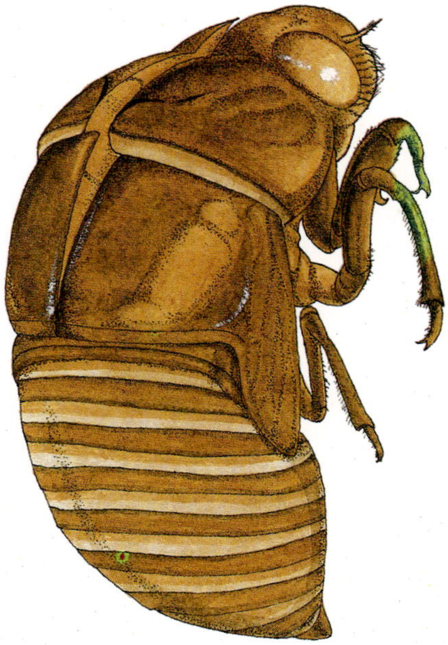

Natürliche Verbreitung: China, Taiwan, Japan
Sammelgut: Exuviae (Panzer)
Wesen: Süß; kalt
Affinität: Lungen, Leber
Wirkungsweisen: Fiebersenkend; krampflösend bzw. -verhindernd
Indikationen: Grauer Star; „Windhitze"-Erkrankungen; Krämpfe
Dosierung: 3—5 g
Bemerkungen: Gegen grauen Star sind sie mit *Crysanthemum moriflorum* zu vermischen

Purgierend, kathartisch und laxativ oder „nach unten reinigend“

Zu dieser Gruppe zählen alle Heilmittel, die eine Darmentleerung bewirken. Die starken, schnell wirkenden Heilmittel, die zu einer radikalen Entleerung führen, bezeichnet man als purgierend, die mittelstark wirkenden als kathartisch, und die milden, sanft wirkenden, die vor allem als Gleitmittel im Dickdarm dienen, als laxativ. Neben ihrer Wirkung auf verschiedene andere Organe haben alle diese Heilmittel eine starke Affinität zum Dickdarm und/oder dem mit diesem in Beziehung stehenden Organ, der Lunge.

Behandlungen mit diesen Mitteln dienen drei Hauptzwecken: Sie bewirken oder erleichtern weichen Stuhlgang, damit Nahrungsrückstände und aufgestaute Exkremente aus dem Darmtrakt ausgeschieden werden können; sie haben meist die Eigenschaft, das System von „Hitze zu befreien“ und von „Feuer zu reinigen“, indem sie diese überschüssigen Energien durch den Darm ausscheiden; zudem setzen sie überschüssige Flüssigkeiten frei und verringern Schwellungen, indem sie „böses Wasser“ durch die Exkremente und den Urin ausscheiden.

Starke Purgativa sollte man nur bei kräftigen und ansonsten gesunden Patienten in Fällen akuter Verstopfungen verwenden. Kathartika und Laxantien hingegen sind bei chronischer Verstopfung für Kinder sowie für ältere und geschwächte Patienten geeignet.

19

RHEUM OFFICINALE
(Polygonaceae/Knöterichgewächse)

MEDIZINALRHABARBER

大黃

da huang

Natürliche Verbreitung: Westchina, Tibet
Sammelgut: Rhizome (Wurzelstöcke)
Wesen: Bitter; kalt
Affinität: Milz, Magen, Dickdarm, Perikardium, Leber
Wirkungsweisen: Purgierend (2—5 g); laxativ (1—2 g); adstringierend (0,3 g); abkühlend; menstruationsfördernd
Indikationen: Verstopfung; Amenorrhoe (Ausbleiben der Regelblutung); Druck in den Augen durch Leberentzündung; Stauung von Energie und Blut durch traumatische Verletzungen
Dosierung: Siehe oben
Bemerkungen: Trägt man die pulverisierte Pflanze auf Verbrennungen auf, stillt sie den Schmerz und lindert die Schwellung

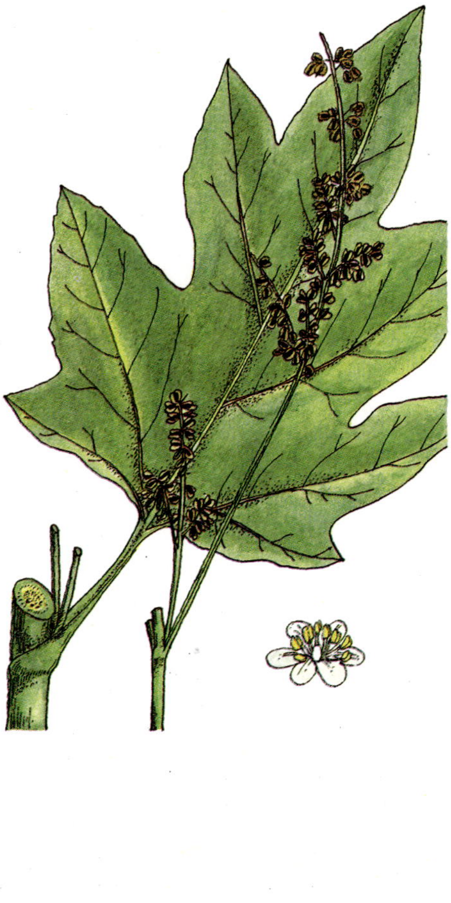

20

MIRABILIT
(Natriumsulfat-Decahydrat)

GLAUBERSALZ

芒硝

mang xiao

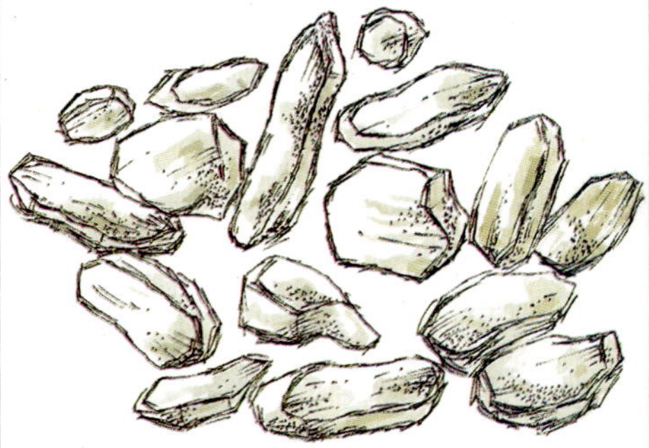

Natürliche Verbreitung: Auf der ganzen Welt
Sammelgut: Kristalle
Wesen: Salzig, scharf und bitter; sehr kalt
Affinität: Magen, Dickdarm, Dreipunkt
Wirkungsweisen: Purgierend
Indikationen: Verstopfung durch Hitzeüberschuß
Dosierung: 10—18 g
Bemerkungen: Wirkt zusammen mit *Rheum officinale* gegen Verstopfung; als Augenbad und Gurgellösung gegen Symptome des Hitzeüberschusses und gegen Abszesse; pulverisiertes Glaubersalz trägt man auf die Brustwarzen auf, um Säuglinge abzustillen; bei akuter Blinddarmentzündung macht man einen Umschlag aus Glaubersalz, *Rheum officinale* und frischen Knoblauchzehen

21

CASSIA ANGUSTIFOLIA
(Leguminosae/Schmetterlingsblütler)

SCHMALBLÄTTRIGE KASSIE

番瀉葉

fan xie ye

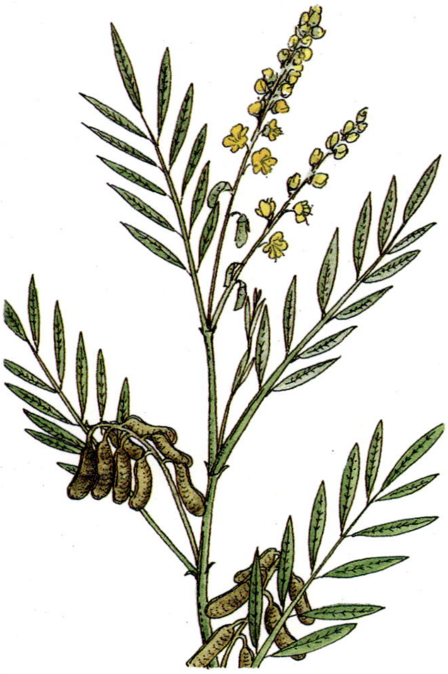

Natürliche Verbreitung: Indien, Arabien, Afrika
Sammelgut: Blättchen
Wesen: Süß und bitter; sehr kalt
Affinität: Dickdarm
Wirkungsweisen: Purgierend (4—8 g); kathartisch (1—3 g); laxativ (0,5—1 g)
Indikationen: Verstopfung durch Hitzeüberschuß
Dosierung: Siehe oben
Bemerkungen: Dosierungen von mehr als 5 g können unangenehme Symptome wie Übelkeit, Erbrechen und Bauchschmerzen verursachen

22

ALOE BARBADENSIS
(Liliaceae/Liliengewächse)

BARBADOS- oder CURAÇAO-ALOE

蘆薈

lu hui

Natürliche Verbreitung: Westafrika, Westindien, Indien
Sammelgut: Eingedickter Saft der frischen Blätter
Wesen: Bitter; kalt
Affinität: Leber, Magen, Dickdarm
Wirkungsweisen: Purgierend (0,3—1 g); laxativ (0,06—0,2 g)
Indikationen: Magenkräftigend (0,01—0,03 g); abkühlend; antiseptisch; menstruationsfördernd; wirkt bei chronischer Verstopfung sedierend auf die Leber; Schwindel; Kopfschmerzen und Delirium aufgrund von Leberentzündungen; Parasitenbefall des Darmtraktes
Dosierung: 0,01—1 g
Bemerkungen: Verliert auch bei langfristiger Anwendung nicht an Wirkung, ist daher zur Behandlung chronischer Verstopfung geeignet

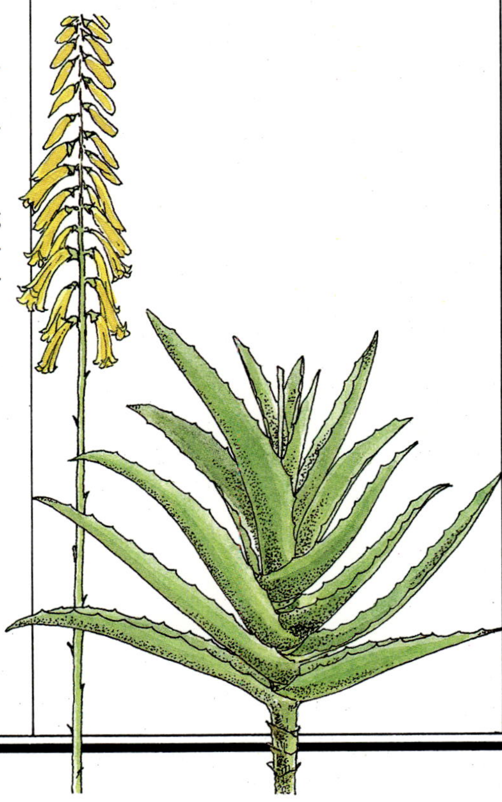

23

CANNABIS SATIVA
(Cannabinaceae/Hanfgewächse)

HANF

火麻仁

huo ma ren

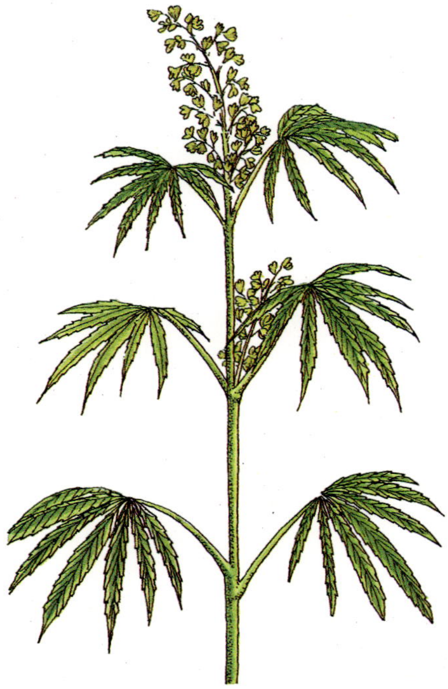

Natürliche Verbreitung: China, Indien, Afghanistan, Indochina, Nordafrika
Sammelgut: Samen
Wesen: Süß; neutral
Affinität: Milz, Magen, Dickdarm
Wirkungsweisen: Laxativ; emollientisch; Schleimhautreizungen lindernd; hustenlindernd; antiseptisch; antidotisch
Indikationen: Verstopfungen aufgrund von Flüssigkeitsmangel, besonders bei alten Patienten und nach Entbindungen
Dosierung: 11 g
Bemerkungen: Jeder Teil der Pflanze findet medizinische Verwendung; der Stengel wirkt entwässernd und harntreibend; das Öl lindert Reizungen bei trockenem Hals; die männlichen Blüten verwendet man bei „Winderkrankungen" und Menstruationsstörungen; das Harz der weiblichen Blüten ist leicht giftig und wirkt auf das Nervensystem (Haschisch). Es wird bei Nervenleiden verwendet. Li Shizhen bemerkt, daß es bei übermäßiger Verwendung zu „Halluzinationen und einem unsicheren Gang" führe

24

PRUNUS JAPONICA
(Rosaceae/Rosengewächse)

GEFÜLLTE JAPANISCHE MANDELKIRSCHE

郁李仁

yu li ren

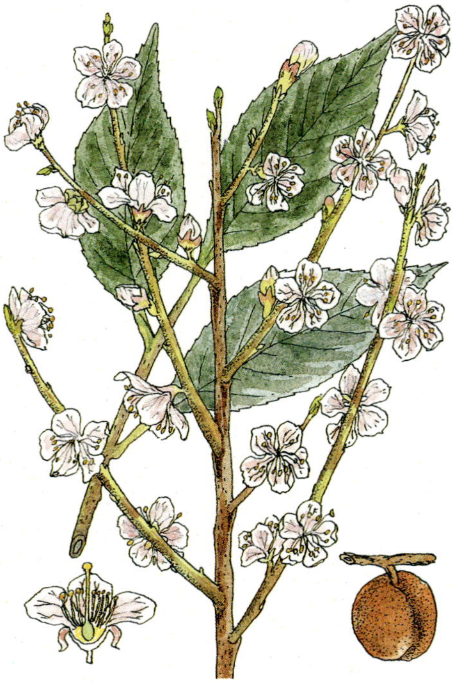

Natürliche Verbreitung: Sichuan, Jiangsu
Sammelgut: Das Innere des Kerns
Wesen: Scharf, bitter und süß; neutral
Affinität: Dickdarm, Dünndarm, Milz
Wirkungsweisen: Laxativ; emollientisch; entwässernd, harntreibend; lindert Schwellungen
Indikationen: Verstopfungen aufgrund von Flüssigkeitsmangel; Wasserretention
Dosierung: 4—7 g
Bemerkungen: Kann leichte Bauchschmerzen verursachen, wenn seine Wirkung gegen Verstopfung einzusetzen beginnt

25

APIS MELLIFERA
(Apidae/Bienen)

HONIG

蜂蜜

feng mi

Natürliche Verbreitung: Auf der ganzen Welt
Wesen: Süß; neutral
Affinität: Lunge, Milz, Dickdarm
Wirkungsweisen: Laxativ; Schleimhautreizungen lindernd; nahrhaft; emollientisch bei chronischer Bronchitis, trockenem Hals und Mund
Dosierung: 10—75 g
Indikationen, Bemerkungen: Honig stellt die Basis vieler pflanzlicher Pillenrezepturen dar; Patienten mit chronischem Durchfall sollten ihn nicht zu sich nehmen

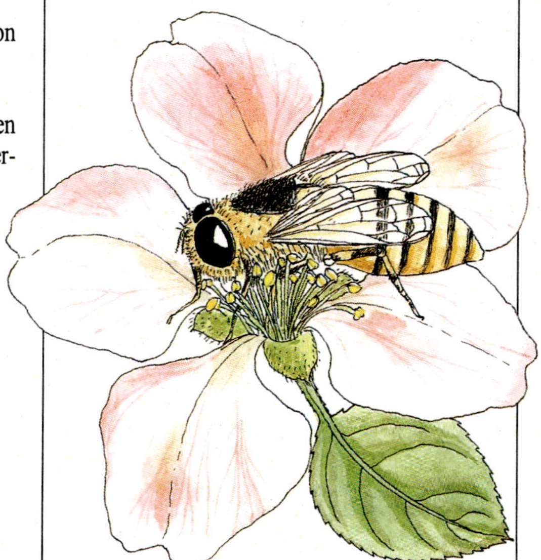

26

EUPHORBIA KANSUI
(Euphorbiaceae/Wolfsmilchgewächse)

WOLFSMILCH

甘遂

gan sui

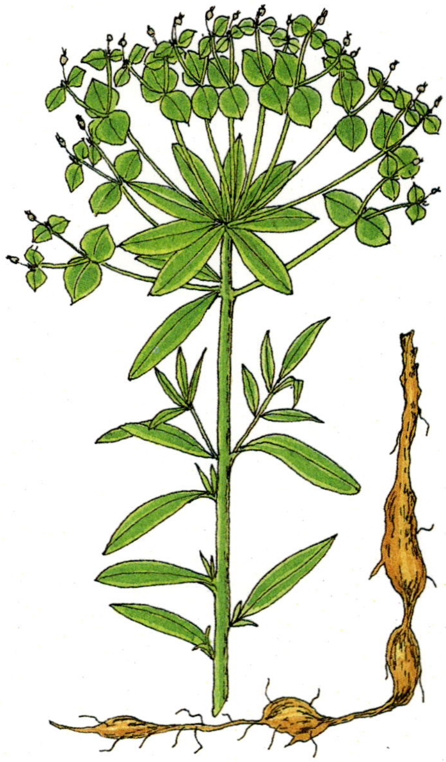

Natürliche Verbreitung: China, Korea, Japan
Sammelgut: Wurzeln
Wesen: Bitter; kalt
Affinität: Lungen, Milz, Nieren
Wirkungsweisen: Purgierend; entwässernd, harntreibend; lindert Schwellungen; schleimlösend
Indikationen: Verstopfung; Wasserretention; Schwellungen; Druck auf der Brust; Epilepsie; äußerlich anzuwenden gegen Muskelschmerzen und Gefühllosigkeit
Dosierung: 2—4 g
Bemerkungen: Leicht giftig; das Heilmittel ist stark und sollte daher mit Vorsicht eingesetzt werden; schwangeren Frauen, geschwächten und älteren Patienten verabreicht man es möglichst nicht

27

PHARBITIS NIL
(Convolvulaceae/Windengewächse)

BLAUE WINDE

牽牛子

qian niu zi

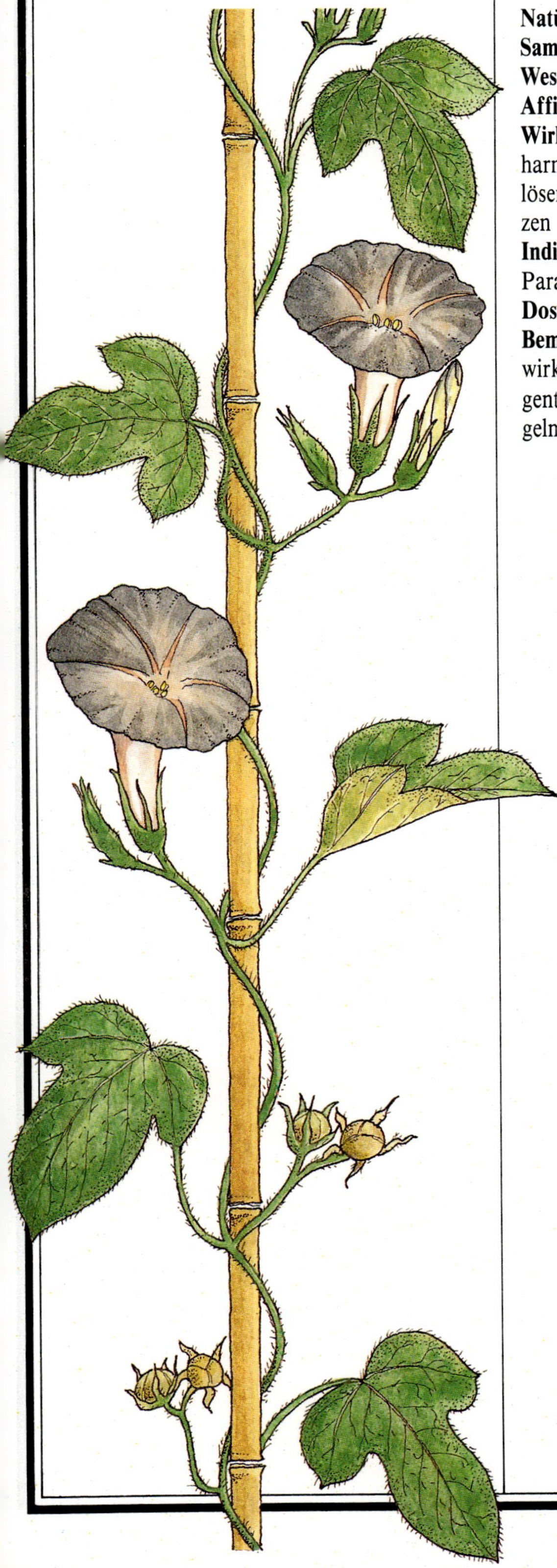

Natürliche Verbreitung: China, Indien
Sammelgut: Samen
Wesen: Bitter; kalt
Affinität: Lungen, Nieren, Dickdarm
Wirkungsweisen: Kathartisch; entwässernd, harntreibend; lindert Schwellungen; schleimlösend; lindert Entzündungen der Brustwarzen
Indikationen: Verstopfung; Wasserretention; Parasitenbefall im Darm
Dosierung: 1—2 g
Bemerkungen: Leicht giftig; das Heilmittel wirkt stark austrocknend und sollte nur gelegentlich und in kleinen Dosen, keinesfalls regelmäßig verabreicht werden

28

CROTON TIGLIUM
(Euphorbiaceae/Wolfsmilchgewächse)

KROTONÖLBAUM

巴豆

ba dou

Natürliche Verbreitung: Südwestchina, Burma, Laos, Vietnam
Sammelgut: Die reifen Samen
Wesen: Scharf; heiß
Affinität: Magen, Dickdarm
Wirkungsweisen: Stark purgierend; schleimlösend; äußerlich als Zugmittel bei Abszessen und Eiterbeulen
Indikationen: Akute Verstopfung durch „Kälteüberschuß"; Schwellungen und andere Formen der Wasserretention; Atembeschwerden aufgrund von Schleimansammlung; Epilepsie; Abszesse
Dosierung: 0,04—0,1 g
Bemerkungen: Äußerst giftig; das stärkste aller Abführmittel; sollte nur gelegentlich und in kleinen Dosen verabreicht werden; das aus den Samen gewonnene Krotonöl ist sehr wirksam bei der äußerlichen Behandlung von Abszessen, Eiterbeulen, Furunkeln etc.

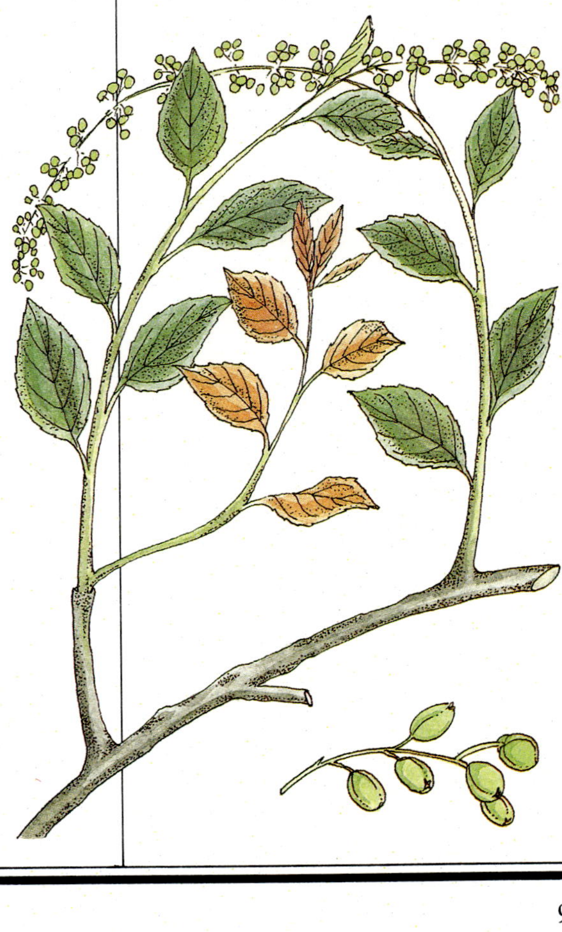

29

GYPSUM FIBROSUM
(Kalziumsulfat)

GIPS

石膏

shi gao

Antipyretisch, refrigierend oder „hitzebeseitigend“

Jene Heilmittel, die „innere Hitze“ beseitigen, wirken antipyretisch und refrigierend, d. h. fiebersenkend und abkühlend. Man setzt sie gegen alle Krankheiten und Symptome ein, die durch innere Hitze verursacht werden: Ruhr, Geschwüre, Abszesse, Karbunkel, entzündete und geschwollene Augen, heißer Hals und ausgetrockneter Mund, Hitzeausschlag, Leber- und Drüsenentzündungen, Schwindel, Delirium, Gelbsucht, Schlaflosigkeit und andere. *Das Buch von Huang Di* lehrt: „Wenn es heiß ist, kühle es.“

Die Lehrbücher der chinesischen Naturheilkunde unterscheiden sechs Arten von hitzebeseitigenden Heilmitteln:

„Feuerentziehende“ Heilmittel setzt man ein, wenn der Körper durch übermäßige „Hitze-“ und „Völlezustände“ buchstäblich „überhitzt“ ist.

„Leberreinigende“ und „augenaufhellende“ Heilmittel verwendet man gegen Leberentzündungen und die sie begleitenden Symptome wie entzündete, geschwollene und gerötete Augen, verschwommenes Sehen, Kopfschmerzen etc.

„Hitzebeseitigende“ und „blutkühlende“ Arzneien gehen direkt ins Blut und „kühlen“ die üblen Nebenwirkungen übermäßiger Hitze in diesem lebenswichtigen Körpersaft ab.

„Hitzebeseitigende“ und „giftaustreibende“ Mittel fördern die Ausscheidung natürlicher, vom Körper selbst produzierter Giftstoffe, wie z. B. Eiter, die durch überschüssige Hitze entstanden sind. Sie haben eine allgemeine antidotische Wirkung.

„Hitzebeseitigende“ und „feuchtigkeitsaustrocknende“ Heilmittel setzt man gegen Symptome übermäßiger „Feuchtigkeitsvölle“ und „Feuchtigkeitshitze“ ein, also beispielsweise gegen Sommererkältungen, Gelenks- und Muskelschmerzen, Scheidenausfluß, Gelbsucht etc.

„Hitzeleerebeseitigende“ Arzneien verwendet man im Falle von übermäßiger „trockener Hitze“ und bei Erkrankungen aufgrund von Blut- oder Energiemangel.

Alle diese Heilmittel sind „kalte“ oder „kühle“ yin-Arzneien. Patienten, die an mangelnder yang-Energie leiden und/oder einen schwachen Magen oder eine schwache Milz haben, sollten diese Heilmittel nur sehr sparsam verwenden.

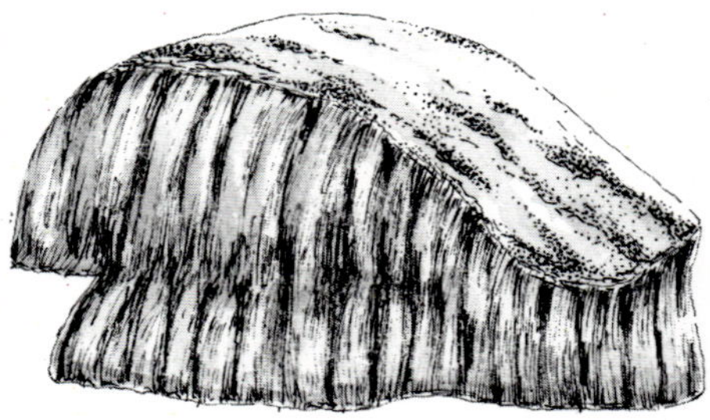

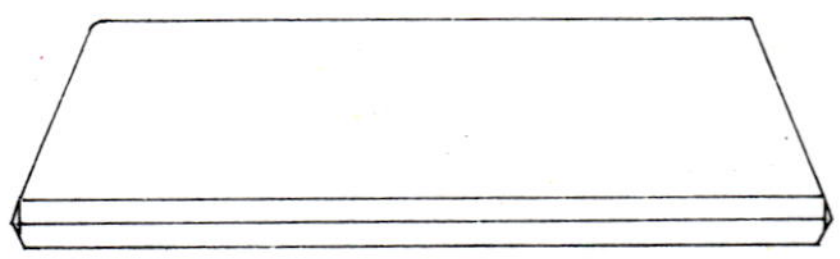

Natürliche Verbreitung: Auf der ganzen Welt
Sammelgut: Kristalle
Wesen: Scharf, süß; sehr kalt
Affinität: Lungen, Magen
Wirkungsweisen: Fiebersenkend; entzündungshemmend; adstringierend
Indikationen: Physische und emotionelle Symptome des Hitzeüberschusses: Körperhitze, Durst, Hitzeausschlag, Kopfschmerzen, Zahnschmerzen; Hitzeüberschuß in Magen und Lungen; Husten durch Asthma und Bronchitis; äußerliche Anwendung gegen Brandwunden und Abszesse
Dosierung: 10—35 g

30

ANEMARRHENA ASPHODELOIDES
(Liliaceae/Liliengewächse)

知母

zhi mu

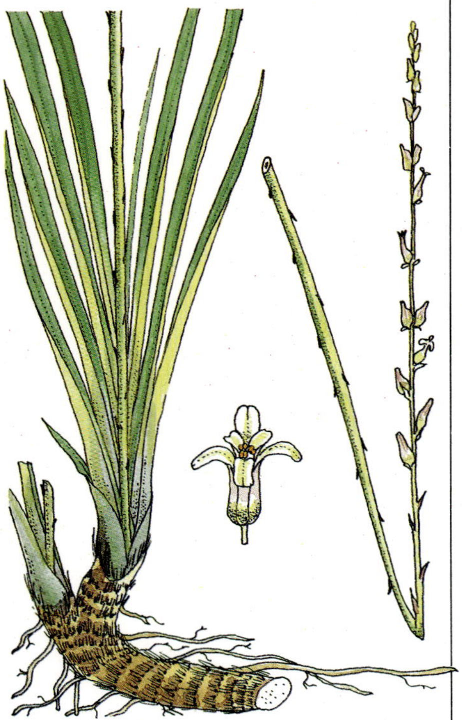

Natürliche Verbreitung: Nordchina
Sammelgut: Rhizome (Wurzelstöcke) und Stengel
Wesen: Bitter; kalt
Affinität: Lungen, Magen, Nieren
Wirkungsweisen: Fiebersenkend; Schleimhautreizungen lindernd; tonisierend für die Nieren
Indikationen: Körperhitze, Reizbarkeit, Durst, Schlaflosigkeit etc., hervorgerufen durch übermäßige Hitze; Lungenentzündung und chronische Bronchitis; „yin-Leere"-Erkrankungen
Dosierung: 3—7 g
Bemerkungen: Die Pflanze verträgt sich nicht mit eisenhältigen Heilmitteln

31

GARDENIA JASMINOIDES
(Rubiaceae/Rötegewächse)

JASMINÄHNLICHE GARDENIE

梔子

zhi zi

Natürliche Verbreitung: China, Taiwan, Japan
Sammelgut: Die reife Frucht
Wesen: Bitter; kalt
Affinität: Herz, Leber, Lungen, Magen
Wirkungsweisen: Fiebersenkend; abkühlend für das Blut; antidotisch; entzündungshemmend; blutstillend
Indikationen: Erkrankungen durch Hitzeüberschuß: Fieber, Ruhelosigkeit, Reizbarkeit, Nasenbluten, Blut in Harn und Sputum, geschwollene und entzündete Augen, Abszesse
Dosierung: 5—10 g
Bemerkungen: Eine Paste aus dieser Pflanze zusammen mit Mehl und Wein verwendet man als Packung bei Verrenkungen, Verstauchungen, Zerrungen, Blutergüssen und Abszessen; sehr wirksam gegen Sehnen-, Bänder-, Gelenks- und Muskelverletzungen

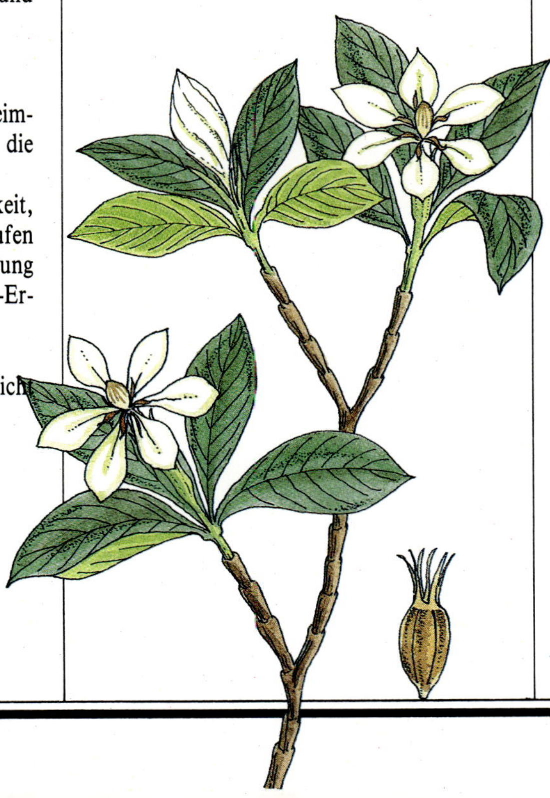

32

PHRAGMITES COMMUNIS
(Gramineae/Süßgräser)

SCHILF

蘆根

lu gen

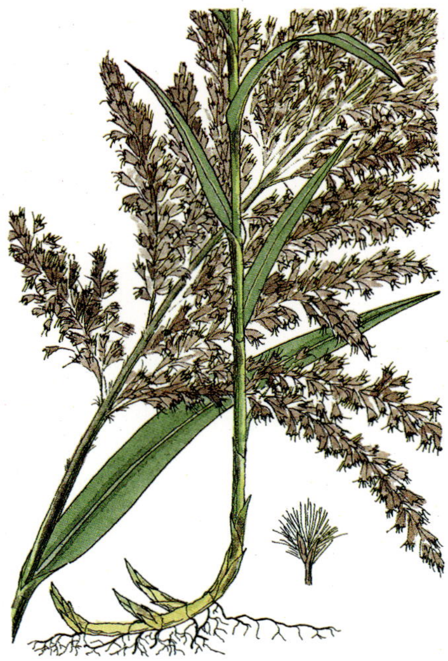

Natürliche Verbreitung: Auf der ganzen Welt
Sammelgut: Wurzeln und Halme
Wesen: Süß; kalt
Affinität: Lungen, Magen
Wirkungsweisen: Fiebersenkend; Schleimhautreizungen lindernd; kühlende Wirkung auf Magen und Lungen
Indikationen: Körperhitze, Durst und trockener Mund aufgrund von Hitzeüberschuß; Erbrechen durch übermäßige Magenhitze; Husten und dickflüssiger Schleim durch übermäßige Lungenhitze
Dosierung: 20—40 g
Bemerkungen: Die Pflanze wirkt als Gegengift bei Lebensmittelvergiftungen, besonders durch Meerestiere

33

PHYLLOSTACHYS (genus)
(Gramineae/Süßgräser)

VERSCHIEDENE BAMBUSARTEN

竹葉

zhu ye

Natürliche Verbreitung: Zentralchina, Japan
Sammelgut: Blätter
Wesen: Süß; kalt
Affinität: Herz, Dünndarm
Wirkungsweisen: Fiebersenkend; entwässernd, harntreibend; krampflösend bzw. -verhindernd
Indikationen: Körperhitze, Durst, Reizbarkeit, Abszesse im Mund, dunkler und spärlicher Harn aufgrund von Hitzeüberschuß
Dosierung: 10—15 g
Bemerkungen: Die frischen Blätter sind wirksamer gegen Symptome übermäßiger Hitze in Magen, Herz und den darüberliegenden Körperregionen; die getrockneten Blätter sind besser für diuretische Zwecke geeignet

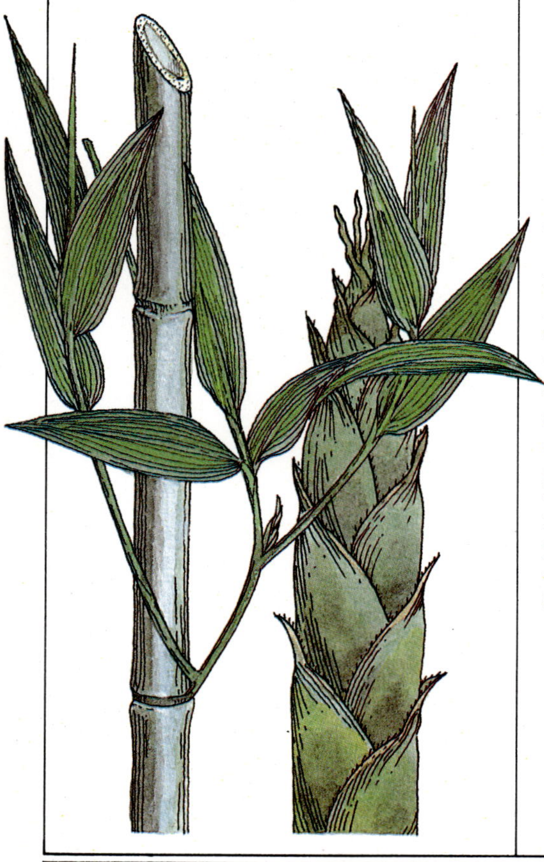

34

PRUNELLA VULGARIS
(Labiatae/Lippenblütler)

BRAUNELLE

夏枯草

xia ku cao

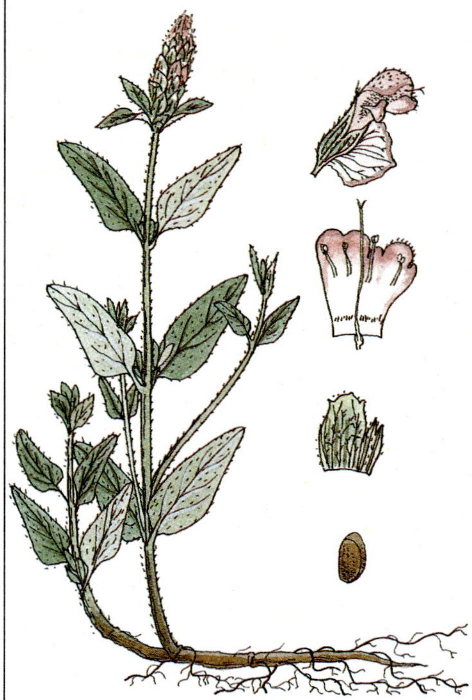

Natürliche Verbreitung: Nordchina, Nordeuropa, Nordamerika
Sammelgut: Blüten und Kerne (während der Blütezeit)
Wesen: Scharf und bitter; kalt
Affinität: Leber, Gallenblase
Wirkungsweisen: Fiebersenkend; wirkt kühlend auf die Leber; reduziert Schwellungen der Lymphdrüsen
Indikationen: Bei Gelbsucht gegen entzündete und geschwollene Augen; bei Lichtüberempfindlichkeit; Kopfschmerzen und Schwindel; Gicht; Skrofulose (eine Lymphknotenerkrankung); Bluthochdruck
Dosierung: 5—7 g
Bemerkungen: Dieses Heilmittel ist sehr wirksam gegen alle Symptome der Gelbsucht

35

CELOSIA ARGENTEA
(Amarantaceae/Fuchsschwanzgewächse)

CELOSIE

青葙子

qing xiang zi

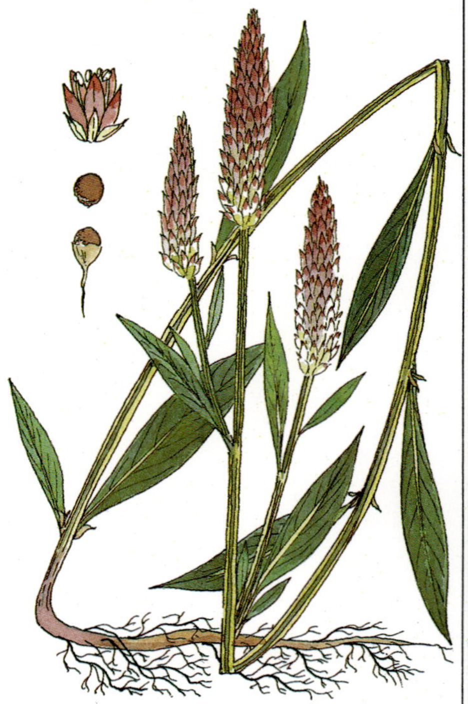

Natürliche Verbreitung: Südchina, Indien, Sri Lanka, Afrika, Amerika
Sammelgut: Samen
Wesen: Bitter; leicht kalt
Affinität: Leber
Wirkungsweisen: Fiebersenkende und entzündungshemmende Wirkung auf die Leber; adstringierend bei Bindehautentzündung
Indikationen: Bluthochdruck, alle begleitenden Augenbeschwerden
Dosierung: 6—15 g
Bemerkungen: Eine neuere und sehr wirksame Anwendung dieses Heilmittels sieht vor, daß man es mit Chrysantheme und *Prunella vulgaris* mischt und gegen Bluthochdruck verabreicht

36

NELUMBO NUCIFERA
(Nymphaeaceae/Seerosengewächse)

HEILIGER LOTUS DER INDER

荷葉

he ye

Natürliche Verbreitung: Asien, Australien
Sammelgut: Blätter
Wesen: Bitter; neutral
Affinität: Leber, Milz, Magen
Wirkungsweisen: Fiebersenkend; kühlend
Indikationen: Gegen Sommerhitzeerkrankungen; Druck auf der Brust; Druck im Kopf; Durst; dunkler und spärlicher Harn
Dosierung: pro Dosis ¼ Blatt
Bemerkungen: Jeder Teil der Lotuspflanze wird medizinisch verwendet: Die Stengel helfen gegen Druck in der Brust durch übermäßige „feuchte Hitze"; die Blütenstandstiele helfen gegen Magenschmerzen, wirken beruhigend auf Embryonen und gegen Scheidenausfluß; die Samen verwendet man gegen Schlaflosigkeit, Spermatorrhoe (Samenausfluß aus der Harnröhre ohne geschlechtliche Erregung), Durchfall; die Staubgefäße wirken vorbeugend gegen verfrühte Ejakulation

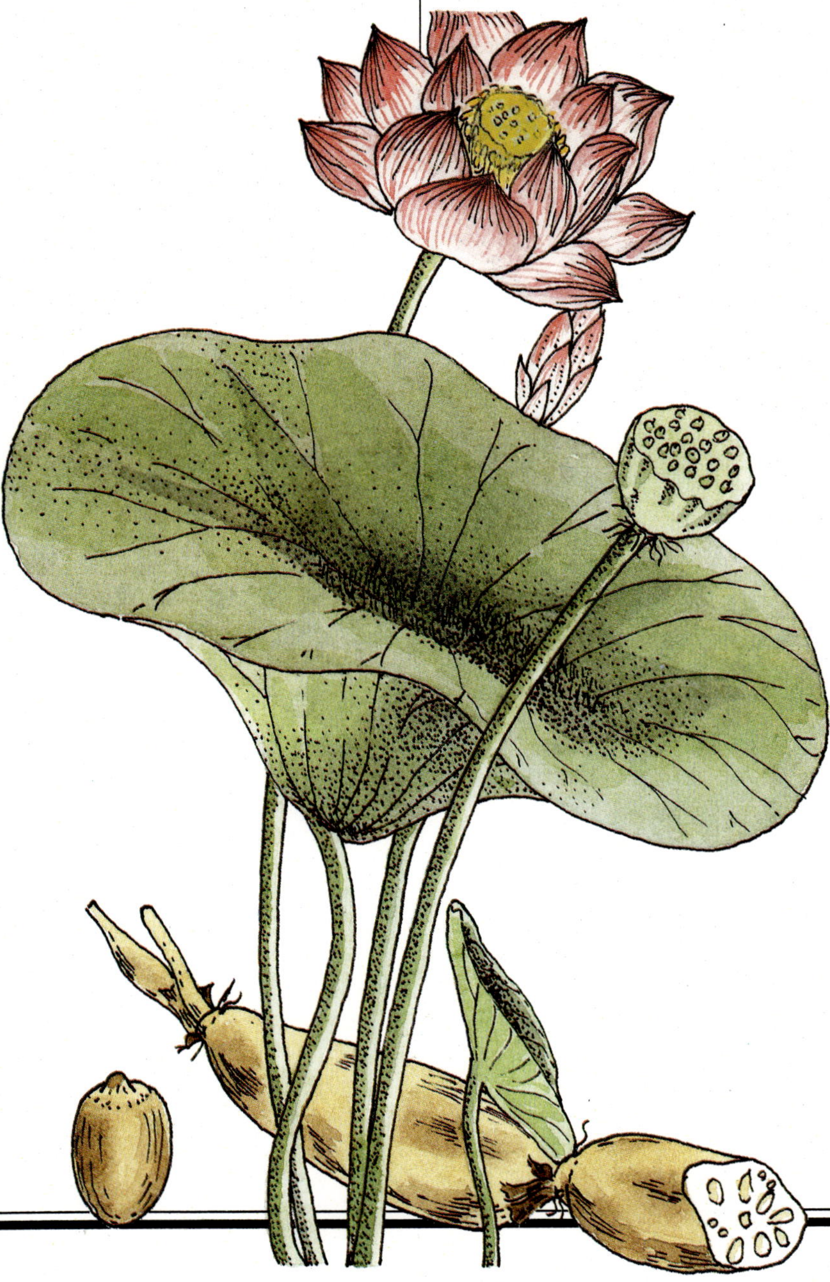

37

CASSIA TORA
(Leguminosae/Schmetterlingsblütler)

KASSIE, SENNESSTRAUCH

决明子

jue ming zi

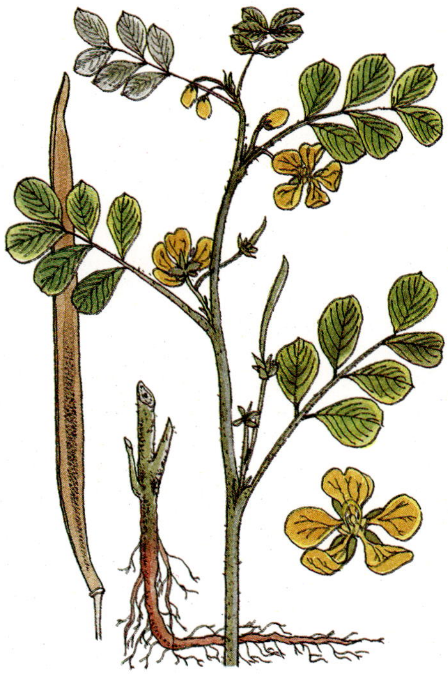

Natürliche Verbreitung: Südchina, Indochina, Indien, Südostasien
Sammelgut: Samen
Wesen: Süß, bitter und salzig; leicht kalt
Affinität: Leber, Gallenblase
Wirkungsweisen: Wirkt fiebersenkend auf die Leber; laxativ; fördert die Sehkraft
Indikationen: Alle Augenbeschwerden aufgrund von Leberentzündungen: Schwellungen, Entzündungen, übermäßige Lichtempfindlichkeit etc.
Dosierung: 5—8 g
Bemerkungen: Ein sehr natürlich wirkendes Laxativum; unbedenklich und wirksam bei chronischer Verstopfung; gute blutdrucksenkende Wirkung

38

REHMANNIA GLUTINOSA
(Scrophulariaceae/Rachenblütler)

乾地黃

gan di huang

Natürliche Verbreitung: Nordchina
Sammelgut: Wurzeln
Wesen: Süß; kalt
Affinität: Herz, Leber, Nieren, Dünndarm
Wirkungsweisen: Fiebersenkend; „kühlt" und kräftigt das Blut; kräftigt das Herz; Schleimhautreizungen lindernd; blutstillend; entwässernd und harntreibend
Indikationen: Gegen Körperhitze und Hitzeausschlag aufgrund von übermäßiger innerer Hitze; gegen yin-Mangel aufgrund von Hitzeerkrankungen; bei Diabetes
Dosierung: 5—8 g
Bemerkungen: Ein potentes Stärkungsmittel für die Herzkranzgefäße, ausgezeichnet für Patienten mit schwachem Herzen; dieses Heilmittel senkt den Blutzuckerspiegel

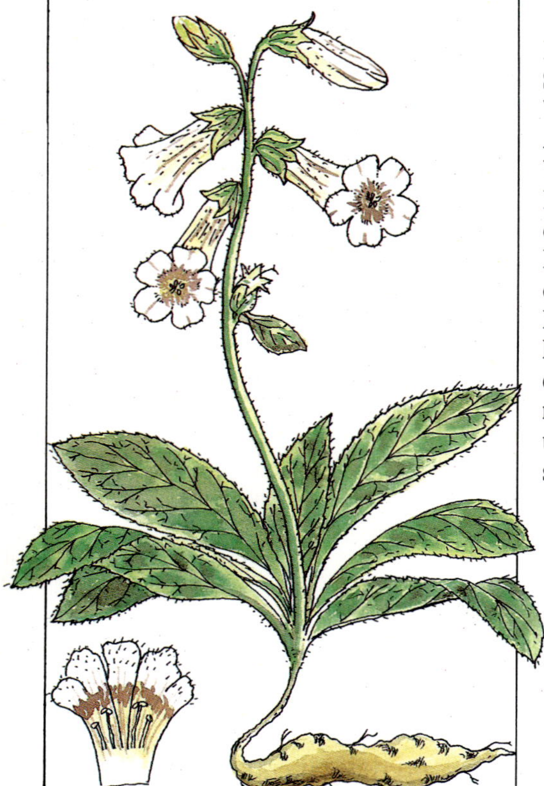

39

LITHOSPERMUM ERYTHRORHIZON
(Boraginaceae/Rauhblattgewächse)

STEINSAME

紫草

zi cao

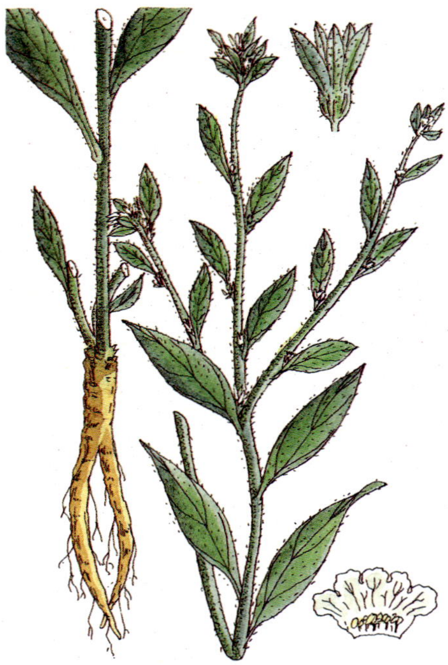

Natürliche Verbreitung: Nordchina, Japan
Sammelgut: Wurzeln
Wesen: Süß; kalt
Affinität: Herz, Leber
Wirkungsweisen: Fiebersenkend; „kühlt" das Blut; wirkt gegen körpereigene Gifte, die durch übermäßige Hitze produziert werden
Indikationen: Hitzeausschlag, juckende Haut etc. durch übermäßige innere Hitze; Masern
Dosierung: 5—8 g
Bemerkungen: Bei Ekzemen verwendet man die Heilpflanze äußerlich wegen ihrer weichmachenden Wirkung, ebenso bei Abszessen und Brandwunden; das Öl hilft gegen Wundsein bei Säuglingen (Windelausschlag)

40

RHINOCEROS UNICORNIS
(Rhinocerotidae/Nashörner)

HORN des PANZERNASHORNS

犀角

xi jiao

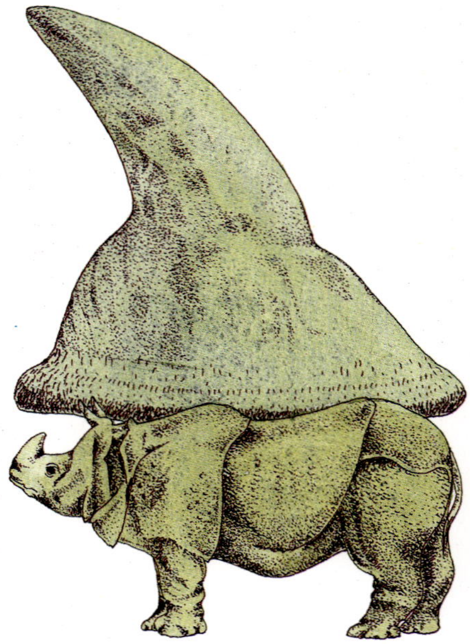

Natürliche Verbreitung: Afrika, Indien
Sammelgut: Horn
Wesen: Bitter, sauer und salzig; kalt
Affinität: Herz, Leber, Magen
Wirkungsweisen: Fiebersenkend; herzstärkend; krampflösend bzw. -verhindernd; antidotisch
Indikationen: Andauernde und ernste Symptome inneren Hitzeüberschusses: Nasenbluten, Blut im Sputum, Schwindel, Delirium, Krämpfe, Hitzeausschlag, dunkler und spärlicher Harn, Schmerzen beim Urinieren
Dosierung: 1—2 g
Bemerkungen: Dieses Heilmittel ist heute sehr teuer, weil die Tiere international geschützt sind; als Ersatz verwendet man oft Wasserbüffelhorn, das aber nicht so wirksam ist, wodurch hohe Dosierungen erforderlich werden (10 g)

41

BOS TAURUS DOMESTICUS oder BUBALUS BUBALIS
(Bovidae/Hornträger)

GALLENSTEINE VOM HAUSRIND oder VOM WASSERBÜFFEL

牛黄

niu huang

Natürliche Verbreitung: Auf der ganzen Welt
Sammelgut: Bezoarsteine
Wesen: Bitter und süß; kühl
Affinität: Herz, Leber
Wirkungsweisen: Fiebersenkend; entwässernd, harntreibend; herzstärkend; sedierend; krampflösend bzw. -verhindernd; antidotisch
Indikationen: Körperhitze, Reizbarkeit und Delirium aufgrund übermäßiger innerer Hitze; Krämpfe; schmerzender, geschwollener oder infizierter Hals; Abszesse und Eiterungen durch Hitzeüberschuß
Dosierung: 0,2—0,4 g
Bemerkungen: Solche Steine sind sehr schwer zu bekommen und daher äußerst teuer; als Ersatz gibt es aus dem Gallensaft von Kühen oder Schweinen hergestellte Extrakte, die auch sehr wirksam sind

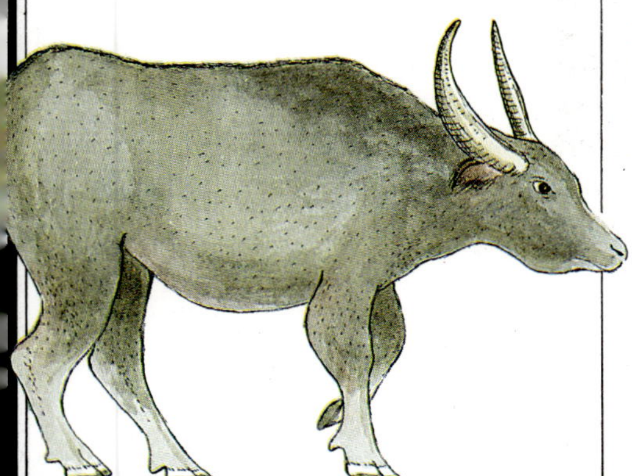

42

PAEONIA MOUTAN
(Ranunculaceae/Hahnenfußgewächse)

STRAUCHPFINGSTROSE

牡丹皮

mu dan pi

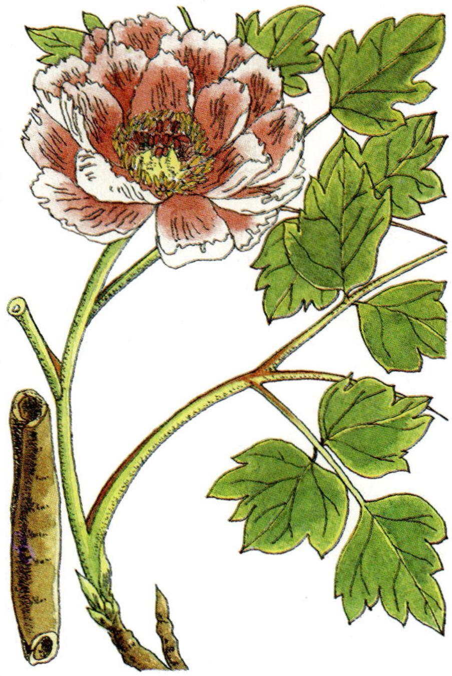

Natürliche Verbreitung: Nordchina
Sammelgut: Wurzelrinde
Wesen: Scharf und bitter; leicht kalt
Affinität: Herz, Leber, Nieren
Wirkungsweisen: Fiebersenkend; „kühlt" das Blut; fördert den Kreislauf; senkt die Blutgerinnung; menstruationsfördernd; antiseptisch; entwässernd, harntreibend
Indikationen: Gegen alle Symptome überschüssiger Hitze: Blut in Sputum und Harn, Nasenbluten, Reizbarkeit usw.; yin-Mangel durch „Hitzevölleerkrankungen"; Amenorrhoe (Ausbleiben der Regelblutung); Geschwüre; Darminfektionen
Dosierung: 5—10 g
Bemerkungen: Das Heilmittel hat eine sehr stark antiseptische Wirkung gegen eine Vielzahl von Erregern

43

PAEONIA LACTIFLORA
(Ranunculaceae/Hahnenfußgewächse)

WEISSE CHINESISCHE PFINGSTROSE

芍藥

shao yao

Natürliche Verbreitung: China, Mandschurei, Sibirien, Japan
Sammelgut: Wurzeln
Wesen: Bitter; leicht kalt
Affinität: Leber
Wirkungsweisen: Fiebersenkend; blutstillend; antiseptisch; menstruationsfördernd
Indikationen: Gegen alle Symptome des Hitzeüberschusses; Hitzeausschlag; Amenorrhoe (Ausbleiben der Regelblutung); Geschwüre; Darminfektion
Dosierung: 5—10 g
Bemerkungen: Es gibt zwei Arten der Pflanze: eine weiße und eine rote; die weiße Variante wirkt tonisierend auf Blut und yin-Energie; die rote Variante wirkt blutstillend und kreislaufstärkend

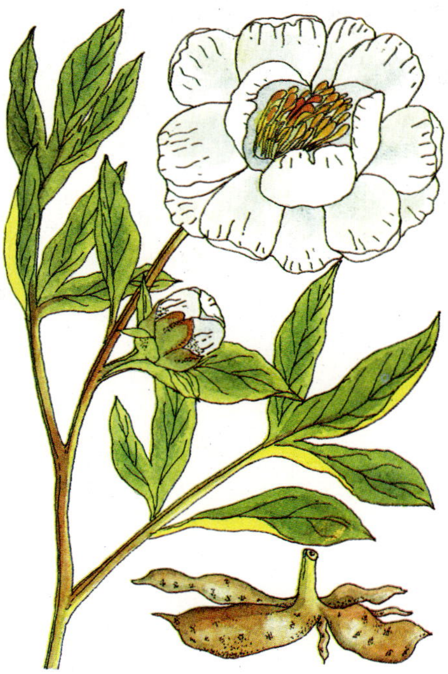

44

ISATIS TINCTORIA
(Crucifereae/Kreuzblütler)

FÄRBERWAID

大青葉

da qing ye

Natürliche Verbreitung: China, Japan
Sammelgut: Blätter
Wesen: Bitter; sehr kalt
Affinität: Herz, Magen
Wirkungsweisen: Fiebersenkend; entzündungshemmend; antidotisch; antiseptisch
Indikationen: Delirium, Ohnmachtsanfälle, Hitzeausschlag, trockener und schmerzender Hals, Abszesse, Schwellungen durch übermäßige innere Hitze; Erysipel (Wundrose; Rotlauf)
Dosierung: 7—15 g
Bemerkungen: Wirksam gegen chronische Enzephalitis; unterdrückt beziehungsweise tötet zahlreiche Erreger

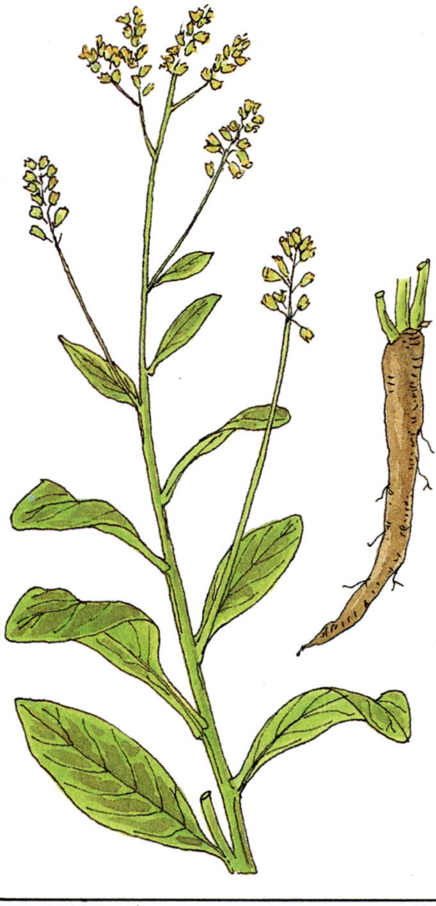

45

SCROPHULARIA NINGPOENSIS
(Scrophulariaceae/Rachenblütler)

BRAUNWURZ

玄參

xuan shen

Natürliche Verbreitung: Nordchina, Japan
Sammelgut: Wurzeln
Wesen: Bitter und salzig; kalt
Affinität: Lungen, Magen, Nieren
Wirkungsweisen: Fiebersenkend; entzündungshemmend; abkühlend; tonisierende Wirkung auf yin-Energie; antidotisch
Indikationen: Alle Symptome der Hitzevölle: Delirium, Schlaflosigkeit, rote, entzündete und geschwollene Augen, Abszesse und Karbunkel, Durst, entzündete Zunge etc.; Kehlkopfentzündung, Mandelentzündung
Dosierung: 7—10 g
Bemerkungen: Kleine Dosen wirken herzstärkend; große Dosen behindern die Herzfunktion; das Heilmittel senkt auch den Blutzuckerspiegel

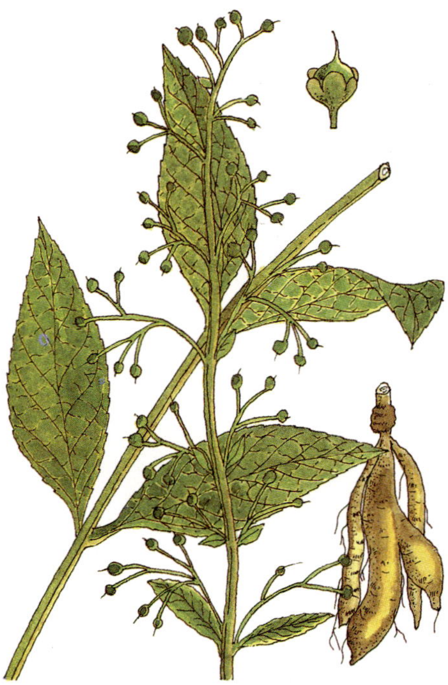

46

IMPERATA CYLINDRICA
(Gramineae/Süßgräser)

ALANG-ALANG-GRAS

白茅根

bai mao gen

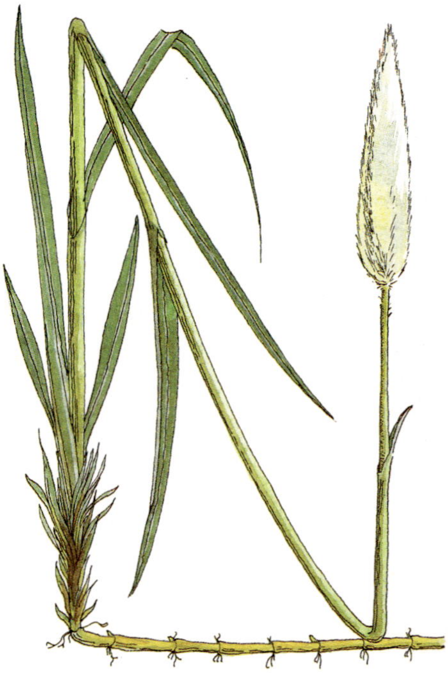

Natürliche Verbreitung: Südchina, Indien, Sri Lanka, Indochina, Afrika
Sammelgut: Wurzeln
Wesen: Süß; kalt
Affinität: Lungen, Magen
Wirkungsweisen: Fiebersenkend; entwässernd, harntreibend; Schleimhautreizungen lindernd; blutstillend
Indikationen: Alle Symptome des Hitzeüberschusses; Übelkeit oder Erbrechen aufgrund eines trockenen Magens; Husten aufgrund trockener Lungen; Blut in Sputum und Harn
Dosierung: 10—35 g
Bemerkungen: Starke blutstillende Wirkung; führt bei frischen Wunden zur sofortigen Blutgerinnung; verhindert Blutergüsse und andere Formen innerer Blutungen

47

LONICERA JAPONICA
(Caprifoliaceae/Geißblattgewächse)

JAPANISCHES GEISSBLATT

金銀花

jin yin hua

Natürliche Verbreitung: China, Japan, Korea
Sammelgut: Blüten
Wesen: Süß; kalt
Affinität: Lungen, Magen, Herz, Milz
Wirkungsweisen: Fiebersenkend; antidotisch; abkühlend
Indikationen: Hitzeerkrankung, die sich von äußeren Körperregionen nach innen bewegt: schmerzender, entzündeter und geschwollener Hals, Blut in Stuhl und Sputum; Geschwüre
Dosierung: 10—17 g
Bemerkungen: Die gesamte Pflanze wird medizinisch genutzt; einen Aufguß aus den frischen Blüten verwendet man äußerlich gegen wunde Hautstellen und Infektionen

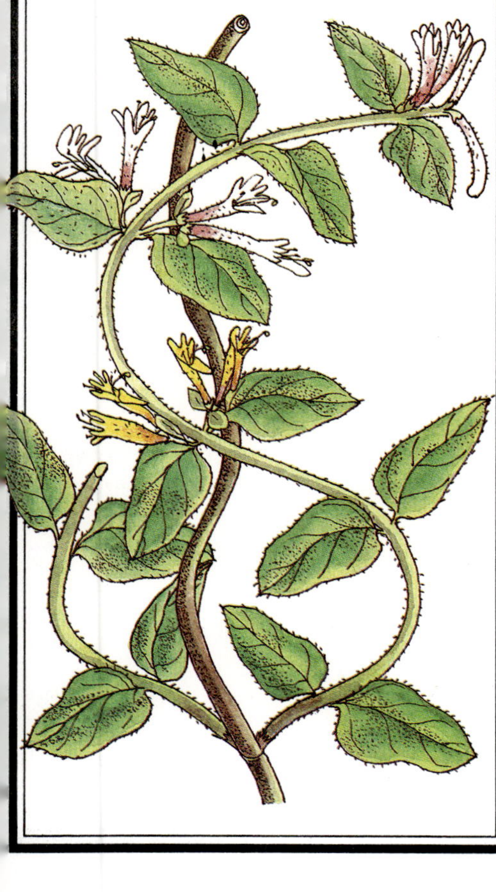

48

FORSYTHIA SUSPENSA
(Oleaceae/Ölbaumgewächse)

HÄNGENDER GOLDFLIEDER

連翹

lian qiao

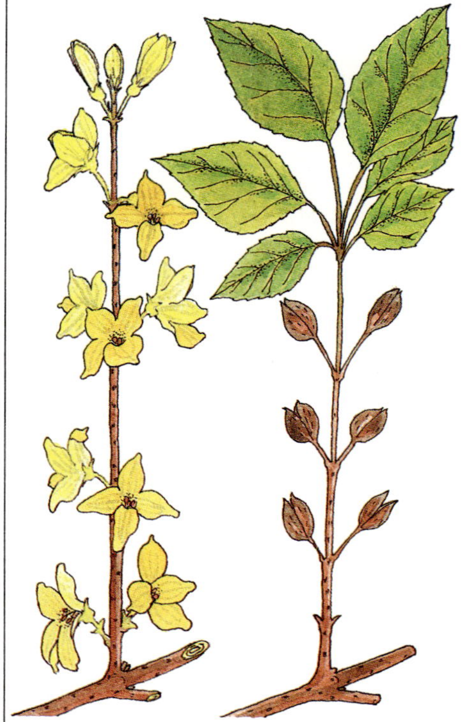

Natürliche Verbreitung: Nordchina, Japan
Sammelgut: Früchte
Wesen: Bitter; leicht kalt
Affinität: Herz, Gallenblase
Wirkungsweisen: Fiebersenkend; antidotisch; entzündungshemmend
Indikationen: Hitzeerkrankung, die sich von äußeren Körperregionen nach innen bewegt: überschüssige Körperhitze, Durst, Reizbarkeit, Hitzeausschlag; geschwollene Lymphdrüsen; Erysipel (Wundrose, Rotlauf); Brusttumore
Dosierung: 5—10 g
Bemerkungen: Wirkt ähnlich wie *Lonicera japonica*; werden beide Heilpflanzen gemeinsam verwendet, führt dies zu einer beträchtlichen Steigerung ihrer Wirkung

49

TARAXACUM OFFICINALE
(Compositae/Korbblütler)

LÖWENZAHN

蒲公英

pu gong ying

Natürliche Verbreitung: Gemäßigte Klimazonen der Erde
Sammelgut: Die ganze Pflanze
Wesen: Bitter und süß; kalt
Affinität: Leber, Magen
Wirkungsweisen: Fiebersenkend; antidotisch; reduziert Schwellungen
Indikationen: Brusttumore; Abszesse; Tumore und Knötchen in den Lungen
Dosierung: 10—30 g
Bemerkungen: Der Saft der frischen Pflanze wird ausgepreßt und direkt als Gegenmittel in Giftschlangenbisse geträufelt

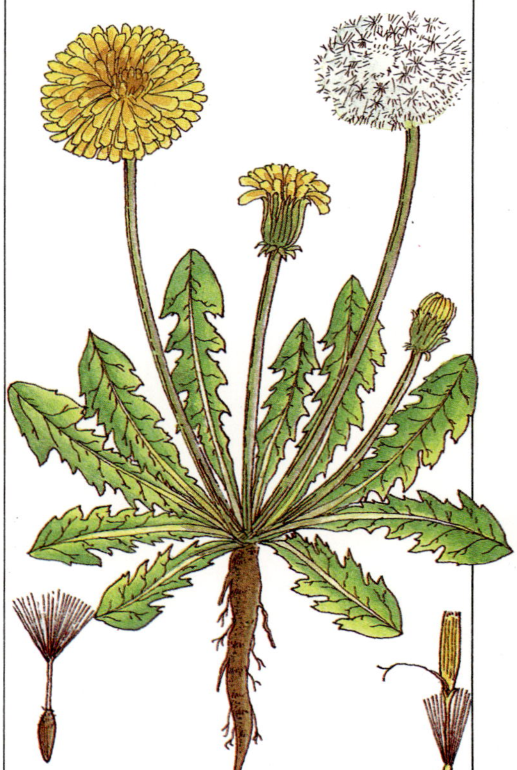

50

VIOLA YEDOENSIS
(Violaceae/Veilchengewächse)

WILDES CHINESISCHES VEILCHEN

紫花地丁

zi hua di ding

Natürliche Verbreitung: China, Indochina, Japan, Indien
Sammelgut: Die ganze Pflanze
Wesen: Bitter und scharf; kalt
Affinität: Herz, Leber
Wirkungsweisen: Fiebersenkend; antidotisch; entzündungshemmend
Indikationen: Abszesse; Karbunkel; Geschwüre; Furunkel
Dosierung: 5—10 g
Bemerkungen: Den Saft der frischen Wurzel trägt man äußerlich auf Abszesse auf; bei Giftschlangenbissen verwendet man den Saft der ganzen frischen Pflanze sofort als Gegenmittel

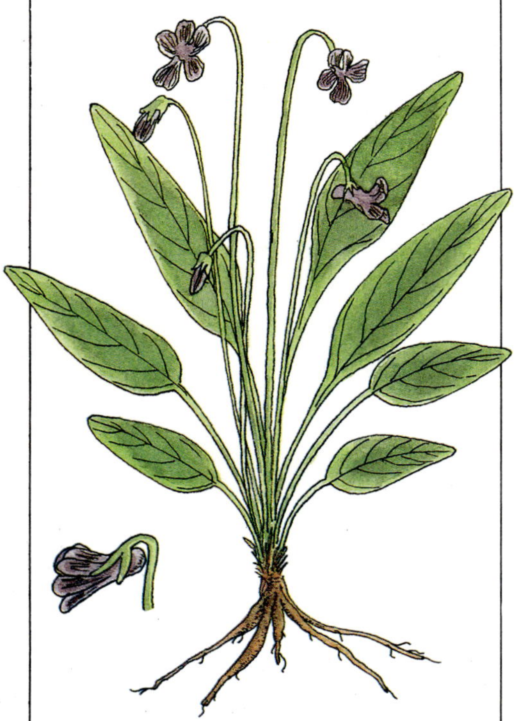

51

BELAMCANDA CHINENSIS
(Iridaceae/Schwertliliengewächse)

Eine SCHWERTLILIENART

射干

she gan

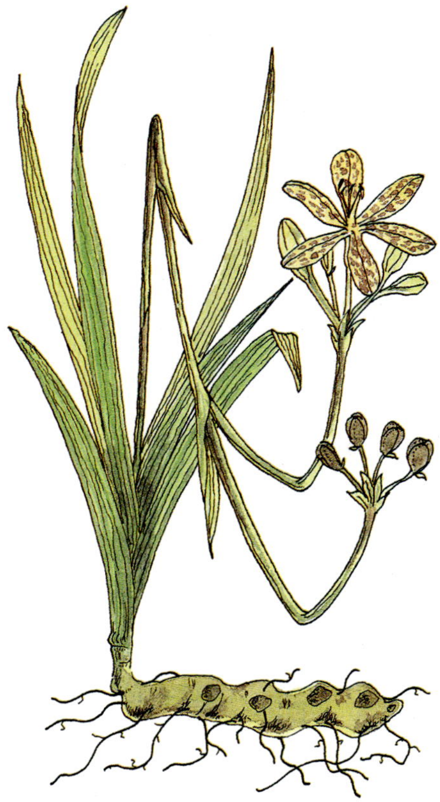

Natürliche Verbreitung: Südchina, Japan, Korea, Vietnam, Laos
Sammelgut: Rhizome (Wurzelstöcke), Stengel
Wesen: Bitter; kalt
Affinität: Lungen, Leber
Wirkungsweisen: Fiebersenkend; antidotisch; schleimlösend; entzündungshemmende Wirkung auf die oberen Atemwege
Indikationen: Entzündungen der oberen Atemwege; übermäßige Entwicklung von Schleim und Sputum durch Asthma oder Bronchitis; Husten
Dosierung: 3—6 g
Bemerkungen: Leicht giftig

52

SOPHORA SUBPROSTRATA
(Leguminosa/Schmetterlingsblütler)

Eine SCHNURBAUMART

廣豆根

guang dou gen

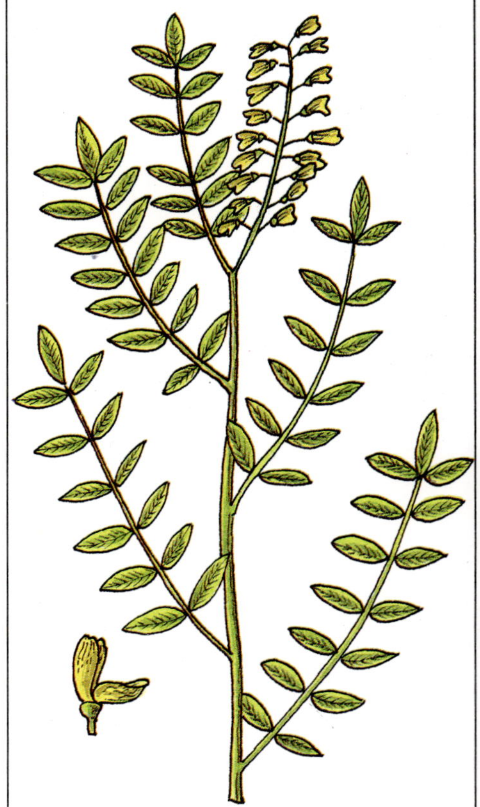

Natürliche Verbreitung: Südchina, Indochina, Indien
Sammelgut: Wurzeln
Wesen: Bitter; kalt
Affinität: Herz, Lungen
Wirkungsweisen: Fiebersenkend; antidotisch; entzündungshemmende Wirkung auf die Atemwege
Indikationen: Halsentzündungen und -infektionen
Dosierung: 3—8 g
Bemerkungen: Ausgezeichnetes Mittel gegen innere Gifte, die der Körper aufgrund von Hitzeüberschuß erzeugt

53

LYCOPERDON PERLATUM
(Lycoperdaceae/Weichboviste)

BOVIST

馬勃
ma bo

Natürliche Verbreitung: Auf der ganzen Welt
Sammelgut: Sporenstaub
Wesen: Scharf; neutral
Affinität: Lungen
Wirkungsweisen: Fiebersenkend; antidotisch; entzündungshemmende Wirkung auf die Atmungsorgane; hustenlindernd; blutstillend
Indikationen: Atmungsprobleme durch extremen Hitzeüberschuß; übermäßige Hitze in den Lungen
Dosierung: 1—2 g
Bemerkungen: Man kann dieses Heilmittel auch äußerlich verwenden: fördert die Blutgerinnung bei frischen Wunden

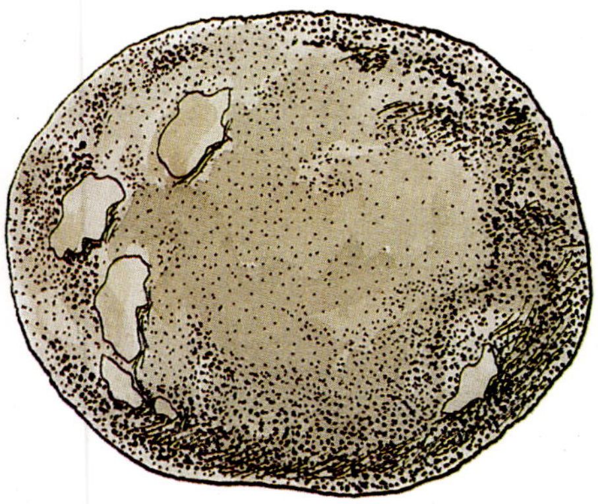

54

CANARIUM ALBUM
(Burseraceae/Balsambaumgewächse)

CHINESISCHE OLIVE

橄欖
gan lan

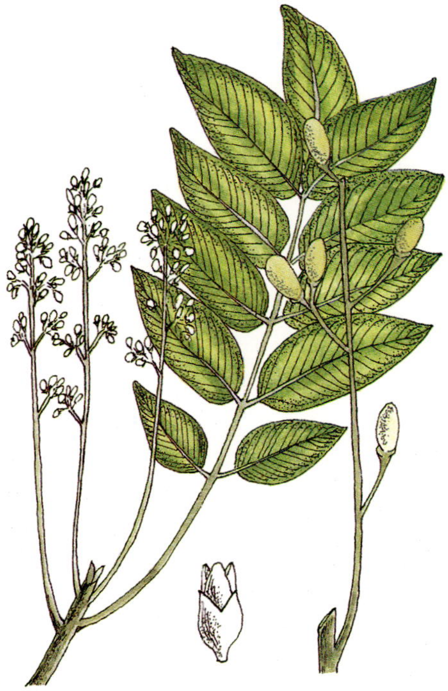

Natürliche Verbreitung: Südostchina, Indochina
Sammelgut: Früchte
Wesen: Süß und sauer; neutral
Affinität: Lungen, Magen
Wirkungsweisen: Fiebersenkend; antidotisch; entzündungshemmend; adstringierend
Indikationen: Alle Symptome des Hitzeüberschusses in Magen und Lungen
Dosierung: 5—10 g
Bemerkungen: Im Halse steckengebliebene Gräten lösen sich auf, wenn man die Früchte langsam zerkaut und dann schluckt; ein gutes Gegenmittel bei Fischvergiftung und allergischen Reaktionen

55

PULSATILLA CHINENSIS
(Ranunculaceae/Hahnenfußgewächse)

CHINESISCHE ANEMONE

白頭翁
bai tou weng

Natürliche Verbreitung: Nordchina, Japan, Korea
Sammelgut: Wurzeln
Wesen: Bitter; kalt
Affinität: Magen, Dickdarm
Wirkungsweisen: Fiebersenkend; antidotisch; abkühlend; wirkt gegen Ruhr
Indikationen: Amöbenruhr
Dosierung: 5—10 g
Bemerkungen: Eines der wirksamsten Mittel gegen Amöbenruhr; kann allein in Form eines Aufgusses verwendet werden

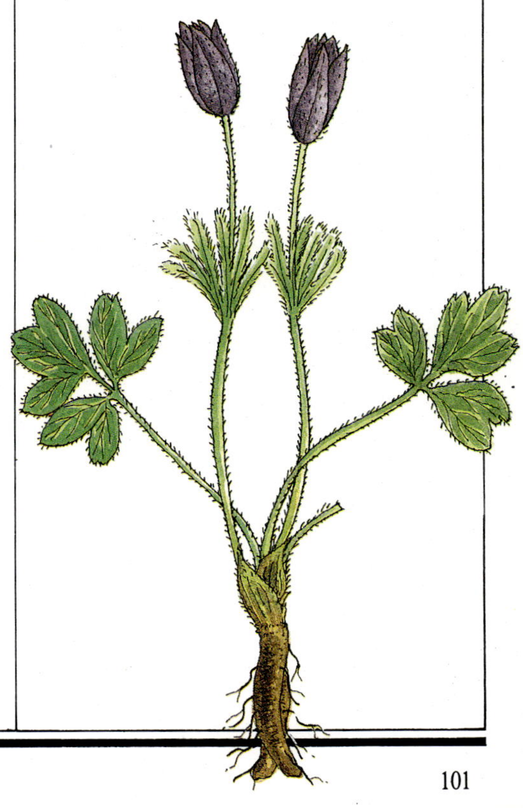

56

PORTULACA OLERACEA
(Portulaceae/Portulakgewächse)

KOHLPORTULAK

馬齒莧

ma chi xian

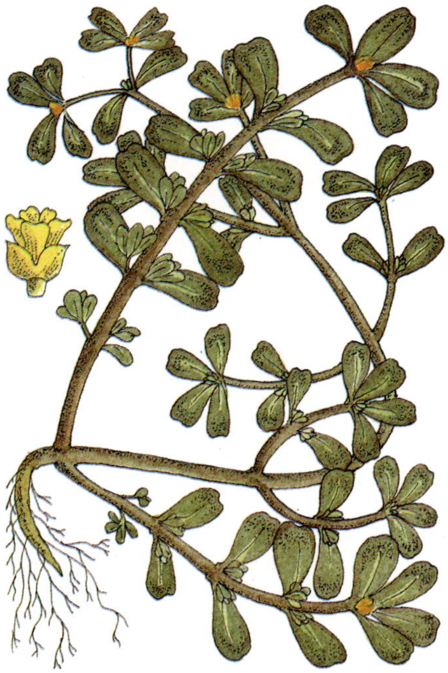

Natürliche Verbreitung: China, Europa, Nordamerika
Sammelgut: Die ganze Pflanze
Wesen: Sauer; kalt
Affinität: Leber, Dickdarm
Wirkungsweisen: Fiebersenkend; antidotisch; abkühlend; entzündungshemmend; wirkt gegen Ruhr
Indikationen: Amöbenruhr; Hämorrhoiden; Abszesse durch Hitzeüberschuß
Dosierung: 10—30 g
Bemerkungen: Die Chinesen essen diese Pflanze als Gemüse; kann ohne Bedenken in hohen Dosierungen angewendet werden; zu therapeutischen Zwecken ist die Pflanze frisch am wirksamsten

57

BRUCEA JAVANICA
(Simaroubaceae/Bittereschengewächse)

BRUCEA

鴉胆子

ya dan zi

Natürliche Verbreitung: Südchina, Indien, Sumatra
Sammelgut: Früchte
Wesen: Bitter; kalt
Affinität: Dickdarm
Wirkungsweisen: Fiebersenkend; wirkt gegen Ruhr; wirkt entwurmend
Indikationen: Chronische Amöbenruhr; schubweise auftretende Ruhr; Malaria; Hühneraugen
Dosierung: Malaria: 7—12 Früchte dreimal täglich über 5—7 Tage; Ruhr: 10—15 Früchte dreimal täglich über 7 Tage
Bemerkungen: Das Heilmittel wirkt stark antiseptisch gegen Amöben, Malariaerreger und Darmparasiten; hilft bei Infektionen der Vagina

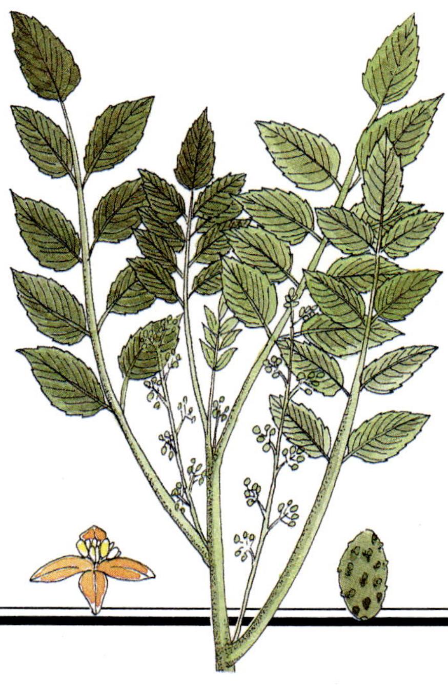

58

SCUTELLARIA BARBATA
(Labiatae/Lippenblütler)

Eine HELMKRAUTART

半枝蓮

ban zhi lian

Natürliche Verbreitung: China, Japan
Sammelgut: Die ganze Pflanze
Wesen: Bitter; kalt
Affinität: Affinität unbestimmt
Wirkungsweisen: Fiebersenkend; antidotisch; entwässernd, harntreibend; blutstillend, reduziert Schwellungen
Indikationen: Abszesse und Geschwüre durch Hitzeüberschuß; Giftschlangenbisse; Geschwüre in Lungen und Magen; Lungen-, Magen- und Darmkrebs
Dosierung: 10—30 g
Bemerkungen: Dieses Heilmittel wurde nach der Zeit von Li Shizhen (Ming-Periode) entdeckt; seine natürlichen Affinitäten sind unbestimmt; es hat sich zur Behandlung gewisser Formen von Krebs als wirksam erwiesen

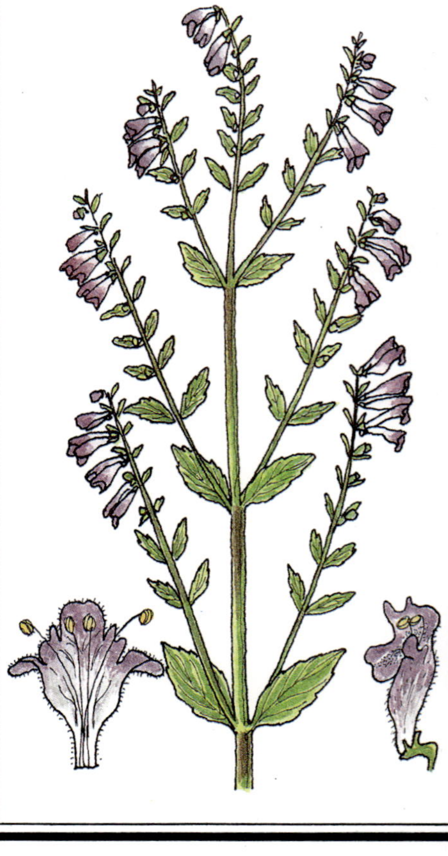

59

COPTIS SINENSIS
(Ranunculaceae/Hahnenfußgewächse)

CHINESISCHER GOLDWURZ

黃連

huang lian

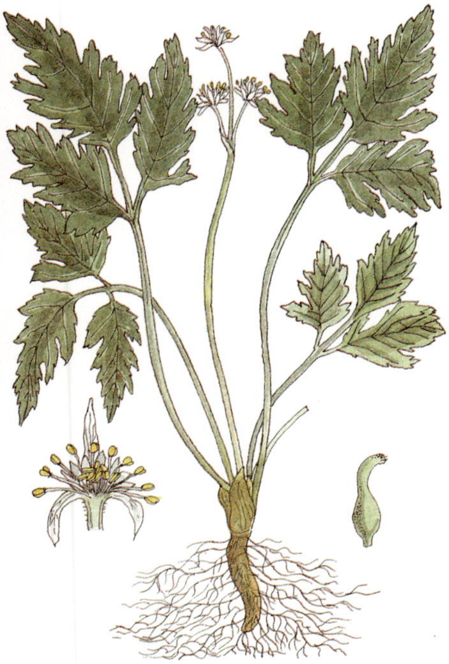

Natürliche Verbreitung: Zentralchina, Nordindien
Sammelgut: Rhizome (Wurzelstöcke)
Wesen: Bitter; kalt
Affinität: Herz, Leber, Magen, Dickdarm
Wirkungsweisen: Fiebersenkend; austrocknend; antidotisch; abkühlend
Indikationen: Erkrankungen durch übermäßige „Völle" und „Hitze": Druck auf der Brust, Gelbsucht, Ruhr und Durchfall, Abszesse, Hitzschlag, Nasenbluten
Dosierung: 3—5 g
Bemerkungen: Den Saft der frischen Wurzel verwendet man als Spülung gegen entzündete, gerötete und geschwollene Augen und zum Gurgeln bei Abszessen im Mund; sehr wirksam gegen eine ganze Reihe von Krankheitserregern und Giften

60

SCUTELLARIA BAICALENSIS
(Labiatae/Lippenblütler)

Eine HELMKRAUTART

黃芩

huang qin

Natürliche Verbreitung: Nordchina, Mandschurei, Sibirien
Sammelgut: Wurzeln
Wesen: Bitter; kalt
Affinität: Herz, Lungen, Gallenblase
Wirkungsweisen: Fiebersenkend; antidotisch; abkühlend; austrocknend; wirkt beruhigend auf Föten
Indikationen: Erkrankungen durch übermäßige „Völle" und „Hitze": Druck auf der Brust, Durst ohne Verlangen nach Wasser, Ruhr und Durchfall, Gelbsucht, Körperhitze, Blut in Stuhl und Sputum, Nasenbluten
Dosierung: 5—8 g
Bemerkungen: Das Heilmittel senkt auch den Blutdruck, wirkt sedierend auf das Zentralnervensystem, wirkt antiseptisch gegen eine ganze Reihe von Erregern

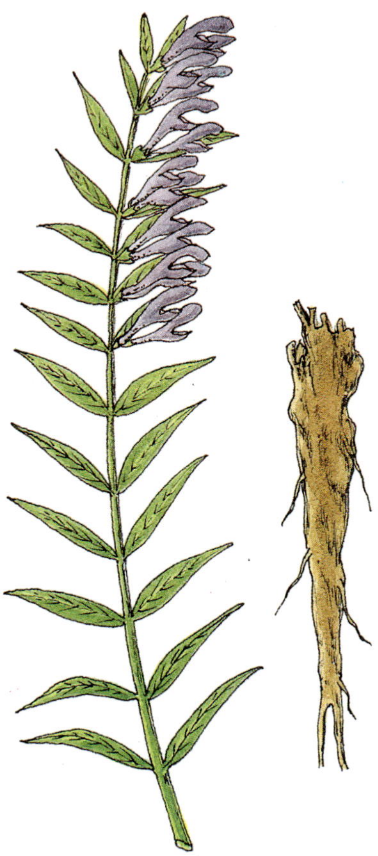

61

PHELLODENDRON AMURENSE
(Rutaceae/Rautengewächse)

黃柏

huang bo

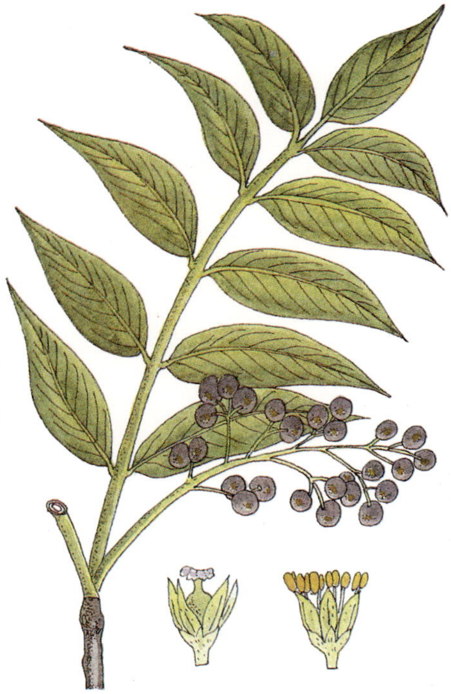

Natürliche Verbreitung: Nordchina, Japan, Sibirien
Sammelgut: Rinde
Wesen: Bitter; kalt
Affinität: Nieren, Harnblase, Dickdarm
Wirkungsweisen: Fiebersenkend; austrocknend; abkühlend; antidotisch
Indikationen: Erkrankungen durch übermäßige „feuchte Hitze": Durchfall, Gelbsucht, Schmerzen beim Urinieren, dunkler Scheidenausfluß, Schwellungen und Schmerzen in der Vagina, arthritische und rheumatische Schmerzen; Hauterkrankungen; yin-Mangel; nächtlicher Samenerguß
Dosierung: 5 g
Bemerkungen: Stark antiseptische Wirkung bei Gelbsucht, Enteritis (Darmentzündung), Cystitis (Blasenentzündung), Uretritis (Harnröhrenentzündung); senkt auch den Blutdruck und den Blutzuckerspiegel

62

GENTIANA SCABRA
(Gentianaceae/Enziangewächse)

ENZIANWURZEL

龍胆

long dan

Natürliche Verbreitung: China
Sammelgut: Wurzeln
Wesen: Bitter; kalt
Affinität: Leber, Gallenblase
Wirkungsweisen: Fiebersenkend; austrocknend; abkühlend; magenkräftigend, verdauungsfördernd
Indikationen: Erkrankungen durch übermäßige „feuchte Hitze": Gelbsucht, dunkler Scheidenausfluß, Schmerzen und Schwellungen im Hodensack, Kopfschmerzen, entzündete Augen, Brustschmerzen; Wutanfälle bei Kindern
Dosierung: 3—8 g
Bemerkungen: Kleine Dosen, eine halbe Stunde vor Mahlzeiten eingenommen, fördern die Verdauung, indem sie die Produktion von Magensaft anregen; nach den Mahlzeiten eingenommen, verringert das Heilmittel die Magensaftproduktion und behindert so die Verdauung

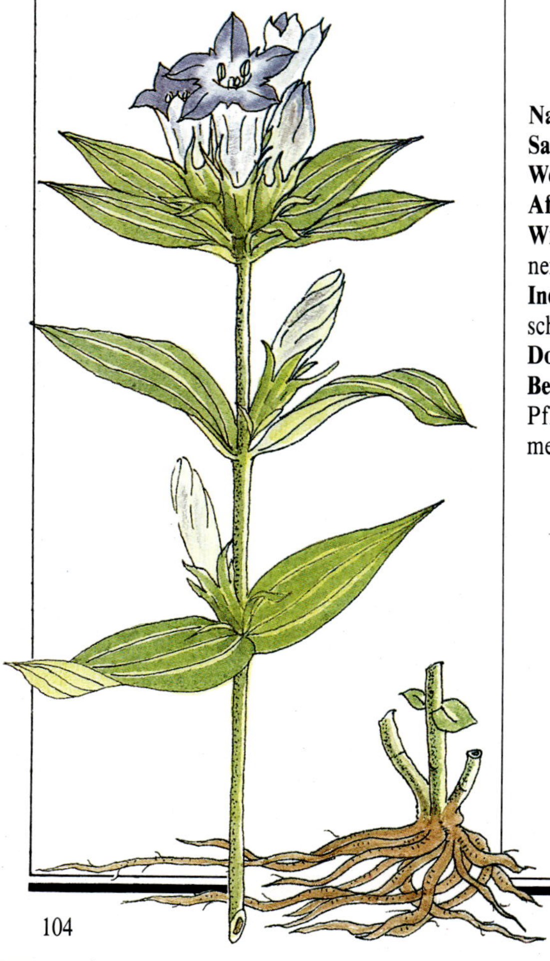

63

FRAXINUS BUNGEANA
(Oleaceae/Ölbaumgewächse)

ESCHE

秦皮

qin pi

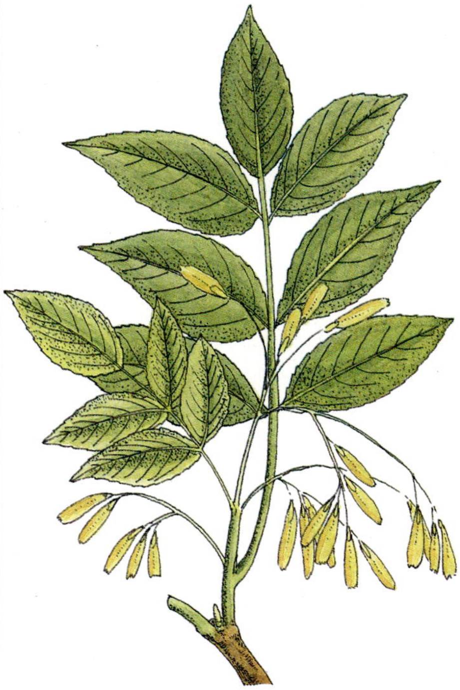

Natürliche Verbreitung: Nordchina
Sammelgut: Rinde
Wesen: Bitter und sauer; kalt
Affinität: Leber, Gallenblase, Dickdarm
Wirkungsweisen: Fiebersenkend; austrocknend; fördert die Sehkraft
Indikationen: Gelbsucht; Darmkolik; geschwollene, schmerzende und gerötete Augen
Dosierung: 5—8 g
Bemerkungen: Einen Aufguß aus dieser Pflanze verwendet man als entzündungshemmende Augenspülung

64

SOPHORA FLAVESCENS
(Leguminosae/Schmetterlingsblütler)

Eine SCHNURBAUMART

苦參

ku shen

Natürliche Verbreitung: China
Sammelgut: Wurzeln
Wesen: Bitter; kalt
Affinität: Herz, Leber, Dickdarm, Dünndarm, Magen
Wirkungsweisen: Fiebersenkend; austrocknend; entwurmend
Indikationen: Erkrankungen durch „feuchte Hitze": Gelbsucht und Durchfall, Ruhr, Scheidenausfluß, Infektionen der Vagina, wunde und juckende Haut, allergische Reaktionen; Lepra
Dosierung: 4—7 g
Bemerkungen: Wird innerlich und äußerlich angewendet; ist ein ausgezeichnetes Mittel gegen Wundsein, Juckreiz und andere Hauterkrankungen

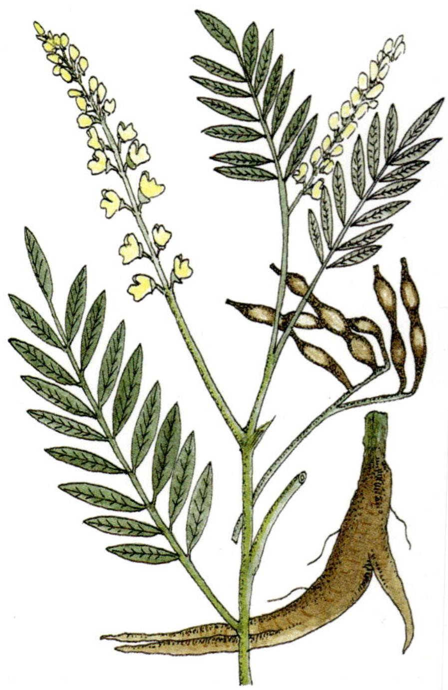

65

LYCIUM CHINENSE
(Solanaceae/Nachtschattengewächse)

BOCKSDORN oder TEUFELSZWIRN

地骨皮

di gu pi

Natürliche Verbreitung: China, Japan
Sammelgut: Wurzelschalen
Wesen: Süß und indifferent; kalt
Affinität: Lungen, Nieren
Wirkungsweisen: Fiebersenkend; abkühlend; hustenlindernd
Indikationen: Erkrankungen durch Hitzeüberschuß in den Lungen: Asthma, Husten, Blut im Sputum; Blut im Harn; Körperhitze, Fieber durch yin-Mangel
Dosierung: 10—15 g
Bemerkungen: Die frische Pflanze senkt Blutdruck und Blutzuckerspiegel

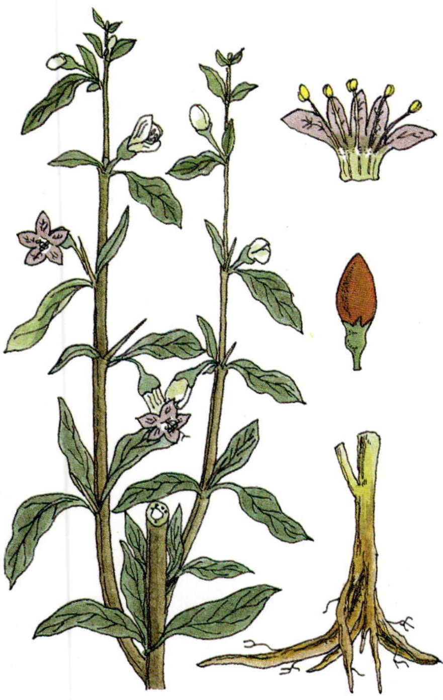

66

ARTEMISIA ANNUA
(Compositae/Korbblütler)

SÜSSE WERMUTPFLANZE

黄花蒿

huang hua hao

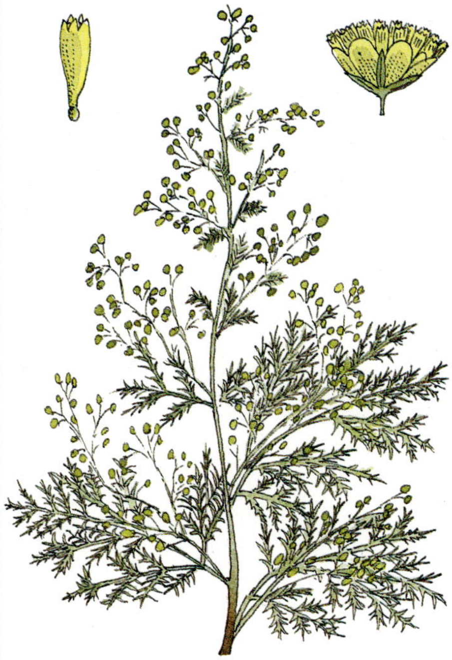

Natürliche Verbreitung: China, Vietnam, Sibirien, Indien
Sammelgut: Stengel und Blätter
Wesen: Bitter; kalt
Affinität: Leber, Gallenblase
Wirkungsweisen: Fiebersenkend
Indikationen: Sommererkältungen; Fieber ohne Schweißsekretion; Malaria; nächtliche Schweißausbrüche; Hitzeüberschuß
Dosierung: 5—10 g
Bemerkungen: Ein ausgezeichnet kühlendes Mittel bei Erkrankungen durch überschüssige „Leere-Hitze"

67

CYNANCHUM ATRATUM
(Asclepiadaceae/Schwalbenwurzgewächse)

SCHWALBENWURZ

白薇

bai wei

Natürliche Verbreitung: Nordchina, Japan
Sammelgut: Wurzeln
Wesen: Bitter und salzig; kalt
Affinität: Leber, Magen
Wirkungsweisen: Fiebersenkend; wirkt kühlend auf das Blut; entwässernd, harntreibend
Indikationen: Extreme und langwierige Erkrankungen durch Hitzeüberschuß: Husten durch Hitzeüberschuß in den Lungen; Hitzeüberschuß durch yin-Mangel; heißer und spärlicher Harn, Schmerzen beim Urinieren
Dosierung: 4—7 g

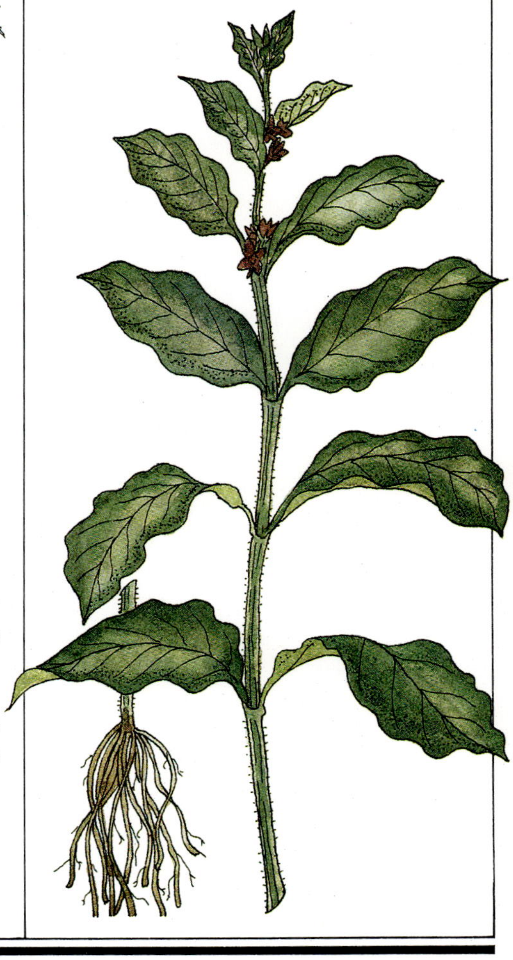

Aromatisch und dehydrierend oder „Feuchtigkeitsumwandelnd“

In diese Gruppe fallen Heilmittel, die aromatisch sind und übermäßige Feuchtigkeit entweder aus dem Körper entfernen oder umwandeln. Die Milz ist dasjenige Organ, das auf Feuchtigkeitsüberschuß am sensibelsten reagiert, weil dieser ihre Verdauungs- und Verteilungsfunktionen behindert. Daher nennt man diese Heilmittel auch „milzwiederherstellend“.

Man setzt sie gegen Energie- und Blutstauungen ein, gegen gestörte Milzfunktion und andere Krankheiten, die auf Feuchtigkeitsüberschuß zurückzuführen sind. Zu den häufigen Symptomen solcher Erkrankungen zählen Druckgefühl auf der Brust, Erbrechen von Galle, Durchfall, Appetitmangel, süßer Geschmack im Mund, starke Speichelbildung oder weißer und glitschiger Zungenbelag. Beschwerden durch „feuchte Hitze“ und „feuchte Sommerhitze“ kann man ebenfalls mit diesen Arzneien heilen.

Die meisten Heilmittel in dieser Gruppe sind ihrer Natur nach „scharf“ und „warm“. Sie sind aromatisch, wirken eher dehydrierend, sie reduzieren also yin-Energie und Flüssigkeiten im Körper. Daher sollten Patienten, die generell an yin-, Flüssigkeits- und *qi*-Mangel leiden, diese Heilmittel nur mit großer Vorsicht anwenden.

68

AGASTACHE RUGOSA
(Labiatae/Lippenblütler)

藿香

huo xiang

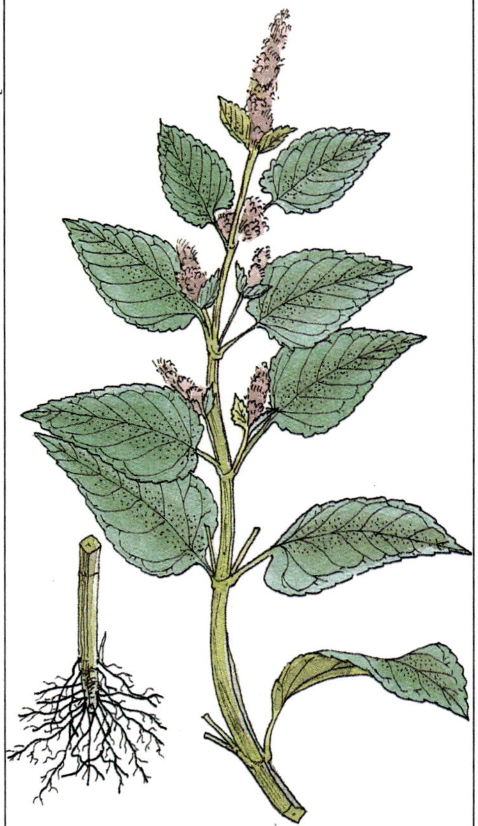

Natürliche Verbreitung: China, Japan, Vietnam, Laos
Sammelgut: Blätter und Stengel
Wesen: Scharf und süß; leicht warm
Affinität: Milz, Magen, Lungen
Wirkungsweisen: Austrocknend, verdauungsfördernd; Blähungen vertreibend; schweißtreibend
Indikationen: Feuchtigkeitsüberschuß in Magen und Milz: Druck auf der Brust, Übelkeit und Erbrechen, Durchfall; Antriebslosigkeit und Beklemmungsgefühl durch übermäßige „feuchte Sommerhitze“; äußere Erkrankungen durch „Windkälte“
Dosierung: 5—7 g
Bemerkungen: Ein äußerst wirksames Vorbeugungsmittel gegen Hitzschlag und Sommererkältungen

69

EUPATORIUM FORTUNEI
(Compositae/Korbblütler)

WASSERDORST

佩蘭

pei lan

Natürliche Verbreitung: China, Japan
Sammelgut: Stengel und Blätter
Wesen: Scharf; neutral
Affinität: Milz, Magen
Wirkungsweisen: Austrocknend; verdauungsfördernd; fiebersenkend; schweißtreibend
Indikationen: Erkrankungen durch Feuchtigkeitsüberschuß in Milz und Magen: Verdauungsstörungen, Druck auf der Brust, Übelkeit und Erbrechen, Durchfall, Druck und Schmerzen im Bauch; Sommererkältungen
Dosierung: 3—10 g
Bemerkungen: Vermischt mit *Agastache rugosa* ein äußerst wirksames Vorbeugungsmittel gegen Hitzschlag und Sommererkältungen

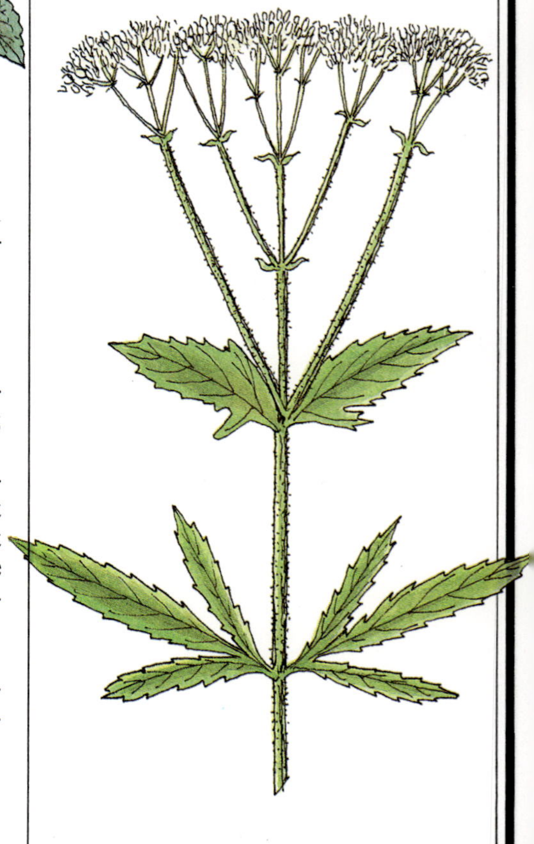

70

ATRACTYLODES CHINENSIS
(Compositae/Korbblütler)

Eine DISTELART

蒼朮

cang zhu

Natürliche Verbreitung: China, Japan, Korea
Sammelgut: Wurzeln
Wesen: Bitter; warm
Affinität: Milz, Magen
Wirkungsweisen: Austrocknend; verdauungsfördernd; beseitigt Symptome der „Windfeuchtigkeit“
Indikationen: Erkrankungen durch übermäßige Feuchtigkeit in Milz und Magen· Durchfall, Erbrechen und Übelkeit; Druckgefühl in Brust und Bauch, Scheidenausfluß, Gastroenteritis (infektiöse Lebensmittelvergiftung); „Feuchtigkeitshitze“-Erkrankungen: Gelenk- und Muskelschmerzen, geschwollene und schmerzende Füße und Beine, Schwäche, Mattigkeit
Dosierung: 5—10 g
Bemerkungen: Wirksames Mittel gegen Nachtblindheit

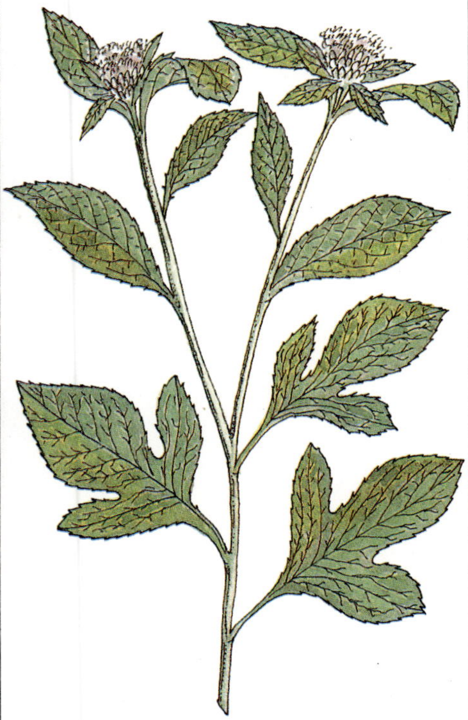

71

MAGNOLIA OFFICINALIS
(Magnoliaceae/Magnoliengewächse)

MAGNOLIE

厚朴

hou po

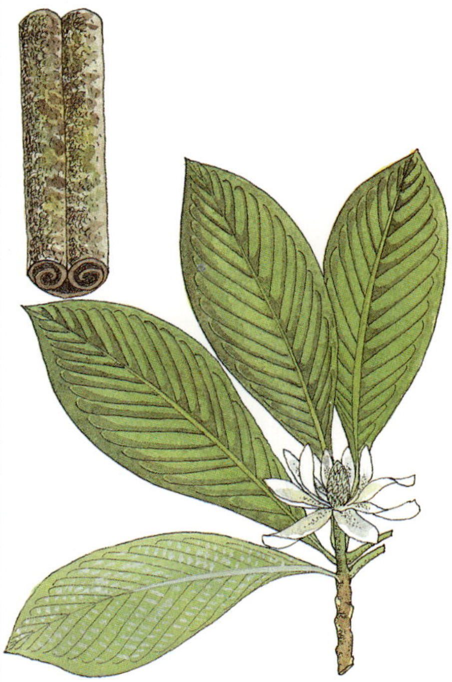

Natürliche Verbreitung: Zentralchina
Sammelgut: Rinde
Wesen: Bitter und scharf; warm
Affinität: Milz, Magen, Lungen, Dickdarm
Wirkungsweisen: Austrocknend; verdauungsfördernd; Brechreiz hemmend
Indikationen: Erkrankungen durch übermäßige Feuchtigkeit in Milz und Magen: Druckgefühl und Schmerzen im Bauch, Druck auf der Brust, übermäßiger Schleim in den Atemwegen, Kurzatmigkeit
Dosierung: 6—10 g
Bemerkungen: Besonders wirksam gegen Druck- und Völlegefühl im Bereich des Bauches

72

AMOMUM XANTHIOIDES
(Zingiberaceae/Ingwergewächse)

砂仁

sha ren

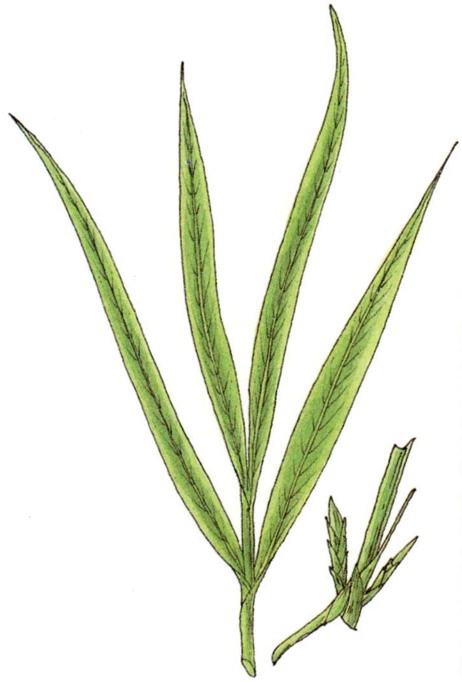

Natürliche Verbreitung: Südchina, Indochina
Sammelgut: Samen
Wesen: Scharf; warm
Affinität: Milz, Magen, Nieren
Wirkungsweisen: Austrocknend; verdauungsfördernd; magenkräftigend; Blähungen vertreibend; abschwellend; wirkt beruhigend auf Föten
Indikationen: Übermäßige Feuchtigkeit in Milz und Magen: Druckgefühl in Brust und Bauch, Durchfall. Verdauungsbeschwerden; Übelkeit und Erbrechen während der Schwangerschaft; unruhige Föten
Dosierung: 2—4 g

Diuretisch oder „entwässernd, harntreibend“

Diuretika sind Heilmittel, deren wesentlichste pharmakodynamische Wirkung darin besteht, daß sie überschüssiges Wasser aus dem Körper entfernen, indem sie es in Harn verwandeln und seine Ausscheidung über Blase und Harnleiter fördern. Alle diese Arzneien steigern die Harnmenge und die Häufigkeit des Urinierens. Sie sind meist von „süßem“ oder „indifferentem“ Geschmack und „neutraler“ Energie. Diuretisch wirkende Arzneien setzt man gegen alle Symptome der Wasserretention ein, gegen „Feuchtigkeits-Hitze“- und „Feuchtigkeits-Kälte“-Erkrankungen. Häufig auftretende Symptome sind schwieriges und/oder schmerzhaftes Urinieren, trüber Harn, Muskel- und Sehnenschmerzen, Gelbsucht, wunde Haut, Hautausschläge, übermäßiger Schleim, Schwellungen und Scheidenausfluß.

Patienten, die an yin- oder Flüssigkeitsmangel leiden, sollten Diuretika nur sparsam verwenden.

73

PORIA COCOS
(Polyporaceae/Röhrenpilze)

VIRGINISCHER ARON

茯苓

fu ling

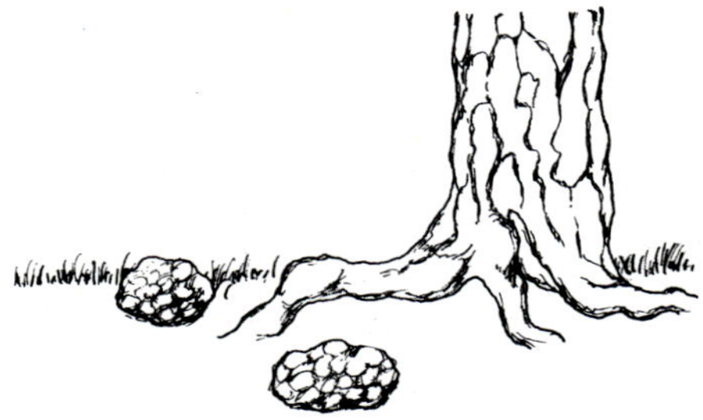

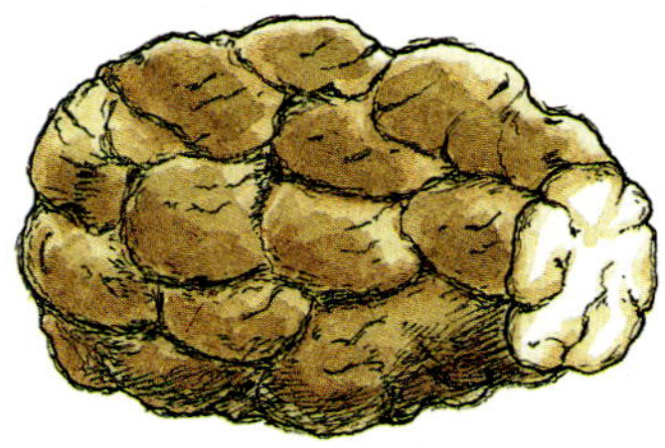

Natürliche Verbreitung: Auf der ganzen Welt
Sammelgut: Pilz
Wesen: Süß; neutral
Affinität: Herz, Lungen, Milz, Magen, Nieren
Wirkungsweisen: Entwässernd, harntreibend; magenstärkend; verdauungsfördernd; sedierend
Indikationen: Schwierigkeiten beim Urinieren; Schwellungen; Druckgefühl im Bauch; Appetitmangel; Durchfall; übermäßiger Schleim; Husten; Schlaflosigkeit; Nervosität; Herzklopfen
Dosierung: 5—10 g

74

ALISMA PLANTAGO-AQUATICA
(Alismataceae/Froschlöffelgewächse)

GEMEINER FROSCHLÖFFEL

澤瀉

ze xie

Natürliche Verbreitung: Nordchina, Nordeuropa, Nordamerika
Sammelgut: Knollen
Wesen: Süß; kalt
Affinität: Nieren, Harnblase
Wirkungsweisen: Entwässernd, harntreibend; abkühlend
Indikationen: Schwierigkeiten beim Urinieren; Schwellungen; Durchfall; trüber Harn; Scheidenausfluß; übermäßiger Schleim
Dosierung: 5—15 g
Bemerkungen: Starke Affinität zu den weiblichen Geschlechtsteilen

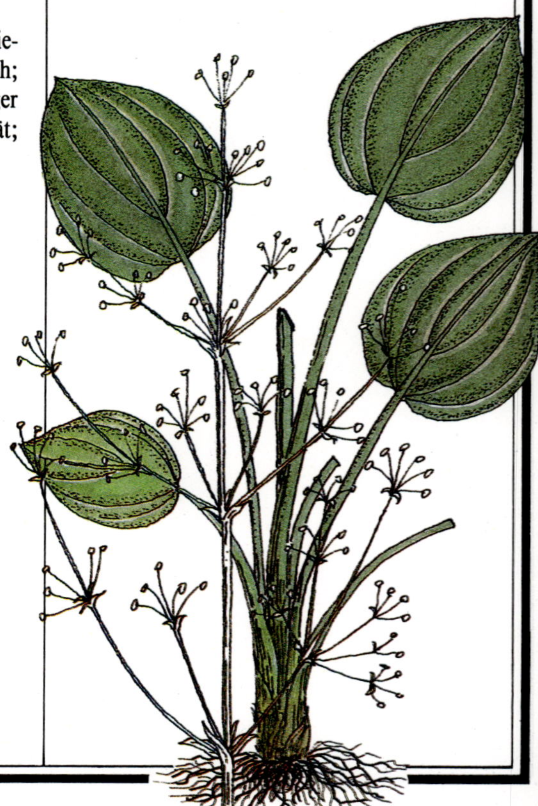

75

PLANTAGO ASIATICA
(Plantaginaceae/Wegerichgewächse)

WEGERICH

車前子
che qian zi

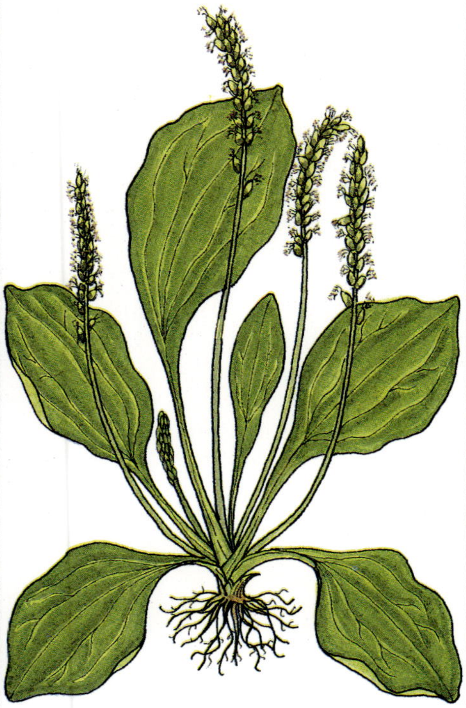

Natürliche Verbreitung: Auf der ganzen Welt
Sammelgut: Samen
Wesen: Süß; kalt
Affinität: Leber, Nieren, Dünndarm, Lungen
Wirkungsweisen: Entwässernd, harntreibend; wirkt gegen Ruhr; schleimlösend; fördert die Sehkraft
Indikationen: Schwierigkeiten und Schmerzen beim Urinieren; Durchfall der „Hitze-Völle"-Art; schmerzende und geschwollene Augen; unscharfes Sehen; übermäßiger Schleim
Dosierung: 5—15 g
Bemerkungen: Das einzige Diuretikum, das gleichzeitig die Nieren kräftigt und auch in vielen Rezepturen für Aphrodisiaka aufscheint; es senkt zudem den Blutdruck

76

AKEBIA QUINATA
(Lardizabalaceae)

木通
mu tong

Natürliche Verbreitung: Ostchina, Japan
Sammelgut: Stengel
Wesen: Bitter; kalt
Affinität: Herz, Lungen, Dünndarm, Harnblase
Wirkungsweisen: Entwässernd, harntreibend; entzündungshemmend; die Milchproduktion fördernd
Indikationen: Abszesse auf der Zunge und im Mund; Schlaflosigkeit; Rastlosigkeit; dunkler und spärlicher Harn; Schwierigkeiten und Schmerzen beim Urinieren; Schmerzen und Schwellungen in Füßen und Beinen; ungenügende Milchproduktion
Dosierung: 4—7 g
Bemerkungen: Kocht man die Pflanze mit Schweinekeulen ergibt das ein äußerst wirksames Mittel zur Förderung der Milchproduktion; die Dosis sollte 15 g pro Tag nicht übersteigen

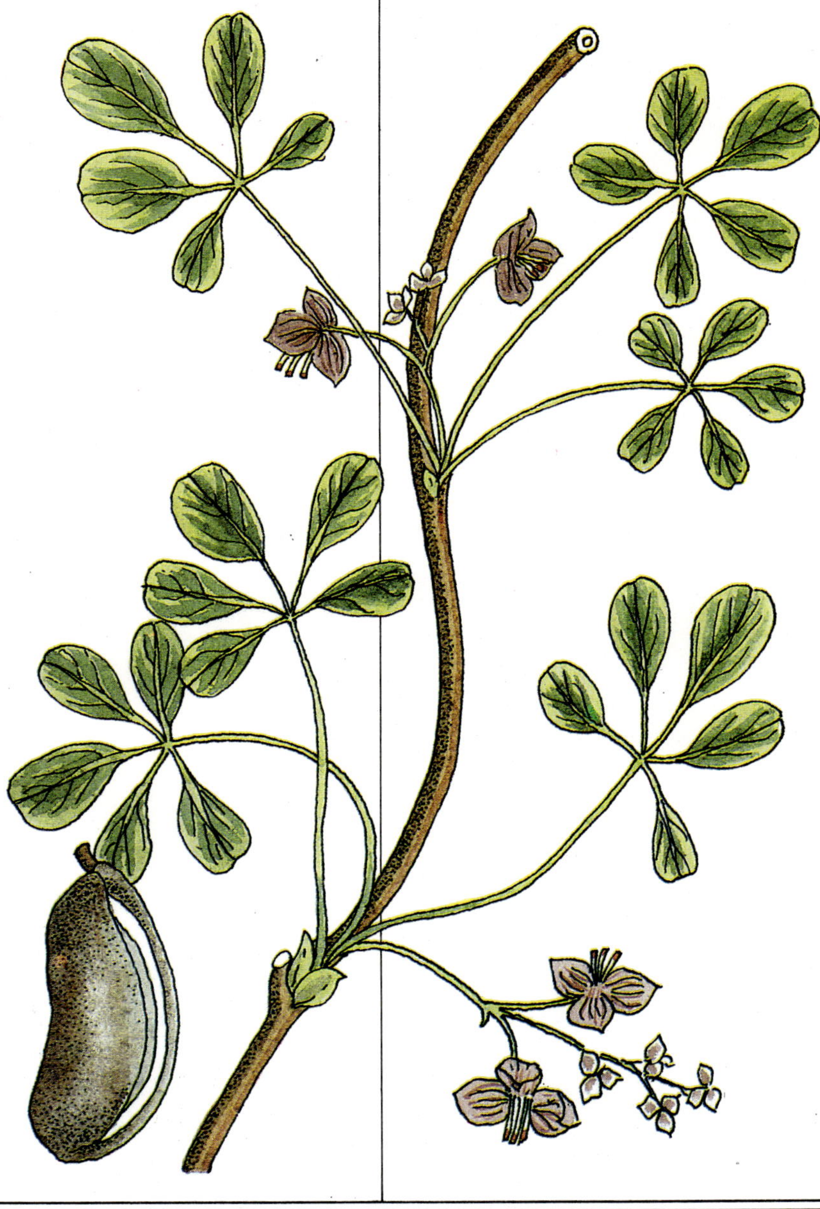

77

ARTEMISIA CAPILLARIS
(Compositae/Korbblütler)

EDELRAUTE

茵陳蒿

yin chen hao

Natürliche Verbreitung: Nordchina, Japan, Taiwan
Sammelgut: Stengel und Blätter der jungen Triebe
Wesen: Bitter; neutral
Affinität: Milz, Magen, Leber, Gallenblase
Wirkungsweisen: Entwässernd, harntreibend; fiebersenkend
Indikationen: Gelbsucht durch „Feuchtigkeits-Hitze"-Überschuß
Dosierung: 10—15 g
Bemerkungen: Wirksames Mittel gegen Gelbsucht; die Pflanze fördert auch die Produktion von Gallensaft

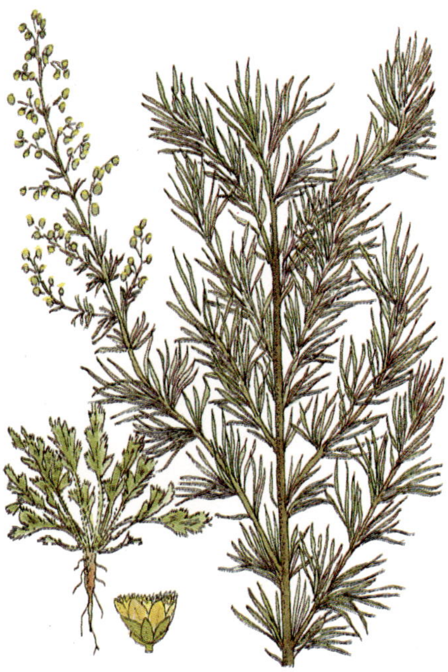

78

COIX LACRYMA JOBI
(Gramineae/Süßgräser)

HIOBSTRÄNE

薏苡仁

yi yi ren

Natürliche Verbreitung: China, Indien, Afrika, Amerika
Sammelgut: Samen
Wesen: Süß und indifferent; leicht kalt
Affinität: Milz, Magen, Lungen
Wirkungsweisen: Entwässernd, harntreibend; befreit die Lungen; abkühlend; wirkt gegen Ruhr
Indikationen: Dunkler und spärlicher Harn; Schwellungen; schmerzende Gelenke, Sehnen und Knochen durch Feuchtigkeitsüberschuß; Geschwüre in Magen und Lungen; Durchfall und Verdauungsstörungen durch Feuchtigkeitserkrankung der Milz
Dosierung: 10—30 g
Bemerkungen: Die Pflanze ist ein in China und Japan übliches Nahrungsmittel und hat einen Proteingehalt von 17%; sie wirkt yangsteigernd; ein aus den Samen gegorener Schnaps ist sehr wirksam gegen rheumatische Beschwerden

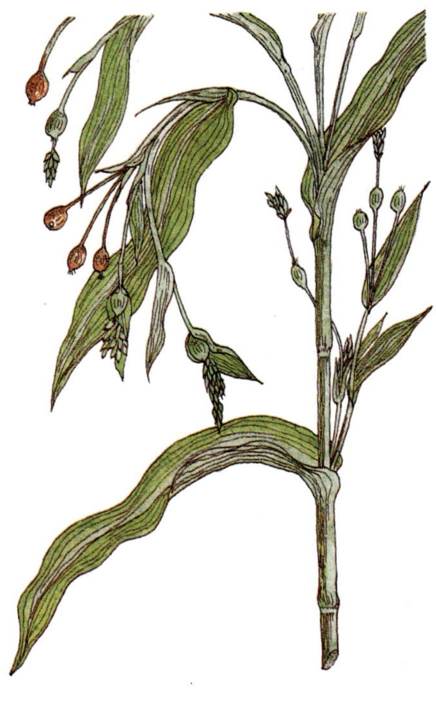

79

ZEA MAYS
(Gramineae/Süßgräser)

INDISCHER MAIS

玉米鬚

yu mi xu

Natürliche Verbreitung: Nordamerika, China
Sammelgut: Stempel und Staubgefäße der jungen Blüten; die Fäden in den reifen Kolben
Wesen: Süß; neutral
Affinität: nicht definiert; die Pflanze wurde erst nach der Zeit von Li Shizhen aus Nordamerika nach China importiert
Wirkungsweisen: Entwässernd, harntreibend; reduziert Schwellungen
Indikationen: Schwierigkeiten und Schmerzen beim Urinieren; Gelbsucht durch Feuchtigkeitsüberschuß; Leberentzündungen
Dosierung: 15—30 g
Bemerkungen: Moderne Untersuchungen haben bestätigt, daß die Pflanze sehr gut Gallensteine auflösen kann; sie senkt auch den Blutdruck und den Blutzuckerspiegel

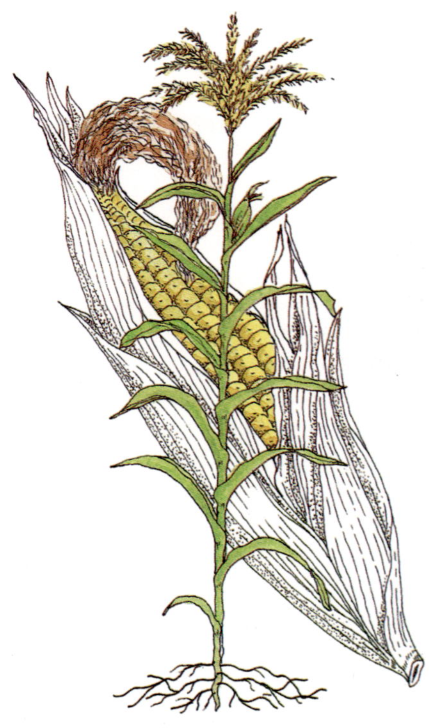

80

DIOSCOREA HYPOGLAUCA
(Dioscoreaceae/Hauswurzelgewächse)

Eine YAMSWURZELART

萆薢

bei xie

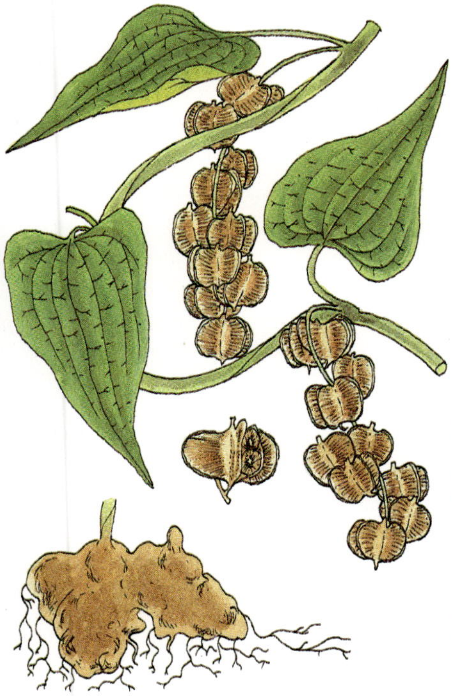

Natürliche Verbreitung: Sichuan, Henan, Hubei
Sammelgut: Wurzeln
Wesen: Bitter; neutral
Affinität: Leber, Magen
Wirkungsweisen: Entwässernd, harntreibend; beseitigt „Windfeuchtigkeits"-Symptome
Indikationen: Trüber Harn; Harnröhrenentzündung; Scheidenausfluß; Schmerzen aufgrund von „Windfeuchtigkeits"-Erkrankungen: steife Gelenke, schmerzende Muskeln, steifes Kreuz, steife Knie
Dosierung: 10—15 g

81

MAGNESIUMSILIKAT-DIHYDRAT

TALK

滑石

hua shi

Natürliche Verbreitung: Auf der ganzen Welt
Sammelgut: Pulver
Wesen: Süß; kalt
Affinität: Magen, Harnblase
Wirkungsweisen: Entwässernd, harntreibend; entzündungshemmend; abkühlend
Indikationen: Schwierigkeiten beim Urinieren; Harnröhrenentzündung; Durchfall aufgrund von „Feuchtigkeitshitze"; Fieber und Erkältungen; Druck auf der Brust
Dosierung: 5—10 g
Bemerkungen: Bei äußerlicher Anwendung trocknet Talk Feuchtigkeit an der Hautoberfläche; wirksames Mittel gegen Furunkel und juckende, hitzende Hautstellen

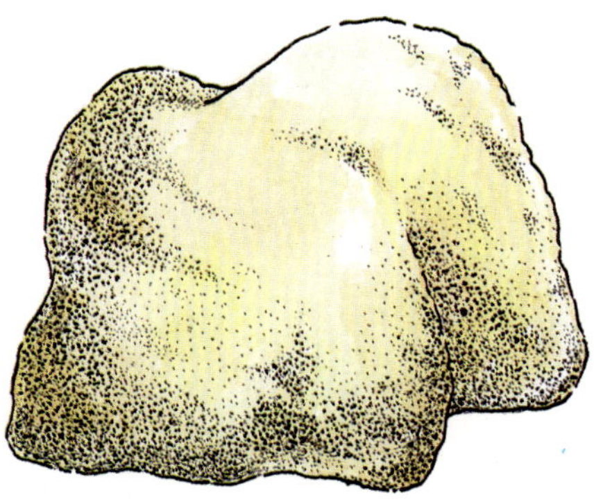

82

MALVA VERTICILLATA
(Malvaceae/Malvengewächse)

QUIRLSTÄNDIGE MALVE

冬葵子

dong kui zi

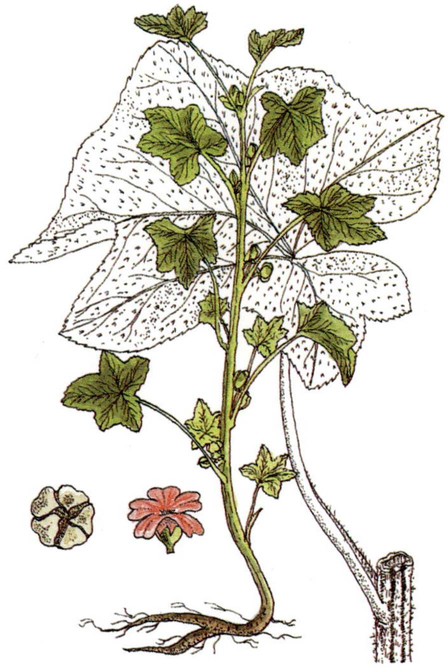

Natürliche Verbreitung: Südchina, Indochina
Sammelgut: Samen
Wesen: Süß; kalt
Affinität: Dickdarm, Dünndarm
Wirkungsweisen: Entwässernd, harntreibend; fördert die Milchproduktion
Indikationen: Schwierigkeiten beim Urinieren; Harnröhrenentzündung; Schwellungen; ungenügende Milchproduktion; geschwollene und schmerzende Brüste
Dosierung: 5—15 g
Bemerkungen: Fördert bei stillenden Müttern die Milchproduktion

Antirheumatisch oder „Wind-Feuchtigkeit austreibend“

Heilmittel, die „bösen“ Wind- und Feuchtigkeitsüberschuß aus dem Körper treiben, gehören zur Gruppe der „antirheumatischen“ Arzneien. Sie beseitigen die Symptome von Rheumatismus und Arthritis aus den Gelenken, Sehnen, Muskeln, Knochen und Meridianen. Ihre pharmakodynamische Wirkung besteht vorzugsweise darin, „Windfeuchtigkeits“-Überschuß, der sich im Körper angesammelt hat, auszutreiben und den Energiefluß in den Meridianen zu erleichtern. Gerade auf diesem Gebiet gibt es viele verschiedene Erkrankungsformen. Daher muß sich die Auswahl der Heilmittel für antirheumatische Rezepturen jeweils an einer detaillierten differentiellen Diagnose orientieren.

Handelt es sich um eine äußere Erkrankung, werden diaphoretische Heilmittel hinzugefügt. Hat sich die „Windfeuchtigkeits“-Erkrankung nach innen, also in die Meridiane und Muskeln bewegt, wo sie einen Energie- und Blutstau verursacht, setzt man zusätzlich Heilmittel ein, die den Blut- und Energiehaushalt regulieren. Tritt die Erkrankung gemeinsam mit überschüssiger Hitze und den dazugehörigen Symptomen auf, mischt man die antirheumatischen Mittel mit fiebersenkenden und abkühlenden. Leidet der Patient außerdem an Energie- und/oder Blutmangel, verabreicht man zusätzlich Arzneien, die Energie und Blut unterstützen und kräftigen.

83

ANGELICA PUBESCENS
(Umbelliferae/Doldengewächse)

Eine ENGELWURZART

獨活

du huo

Natürliche Verbreitung: Sichuan, Hubei
Sammelgut: Wurzeln
Wesen: Scharf und bitter; leicht warm
Affinität: Nieren, Harnblase
Wirkungsweisen: Antirheumatisch; schmerzstillend
Indikationen: Rheumatismus und Arthritis; Schmerzen und Steifheit in Kreuz und Knien
Dosierung: 4—10 g

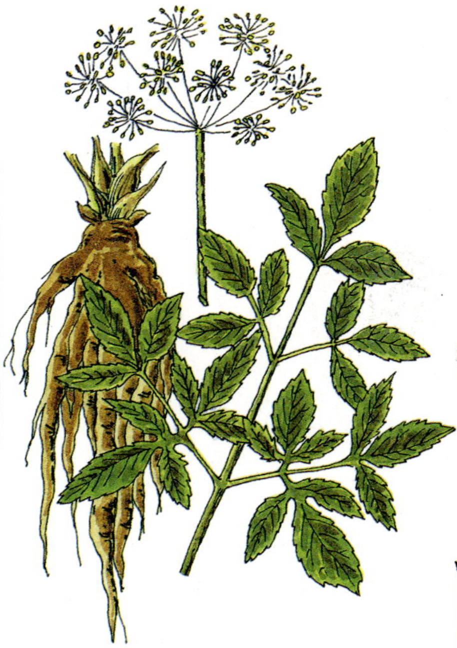

84

CLERODENDRUM TRICHOTOMUM
(Verbenaceae/Eisenkrautgewächse)

LOSBAUM

臭梧桐

chou wu tong

Natürliche Verbreitung: Jiangsu, Shandong, Anhui
Sammelgut: Junge Blätter
Wesen: Bitter; kalt
Affinität: Leber
Wirkungsweisen: Antirheumatisch
Indikationen: Rheumatismus und Arthritis; Hautjucken durch übermäßige Feuchtigkeit; Bluthochdruck
Dosierung: 10—15 g
Bemerkungen: Werden die zarten Blätter geerntet, bevor die Pflanze zu blühen beginnt, sind sie ein wirksames Mittel gegen Bluthochdruck; die Blätter werden bei geringer Hitze kurz überkocht; auch die Wurzeln wirken blutdrucksenkend

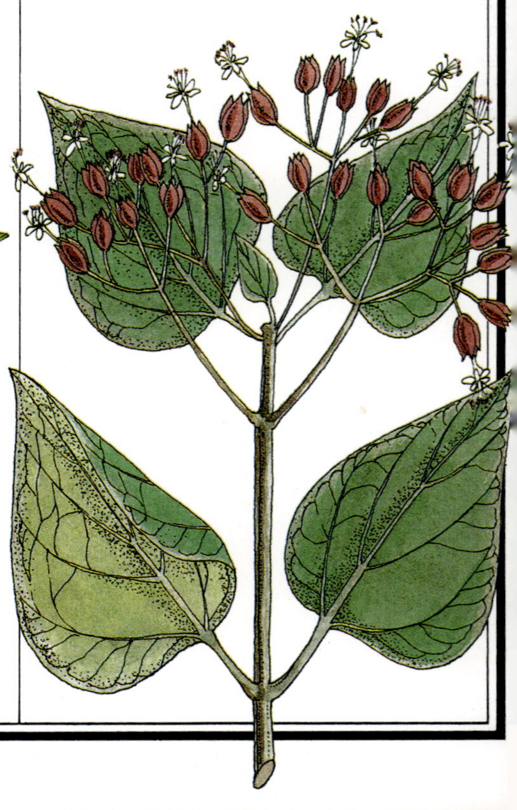

85

GENTIANA MACROPHYLLA
(Gentianaceae/Enziangewächse)

ENZIAN

秦艽

qin jiao

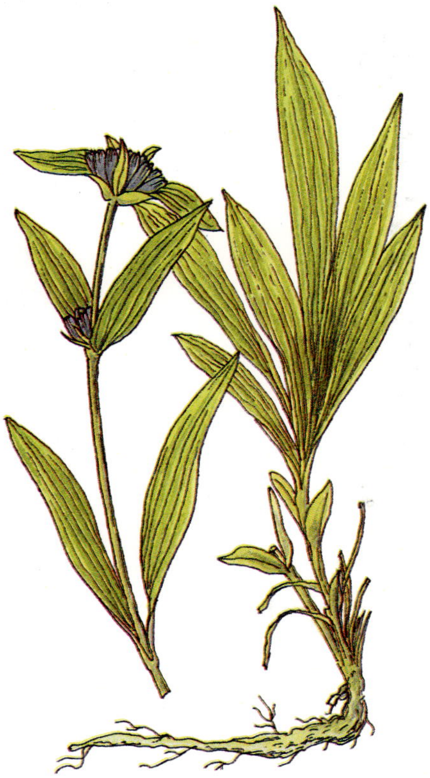

Natürliche Verbreitung: Yunnan, Sichuan
Sammelgut: Wurzeln
Wesen: Bitter und scharf; neutral
Affinität: Magen, Leber, Gallenblase
Wirkungsweisen: Antirheumatisch; fiebersenkend; schmerzstillend
Indikationen: Rheumatismus und Arthritis: schmerzende und steife Gliedmaßen, verspannte Muskeln; Gelbsucht durch „Feuchtigkeitshitze"-Überschuß; yin-Mangel
Dosierung: 4—10 g

86

CHAENOMELES LAGENARIA
(Rosaceae/Rosengewächse)

CHINESISCHE QUITTE

木瓜

mu gua

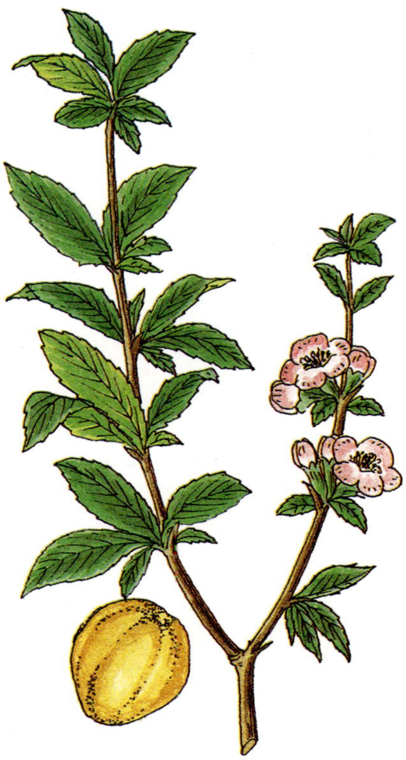

Natürliche Verbreitung: Nordchina, Indien, Taiwan
Sammelgut: Früchte
Wesen: Sauer; warm
Affinität: Leber, Milz
Wirkungsweisen: Antirheumatisch; krampflösend bzw. -verhindernd; adstringierend; schmerzstillend; verdauungsfördernd
Indikationen: Rheumatismus und Arthritis; Schwellungen in Füßen und Beinen; Schwäche im Kreuz und in den Knien; Magenkrämpfe durch Durchfall und Erbrechen; schmerzende Beine; Krämpfe
Dosierung: 3—10 g
Bemerkungen: Besonders wirksames krampflösendes Mittel bei Wadenkrämpfen

87

ELEUTEROCOCCUS GRACILISTYLUS
(Araliaceae/Efeugewächse)

五加皮

wu jia pi

Natürliche Verbreitung: China, Japan
Sammelgut: Schale der Wurzeln und Stengel
Wesen: Scharf und bitter; warm
Affinität: Leber, Nieren
Wirkungsweisen: Antirheumatisch; schmerzstillend; entwässernd, harntreibend; kräftigt Bänder und Sehnen
Indikationen: Rheumatismus und Arthritis; Krämpfe; Leber- und Nierenleiden; Schwäche im Kreuz und in den Beinen
Dosierung: 5—10 g
Bemerkungen: Ein aus dieser Pflanze zubereiteter starker Schnaps hat gute antirheumatische Wirkung und kräftigt allgemein die Vitalität und die Sexualität

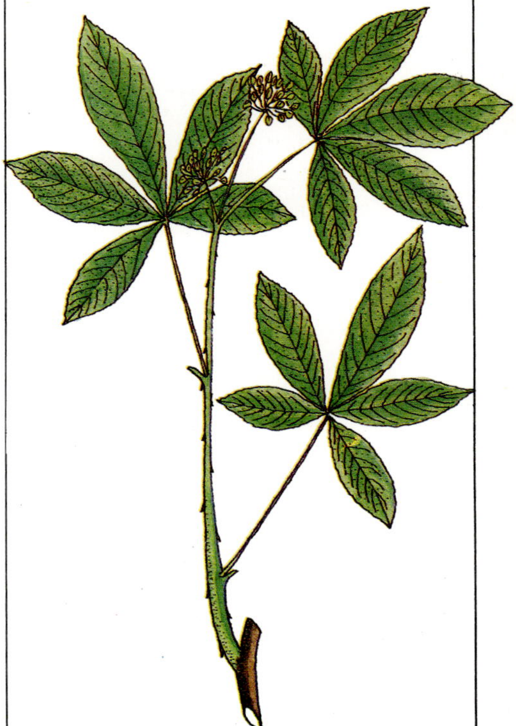

88

CLEMATIS CHINENSIS
(Ranunculaceae/Hahnenfußgewächse)

KLEMATIS

威靈仙

wei ling xian

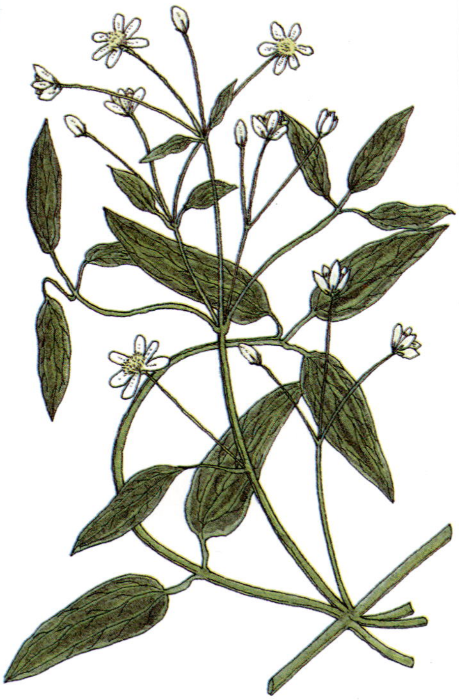

Natürliche Verbreitung: China, Taiwan, Vietnam
Sammelgut: Wurzeln
Wesen: Scharf; warm
Affinität: Harnblase
Wirkungsweisen: Antirheumatisch; schmerzstillend; entwässernd, harntreibend; fiebersenkend
Indikationen: Rheumatismus und Arthritis
Dosierung: 5—10 g
Bemerkungen: Zur Auflösung von im Hals steckenden Gräten verwendet man eine Mischung von 15 g dieses Heilmittels und 250 g Reisessig; die Pflanze ist mit Tee unverträglich

89

LUFFA CYLINDRICA
(Cucurbitaceae/Kürbispflanzen)

Eine FLASCHENKÜRBISART

絲瓜絡

si gua luo

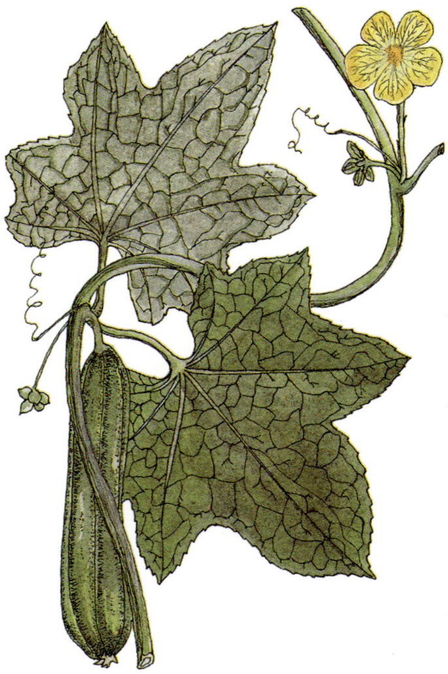

Natürliche Verbreitung: China, Indochina, Philippinen, Japan
Sammelgut: Die Fasern der vollreifen Frucht
Wesen: Süß; neutral
Affinität: Lungen, Magen, Leber
Wirkungsweisen: Antirheumatisch; befreit die Meridiane; schmerzstillend; blutstillend
Indikationen: Rheumatische Beschwerden in Gelenken und Sehnen; Schmerzen in Oberkörper und Brustkorb; schmerzhafte Tumore in der Brust
Dosierung: 5—10 g
Bemerkungen: Das Fruchtfleisch wird in China als kühlendes Nahrungsmittel gegessen

90

AGKISTRODON ACUTUS
(Viperidae/Vipern oder Ottern)

CHINESISCHE NASENOTTER

白花蛇

bai hua she

Natürliche Verbreitung: Ostchina, Südostasien
Sammelgut: Der gesamte Körper ohne den Kopf
Wesen: Süß und salzig; warm
Affinität: Leber
Wirkungsweisen: Antirheumatisch; sedierend; entwurmend
Indikationen: Rheumatismus und Arthritis; Lähmungserscheinungen nach Schlaganfällen; Lepra; Ringelflechte
Dosierung: 4—10 g
Bemerkungen: Giftig; das Heilmittel ist äußerst wirksam gegen Tetanusinfektionen und gegen die sie begleitenden Krämpfe

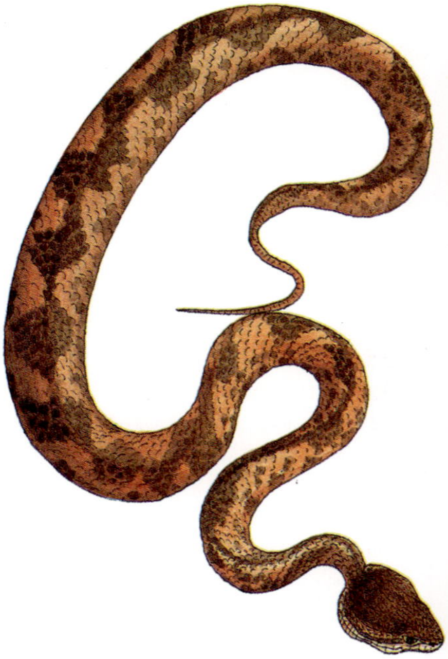

Wärmend oder „innerlich wärmend, kältevertreibend“

Als „wärmende“ Heilmittel bezeichnet man solche, die innerlich wärmen und Kälte vertreiben und daher die Symptome „innerer Kälteerkrankungen“ beseitigen. Ihrer Natur nach sind sie meist warm oder heiß. *Das Buch von Huang Di* lehrt: „Wenn es kalt ist, wärme es.“

Es gibt zwei Arten „innerer Kälteerkrankungen“: Die eine kommt durch äußere „böse“ Kälte zustande, die in die inneren Körperregionen vordringt. Sie ist von Symptomen wie Übelkeit und Erbrechen, Durchfall, Mangel an yang-Energie, Kältegefühl und Schmerzen in Brust und Bauch, Appetitmangel etc. begleitet. Die andere Art entsteht im Körperinneren, wenn im Herzen und/oder der Leber ein Mangel an yang-Energie herrscht, was es der yin-Kälte ermöglicht, sich auszubreiten. Symptome solcher Erkrankungen sind Schweißausbrüche, Angst vor Kälte, kalter Atem, kalte Hände und Füße sowie andere Symptome von yang-Mangel.

Bei der therapeutischen Anwendung dieser Arzneien sollte man die folgenden Punkte beachten:

— In Fällen äußerer Kälte, die auf dem Weg nach innen ist, aber sich noch durch gewisse äußere Symptome manifestiert, wendet man sie zusammen mit schweißtreibenden Mitteln an.
— Bei heißem, sommerlichem Wetter oder bei Patienten, die von Natur aus zu Hitzeentwicklung neigen, sind sie geringer zu dosieren.
— Wärmende Heilmittel sind im allgemeinen scharf, warm und austrocknend. Daher ist bei Patienten mit yin- und Flüssigkeitsmangel Vorsicht geboten.

91

ACONITUM CARMICHAELI
(Ranunculaceae/Hahnenfußgewächse)

EISENHUT

川烏頭

chuan wu tou

Natürliche Verbreitung: Sichuan, Shanxi
Wesen: Sehr scharf; sehr heiß
Affinität: Herz, Milz, Nieren
Wirkungsweisen: Stimuliert yang-Energie; herzstärkend; wärmt Milz und Nieren; schmerzstillend
Indikationen: Alle yang-Erkrankungen; kalte Hände und Füße, schwacher Puls, yang-Mangel in den Nieren, Unterfunktion der Milz, Durchfall, Bauchschmerzen; Schmerzen durch „Windkälte“-Erkrankungen
Dosierung: 3—8 g
Bemerkungen: Die frische Pflanze ist sehr giftig, ist aber in getrocknetem Zustand etwas weniger toxisch; sie muß lange gekocht werden

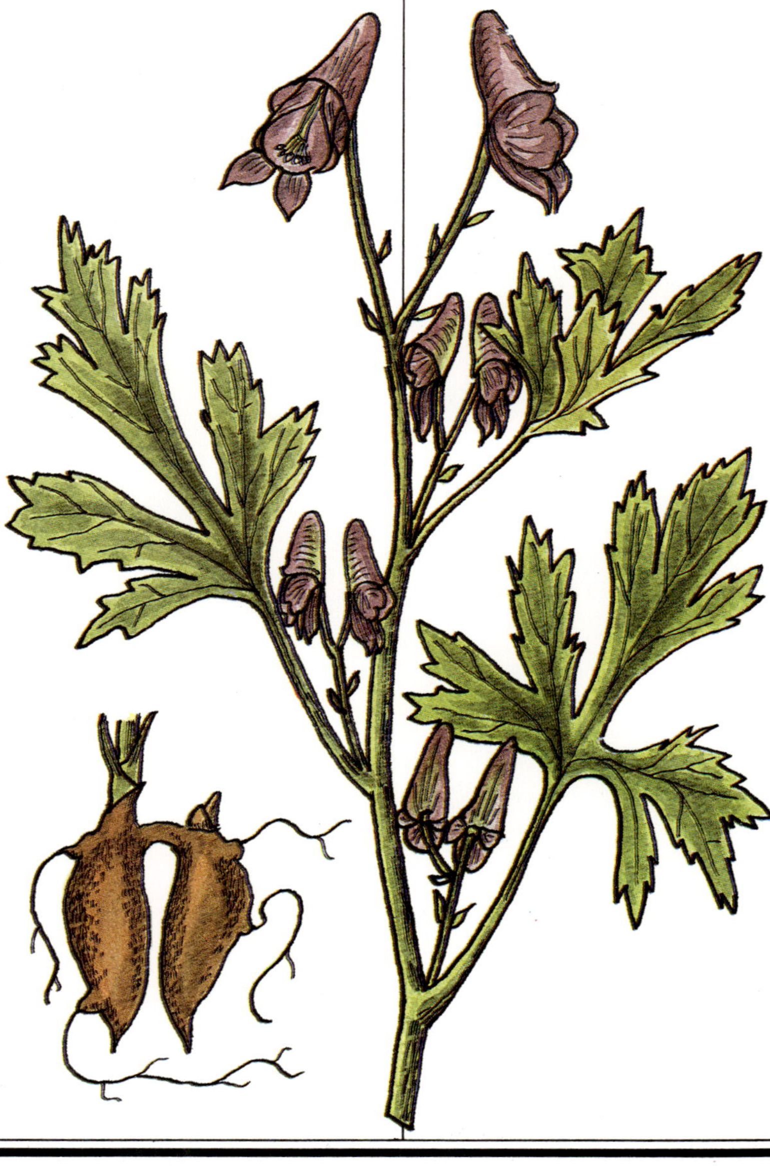

92

CINNAMOMUM CASSIA
(Lauraceae/Lorbeergewächse)

GEWÜRZ-ZIMTBAUM (ausgewachsen)

肉桂

rou gui

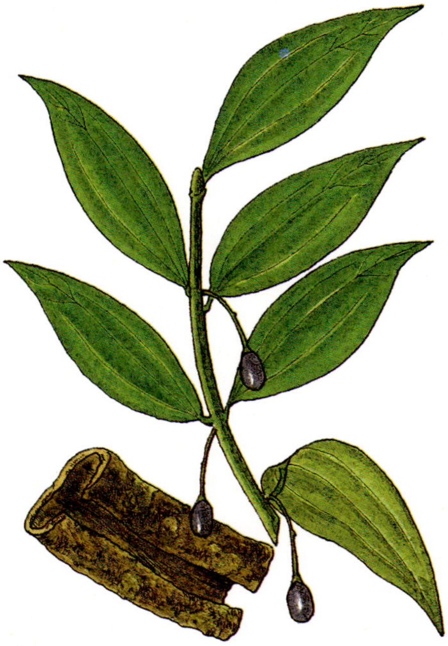

Natürliche Verbreitung: Südchina, Indochina, Sumatra
Sammelgut: Nicht abgekratzte Rinde großer Bäume
Wesen: Scharf und süß; sehr heiß
Affinität: Leber, Nieren, Milz
Wirkungsweisen: Tonisierende Wirkung auf yang-Energie; stimulierend; wärmend; schmerzstillend
Indikationen: Yang-Mangel in den Nieren und in der Milz; kalte Hände und Füße, kalter, schmerzender Magen, Appetitmangel, Durchfall; geschwächte Vitalität nach langer Krankheit; Blut- und Energiemangel; Regelbeschwerden
Dosierung: 1—5 g
Bemerkungen: Diese Anwendung unterscheidet sich pharmakodynamisch von der der zarten Stengel. Diese dienen diaphoretischen Zwecken

93

ZINGIBER OFFICINALE
(Zingiberaceae/Ingwergewächse)

INGWER

乾薑

gan jiang

Natürliche Verbreitung: Tropische Länder
Sammelgut: Getrocknete Rhizome (Wurzelstöcke)
Wesen: Scharf; warm
Affinität: Herz, Lungen, Milz, Magen, Nieren
Wirkungsweisen: Wärmend; stimuliert yang-Energie; wärmt die Lungen; wirkt schleimlösend; magenkräftigend; verdauungsfördernd; Brechreiz hemmend
Indikationen: Kälteüberschuß in Milz und Magen: Übelkeit und Erbrechen, Durchfall, kalte Hände und Füße, schwacher Puls; Kälteüberschuß in den Lungen; Husten, viel und klares Sputum
Dosierung: 3—8 g
Bemerkungen: Die frische Wurzel verwendet man gegen Erkältungen, kalten Magen, Übelkeit und Fischvergiftung

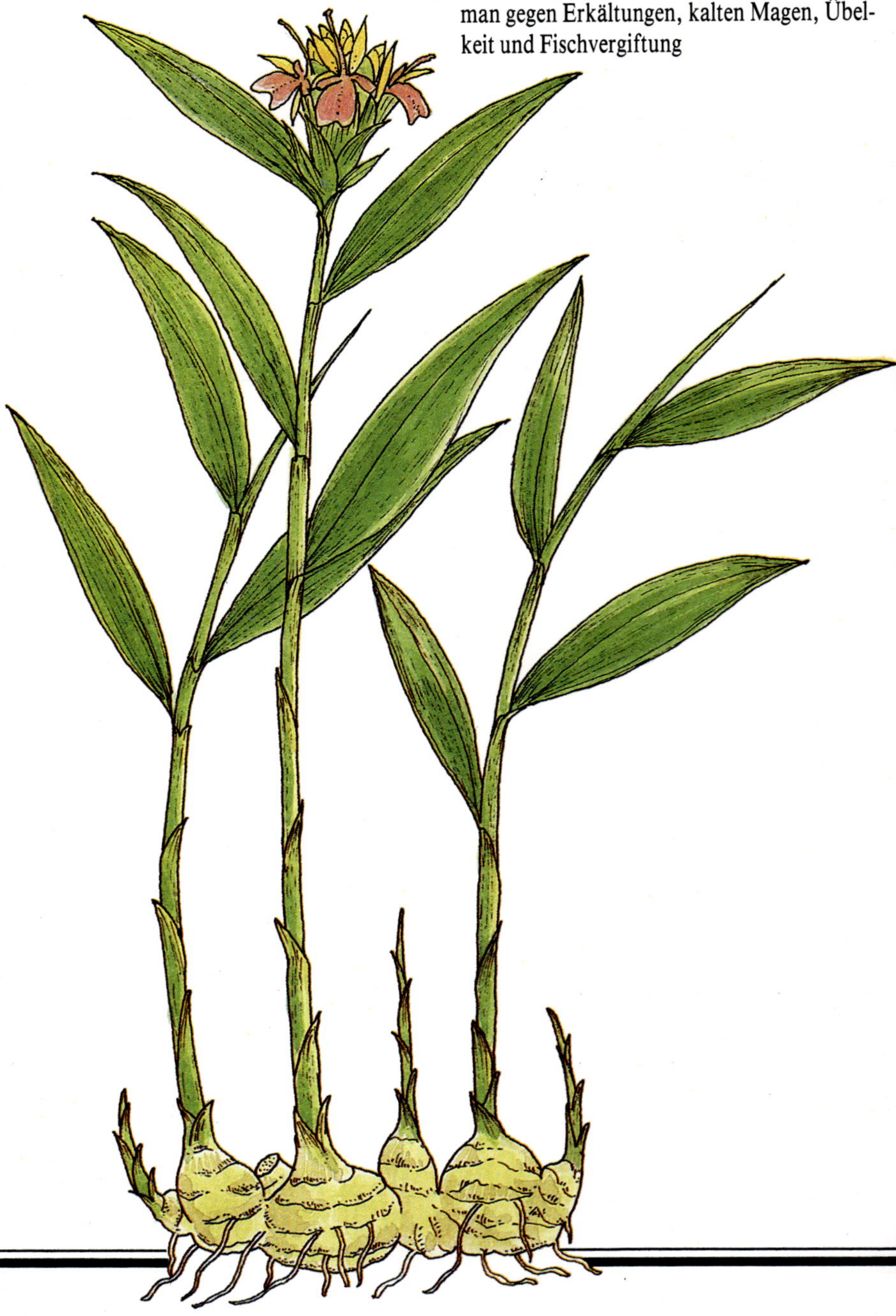

94

EUODIA RUTAECARPA
(Rutaceae/Rautengewächse)

吳茱萸

wu zhu yu

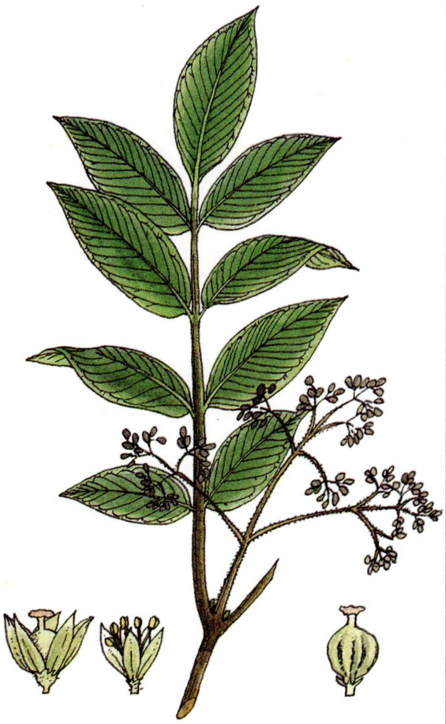

Natürliche Verbreitung: Südostchina, Japan, Indien
Sammelgut: Früchte
Wesen: Scharf und bitter; sehr heiß
Affinität: Leber, Magen, Milz, Nieren
Wirkungsweisen: Wärmend; schmerzstillend; Brechreiz hemmend; entwurmend
Indikationen: Bauchschmerzen durch innere Kälte; Schmerzen im Brustkorb; Schmerzen im Hodensack; Regelbeschwerden; Unterfunktion von Leber und Magen
Dosierung: 3—5 g
Bemerkungen: Sehr wirksames Entwurmungsmittel; wirkt tonisierend auf die Gebärmutter

95

SYZYGIUM AROMATICUM
(Myrtaceae/Myrtengewächse)

GEWÜRZNELKE

丁香

ding xiang

Natürliche Verbreitung: Ostindische Inseln, Indien, Westindische Inseln, Brasilien
Sammelgut: Blütenknospen (Nelken)
Wesen: Scharf; warm
Affinität: Lungen, Magen, Milz, Nieren
Wirkungsweisen: Wärmend; Brechreiz hemmend; stimulierend; Blähungen vertreibend; tonisiert yang-Energie; wärmt die Nieren
Indikationen: Erbrechen und Aufstoßen; yang-Mangel in den Nieren; Scheidenausfluß
Dosierung: 2—5 g
Bemerkungen: Ein beliebtes Mittel gegen übermäßiges Aufstoßen; das Nelkenöl ist ein ausgezeichnetes Lokalanästhetikum; die Arznei wirkt kreislaufstärkend

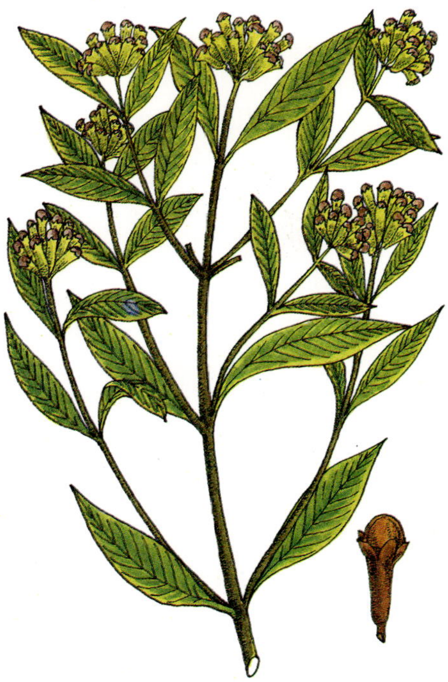

96

FOENICULUM VULGARE
(Umbelliferae/Doldengewächse)

GEMEINER FENCHEL

茴香

hui xiang

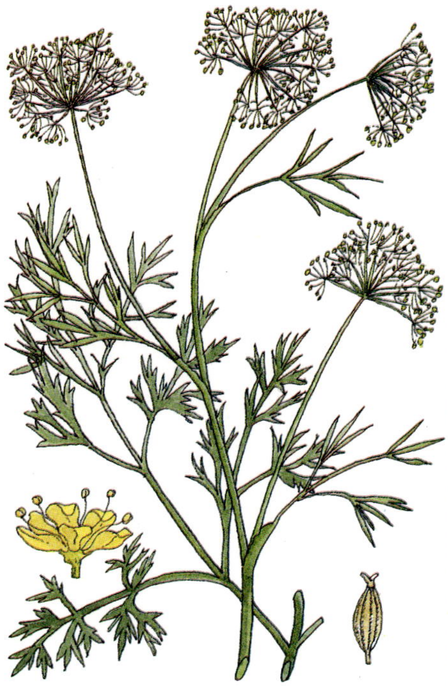

Natürliche Verbreitung: Asien, Europa, Nordafrika
Sammelgut: Früchte
Wesen: Scharf; warm
Affinität: Leber, Nieren, Milz, Magen
Wirkungsweisen: Wirkt regelnd und ausgleichend auf das *qi*; schmerzstillend; magenkräftigend, verdauungsfördernd; Blähungen vertreibend
Indikationen: Erkrankungen durch Kälteüberschuß; Leistenbruch und Leistenschmerzen, schlaffe Hoden, Schmerzen und Kälte im Bauch; Übelkeit und Erbrechen durch Kälteüberschuß im Bauch
Dosierung: 2—5 g
Bemerkungen: Die Pflanze verursacht manchmal Blähungen und Aufstoßen

Wiederbelebend oder „das Tor des Geistes öffnend“

Wiederbelebend wirken jene Heilmittel, die das Bewußtsein wiederherstellen oder den Geist wiederbeleben. Man verwendet sie bei Ohnmachtsanfällen, bei Krampfanfällen von Kindern, bei Epilepsie, bei Schlaganfällen und anderen Formen von Bewußtlosigkeit.

Bewußtlosigkeit durch Hitzestau erkennt man an gerötetem Gesicht, Körperhitze, gelbem Zungenbelag und schnellem Puls. In solchen Fällen kombiniert man die wiederbelebenden Heilmittel mit solchen, die Hitze beseitigen. Bewußtlosigkeit aufgrund übermäßiger Kälteeinwirkung (blasse Gesichtsfarbe, weißer Zungenbelag, kalte Gliedmaßen und langsamer Puls) behandelt man mit wiederbelebenden und „wärmenden“ Arzneien.

Diese Gruppe von Heilmitteln soll man nur in Notsituationen anwenden: Verwendet man sie dauernd, wirken sie sich negativ auf die Urenergien des Körpers, *yuan qi*, aus. Bei geschwächten Patienten oder solchen, die starke Ausbrüche kalten Schweißes zeigen, muß man bei der Verabreichung dieser Arzneien besondere Vorsicht walten lassen.

97

DRYOBALANOPS AROMATICUS
(Dipterocarpaceae)

KAMPFERBAUM AUS BORNEO

龍腦香

long nao xiang

Natürliche Verbreitung: Malaysien
Sammelgut: Gestocktes Harz des Baumes
Wesen: Scharf und bitter; leicht kalt
Affinität: Herz, Milz, Lungen
Wirkungsweisen: Wiederbelebend; fiebersenkend; schmerzstillend; krampflösend bzw. -verhindernd
Indikationen: Ohnmachtsanfälle; Zuckungen und Krämpfe; äußerlich anzuwenden gegen Abszesse, Furunkel, Ringelflechte, Frostbeulen, Bindehautentzündung, Entzündungen der Nasenschleimhaut, Husten
Dosierung: 0,18—0,35 g
Bemerkungen: Durch ihre schmerzstillenden und fiebersenkenden Eigenschaften eignet sich die Arznei ausgezeichnet zur äußeren Anwendung bei Abszessen, Furunkeln, Wundsein, Halsschmerzen und anderen Symptomen äußerer Hitzeeinwirkung

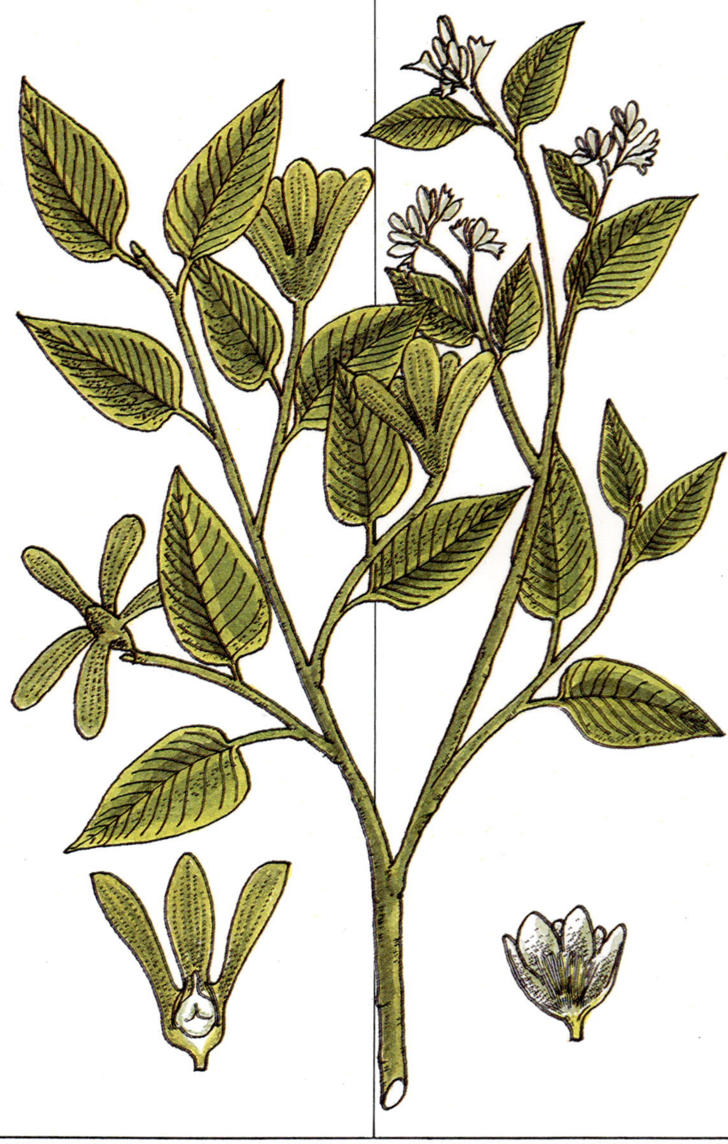

98

MOSCHUS MOSCHIFERUS
(Cervidae/Hirsche)

MOSCHUSTIER

麝香

she xiang

Natürliche Verbreitung: Tibet, Nordindien, Sibirien
Sammelgut: Getrocknetes Sekret der Moschusdrüse
Wesen: Scharf; warm
Affinität: Herz, Milz
Wirkungsweisen: Wiederbelebend; herzstärkend; kreislaufunterstützend; stimulierend; wirkt kontrahierend auf die Uterusmuskulatur
Indikationen: Ohnmachtsanfälle; Delirium; Zustände von Bewußtseinstrübung; Amenorrhoe (Ausbleiben der Regelblutung); traumatische Verletzungen
Dosierung: 0,2—0,4 g
Bemerkungen: Schwangere Frauen sollten die Arznei nicht einnehmen, weil sie zu Fehlgeburten führen kann

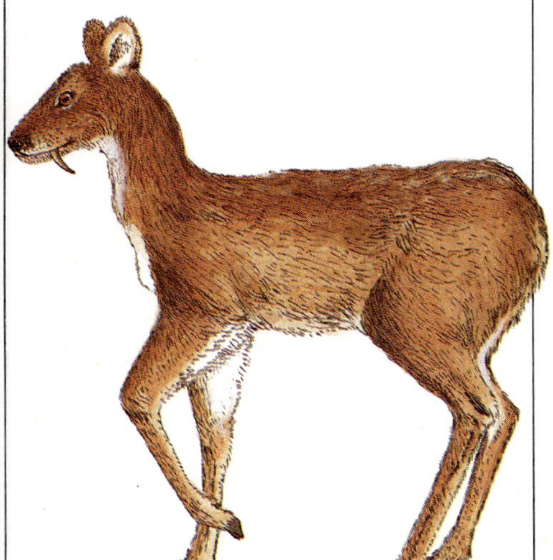

99

ACORUS GRAMINEUS
(Araceae/Arongewächse)

KALMUS

石菖蒲

shi chang pu

Natürliche Verbreitung: Südchina, Japan, Tibet, Indien
Sammelgut: Rhizome (Wurzelstöcke)
Wesen: Scharf; warm
Affinität: Herz, Leber
Wirkungsweisen: Wiederbelebend; wirkt schleimlösend auf die Atemwege; magenkräftigend; verdauungsfördernd
Indikationen: Ohnmacht durch übermäßige Hitzeeinwirkung oder übermäßigen Schleim; Hysterie; Ohrensausen und Schwerhörigkeit; Druck auf der Brust; chronische Ruhr
Dosierung: Getrocknet 3—8 g;
frisch 10—15 g
Bemerkungen: Sedierend bei Schlaflosigkeit; auch ein gutes Verdauungsmittel

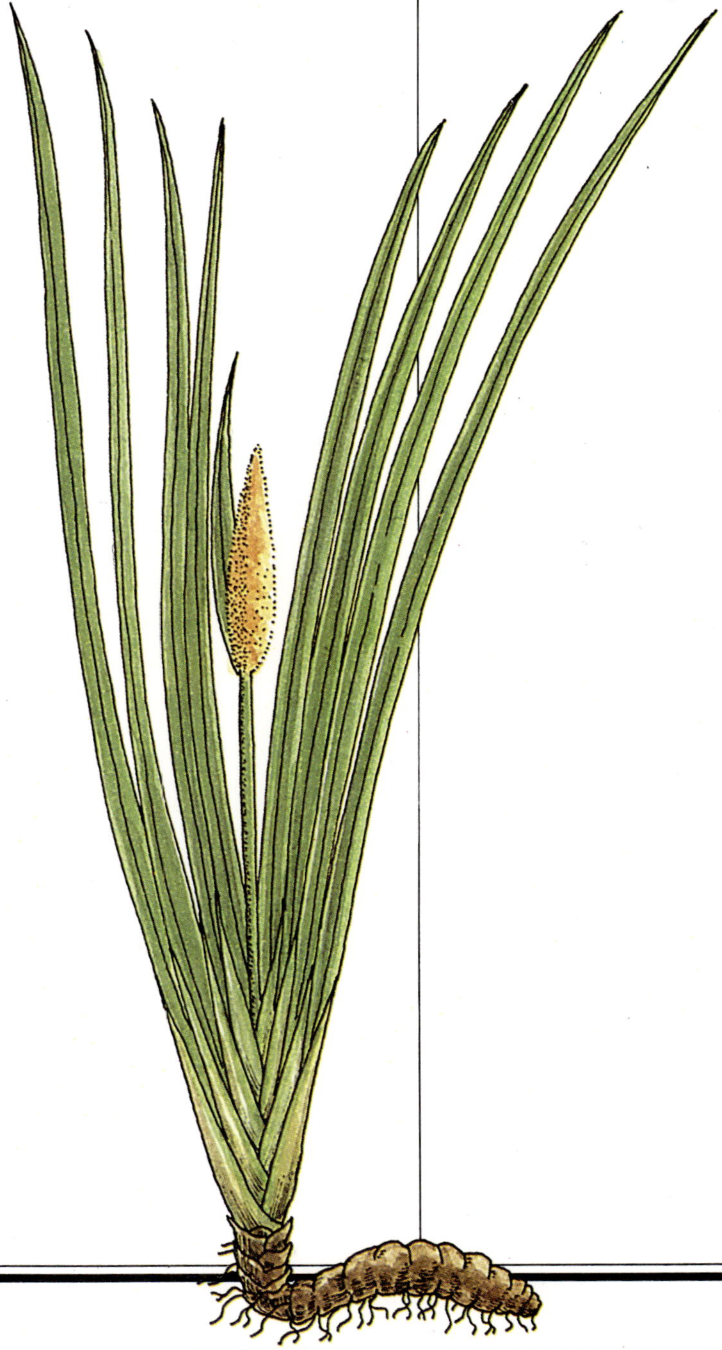

Sedierend oder „den Geist beruhigend“

Heilmittel, die die Nerven beruhigen, den Körper und den Geist entspannen, nennt man Sedativa. Man unterscheidet zwei Arten: Die eine Gruppe von Arzneien gewinnt man aus Mineralien oder Schalentieren und verwendet sie in Fällen von übermäßiger Stimulierung und Erregung aufgrund von „Völleerkrankungen“. Die andere Gruppe ist pflanzlichen Ursprunges und stärkt das Herz und die Leber. Heilmittel dieser Gruppe setzt man ein, wenn die Symptome auf eine „Leereerkrankung“ schließen lassen. Typische Symptome für den Einsatz sedierender Heilmittel sind „zittrige“, schwankende yang-Energie, Schlaflosigkeit, Hysterie, traumatische Schockfolgen, Angstzustände, nervöse Überreizung, Wutausbrüche und andere nervöse Störungen durch yang-Erkrankungen. Treten zusätzlich Symptome von Hitzestau auf, setzt man auch „hitzebeseitigende“ Heilmittel ein. Beobachtet man Symptome übermäßiger, in der Leber aufsteigender yang-Energie, kombiniert man die allgemeinen Sedativa mit speziellen Arzneien, die besonders beruhigend auf die Leber wirken. Patienten, die an Blut-, Herz- oder Leber-yin-Erkrankungen leiden, behandelt man mit sedierenden Arzneien, die die yin-Energie stärken und das Blut kräftigen.

100

ROTES QUECKSILBERSULFID

ZINNOBER

硃砂

zhu sha

Natürliche Verbreitung: Auf der ganzen Welt
Sammelgut: Vermahlenes Pulver
Wesen: Süß; leicht kalt
Affinität: Herz
Wirkungsweisen: Sedierend, antidotisch; krampflösend bzw. -verhindernd
Indikationen: Bluthochdruck; nervöse Erregung; Schlaflosigkeit; traumatischer Schock; Angstzustände; äußerlich anzuwenden gegen Abszesse auf der Haut, der Zunge und im Mund, gegen geschwollenen und schmerzenden Hals
Bemerkungen: Giftig; ein wirksames Heilmittel gegen Alpträume und Hysterie. Die alten taoistischen Alchimisten schrieben diesem Mineral große Kraft zu. Es war eines der Hauptbestandteile ihres „Lebenselixieres“

101

EISENOXYDULOXYD

MAGNETIT

磁石

ci shi

Natürliche Verbreitung: Auf der ganzen Welt
Sammelgut: Der zerstoßene Stein
Wesen: Scharf; kalt
Affinität: Leber, Nieren
Wirkungsweisen: Sedierend, wirkt tonisierend auf Blut und Nieren
Indikationen: Bluthochdruck; Herzklopfen; Schlaflosigkeit; Hysterie; traumatischer Schock; Angstzustände; Asthma aufgrund „leerer“ Nieren; Ohrensausen und Schwerhörigkeit
Dosierung: 7—15 g
Bemerkungen: Ein wirksames Mittel gegen Vorfall des Mastdarmes; geeignetes Sedativum für Patienten mit geschwächtem Blut und schwachen Nieren

102

FOSSILIENKNOCHEN VON DINOSAURIERN UND REPTILIEN

龍骨

long gu

Natürliche Verbreitung: Auf der ganzen Welt
Sammelgut: Zerstoßene Fossilienknochen
Wesen: Süß und sauer; neutral
Affinität: Herz, Leber, Nieren
Wirkungsweisen: Sedierend; beruhigt übermäßige yang-Energie in der Leber; adstringierend
Indikationen: Bluthochdruck; Schlaflosigkeit; Schock; Angstzustände; Schwindel; Spermatorrhoe (Samenausfluß aus der Harnröhre ohne geschlechtliche Erregung); Durchfall
Dosierung: 10—20 g
Bemerkungen: Wirksames blutstillendes Mittel bei Abszessen und anderen äußeren Leiden, die hartnäckige Blutungen verursachen

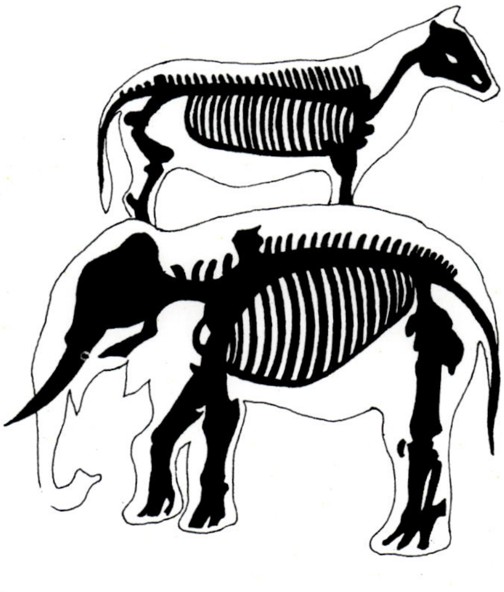

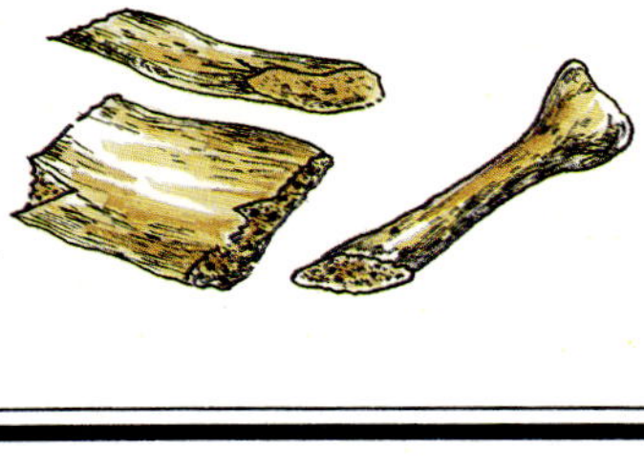

103

OSTREA RIVULARIS
(Ostreidae/Austern)

AUSTERNSCHALEN

牡蠣

mu li

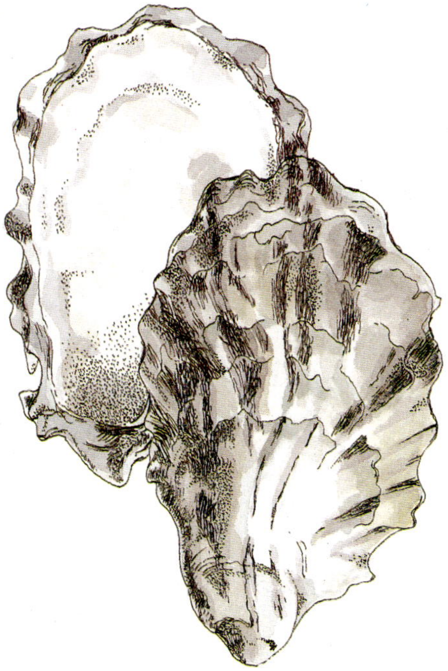

Natürliche Verbreitung: Auf der ganzen Welt
Sammelgut: Die zerstoßenen oder vermahlenen Schalen
Wesen: Salzig und sauer; leicht kalt
Affinität: Leber, Gallenblase, Nieren
Wirkungsweisen: Sedierend; beruhigt übermäßige yang-Energie in der Leber; adstringierend; wirkt erweichend und auflösend auf harte Tumore
Indikationen: Bluthochdruck; Herzklopfen; überschüssige yang-Energie, die in der Leber aufsteigt: Schwindel, Kopfschmerzen, unscharfes Sehen etc.; heftige Angstzustände; Krämpfe; Spermatorrhoe (Samenausfluß aus der Harnröhre ohne geschlechtliche Erregung); Durchfall; kalter Schweiß; geschwollene Lymphdrüsen; harte Tumore; Erbrechen von Galle
Dosierung: 5—10 g
Bemerkungen: Enthält 75% Kalziumkarbonat; fördert das Knochenwachstum; wird schwangeren Frauen gegen Kalziummangel verschrieben

104

ZIZIPHUS JUJUBA
(Rhamnaceae/Kreuzdorngewächse)

CHINESISCHE JUJUBE

酸棗仁

suan zao ren

Natürliche Verbreitung: China, Japan, Indien, Afghanistan, Malaysien
Sammelgut: Samen
Wesen: Süß und sauer; neutral
Affinität: Herz, Milz, Leber, Gallenblase
Wirkungsweisen: Wirkt sedierend auf die Leber; herzstärkend; nahrhaft; stärkt die yin-Energie; bremst die Schweißsekretion
Indikationen: Schlaflosigkeit; neurasthenisches Syndrom; Herzklopfen; kalter Schweiß
Dosierung: 6—15 g
Bemerkungen: Langfristige Anwendung verbessert den Teint

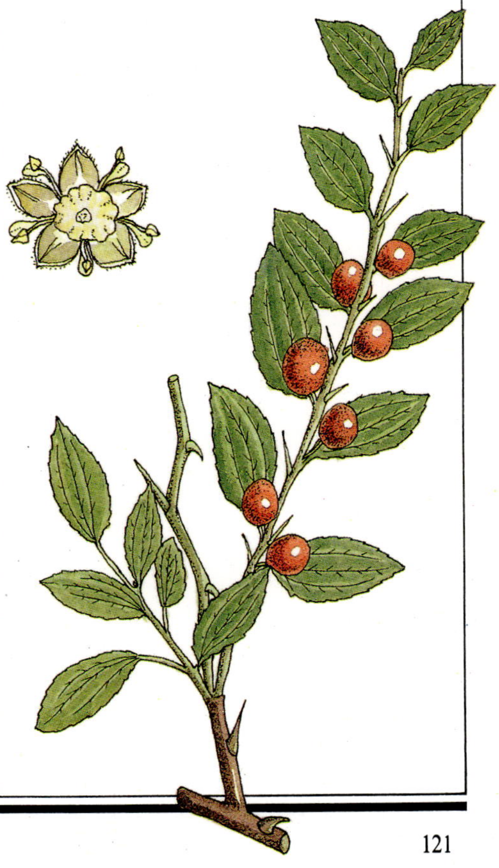

105

POLYGALA TENUIFOLIA
(Polygalaceae/Kreuzblumengewächse)

KREUZBLUME

遠志

yuan zhi

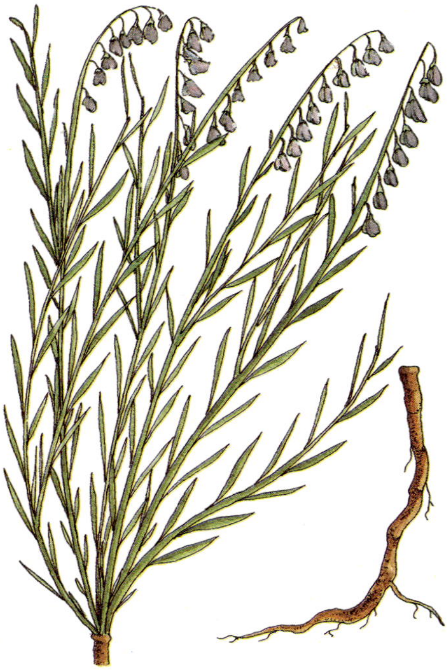

Natürliche Verbreitung: Nordchina, Mongolei
Sammelgut: Schale der Wurzeln
Wesen: Bitter und scharf; warm
Affinität: Lungen, Herz, Nieren
Wirkungsweisen: Sedierend; schleimlösend; tonisierend für Herz und Nieren
Indikationen: Schwindel oder Ohnmachtsanfälle aufgrund übermäßiger Schleimansammlung; Schlaflosigkeit; Husten und Verschleimung
Dosierung: 5—7 g
Bemerkungen: Das Heilmittel reizt die Schleimhäute im Hals. Dadurch wirkt es schleimlösend; kombiniert mit chinesischer Lakritze wirkt es besonders schleimlösend bei starken Rauchern

106

TRITICUM AESTIVUM
(Gramineae/Süßgräser)

SAATWEIZEN

小麥

xiao mai

Natürliche Verbreitung: Nördliche Hemisphäre
Sammelgut: Die reifen Körner
Wesen: Süß; neutral
Affinität: Herz
Wirkungsweisen: Sedierend; herzstärkend
Indikationen: Schlaflosigkeit; Bluthochdruck
Dosierung: 15—30 g
Bemerkungen: Unreife Körner verschreibt man bei „Leereerkrankungen“, um übermäßige Schweißsekretion zu bremsen

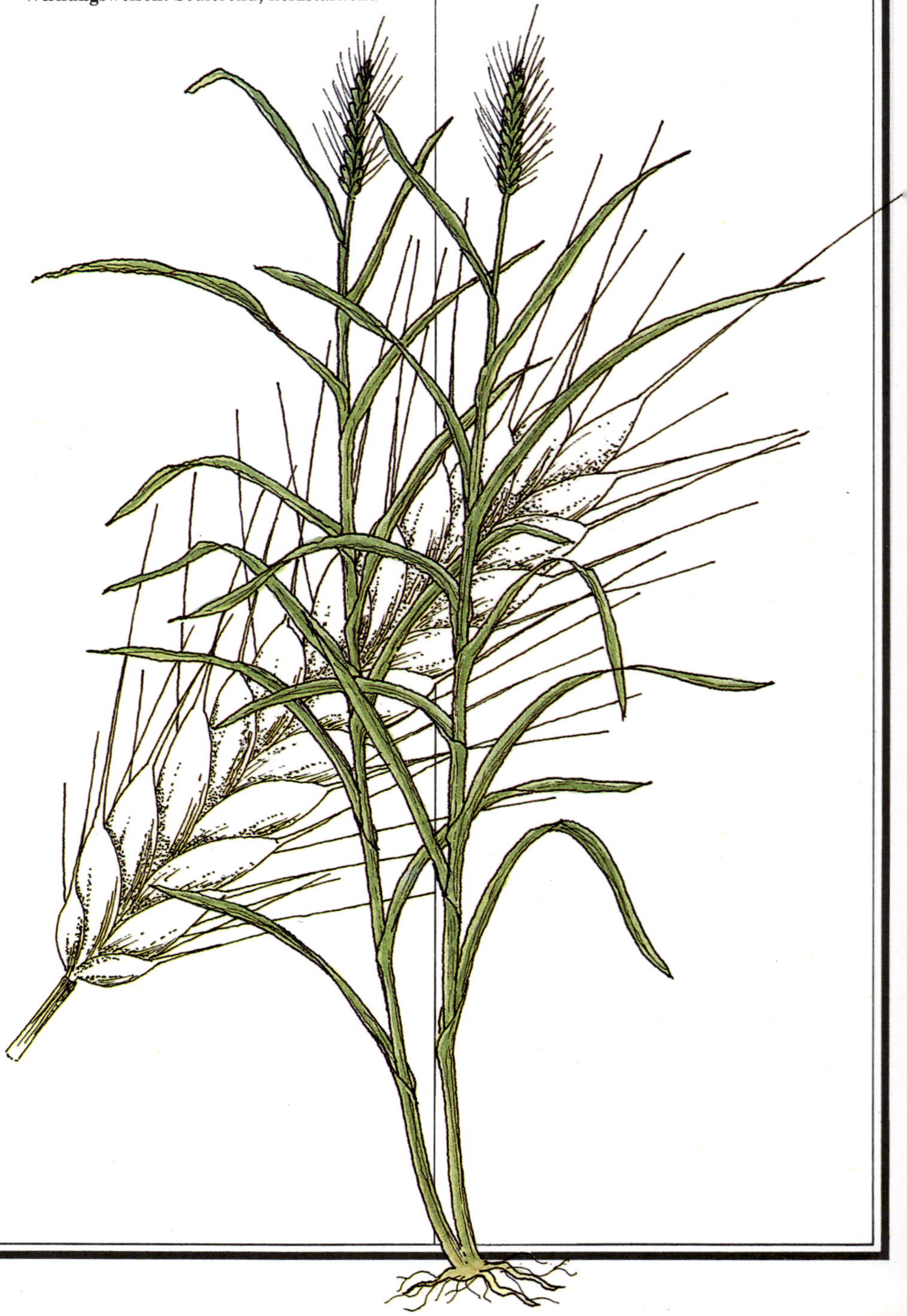

Lebersedierend oder „leberberuhigend und windaufhaltend"

Diese Heilmittel haben eine besondere Affinität zur Leber und „beruhigen aufsteigendes Leber-yang" und alle dazugehörigen Symptome. Viele ernste nervöse Erkrankungen stehen in direktem Zusammenhang mit Funktionsstörungen der Leber. Unter dem „Wind", den diese Arzneien aufhalten sollen, versteht man die nervöse Energie, welche die erkrankte oder entzündete Leber ausstrahlt und die andere Organe schädigt. Die üblichen Symptome eines unkontrolliert aufsteigenden „Leberwindes" sind verschwommenes Sehen, nervöse Erregbarkeit, Reizbarkeit, Krämpfe, Schwindel, Delirium und andere Störungen des Zentralnervensystems. Nervöse Störungen lassen sich oft am besten durch stark toxische Arzneien heilen.

Diese Heilmittel müssen aber mit größter Sorgfalt auf der Basis einer differentiellen Diagnose ausgewählt werden, damit gewährleistet ist, daß die richtige Art von lebersedierendem Mittel gewählt wird, das optimal auf die vorliegende Art von Leberfehlfunktion abgestimmt ist. Patienten mit schwacher Milz und chronisch auftretenden Krämpfen sollten die kühlen und kalten Sedativa der Leber meiden. Wer jedoch an Blutmangel und yin-Erkrankungen leidet, darf die warmen und heißen Sedativa nur sparsam verwenden.

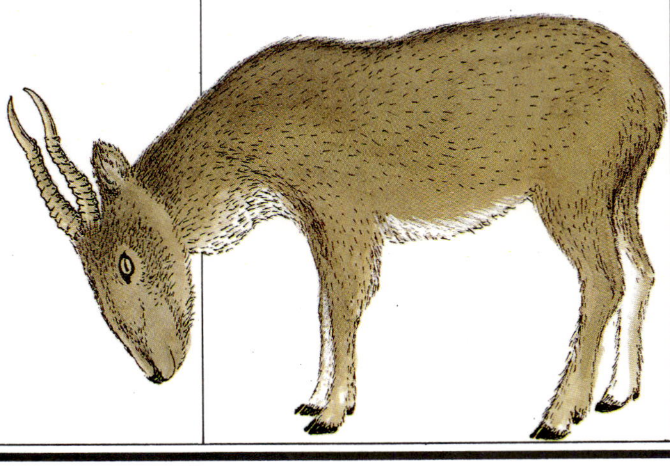

107

SAIGA TATARICA
(Bovidae/Hornträger)

SAIGA

羚羊角

ling yang jiao

Natürliche Verbreitung: Nordwestchina
Sammelgut: Horn
Wesen: Salzig; kalt
Affinität: Leber
Wirkungsweisen: Wirkt sedierend auf die Leber; fiebersenkend; krampflösend bzw. -verhindernd; verbessert die Sehkraft
Indikationen: Symptome aufsteigender überschüssiger yang-Energie aus der Leber: Schwindel, undeutliches Sehen, Kopfschmerzen; Zittern und Krämpfe; Epilepsie; überschüssige Körperhitze; Delirium; geschwollene und schmerzende Augen
Dosierung: 1,5—3 g
Bemerkungen: Die Arznei ist heute sehr teuer und wird meist nur als Bestandteil von Pillenrezepturen verschrieben, nicht als Aufguß; senkt den Blutdruck; wirksames Gegenmittel bei Schlaganfällen

108

HALIOTIS GIGANTEA
(Haliotidae/Meerohren)

SEEOHR

石決明

shi jue ming

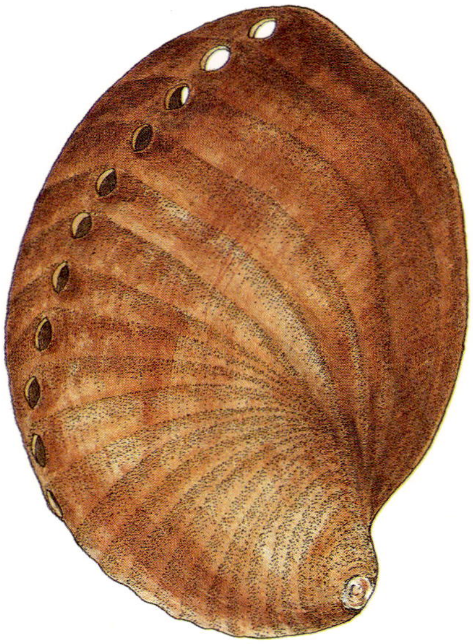

Natürliche Verbreitung: Auf der ganzen Welt
Sammelgut: Zerstoßene oder vermahlene Muschelschalen
Wesen: Salzig; leicht kalt
Affinität: Leber
Wirkungsweisen: Wirkt sedierend auf die Leber; fiebersenkend; verbessert die Sehkraft
Indikationen: Schwindel, Benommenheit, unklares Sehen, schmerzende und geschwollene Augen sowie andere Symptome aufsteigender yang-Energie aus der Leber
Dosierung: 15—30 g
Bemerkungen: Besonders wirksam gegen grauen Star

109

GASTRODIA ELATA
(Orchidaceae/Orchideengewächse)

天麻

tian ma

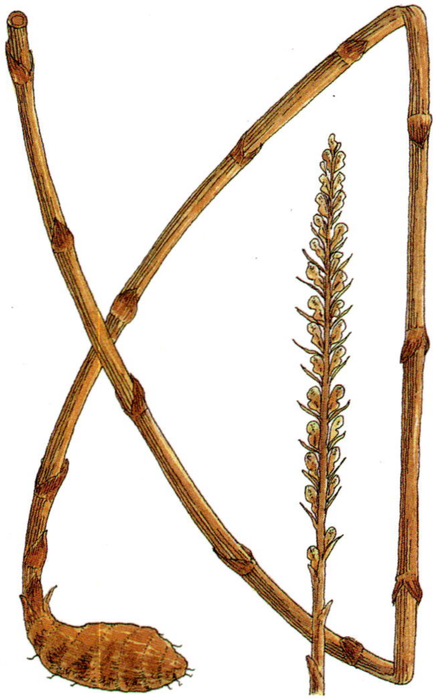

Natürliche Verbreitung: Westchina, Tibet, Korea, Japan
Sammelgut: Rhizome (Wurzelstöcke)
Wesen: Süß; leicht warm
Affinität: Leber
Wirkungsweisen: Wirkt sedierend auf die Leber; reinigt die Meridiane
Indikationen: Benommenheit und Ohnmachtsanfälle durch Leberentzündungen; Krämpfe durch Hitzestau; Kopfschmerzen; Gefühllosigkeit
Dosierung: 5—10 g
Bemerkungen: Dieses Heilmittel ist sehr wirksam gegen Benommenheit und Schwindel aufgrund von Leberentzündungen

110

UNCARIA RHYNCHOPHYLLA
(Rubiaceae/Rötegewächse)

鈎藤

gou teng

Natürliche Verbreitung: Zentralchina
Sammelgut: Stengel und Stacheln
Wesen: Süß; leicht kalt
Affinität: Leber, Perikardium
Wirkungsweisen: Wirkt sedierend auf die Leber; fiebersenkend; krampflösend bzw. -verhindernd bei Kindern, die unter nervösen Störungen leiden
Indikationen: Erkrankungen durch aufsteigende yang-Energie aus der Leber: Druckgefühl und Schmerzen im Kopf, Schwindel, verschwommenes Sehen; Körperhitze durch Hitzestau; Krämpfe bei Kindern; Krämpfe und Ohnmachtsanfälle während des sechsten, siebenten und achten Schwangerschaftsmonats
Dosierung: 5—10 g
Bemerkungen: Die Arznei wirkt erweiternd auf die Kapillaren und andere Blutgefäße. Sie wird heute auch zur Senkung des Blutdruckes verwendet

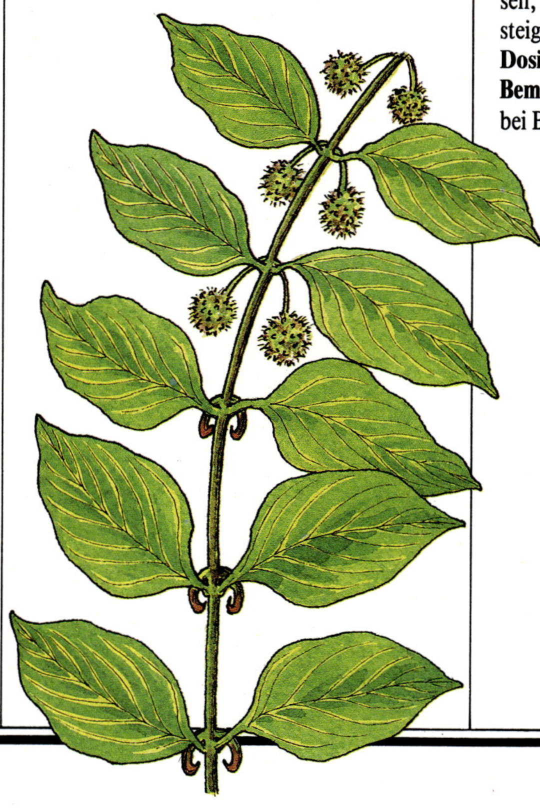

111

HÄMATIT

ROTEISENERZ oder GLANZEISENERZ

代赭石

dai zhe shi

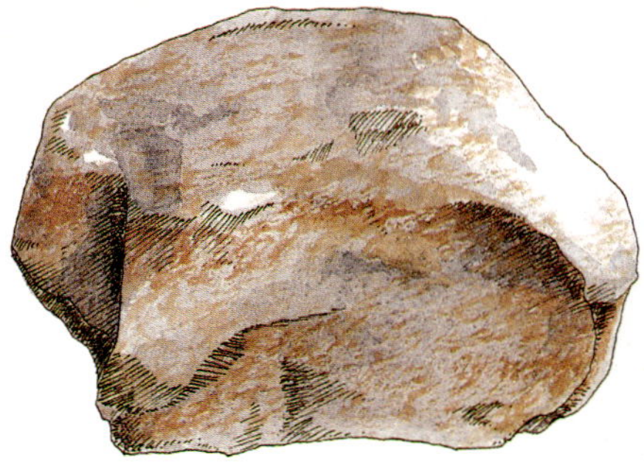

Natürliche Verbreitung: Weitverbreitetes Mineral
Wesen: Bitter; kalt
Affinität: Leber, Perikardium
Wirkungsweisen: Wirkt sedierend auf die Leber; Brechreiz hemmend; blutstillend; wirkt kräftigend auf das Blut; adstringierend
Indikationen: Schluckauf, Aufstoßen, Übelkeit und Erbrechen; Nasenbluten; Ohrensausen, Schwindel, Kopfschmerzen durch aufsteigende yang-Energie aus der Leber
Dosierung: 10—105 g
Bemerkungen: Das Heilmittel hat sich auch bei Bronchialasthma als wirksam erwiesen

112

PHERETIMA ASPERGILLUM
(Megascolecidae/Regenwürmer)

GEMEINER REGENWURM

蚯蚓

qiu yin

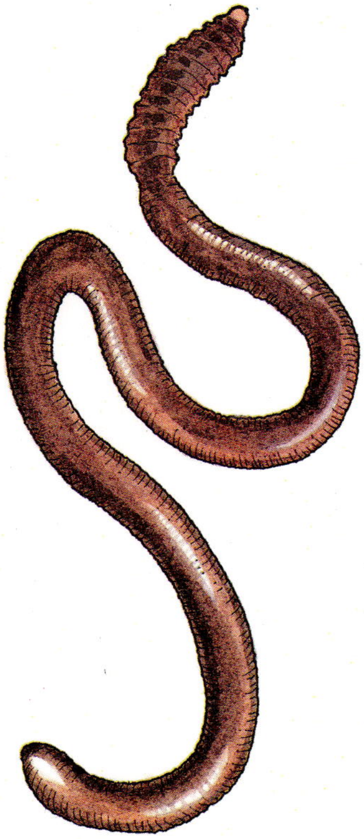

Natürliche Verbreitung: Auf der ganzen Welt
Wesen: Salzig; kalt
Affinität: Magen, Milz, Leber, Nieren
Wirkungsweisen: Wirkt sedierend auf die Leber; fiebersenkend; reinigt die Meridiane; weitet die Bronchien; entwässernd, harntreibend
Indikationen: Nervöse Krämpfe; Schmerzen durch „Windkälte"; Lähmungen durch Schlaganfälle; Schwierigkeiten beim Urinieren; Schwellungen
Dosierung: 5—10 g
Bemerkungen: Senkt den Blutdruck; entspannt und erweitert Arterien und Venen

113

BUTHUS MARTENSI
(Buthidae/Skorpione)

SKORPION

蝎

xie

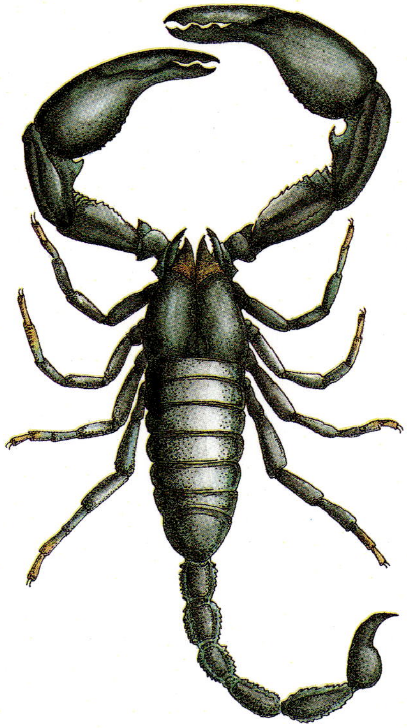

Natürliche Verbreitung: Auf der ganzen Welt
Sammelgut: Das ganze Insekt
Wesen: Scharf; neutral
Affinität: Leber
Wirkungsweisen: Wirkt sedierend auf die Leber; wirkt tonisierend auf die Nerven; krampflösend bzw. -verhindernd; schmerzstillend; antidotisch
Indikationen: Krämpfe und nervöse Zuckungen; Tetanusinfektionen; Kopfschmerzen und andere Schmerzen aufgrund von „Windfeuchtigkeit"; Abszesse und Furunkel
Dosierung: Reines Pulver 0,05—0,1 g; in Aufgüssen 1,5—3 g
Bemerkungen: Giftig

114

SCOLOPENDRA SUBSPINIPES
(Scolopendridae/Riesenläufer)

TAUSENDFÜSSLER

蜈蚣

wu gong

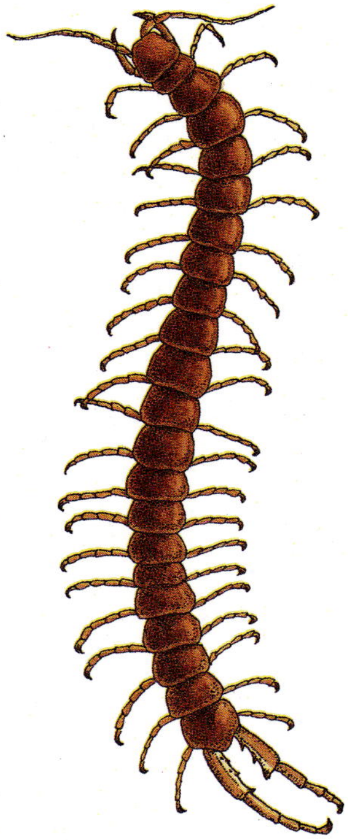

Natürliche Verbreitung: Auf der ganzen Welt
Sammelgut: Das ganze Insekt
Wesen: Scharf; warm
Affinität: Leber
Wirkungsweisen: Wirkt sedierend auf die Leber; krampflösend bzw. -verhindernd; antidotisch
Indikationen: Traumatischer Schock; Angstzustände; äußerlich anzuwenden bei eitrigen Abszessen und ernsten Infektionen
Dosierung: Reines Pulver 0,3—1 g; in Aufgüssen 1—3 g
Bemerkungen: Giftig; wirksam gegen Giftschlangenbisse; eine der Ingredienzien bei Rezepturen gegen Krebs; darf schwangeren Frauen nicht verabreicht werden; als Gegenmittel bei Tausendfüßlerbissen verwendet man den Saft frischer Maulbeerblätter, den man mit Salz vermischt direkt auf die Wunde aufträgt

115

CITRUS RETICULATA
(Rutaceae/Rautengewächse)

MANDARINE

陳皮
chen pi

Energieregulierend oder „qi-steuernd und -regelnd“

Als energieregulierende Heilmittel bezeichnet man jene, die den Fluß der Vitalenergien im Körper regeln und steuern und Erkrankungen heilen, die auf Störungen des Energiegleichgewichtes zurückzuführen sind. Es gibt zwei verschiedene Arten solcher Krankheiten, je nachdem, ob sie durch Energiemangel oder durch Energiestau zustande kommen. Erkrankungen aufgrund von Energiemangel behandelt man durch tonisierende Heilmittel, die in der Gruppe der Tonika angeführt sind. Erkrankungen durch Energiestau behandelt man mit „*qi*-steuernden und regelnden“ Heilmitteln.

Ein Energiestau kommt dann zustande, wenn *qi* nicht ungehindert durch das Meridiannetz des Körpers fließen kann. Das *qi* wird im wahrsten Sinne des Wortes in den Meridianen blockiert, und dem übrigen Körper geht diese Vitalenergie ab. Ein solcher Energiestau kommt durch ein extremes Ungleichgewicht von „heißer“ und „kalter“ Energie zustande oder auch durch plötzliche, heftige Gefühlsregungen, schlechte Ernährung, Überessen, Hungern, übermäßigen Schleim, Feuchtigkeitsüberschuß sowie Blutergüsse und Blutgerinnsel durch traumatische Verletzungen.

Die bei einem Energiestau üblichen Symptome lassen sich in drei Gruppen einteilen. Energiestau in Milz und Magen: Schwellungen und Unwohlbefinden, Appetitmangel; Sodbrennen, hochkommende Galle, Übelkeit und Erbrechen; Bauchschmerzen, unregelmäßiger Stuhlgang. Energiestau in der Leber: Schmerzen und Druckgefühl im Brustkorb, Schmerzen in Hoden und Hodensack, Regelbeschwerden, Schwellungen, Schmerzen und Tumore in der Brust. Energiestau in der Lunge: Kurzatmigkeit, unregelmäßiger Atem, Druck auf der Brust, Husten, Asthma.

Je nachdem um welche Art von Stau es sich handelt, haben die zur Wahl stehenden Heilmittel verschiedene Wirkungsweisen: Sie beseitigen die Blockierungen der Meridiane, lindern Schmerzen, lösen depressive Verstimmungen, erleichtern den Energiefluß, entspannen die Bauchhöhle, verteilen aufgestautes *qi*, unterdrücken „rebellierendes *qi*“, kräftigen den Magen, fördern die Verdauung etc.

Die Heilmittel sind ihrem Wesen nach meist „scharf“ und „warm“. Das sind Eigenschaften, die *qi* verteilen helfen. Patienten, die an Energie- und yin-Mangel leiden, sollten sie nur sparsam verwenden.

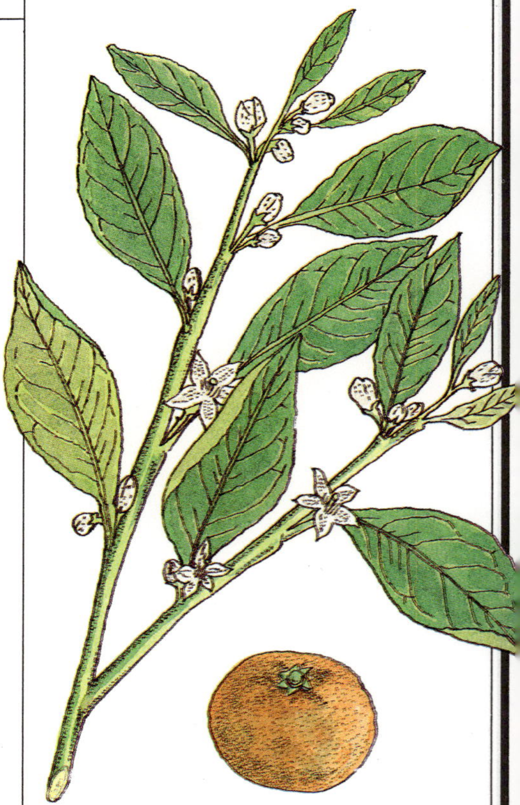

Natürliche Verbreitung: Südostchina, Taiwan, Vietnam
Sammelgut: Fruchtschalen
Wesen: Scharf und bitter; warm
Affinität: Milz, Lungen
Wirkungsweisen: Wirkt energieregulierend; verdauungsfördernd; magenkräftigend; schleimlösend; hustenlindernd; Brechreiz hemmend; austrocknend
Indikationen: Energiestau in Milz und Magen: Schmerzen und Druckgefühl im Bauch, Übelkeit und Erbrechen, Sodbrennen etc.; Druck auf der Brust, Husten, Stau durch übermäßigen Schleim
Dosierung: 3—8 g
Bemerkungen: Die Schale enthält die Vitamine A, B und C; die weißen Fasern der Schale wirken besonders stark schleimlösend und hustenlindernd; die Kerne wirken schmerzstillend

116

PONCIRUS TRIFOLIATUS
(Rutaceae/Rautengewächse)

DREIBLÄTTRIGE ZITRONE

枳實

zhi shi

Natürliche Verbreitung: China, Japan
Sammelgut: Die unreifen Früchte
Wesen: Bitter; leicht kalt
Affinität: Milz, Magen
Wirkungsweisen: Energieregulierend; magenkräftigend; verdauungsfördernd; Durchfall hemmend; schleimlösend

Indikationen: Sodbrennen; unverdaute Nahrung im Darmtrakt; Völlegefühl und Schmerzen im Bauch; Verstopfung; Durchfall; Druck auf der Brust aufgrund von Schleim
Dosierung: 5—10 g
Bemerkungen: Wenn ein Energiestau in Magen und Milz Verstopfung verursacht, wirkt das Heilmittel abführend; verursacht er jedoch Durchfall, so fördert es die vollständige Entleerung des Darmes, wodurch der Zustand wieder normalisiert wird. Untersuchungen haben ergeben, daß es dazu beiträgt, einen ausgedehnten Magen wieder zu normalisieren, sowie Prolaps von Mastdarm und Gebärmutter zu bessern

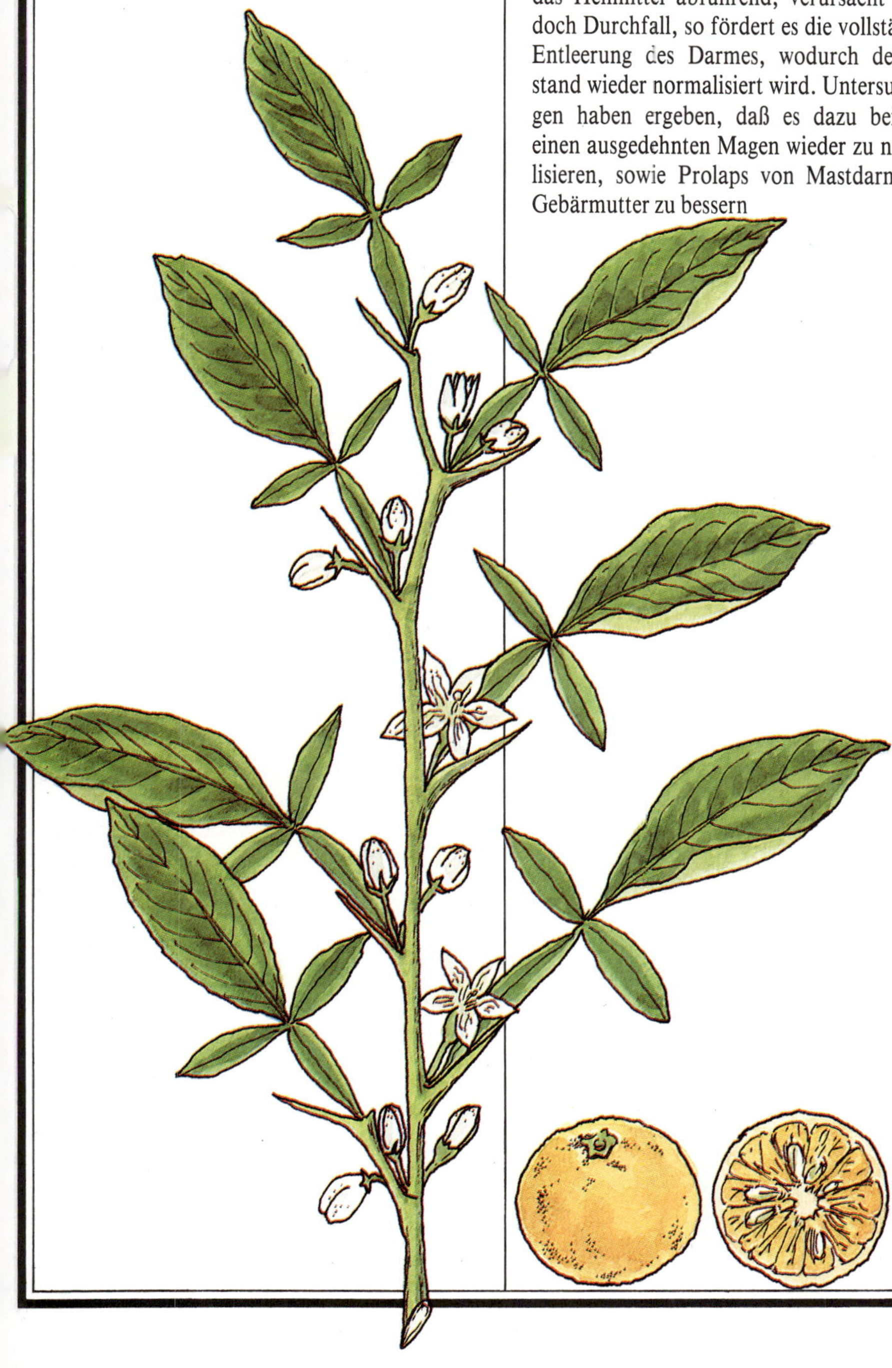

117

SAUSSUREA LAPPA
(Compositae/Korbblütler)

木香

mu xiang

Natürliche Verbreitung: Indien, Yunnan
Sammelgut: Wurzeln
Wesen: Scharf und bitter; warm
Affinität: Milz, Dickdarm
Wirkungsweisen: Energieregulierend; schmerzstillend; magenkräftigend, verdauungsfördernd
Indikationen: Schmerzen und Druckgefühl im Bauch; Darmgeräusche; Ruhrsymptome
Dosierung: 1,5—8 g
Bemerkungen: Der Saft der frischen Wurzeln ist ein wirksames Asthmamittel

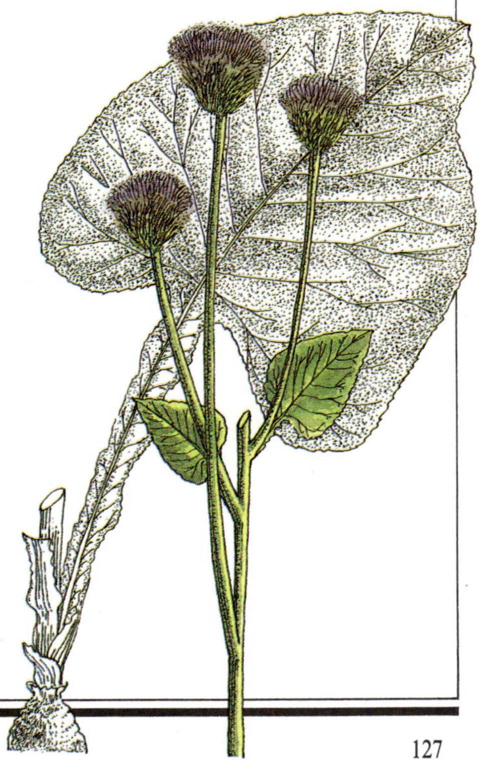

118

CYPERUS ROTUNDUS
(Cyperaceae/Riedgräser)

ZYPERGRAS

香附
xiang fu

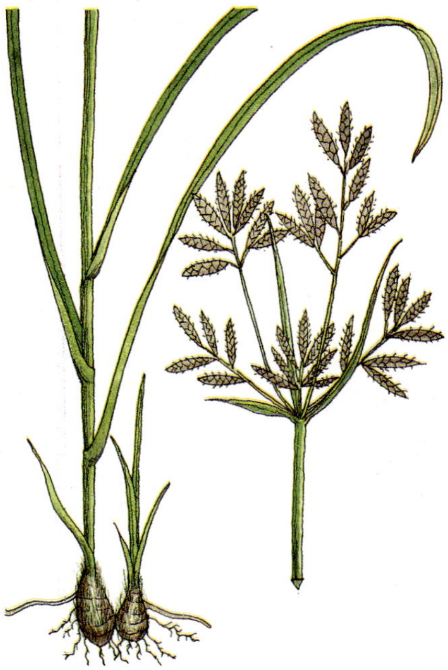

Natürliche Verbreitung: Asien, Australien, Amerika, Europa
Sammelgut: Wurzeln und kleine Knollen
Wesen: Scharf, leicht bitter und süß; neutral
Affinität: Leber, Perikardium
Wirkungsweisen: Wirkt energieregulierend auf die Leber; menstruationsfördernd; sedierend; schmerzstillend
Indikationen: Energiestau in der Leber: Druck auf der Brust und Schmerzen im Brustkorb, Bauchschmerzen, Sodbrennen; Ausbleiben der Regelblutung, Regelbeschwerden
Dosierung: 5—10 g

119

DIOSPYROS KAKI
(Ebenaceae/Ebenholzgewächse)

KAKIPFLAUME

柿蒂
shi di

Natürliche Verbreitung: China, Japan, Vietnam, Ostindien
Sammelgut: Blütenstandstiel
Wesen: Bitter; neutral
Affinität: Magen
Wirkungsweisen: Energieregulierend in Magen und Milz; unterdrückt Schluckauf und Hustenreiz
Indikationen: Schluckauf
Dosierung: 4—6 g
Bemerkungen: Gegen Schluckauf hilft das Heilmittel am besten zusammen mit Gewürznelken und frischem Ingwer: Die reife, getrocknete Frucht wirkt magenstärkend und adstringierend; der Saft der frischen, unreifen Frucht wirkt blutdrucksenkend

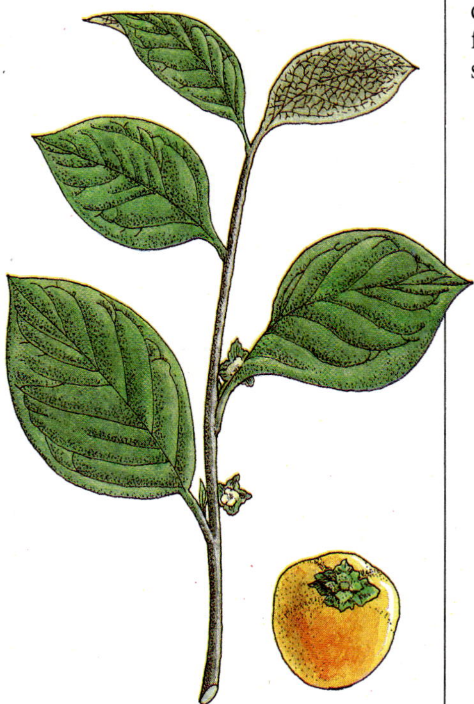

Blutregulierend oder „das Blut steuernd und regelnd“

Blutregulierende Heilmittel sind solche, die den Kreislauf unterstützen, Gerinnsel auflösen und die Blutgefäße weich und elastisch halten. Diese Gruppe beinhaltet auch blutstillende Heilmittel, die innere und äußere Blutungen zum Stillstand bringen. Man verwendet sie bei Krankheiten, die auf schwachen Kreislauf zurückzuführen sind, bei „Blutstau“, also Blockaden in den Blutgefäßen, und bei heftigen Blutungen.

Gerinnselauflösende und kreislauffördernde Arzneien sollte man nur einsetzen, wenn die Symptome auf einen Stau oder eine Blokkierung in der Blutbahn schließen lassen. Heilmittel mit der gegenteiligen Wirkung, also blutstillende Arzneien, verabreicht man bei Blutungen, Blutaustritt und anderen „Leckstellen“ der Blutgefäße. Es gibt auch Arzneien, die beide Wirkungen haben können, je nachdem, wie man sie dosiert. Sie haben eine starke Affinität zum Herzen und/oder zur Leber, da ja diese beiden Organe für das Blut zuständig sind. Die in diese Gruppe fallenden Heilmittel zählen zu den wirksamsten in der chinesischen Naturheilkunde.

120

SALVIA MILTIORRHIZA
(Labiatae/Lippenblütler)

SALBEI

丹參

dan shen

Natürliche Verbreitung: Nordostchina, Mandschurei, Japan
Sammelgut: Wurzeln
Wesen: Bitter; leicht kalt
Affinität: Herz, Perikardium
Wirkungsweisen: Kreislaufstärkend; blutgerinnselauflösend, wirkt abkühlend auf das Blut; sedierend
Indikationen: Amenorrhoe (Ausbleiben der Regelblutung); Metrorrhagie (langandauernde Gebärmutterblutung außerhalb der Menstruation); Mastitis (Brustdrüsenentzündung); Schmerzen im Bauch nach Entbindungen; Schmerzen aufgrund schlechter Blutzirkulation; starke Schmerzen in Brust und Bauch; Blutgerinnsel; Herzklopfen; Schlaflosigkeit
Dosierung: 5—6 g
Bemerkungen: Das Heilmittel wird vor allem bei Frauen im Falle von Erkrankungen, die mit dem Blut zu tun haben, eingesetzt; es wirkt auch entzündungshemmend auf die Leber; ausgezeichnet zur Behandlung der Herzkranzgefäße geeignet

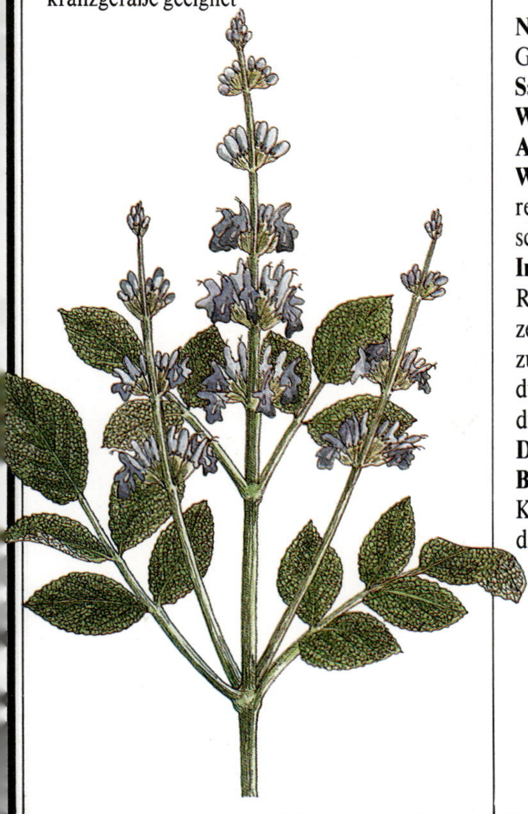

121

LIGUSTICUM WALLICHII
(Umbelliferae/Doldengewächse)

川芎

chuan xiong

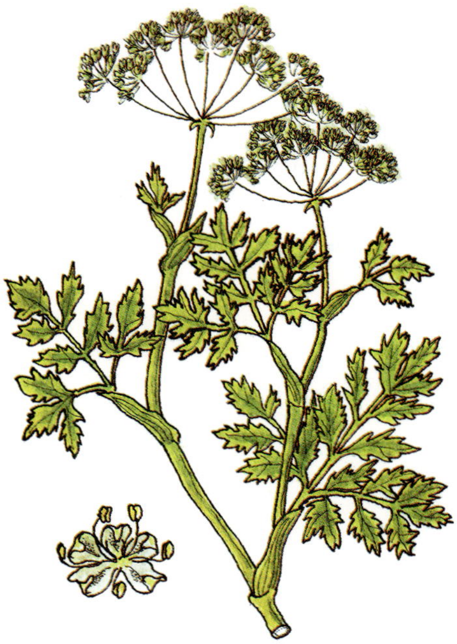

Natürliche Verbreitung: Sichuan, Yunnan, Guangdong
Sammelgut: Wurzeln
Wesen: Scharf; warm
Affinität: Leber, Gallenblase, Perikardium
Wirkungsweisen: Kreislaufstärkend; energieregulierend; menstruationsfördernd; schmerzstillend; sedierend
Indikationen: Amenorrhoe (Ausbleiben der Regelblutung); Regelbeschwerden; Schmerzen nach Entbindungen; traumatische Verletzungen; schmerzende Abszesse; Beschwerden durch „Windfeuchtigkeit"; Kopfschmerzen durch Erkältungen
Dosierung: 4—11 g
Bemerkungen: Das Heilmittel erweitert die Kapillaren und andere Blutgefäße und wirkt daher blutdrucksenkend

122

PRUNUS PERSICA
(Rosaceae/Rosengewächse)

PFIRSICH

桃仁

tao ren

Natürliche Verbreitung: China, Europa, Nordamerika
Sammelgut: Kerninneres
Wesen: Bitter und süß; neutral
Affinität: Herz, Leber, Dickdarm
Wirkungsweisen: Kreislaufstärkend; blutgerinnselauflösend; laxativ; emollientisch; hustenlindernd
Indikationen: Amenorrhoe (Ausbleiben der Regelblutung); Regelbeschwerden; Schmerzen im Bauch nach Entbindungen; aufgestaute Blutgerinnsel; Blutaustritt; traumatische Verletzungen; Schmerzen und Druckgefühl im Brustkorb; Verstopfung durch trockenen Darm
Dosierung: 5—10 g
Bemerkungen: Auch wirksam gegen Bluthochdruck und chronische Blinddarmentzündung; hohe Dosen sind toxisch

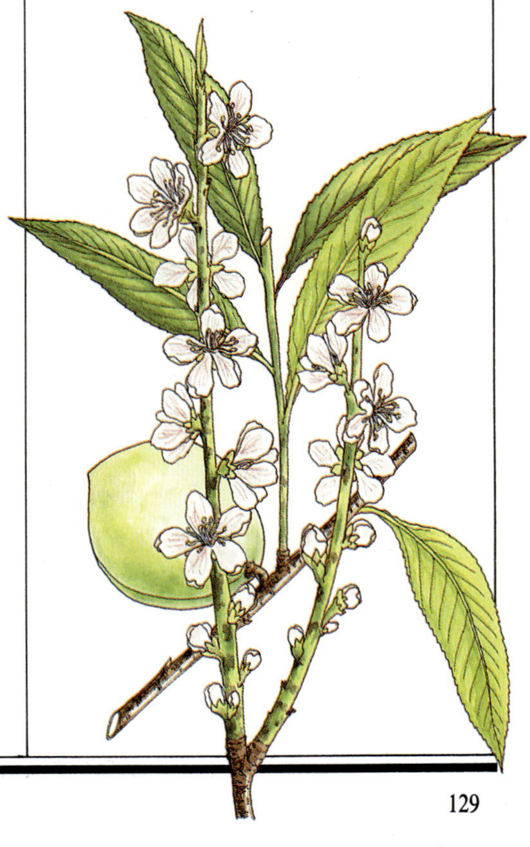

123

CARTHAMUS TINCTORIUS
(Compositae/Korbblütler)

SAFLOR, FÄRBERDISTEL

紅花

hong hua

Natürliche Verbreitung: China, Indochina, Tibet
Sammelgut: Blüten
Wesen: Scharf; warm
Affinität: Herz, Leber
Wirkungsweisen: Kreislaufstärkend; blutgerinnselauflösend; menstruationsfördernd; adstringierend
Indikationen: Amenorrhoe (Ausbleiben der Regelblutung), Regelbeschwerden; Schmerzen im Bauch nach Entbindungen; Blutgerinnsel oder Blutaustritt in der Bauchregion; traumatische Verletzungen; Steifheit und Schmerzen in den Gelenken
Dosierung: 2—5 g
Bemerkungen: Das Öl der Pflanze wird bei der *tui na*-Massage verwendet; das Heilmittel sollte von schwangeren Frauen nicht verwendet werden

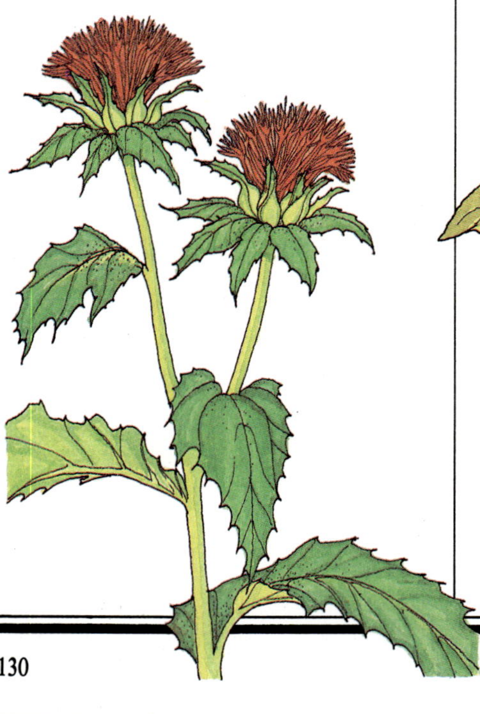

124

ACHYRANTHES BIDENTATA
(Amarantaceae/Fuchsschwanzgewächse)

牛膝

niu xi

Natürliche Verbreitung: China, Indochina, Indien, Sri Lanka, Malaysien, Indonesien
Sammelgut: Wurzeln
Wesen: Bitter und sauer; neutral
Affinität: Leber und Nieren
Wirkungsweisen: Kreislaufstärkend; blutgerinnselauflösend; menstruationsfördernd; wirkt tonisierend auf Leber und Nieren; nährt Sehnen und Knochen; entwässernd, harntreibend
Indikationen: Amenorrhoe (Ausbleiben der Regelblutung); Regelbeschwerden; traumatische Verletzungen; Steifheit und Schmerzen in Kreuz und Leistengegend; schwache Beine und Füße; Blut im Erbrochenen und im Sputum, Nasenbluten; schmerzende und blutende Kiefer; Harnröhrenentzündung
Dosierung: 5—10 g

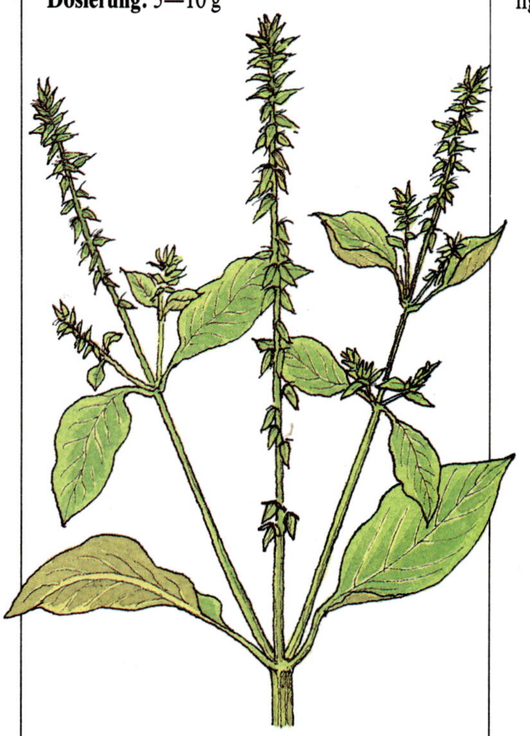

125

MANIS PENTADACTYLA
(Manidae/Schuppentiere)

CHIN. OHRENSCHUPPENTIER

穿山甲

chuan shan jia

Natürliche Verbreitung: Südchina, Vietnam, Taiwan
Sammelgut: Schuppen
Wesen: Salzig; leicht kalt
Affinität: Leber, Magen
Wirkungsweisen: Kreislaufstärkend; menstruationsfördernd; fördert die Milchproduktion; reduziert Schwellungen; bekämpft Eiter
Indikationen: Amenorrhoe (Ausbleiben der Regelblutung); ungenügende Milchproduktion; Beschwerden durch „Wind-Feuchtigkeit"; angespannte und schmerzende Gelenke und Sehnen; heilt eiternde Hautverletzungen
Dosierung: 5—10 g
Bemerkungen: Dieses Heilmittel fördert die Bildung weißer Blutkörperchen, die an der Produktion des Wirkstoffes Interferon beteiligt sind

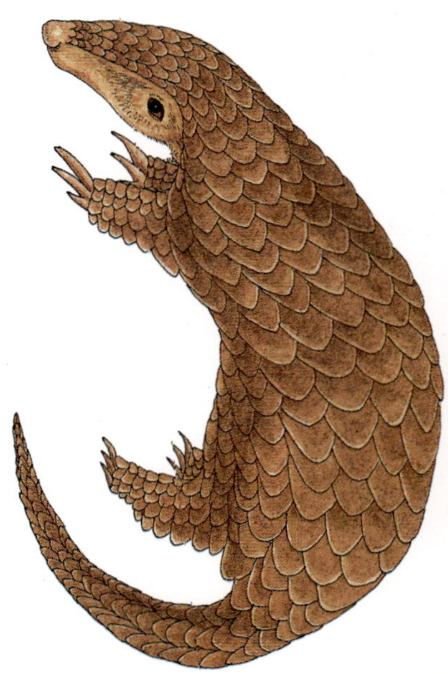

126

BOSWELLIA CARTERII
(Burseraceae/Balsambaumgewächse)

MASTIXSTRAUCH

乳香

ru xiang

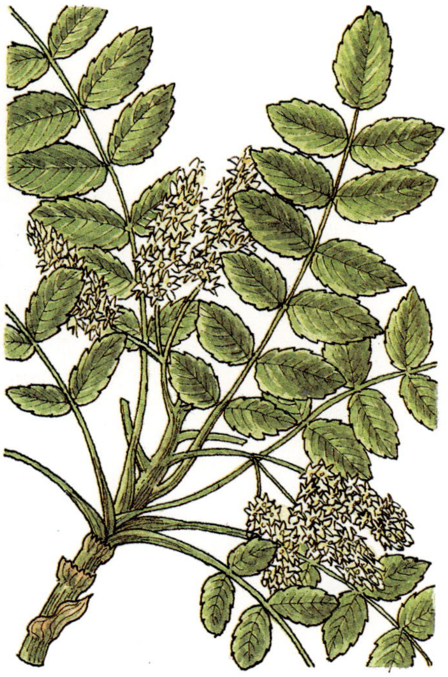

Natürliche Verbreitung: Mittelmeerregion
Sammelgut: Feste, harzige Absonderung unterhalb der Rinde
Wesen: Scharf und bitter; warm
Affinität: Herz, Leber, Milz
Wirkungsweisen: Kreislaufstärkend; schmerzstillend; hustenlindernd; fördert Bildung von Muskelgewebe
Indikationen: Amenorrhoe (Ausbleiben der Regelblutung); Regelbeschwerden; traumatische Verletzungen; Schmerzen im unteren Teil des Bauches; Beschwerden durch „Wind-Feuchtigkeit"; äußerlich anzuwenden gegen hartnäckige Abszesse, Furunkel und Karbunkel
Dosierung: 3—6 g
Bemerkungen: Hilft als Gurgellösung gegen Mundgeruch

127

CURCUMA AROMATICA
(Zingiberaceae/Ingwergewächse)

KURKUMA, WILDER GELBWURZ

郁金

yu jin

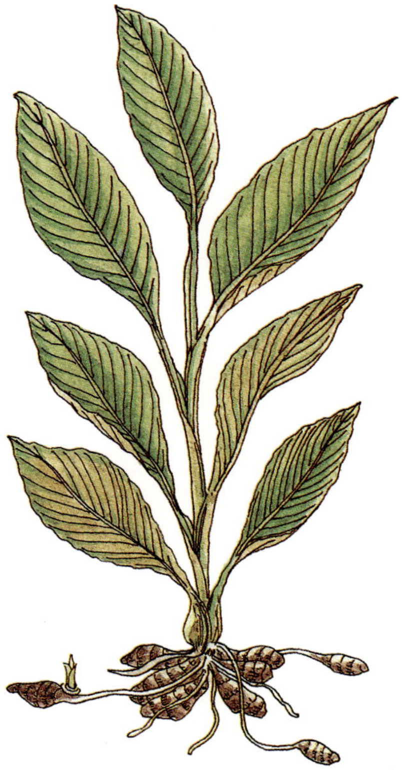

Natürliche Verbreitung: Indien, Indochina, Taiwan
Sammelgut: Wurzeln
Wesen: Scharf und bitter; kalt
Affinität: Herz, Lungen, Leber
Wirkungsweisen: Blutstillend; blutgerinnselauflösend; abkühlende Wirkung auf das Blut; kräftigende und stimulierende Wirkung auf die Gallenblase
Indikationen: Druckgefühl und Schmerzen in der Brust; Zustände halber Bewußtlosigkeit; traumatischer Schock; Hysterie; akute und starke Schmerzen im Brustkorb; Amenorrhoe (Ausbleiben der Regelblutung); Regelbeschwerden; Blut im Erbrochenen und im Harn, Nasenbluten; Gelbsucht
Dosierung: 5—10 g
Bemerkungen: Eines jener Heilmittel, die sowohl Blutungen stillen als auch Blutgerinnsel auflösen können

128

AGRIMONIA PILOSA
(Rosaceae/Rosengewächse)

ACKERMENNIG

龍芽草

long ya cao

Natürliche Verbreitung: China, Japan, Korea, Taiwan, Europa
Sammelgut: Blätter und Stengel
Wesen: Bitter; kalt
Affinität: Lungen, Leber, Milz
Wirkungsweisen: Adstringierend; blutstillend
Indikationen: Alle Arten von Blutungen
Dosierung: 10—30 g
Bemerkungen: Das Heilmittel erhöht die Anzahl der Thrombozyten. Das sind diejenigen Zellen, die für die Blutgerinnung zuständig sind. Es steigert die Blutgerinnung um 40—50%, erhöht die osmotische Resistenz der Gefäßwände; wirkt herzstärkend

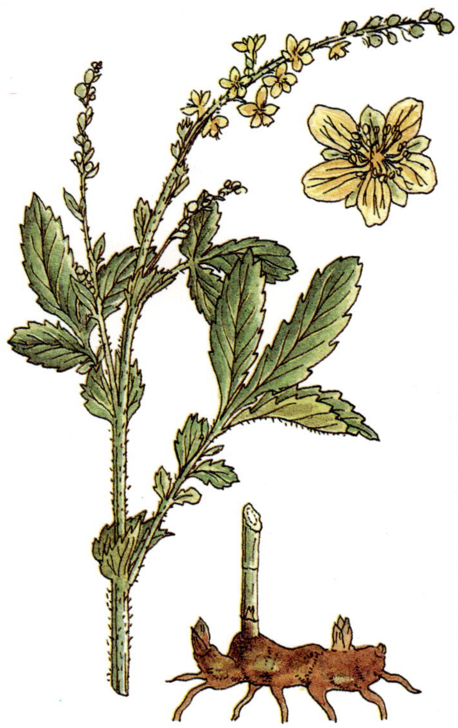

129

BLETILLA STRIATA
(Compositae/Korbblütler)

白及

bai ji

Natürliche Verbreitung: China, Indochina
Sammelgut: Knöllchen
Wesen: Bitter, süß und sauer; leicht kalt
Affinität: Leber, Lungen, Magen
Wirkungsweisen: Adstringierend; blutstillend; reduziert Schwellungen; fördert die Heilung von Fleischwunden
Indikationen: Blut in Erbrochenem und Sputum, Nasenbluten; äußerlich anzuwenden bei traumatischen Verletzungen, Hautinfektionen und Abszessen
Dosierung: Als reines Pulver 1—3 g; in Aufgüssen 3—8 g
Bemerkungen: Zur äußeren Anwendung mischt man die zu Pulver vermahlene Pflanze mit Sesamöl; wirkt adstringierend und emollientisch bei Brandwunden, Abszessen und anderen Hautleiden; innerlich angewendet ist das Heilmittel am wirksamsten gegen Blutungen in Magen und Lunge

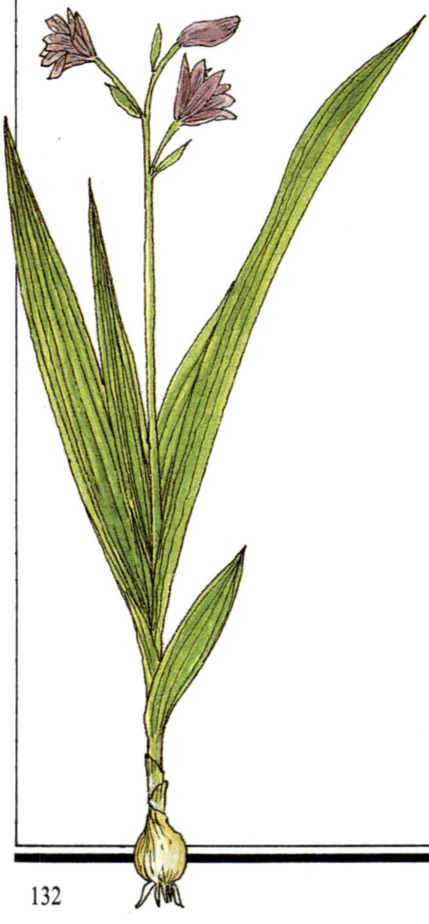

130

ARTEMISIA VULGARIS
(Compositae/Korbblütler)

GEMEINER BEIFUSS

艾葉

ai ye

Natürliche Verbreitung: China, Asien, Europa
Sammelgut: Blätter
Wesen: Bitter und scharf; warm
Affinität: Leber, Milz, Nieren
Wirkungsweisen: Blutstillend; adstringierend; wärmt die Meridiane; schmerzstillend; beseitigt innere Kälte
Indikationen: Blut in Erbrochenem, Sputum und Stuhl; Nasenbluten; Menorrhagie (zu lang andauernde Regelblutung), Blutungen während der Schwangerschaft; Regelbeschwerden
Dosierung: 5—10 g
Bemerkungen: Bei der Moxibustion findet vor allem diese Variante des Beifuß Anwendung

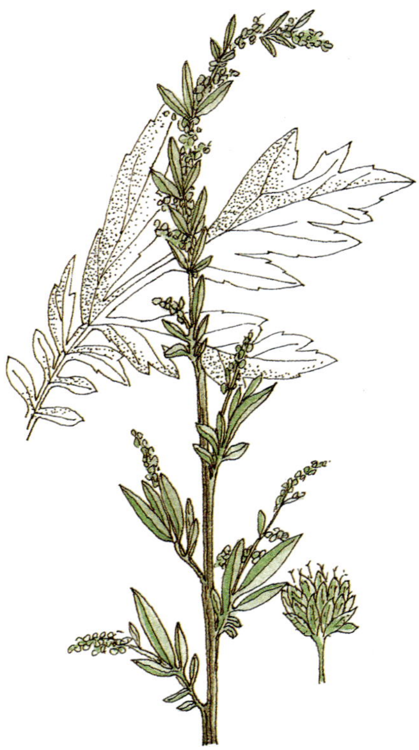

131

CIRSIUM JAPONICUM
(Compositae/Korbblütler)

JAPANISCHE KRATZDISTEL

大薊

da ji

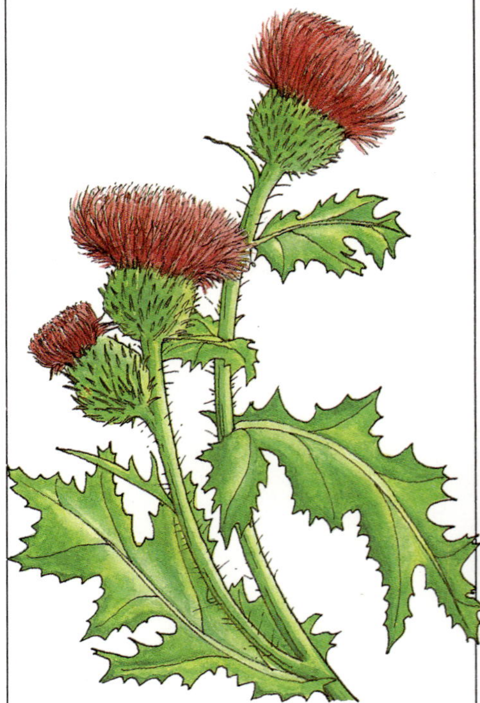

Natürliche Verbreitung: China, Japan, Vietnam
Sammelgut: Die ganze Pflanze
Wesen: Süß; kalt
Affinität: Leber
Wirkungsweisen: Blutstillend; wirkt abkühlend auf das Blut
Indikationen: Blut in Sputum, Erbrochenem und Harn, Nasenbluten; Menorrhagie (zu lang andauernde Regelblutung)
Dosierung: 10—15 g
Bemerkungen: Wirksames Mittel gegen Bluthochdruck; äußerlich wendet man die zu Pulver vermahlenen Blätter gegen schuppige Hauterkrankungen an

132

THUJA ORIENTALIS
(Cupressaceae/Zypressengewächse)

THUJA, LEBENSBAUM

側柏葉

ce bai ye

Natürliche Verbreitung: China, Japan, Indien
Sammelgut: Blätter und Stengel
Wesen: Bitter und sauer; leicht kalt
Affinität: Lungen, Leber, Dickdarm
Wirkungsweisen: Blutstillend; adstringierend; wirkt abkühlend auf das Blut; menstruationsfördernd; fiebersenkend
Indikationen: Alle Arten von Blutungen
Dosierung: 5—10 g
Bemerkungen: Die Samen verwendet man als Sedativa bei Schlaflosigkeit, Herzklopfen und nervösen Störungen. Zur Herstellung eines Haarwuchsmittels legt man die frischen Blätter sieben Tage lang in eine sechzigprozentige Alkohollösung. Die so entstandene Flüssigkeit reibt man dreimal täglich auf die kahlen Stellen

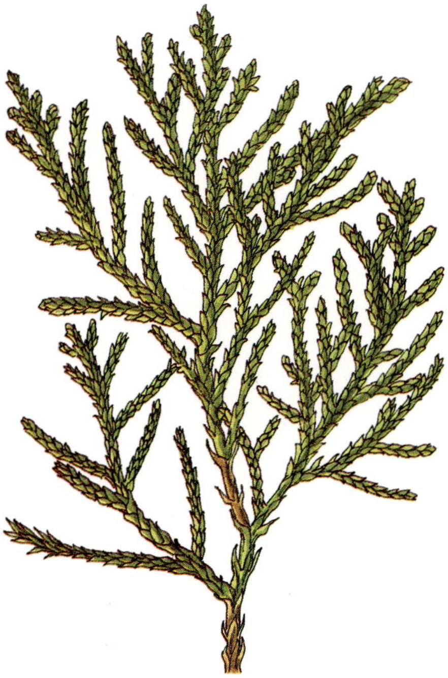

133

SOPHORA JAPONICA
(Leguminosae/Schmetterlingsblütler)

JAPANISCHER SCHNURBAUM

槐花

huai hua

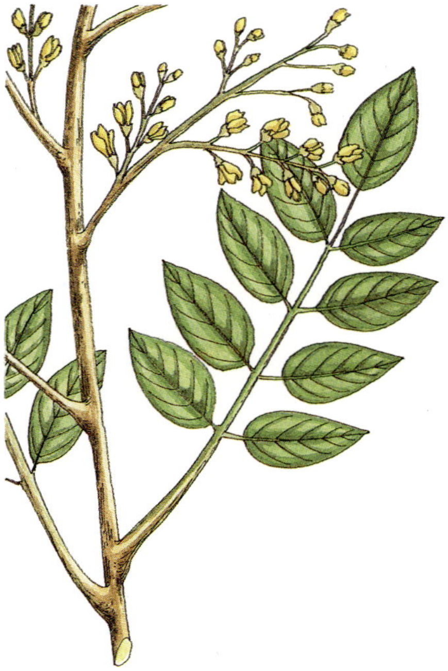

Natürliche Verbreitung: China, Korea, Vietnam
Sammelgut: Blüten oder Blütenknospen
Wesen: Bitter; leicht kalt
Affinität: Leber, Dickdarm
Wirkungsweisen: Blutstillend; wirkt abkühlend auf das Blut; löst Blutgerinnsel und Cholesterin
Indikationen: Blut im Stuhl; Ruhr; blutende Hämorrhoiden; Menorrhagie (zu lang andauernde Regelblutung), Blut in Erbrochenem und Sputum, Nasenbluten
Dosierung: 9—15 g
Bemerkungen: Neuerdings wendet man die Blüten auch zur Senkung des Blutdruckes und als Vorbeugungsmittel gegen Gehirnblutungen an (10—15 g eines Aufgusses täglich); das Heilmittel kräftigt und tonisiert die Kapillarwände, verhindert Durchlässigkeit; die Samen helfen gegen blutende Hämorrhoiden und Blut im Stuhl

134

SANGUISORBA OFFICINALIS
(Rosaceae/Rosengewächse)

GROSSER WIESENKNOPF

地榆

di yu

Natürliche Verbreitung: China, Nordasien, Nordeuropa
Sammelgut: Wurzeln
Wesen: Bitter und sauer; leicht kalt
Affinität: Leber, Dickdarm
Wirkungsweisen: Blutstillend; adstringierend; wirkt abkühlend auf das Blut
Indikationen: Blut in Stuhl und Harn; Ruhr; blutende Hämorrhoiden; Menorrhagie (zu lang andauernde Regelblutung)
Dosierung: 3—10 g
Bemerkungen: Man mischt die vermahlene, frische Wurzel mit Sesamöl und trägt sie bei Brandwunden, Pruritus (Hautjucken) und Ekzemen auf die Haut auf

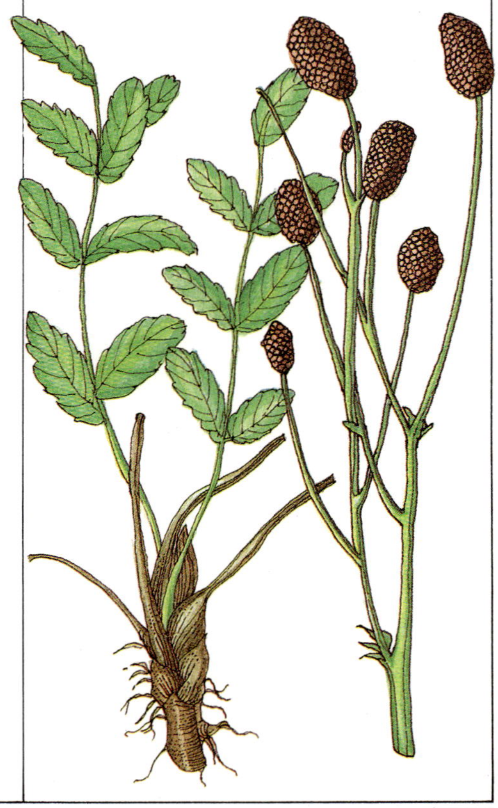

135

RUBIA CORDIFOLIA
(Rubiaceae/Rötegewächse)

茜草根

qian cao gen

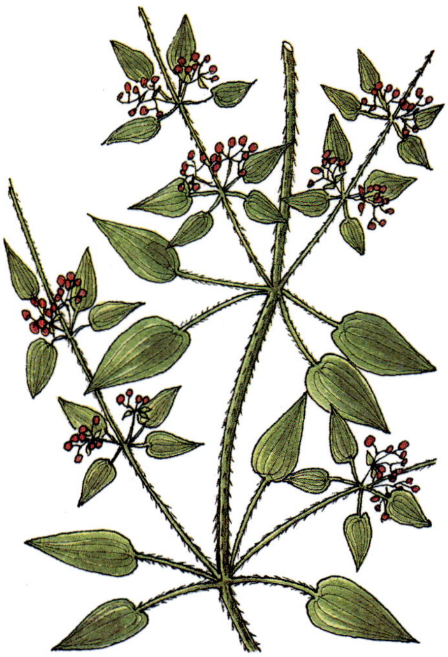

Natürliche Verbreitung: China, Indien, Afrika
Sammelgut: Wurzeln
Wesen: Bitter; kalt
Affinität: Leber
Wirkungsweisen: Blutstillend; wirkt abkühlend auf das Blut; löst Blutgerinnsel und Cholesterin; menstruationsfördernd
Indikationen: Alle Arten von Blutungen; Amenorrhoe (Ausbleiben der Regelblutung); Blutungen nach Entbindungen; traumatische Verletzungen
Dosierung: 5—10 g
Bemerkungen: In kleinen Dosen (5—10 g) wirkt das Heilmittel hämostatisch, in großen Dosen (über 20 g) blutgerinnselauflösend; die hämostatische Wirkung wird stark erhöht, wenn man die Pflanze vor Gebrauch in einer heißen Pfanne mit Holzkohlenstückchen trocknet

136

TYPHA LATIFOLIA
(Typhaceae/Rohrkolbengewächse)

BREITBLÄTTRIGER ROHRKOLBEN

香蒲

xiang pu

Natürliche Verbreitung: Nordchina, Nordeuropa, Nordamerika
Sammelgut: Pollen
Wesen: Süß; neutral
Affinität: Leber, Perikardium
Wirkungsweisen: Blutstillend; adstringierend; kreislaufstärkend und blutgerinnselauflösend; entwässernd, harntreibend
Indikationen: Blut im Erbrochenen, Harn und Stuhl; Bluthusten; Nasenbluten; Menorrhagie (zu lang andauernde Regelblutung); traumatische Verletzungen; Schmerz und Druckgefühl in der Herzgegend; Schmerzen im Bauch nach Entbindungen; Regelbeschwerden
Dosierung: 4—8 g
Bemerkungen: Die Pflanze allein wirkt kreislaufstärkend und blutgerinnselauflösend; sie wird stark blutstillend, wenn man sie mit Holzkohlenstückchen in einer heißen Pfanne trocknet

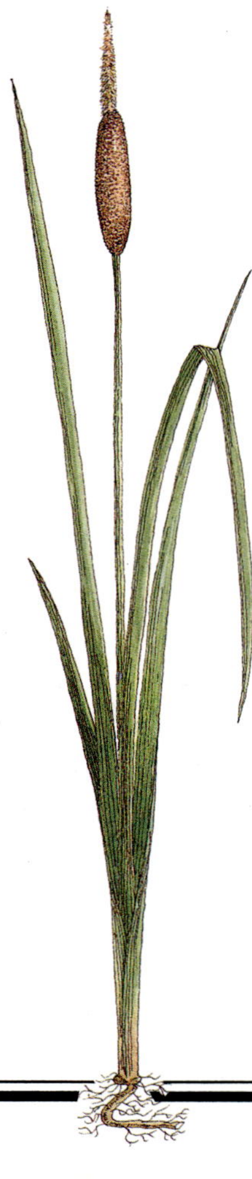

137

PANAX NOTOGINSENG
(Araliaceae/Efeugewächse)

NOTOGINSENG

三七

san qi

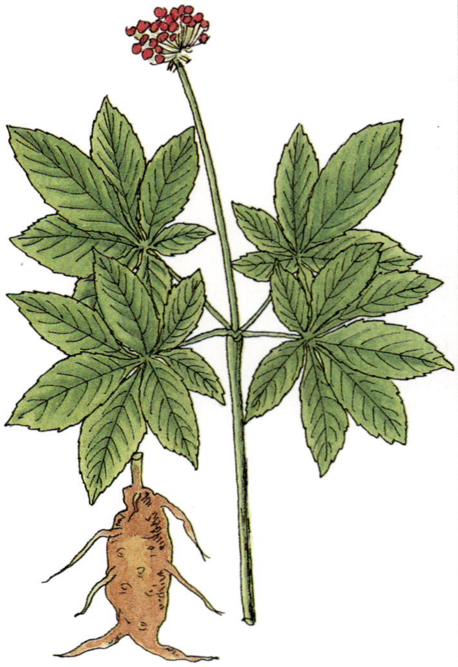

Natürliche Verbreitung: Yunnan, Sichuan, Japan
Sammelgut: Wurzeln
Wesen: Süß und leicht bitter; warm
Affinität: Leber, Magen
Wirkungsweisen: Blutstillend; kreislaufstärkend; blutgerinnselauflösend; schmerzstillend
Indikationen: Bluthusten; Blut im Stuhl; Nasenbluten; traumatische Verletzungen
Dosierung: Reines Pulver 1—2 g; in Aufgüssen 5—10 g
Bemerkungen: Äußerst wirksam als blutstillendes Mittel bei direktem Auftragen auf traumatische Verletzungen; die Wunden verheilen ohne Klümpchen oder Narben; sowohl für innere als auch für äußere Anwendung das wirksamste Mittel gegen starke Blutungen; kann unbedenklich in großen Dosen verwendet werden

Stomachisch, verdauungsfördernd oder „verdauend und lenkend"

Stomachisch und verdauungsfördernd wirken jene Heilmittel, die magenkräftigend sind und die Milz stärken, die Verdauung unterstützen sowie die Verteilung und Weiterbeförderung von übermäßigen Nahrungsmengen im Magen erleichtern. Verdauungsstörungen, die eine Behandlung mit diesen Arzneien verlangen, erkennt man an Symptomen wie Druck im Bauch und Blähungen, Aufstoßen, Hochkommen von Galle, Übelkeit und Erbrechen, unregelmäßigen Darmgeräuschen, Sodbrennen und an allen Symptomen, die für „Leere"-Erkrankungen in Milz und Magen typisch sind. Liegt eine „Leere" in Milz und Magen vor, kombiniert man stomachische Heilmittel mit Tonika für die Milz. Bei „Kälte" in Milz und Magen verabreicht man zusätzlich Heilmittel, die nach innen wärmend wirken. Sind Verdauungsprobleme auf Feuchtigkeitsüberschuß zurückzuführen, verwendet man „feuchtigkeitsumwandelnde" aromatische Kräuter als Zusatz. Ist die Ursache des Problems ein Energiestau, kombiniert man die stomachischen Heilmittel mit energieregulierenden. Liegt auch eine Verstopfung vor, setzt man zudem kathartische Arzneien ein.

138

CRATAEGUS PINNATIFIDA
(Rosaceae/Rosengewächse)

WEISSDORN

山楂

shan zha

Natürliche Verbreitung: Ostchina, Japan
Sammelgut: Früchte
Wesen: Süß und sauer; leicht warm
Affinität: Milz, Magen, Leber
Wirkungsweisen: Verdauungsfördernd; magenstärkend; befördert überschüssige Nahrung aus dem Magen; wirkt gegen Durchfall
Indikationen: Aufgestaute, unverdaute Nahrung im Magen; übermäßiger Genuß von Fleisch und Fetten; Durchfall; Schmerzen im Bauch nach Entbindungen; Schmerzen und Druckgefühl im Hodensack
Dosierung: 6—15 g
Bemerkungen: Das Heilmittel hat eine besonders gute verdauungsfördernde Wirkung, vor allem bei Übergenuß von Fleisch und Fetten; es erweitert die Blutgefäße und wirkt daher blutdrucksenkend; es löst Cholesterinablagerungen in den Gefäßwänden

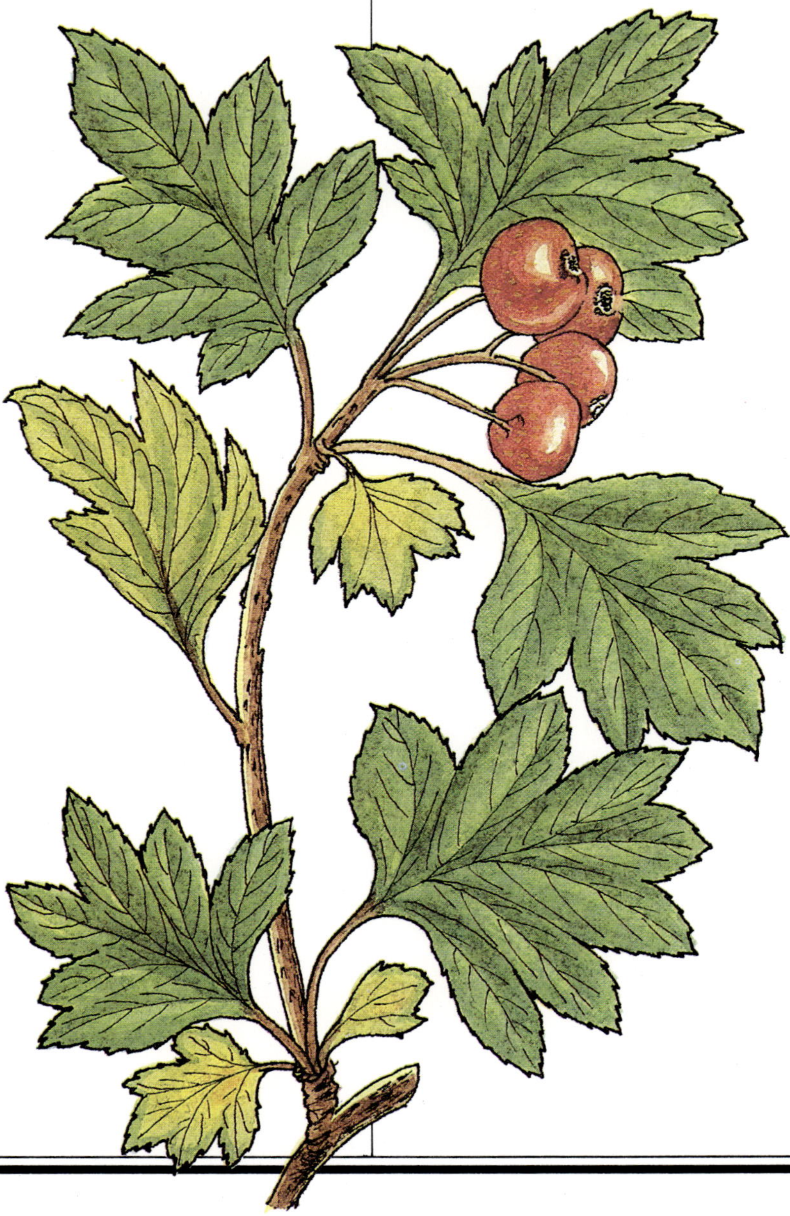

139	140
GALLUS GALLUS DOMESTICUS (Phasianidae/Fasane)	*HORDEUM VULGARE* (Gramineae/Süßgräser)
HAUSHUHN	GERSTE
雞內金	麥芽
ji nei jin	**mai ya**

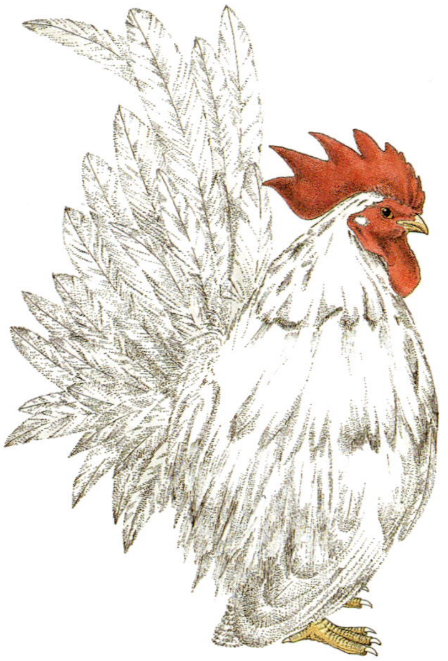

Natürliche Verbreitung: Auf der ganzen Welt
Sammelgut: Gastrisches Gewebe des Muskelmagens
Wesen: Süß; neutral
Affinität: Milz, Magen, Dünndarm, Harnblase
Wirkungsweisen: Magenkräftigend; verdauungsfördernd; befördert aufgestaute und unverdaute Nahrung weiter
Indikationen: Gegen unverdaute Nahrung im Magen; Druck und Völlegefühl im Magen; Gastroenteritis (infektiöse Lebensmittelvergiftung); Blasenschwäche; Spermatorrhoe (Samenausfluß aus der Harnröhre ohne geschlechtliche Erregung)
Dosierung: 4—8 g
Bemerkungen: Mit Holzkohlenstückchen hitzegetrocknet und dann vermahlen, trägt man das Heilmittel auf schmerzende Abszesse im Mund auf

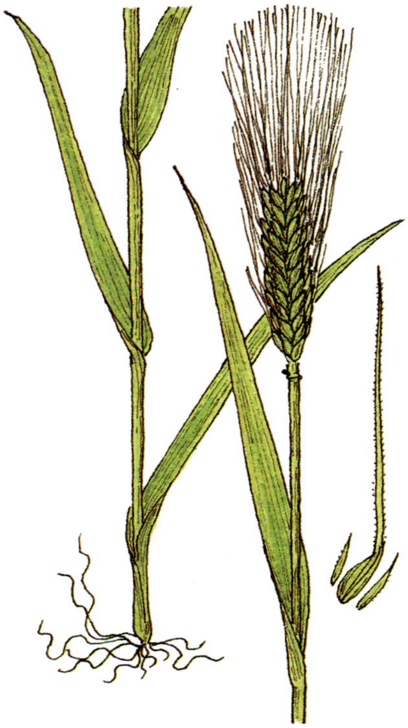

Natürliche Verbreitung: China, Europa, Amerika
Sammelgut: Getrocknete Keimlinge
Wesen: Salzig; neutral
Affinität: Milz, Magen
Wirkungsweisen: Magenkräftigend; verdauungsfördernd; verringert Milchsekretion
Indikationen: Gegen unverdaute Nahrung im Magen; Druck- und Völlegefühl im Magen; Appetitverlust durch Milz- und Magenschwäche; übermäßige Milchproduktion; Abstillen
Dosierung: 10—20 g
Bemerkungen: Das Heilmittel erleichtert Entbindungen, indem es die Wehen fördert; es wirkt besonders verdauungsfördernd, vor allem bei Übergenuß von Getreide und Gemüse

Expektorantisch und antitussiv oder „Schleimschmelzend und hustenstoppend“

Arzneien, die schleimlösend wirken und so die Atemwege befreien, nennt man „expektorantisch“. Diejenigen, die den Husten lindern und den Hals beruhigen, nennt man „antitussiv“. Allerdings haben Expektorantia meist auch antitussive Wirkung und umgekehrt, daher ist es zweckmäßig, beide in eine Gruppe zusammenzufassen. Expektorantien setzt man nicht nur gegen Verschleimungen ein, die sich durch Husten und Verkühlungen gebildet haben, sondern auch gegen übermäßigen Schleim, der auf Erkrankungen wie z. B. Kropf, angeschwollene Lymphdrüsen, Epilepsie und gewisse Arten von Ohnmachtsanfällen zurückzuführen ist.

Bei der therapeutischen Anwendung dieser Heilmittel sind folgende Aspekte zu beachten: Sowohl innere als auch äußere Erkrankungen können zu übermäßiger Schleimbildung und Husten führen. Wenn man also expektorantische und antitussive Arzneien auswählt, muß man sie mit anderen Heilmitteln kombinieren, die die Ursachen der eigentlichen Erkrankung bekämpfen. Schleim und Husten aufgrund äußerer Erkrankungen sollte man kombiniert mit schweißtreibenden Heilmitteln, die die Krankheit „nach außen freisetzen“, behandeln. Liegt eine „Leereerkrankung“ vor, setzt man zusätzlich tonisierende Arzneien ein. Falls sich im Schleim auch Blut befindet, meide man Expektorantien, die sehr austrocknend wirken, da diese den Blutaustritt noch verstärken würden. Man bedenke ferner, daß Husten eines der frühesten Symptome von Masern ist. Liegt daher Verdacht auf diese Krankheit vor, darf man keine warmen oder adstringierenden Antitussiva einsetzen.

141

PINELLIA TERNATA
(Araceae/Arongewächse)

半夏

ban xia

Natürliche Verbreitung: Südchina, Japan
Sammelgut: Knollen
Wesen: Scharf; warm
Affinität: Milz, Magen
Wirkungsweisen: Schleimlösend; Brechreiz hemmend; austrocknend; verhindert Verhärtung der Milz
Indikationen: Übelkeit und Erbrechen; chronischer Husten; übermäßiger Schleim; Gastritis
Dosierung: 3—7 g
Bemerkungen: Schwangere Frauen sollten dieses Heilmittel nur sparsam einnehmen; in frischem Zustand ist die Pflanze leicht toxisch, in getrocknetem aber nicht; den Giftstoff kann man mit Tee oder Essig neutralisieren

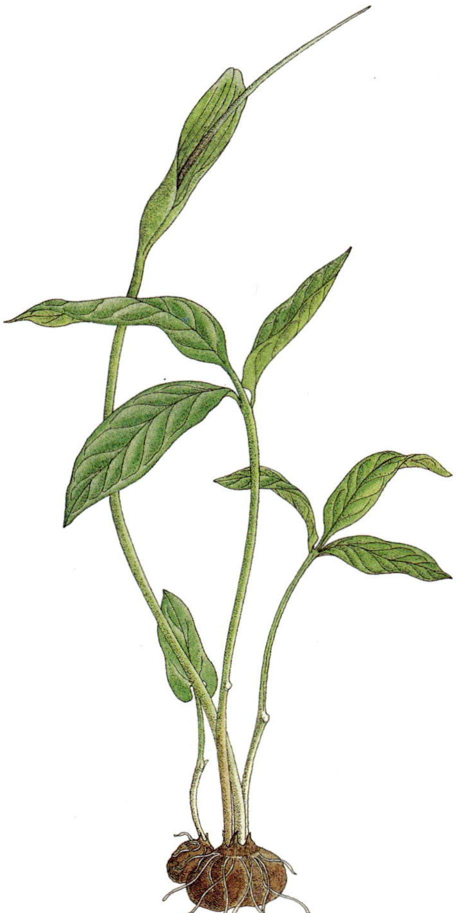

142

ARISAEMA CONSANGUINEUM
(Araceae/Arongewächse)

天南星

tian nan xing

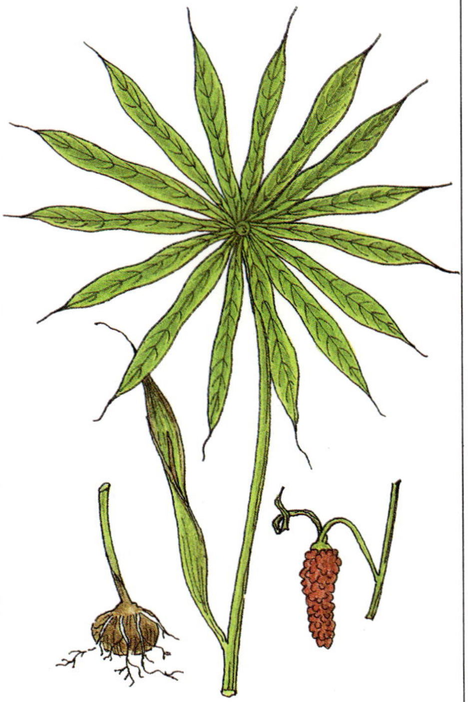

Natürliche Verbreitung: Nordchina, Korea, Japan
Sammelgut: Knollen
Wesen: Scharf und bitter; warm
Affinität: Lungen, Leber, Milz
Wirkungsweisen: Schleimlösend; austrocknend; krampflösend bzw. -verhindernd; schmerzstillend
Indikationen: Husten; dicker, klumpiger Schleim; Gastritis; Schwindel und Ohnmachtsanfälle durch übermäßigen Schleim; Epilepsie; Tetanusinfektion
Dosierung: 3—10 g
Bemerkungen: Die frische Pflanze ist toxisch, nicht aber die getrocknete; wenn man sie in frischem Zustand verwendet, mischt man sie zwecks Neutralisierung der Giftstoffe mit Rindsgalle oder *Pinellia ternata*

143

PERILLA FRUTESCENS
(Labiatae/Lippenblütler)

SCHWARZNESSEL

紫蘇子

zi su zi

Natürliche Verbreitung: Südchina, Taiwan, Indochina, Indien
Sammelgut: Samen
Wesen: Scharf; warm
Affinität: Lungen
Wirkungsweisen: Hustenlindernd; schleimlösend; verhindert Asthma; laxativ
Indikationen: Übermäßiger Schleim; Husten; Asthma; Verstopfung durch trockenen Darm
Dosierung: 5—8 g
Bemerkungen: Die Blätter wirken auch schweißtreibend und hustenlindernd

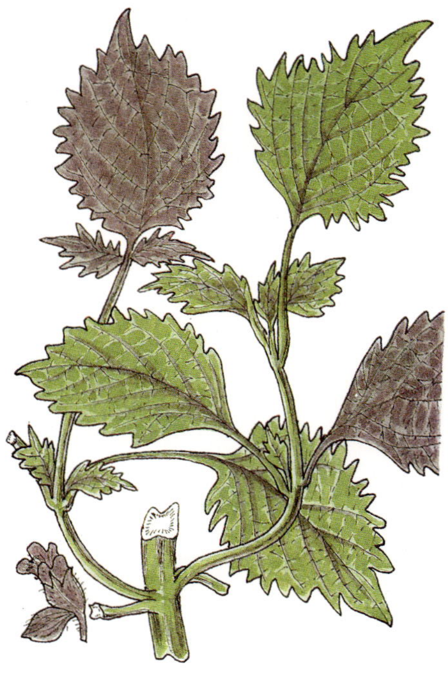

144

PLATYCODON GRANDIFLORUM
(Campanulaceae/Glockenblumengewächse)

GROSSBLÜTIGE BALLONBLUME

桔梗

jie geng

Natürliche Verbreitung: China, Japan
Sammelgut: Wurzeln
Wesen: Bitter und scharf; neutral
Affinität: Lungen
Wirkungsweisen: Schleimlösend; erweitert die Bronchien; wirkt gegen Eiter
Indikationen: Husten; übermäßiger Schleim; Halsschmerzen; Geschwüre in der Lunge; Geschwüre im Hals
Dosierung: 3—5 g
Bemerkungen: Das Heilmittel wirkt anregend auf die Schleimhäute im Hals, so daß Anhäufungen eingedickten Schleimes verdünnt und daher leichter ausgeschieden werden

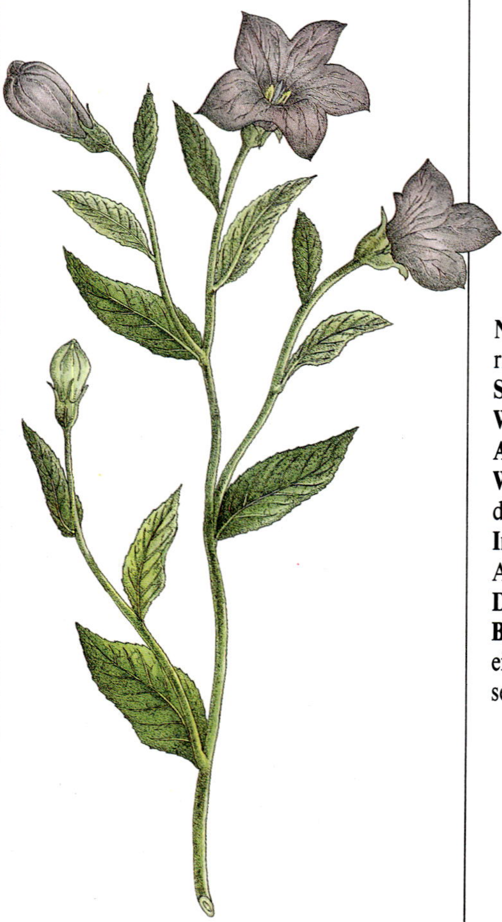

145

INULA BRITANNICA
(Compositae/Korbblütler)

ALANT

旋覆花

xuan fu hua

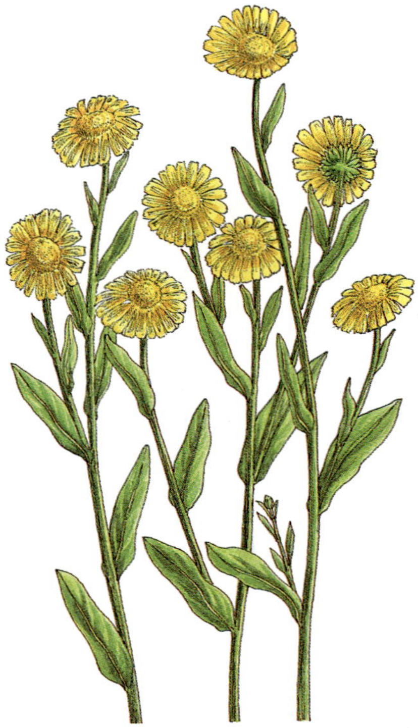

Natürliche Verbreitung: China, Japan, Sibirien, Europa
Sammelgut: Blüten
Wesen: Bitter, scharf und salzig; leicht warm
Affinität: Lungen, Milz, Magen, Dickdarm
Wirkungsweisen: Schleimlösend; hustenlindernd; Brechreiz hemmend
Indikationen: Husten; übermäßiger Schleim; Aufstoßen; Übelkeit und Erbrechen
Dosierung: 3—10 g
Bemerkungen: Man kocht diese Pflanze in einem Baumwollbeutel, damit störende Fasern nicht in die Flüssigkeit gelangen können

146

CYNANCHUM STAUNTONI
(Asclepiadaceae/Schwalbenwurzgewächse)

SCHWALBENWURZ

白前

bai qian

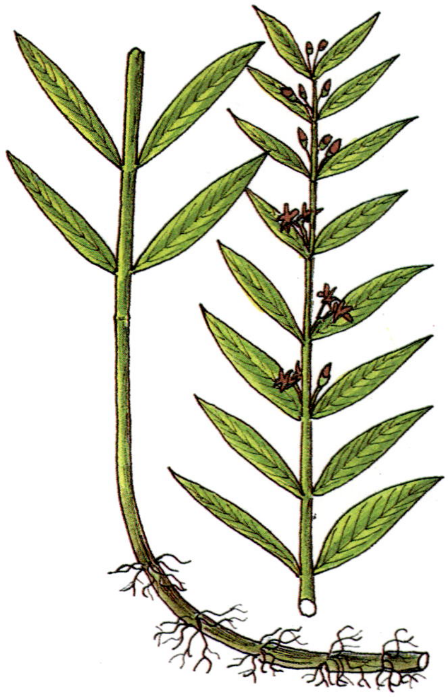

Natürliche Verbreitung: Südchina
Wesen: Scharf und süß; leicht warm
Affinität: Lungen
Wirkungsweisen: Hustenlindernd; schleimlösend; Brechreiz hemmend
Indikationen: Husten; übermäßiger Schleim; akutes Asthma
Dosierung: 3—6 g

147

FRITILLARIA VERTICILLATA
(Liliaceae/Liliengewächse)

KAISERKRONE

貝母

bei mu

Natürliche Verbreitung: Zentralchina, Japan
Sammelgut: Knollen
Wesen: Bitter und süß; leicht kalt
Affinität: Herz, Lungen
Wirkungsweisen: Hustenlindernd; schleimlösend; fiebersenkend; wirkt gegen Stauungen und erweicht verhärtete Gewebe
Indikationen: Chronischer Husten; trockener Hals; „Windhitze"-Husten; schwerer, gelber Schleim; Schwellungen der Lymphdrüsen; infizierte Abszesse; Tumore in Lungen und Brust
Dosierung: Als Pulver 1—2 g; als Aufguß 5—10 g
Bemerkungen: Die aus Sichuan kommenden Pflanzen sind besonders gut

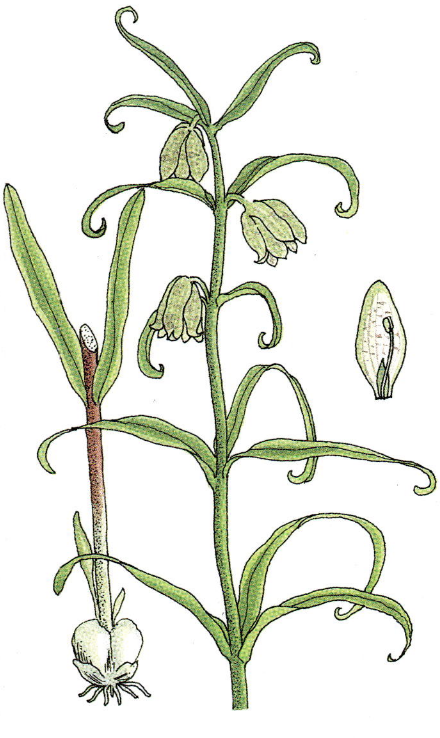

148

PEUCEDANUM DECURSIVUM
(Umbelliferae/Doldengewächse)

前胡

qian hu

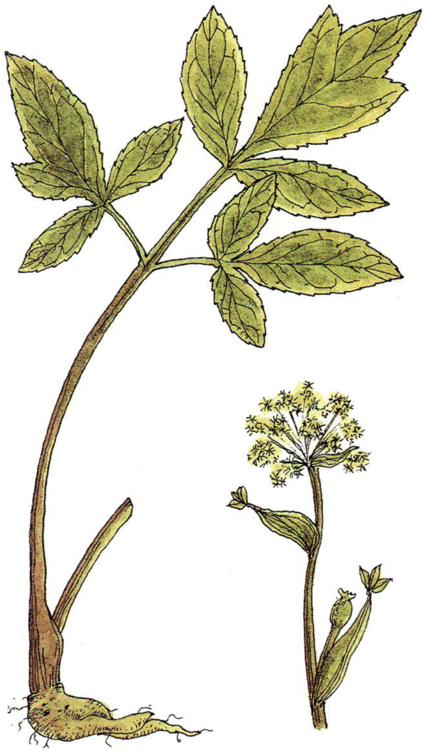

Natürliche Verbreitung: Ostchina, Japan
Sammelgut: Wurzeln
Wesen: Bitter und scharf; leicht kalt
Affinität: Lungen
Wirkungsweisen: Hustenlindernd; schleimlösend; Brechreiz hemmend; fiebersenkend; schweißtreibend
Indikationen: Ansammlungen übermäßigen schweren Schleimes; Husten; Asthma; Bronchitis
Dosierung: 3—10 g
Bemerkungen: Wirkt anregend auf die Schleimhäute in den Atemwegen, so daß der verhärtete Schleim in den Bronchien verdünnt wird, was seine Ausscheidung erleichtert

149

TRICHOSANTHES KIRILOWII
(Cucurbitaceae/Kürbisgewächse)

SCHLANGENGURKE

瓜蔞

gua lou

Natürliche Verbreitung: Südchina, Vietnam
Sammelgut: Kerne und Samen
Wesen: süß; kalt
Affinität: Lungen, Magen, Dickdarm
Wirkungsweisen: Schleimlösend; erweitert die Bronchien; emollientisch; laxativ
Indikationen: Husten aufgrund übermäßiger Hitze in den Lungen; schwerer, gelber Schleim; Lungentumore; Verstopfung durch trockenen Darm
Dosierung: 10—15 g
Bemerkungen: Die Wurzel wirkt fiebersenkend und fördert die Milchproduktion

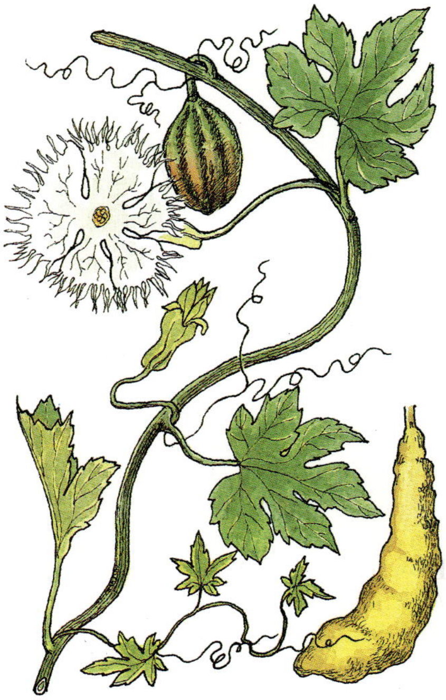

150

LEPIDIUM APETALUM
(Cruciferae/Kreuzblütler)

Eine KRESSEART

葶藶子

ting li zi

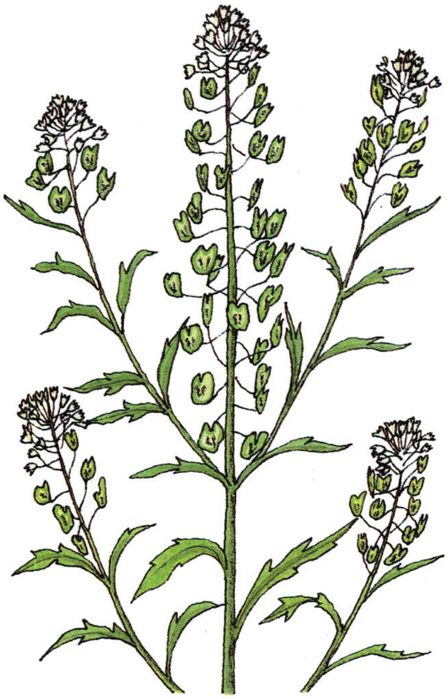

Natürliche Verbreitung: Nordwestchina, Nordasien, Nordeuropa, Nordamerika
Sammelgut: Samen
Wesen: Scharf und bitter; sehr kalt
Affinität: Lungen, Harnblase
Wirkungsweisen: Schleimlösend; entwässernd, harntreibend; reduziert Schwellungen; wirkt sedierend bei Asthma und Bronchitis
Indikationen: Übermäßiger Schleim; Husten; Asthma; Gesichtslähmung; Wasserretention in Brust und Bauch
Dosierung: 4—10 g

151

SARGASSUM FUSIFORME
(Sargassaceae).

BEERENTANG

海藻

hai zao

Natürliche Verbreitung: Küsten von China und Japan
Sammelgut: Die ganze Pflanze
Wesen: Bitter und salzig; kalt
Affinität: Leber, Magen, Nieren
Wirkungsweisen: Schleimlösend, entwässernd, harntreibend; wirkt gegen angeschwollenen Kropf
Indikationen: Schwellungen der Lymphdrüsen; Kropf; übermäßiger, dicker und klumpiger Schleim
Dosierung: 6—12 g
Bemerkungen: Die Pflanze enthält 0,2% Jod und wird seit Jahrhunderten gegen Jodmangel verwendet

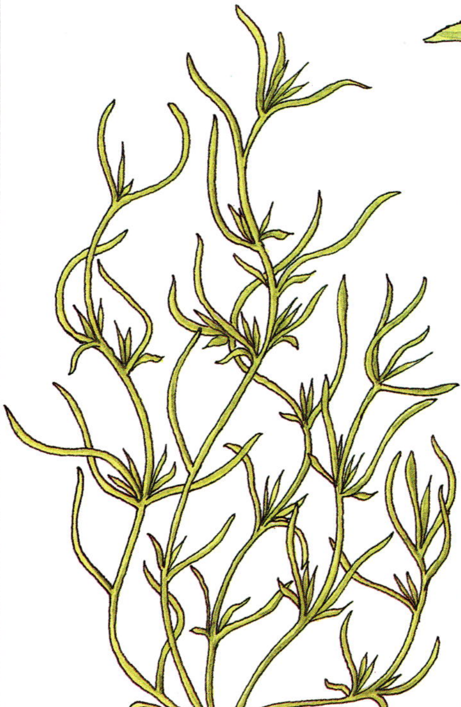

152

PRUNUS ARMENIACA
(Rosaceae/Rosengewächse)

APRIKOSE

杏仁

xing ren

Natürliche Verbreitung: Nordwestchina
Sammelgut: Kerninneres
Wesen: Süß und bitter; warm
Affinität: Lungen, Dickdarm
Wirkungsweisen: Hustenlindernd; wirkt sedierend bei Asthma und Bronchitis; laxativ
Indikationen: Husten; Asthma; Bronchitis; Verstopfung aufgrund eines trockenen Darmes
Dosierung: 4—10 g
Bemerkungen: Leicht giftig; toxische Dosen können mittels eines Aufgusses aus der äußeren, rauhen Rinde des Baumes neutralisiert werden

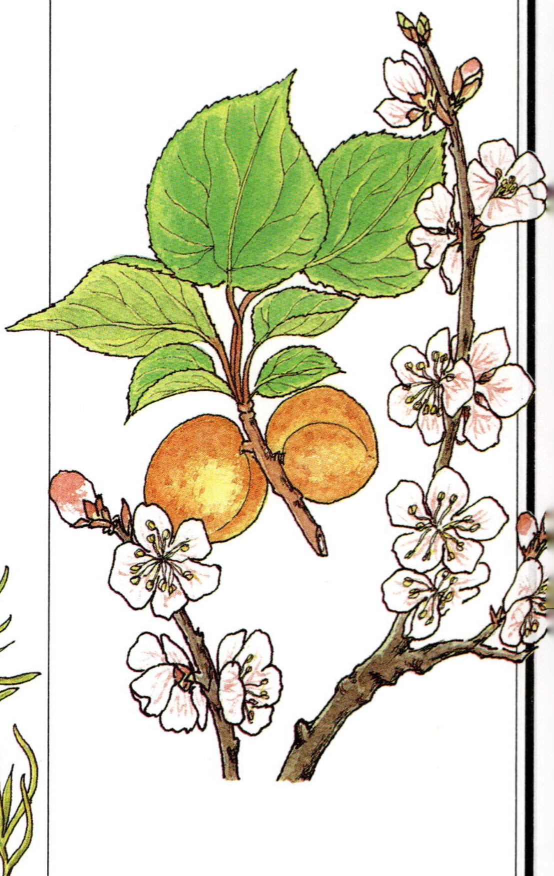

153

ARISTOLOCHIA DEBILIS
(Aristolochiaceae/Osterluzeigewächse)

PFEILWINDE

馬兜鈴

ma dou ling

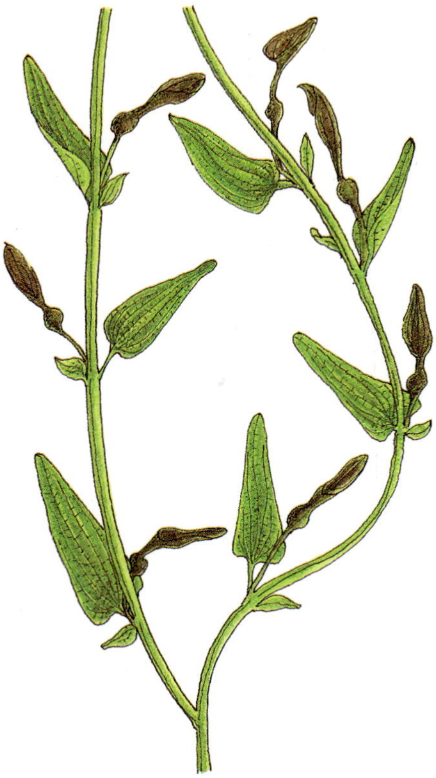

Natürliche Verbreitung: Nordchina, Japan
Sammelgut: Früchte
Wesen: Bitter und leicht scharf; kalt
Affinität: Lungen, Dickdarm
Wirkungsweisen: Hustenlindernd; schleimlösend
Indikationen: Husten durch übermäßige Hitze in den Lungen; übermäßiger Schleim; unregelmäßiger Atem; Asthma; Bronchitis; chronischer Husten; Blut im Schleim
Dosierung: 3—10 g
Bemerkungen: Leicht giftig

154

ERIOBOTRYA JAPONICA
(Rosaceae/Rosengewächse)

JAPANISCHE MISPEL

枇杷葉

pi pa ye

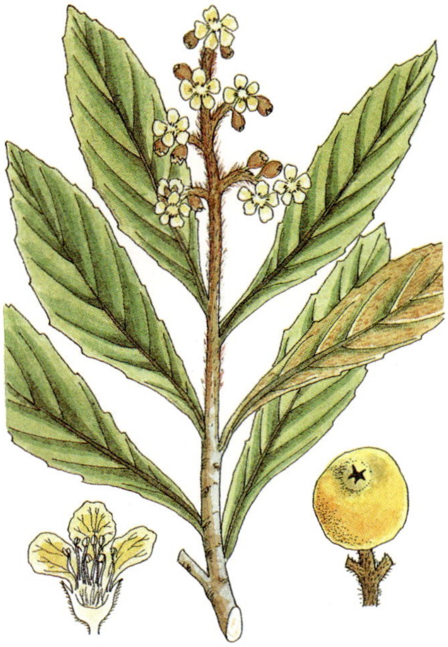

Natürliche Verbreitung: Südwestchina, Japan, Indonesien, Europa
Sammelgut: Blätter
Wesen: Bitter; neutral
Affinität: Lungen, Magen
Wirkungsweisen: Hustenlindernd; schleimlösend, Brechreiz hemmend
Indikationen: Husten durch übermäßige Hitze in den Lungen; Atembeschwerden; chronisches Aufstoßen; Übelkeit und Erbrechen; Durst
Dosierung: 10—15 g

155

TUSSILAGO FARFARA
(Compositae/Korbblütler)

HUFLATTICH

款冬花

kuan dong hua

Natürliche Verbreitung: Nordchina, Europa, Afrika
Sammelgut: Blüten und Blütenknospen
Wesen: Scharf; warm
Affinität: Lungen
Wirkungsweisen: Hustenlindernd; schleimlösend
Indikationen: Husten; Asthma; chronischer Husten aufgrund „leerer" Lungen
Dosierung: 3—10 g

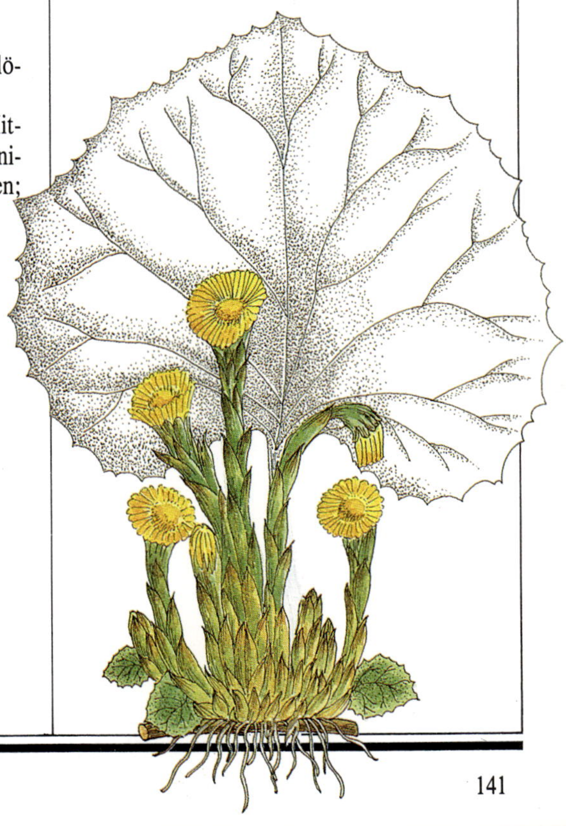

156

ASTER TARTARICUS
(Compositae/Korbblütler)

TARTARENASTER

紫菀

zi wan

Natürliche Verbreitung: Nordchina, Sibirien, Japan
Sammelgut: Wurzeln
Wesen: Scharf und bitter; warm
Affinität: Lungen
Wirkungsweisen: Hustenlindernd; schleimlösend
Indikationen: Husten, unregelmäßige Atmung; Ansammlungen von überschüssigem Schleim; chronischer Husten aufgrund „leerer“ Lungen
Dosierung: 4—10 g
Bemerkungen: Das Heilmittel wirkt vor allem schleimlösend, weniger hustenlindernd

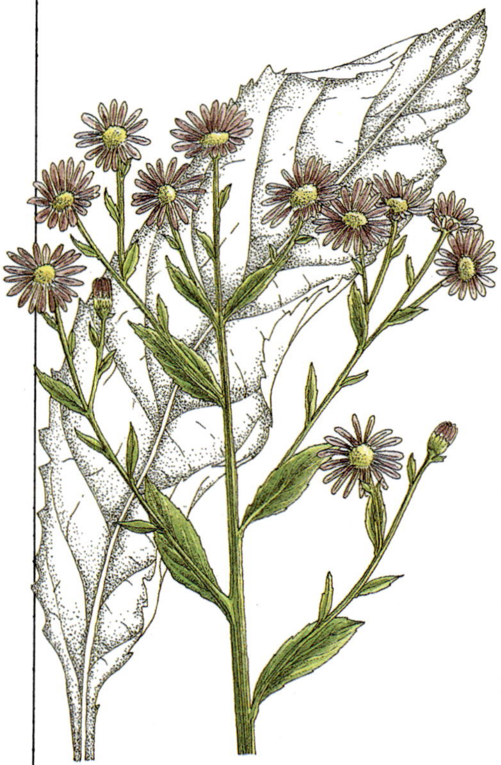

157

STEMONA TUBEROSA
(Stemonaceae)

百部

bai bu

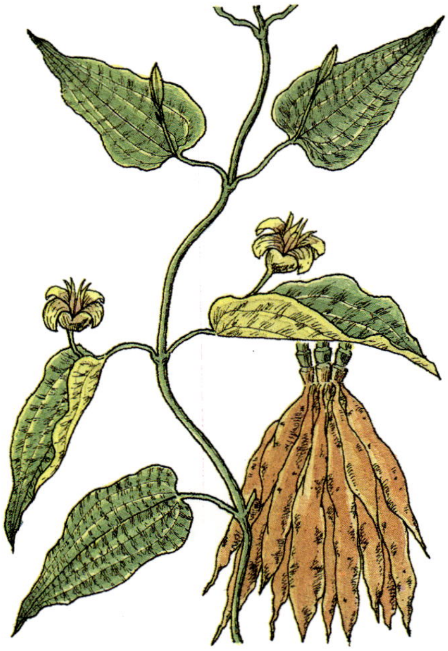

Natürliche Verbreitung: Zentralchina, Indochina, Taiwan, Indien
Sammelgut: Wurzeln
Wesen: Süß und bitter; leicht kalt
Affinität: Lungen
Wirkungsweisen: Hustenlindernd; Schleimhautreizungen der Lungen lindernd; entwurmend; wirksam gegen Läuse
Indikationen: Husten; chronischer, trockener Husten; Keuchhusten; Bandwurm; äußerlich anzuwenden gegen Läuse
Dosierung: 5—10 g
Bemerkungen: In jüngster Zeit hat sich erwiesen, daß das Heilmittel auch gegen Tuberkulose eingesetzt werden kann

158

DATURA METEL
(Solanaceae/Nachtschattengewächse)

ARABISCHER STECHAPFEL

洋金花

yang jin hua

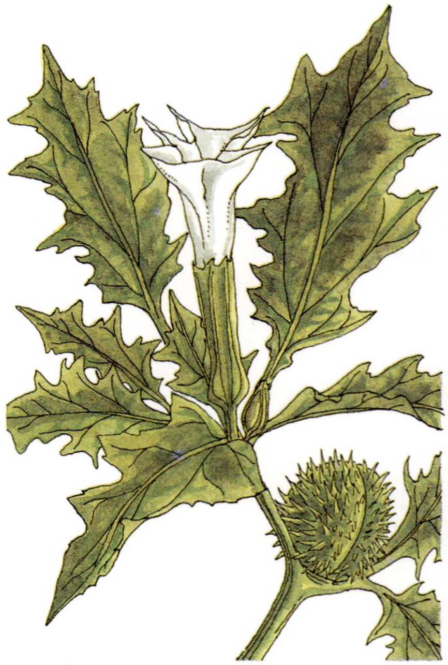

Natürliche Verbreitung: Südchina, Südasien, Amerika
Sammelgut: Blüten
Wesen: Scharf; warm
Affinität: Lungen
Wirkungsweisen: Hustenlindernd; sedierend bei Asthma; schmerzstillend
Indikationen: Asthma; unregelmäßiger Atem; Atembeschwerden; Kurzatmigkeit; Bauchschmerzen
Dosierung: 0,1—0,25 g
Bemerkungen: Giftig; gegen Asthma ohne übermäßige Schleimentwicklung raucht man die getrockneten Blüten aus einer Pfeife; nicht geeignet für Kinder; das Heilmittel wurde bei kleineren Eingriffen als Lokalanästhetikum verwendet; auch die Blätter und Samen kann man als Lokalanästhetikum einsetzen

Tonisierend oder „Leere ausmerzend und kräftigend"

Tonisierend wirkende Heilmittel sind jene, die verlorengegangene Kraft wiederverleihen und geschwächte Gewebe kräftigen, wenn der Körper „leer" ist, also an Mangelerscheinungen leidet. Tonika beseitigen die Schäden, die durch „Leereerkrankungen" hervorgerufen werden. Tonika haben zwei wesentliche therapeutische Funktionen. Einerseits steigern sie die Widerstandskraft des Körpers, wenn dieser durch übermäßiges „böses-*qi*" geschwächt worden ist. Daher setzt man Tonika kombiniert mit Arzneien, die übermäßiges „böses *qi*" vertreiben, bei solchen Erkrankungen ein, die durch übermäßiges „böses-*qi*" oder mangelndes „reines *qi*" hervorgerufen wurden. Sie tragen dann dazu bei, die ursprünglichen Energien des Körpers wiederherzustellen. Andererseits dienen Tonika dazu, Patienten, die durch lange, chronische Leiden geschwächt sind, zu neuen Energien zu verhelfen und ihre Genesung zu beschleunigen. Die Tonika zählen zu den nützlichsten Arzneien der chinesischen Naturheilkunde.

Tonika setzt man vor allem bei „Leereerkrankungen" ein. Hier unterscheidet man vier Gruppen: Energiemangel, Blutmangel, yang-Mangel und yin-Mangel. Demgemäß sind auch die Tonika nach vier Gruppen geordnet: Energietonika, „Bluternährer", yang-Tonika, „yin-Ernährer". Die Ausdrükke „tonisieren" und „ernähren" sind gleichbedeutend, allerdings spricht man im Zusammenhang mit yang- und energiestärkenden Arzneien eher von tonisierender Wirkung, während man bei yin- und blutstärkenden Heilmitteln von ernährender Wirkung spricht.

Bei der therapeutischen Anwendung dieser Arzneien ist es von größter Wichtigkeit, für jede „Leereerscheinung" das wesensmäßig geeignete Tonikum auszuwählen, also yang-Tonika bei yang-Leere usw. Energieleere und yang-Leere sind verwandte Erscheinungen, da Energie ja zum Bereich yang zählt. Daher erscheinen die jeweils zugehörigen Symptome auch oft gemeinsam. Die wichtigsten Indikatoren sind hier ein allgemeines Absinken der Vitalenergien und eine Störung der lebenswichtigen Funktionen. Ebenso treten „Blutleere-" und „yin-Leereerkrankungen" oft gemeinsam auf, denn Blut gehört zu yin. In solchen Fällen zeigen sich vor allem innere Schädigungen der Körpersäfte und des Flüssigkeitshaushaltes. Daher kombiniert man bei der Therapie oft Energie- und yang-Tonika, wie das auch bei Blut- und yin-Ernährern der Fall ist. Treten Blut- und Energieleere beziehungsweise yin- und yang-Leere gemeinsam auf, setzt man beide Arten von Tonika ein.

Bei Patienten, die sich noch nicht völlig von vorangegangenen „Völleerkrankungen" erholt haben, muß man kräftigende Tonika sparsam einsetzen, damit nicht Reste der übermäßigen „bösen Völle" im Körper zurückgehalten werden.

Energietonika oder „qi-tonisierend"

Diese Tonika wirken gegen Krankheiten, die durch Energiemangel, also „*qi*-Leere" entstanden sind. Sie kräftigen vor allem die Energie in Lunge und Milz, weil sich die Leereerscheinungen meist in diesen beiden Organen besonders deutlich zeigen. Die Milz regelt die Verdauung und die Verteilung der Nährstoffe. Ist sie „leer", zeigen sich als Symptome Müdigkeit, Darmgeräusche, Appetitlosigkeit, Schmerzen und Druckgefühl im Bauch, Brüche, Vorfall des Mastdarmes und andere. Die Lungen steuern das *qi*. Sind sie „leer", treten Symptome wie Energiemangel, flache und mühsame Atmung, Sprechunlust, schleppende Bewegungen, kalter Schweiß und andere auf. Gegen alle derartigen Krankheitserscheinungen verwendet man Energietonika.

Energietonika setzt man oft zusammen mit Bluternährern ein, weil ja „das *qi* der General des Blutes ist", seine Produktion steuert und den Kreislauf regelt. Wenn also eine *qi*-Leere vorliegt, wird auch das Blut in Mitleidenschaft gezogen. Bei extremem Blutmangel, etwa nach starkem Blutverlust, verabreicht man Energietonika zusammen mit Bluternährern, um die Blutproduktion anzuregen.

Übermäßige und langanhaltende Einnahme von Energietonika kann zu Beklemmungsgefühlen in Brust und Bauch und zu Appetitverlust führen.

159

PANAX GINSENG
(Araliaceae/Efeugewächse)

GINSENG

人參

ren shen

Natürliche Verbreitung: Nordostchina, Nordkorea
Sammelgut: Wurzeln
Wesen: Süß; neutral
Affinität: Milz, Lungen
Wirkungsweisen: Wirkt stark tonisierend auf die Urenergien; Tonikum für Lunge und Milz; nährt die Körpersäfte; aphrodisisch
Indikationen: Energiemangel: schwacher Puls, Asthma aufgrund „leerer" Lungen, Sodbrennen, Appetitmangel, Vorfall des Mastdarmes, Bluthochdruck, Schlaflosigkeit, Herzklopfen; Diabetes
Dosierung: Normal 2—8 g; akut 15—20 g
Bemerkungen: Wird Ginseng verabreicht, sind Tee und Rüben unbedingt zu meiden; Ginseng wirkt sich sowohl auf den Blutdruck als auch auf den Blutzuckerspiegel positiv aus; fördert bei Männern und Frauen die Ausschüttung der Sexualhormone; fördert die Blutproduktion durch Tonisierung des *qi*

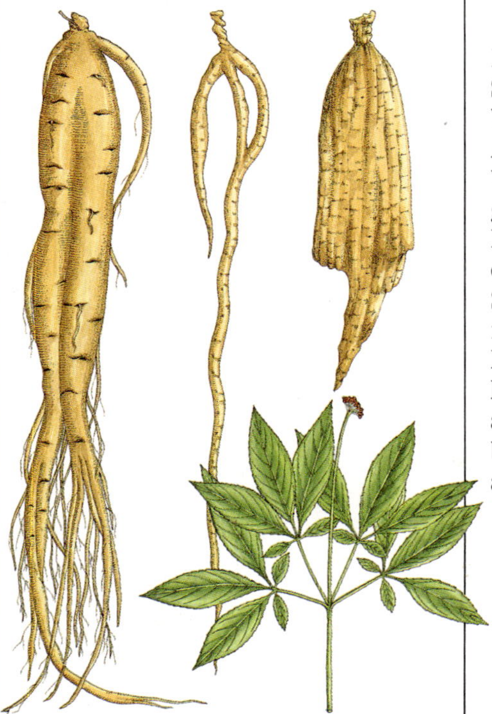

160

CODONOPSIS TANGSHEN
(Campanulaceae/Glockenblumengewächse)

黨參

dang shen

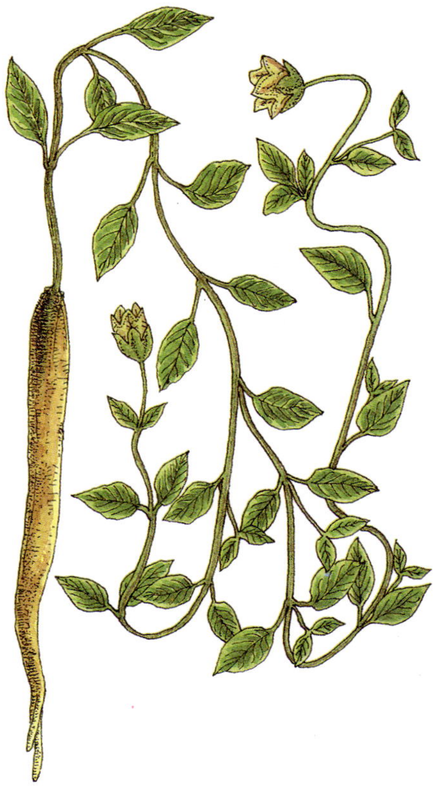

Natürliche Verbreitung: Nordchina
Sammelgut: Wurzeln
Wesen: Süß; warm
Affinität: Milz, Lungen
Wirkungsweisen: Tonikum für Milz und Lungen; magenkräftigend
Indikationen: Energiemangel: Müdigkeit, flacher und mühsamer Atem, Appetitmangel, Sodbrennen, Schwellungen im Gesicht, Vorfall des Mastdarmes
Dosierung: 10—15 g
Bemerkungen: Wirkt ähnlich wie Ginseng, aber nicht so stark; wenn Ginseng nicht greifbar oder zu teuer ist, kann man diese Pflanze als Ersatz wählen

161

ASTRAGALUS MEMBRANACEUS
(Leguminosae/Schmetterlingsblütler)

TRAGANT

黃耆

huang qi

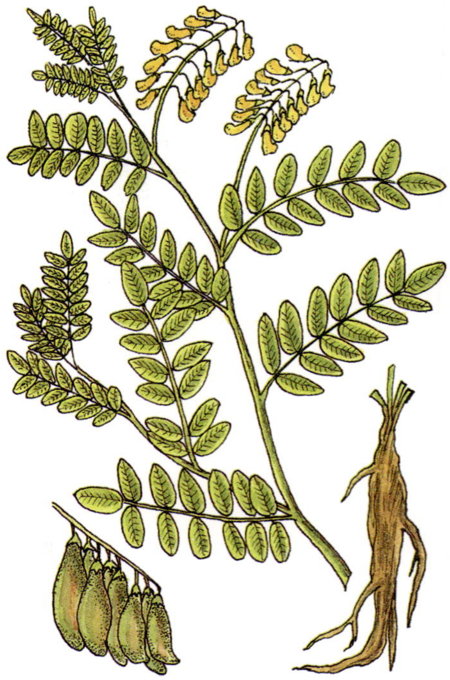

Natürliche Verbreitung: Nordchina, Mongolei, Mandschurei
Sammelgut: Wurzeln
Wesen: Süß; leicht warm
Affinität: Milz, Lungen
Wirkungsweisen: Energietonikum; entwässernd, harntreibend; hemmt Schweißsekretion; fördert Eiterbildung bei Abszessen
Indikationen: Energiemangel: Müdigkeit, Vorfall des Mastdarmes, der Gebärmutter oder anderer Organe; übermäßiges Schwitzen durch äußere „Leereerkrankungen"; hartnäckige Abszesse; Schwellungen im Gesicht; Diabetes
Dosierung: 8—15 g
Bemerkungen: Wirkt auch herzstärkend, senkt den Blutdruck und den Blutzuckerspiegel; verbessert die Durchblutung von Fleisch und Haut

162

ATRACTYLODES MACROCEPHALA
(Compositae/Korbblütler)

白朮

bai zhu

Natürliche Verbreitung: China, Korea, Japan
Sammelgut: Wurzeln
Wesen: Süß und bitter; warm
Affinität: Milz und Magen
Wirkungsweisen: Tonikum für die Milz; austrocknend; entwässernd, harntreibend; hemmt die Schweißsekretion
Indikationen: „Leere" in Magen und Milz: Völlegefühl nach geringfügiger Nahrungsaufnahme, Müdigkeit, Durchfall; Schleim und Schwellungen durch übermäßige Feuchtigkeit; übermäßiges Schwitzen durch „Leere-Kälte"-Erkrankungen
Dosierung: 3—10 g
Bemerkungen: Wirkt sedierend auf unruhige Föten

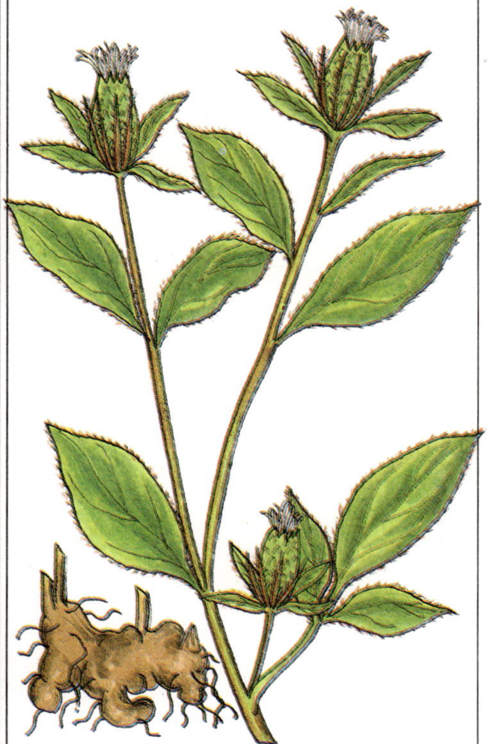

163

DIOSCOREA OPPOSITA
(Dioscoreaceae/Yamswurzelgewächse)

Eine YAMSWURZELART

山藥

shan yao

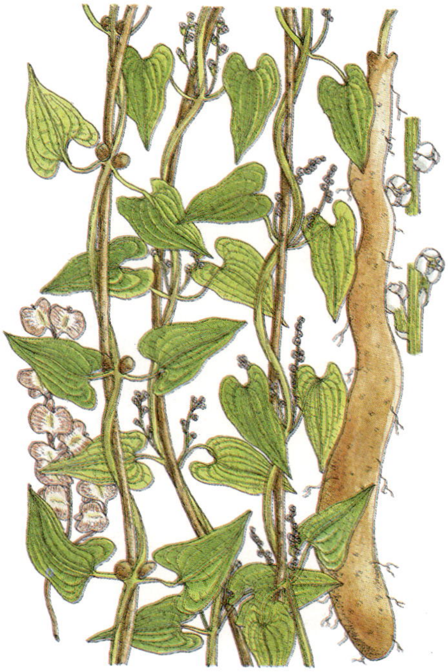

Natürliche Verbreitung: China, Japan
Sammelgut: Wurzeln (Knollen)
Wesen: Süß; neutral
Affinität: Milz, Lungen
Wirkungsweisen: Tonikum für Milz, Magen und Lungen; magenkräftigend; verdauungsfördernd
Indikationen: „Leere" in Milz und Magen: Appetitmangel, Müdigkeit, Durchfall, Scheidenausfluß; chronischer Husten; nächtliche Ejakulationen; Spermatorrhoe (Samenausfluß aus der Harnröhre ohne geschlechtliche Erregung); häufiges, aber spärliches Harnlassen
Dosierung: 10—30 g
Bemerkungen: Diese Heilpflanze senkt auch den Blutzuckerspiegel und wird daher zur Behandlung von Diabetes eingesetzt

164

ZIZIPHUS JUJUBA
(Rhamnaceae/Kreuzdorngewächse)

JUJUBE
(angebaute Art)

大棗

da zao

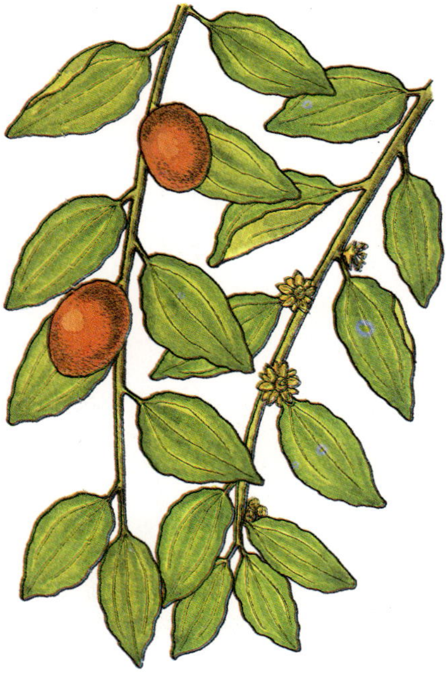

Natürliche Verbreitung: China, Japan, Indien, Afghanistan
Sammelgut: Früchte
Wesen: Süß; neutral
Affinität: Milz
Wirkungsweisen: Tonikum für Milz und Magen; nahrhaft; sedierend
Indikationen: Gegen „Leere" in Milz und Magen; allgemeiner Energiemangel; Müdigkeit; Hysterie
Dosierung: 3—5 Früchte
Bemerkungen: Die Heilpflanze wird vielen starken Tonika als „Stoffwechsel-Puffer" hinzugefügt, um deren Wirkung zu verlangsamen und damit zu verlängern

165

GLYCYRRHIZA URALENSIS
(Leguminosae/Schmetterlingsblütler)

SÜSSHOLZ

甘草

gan cao

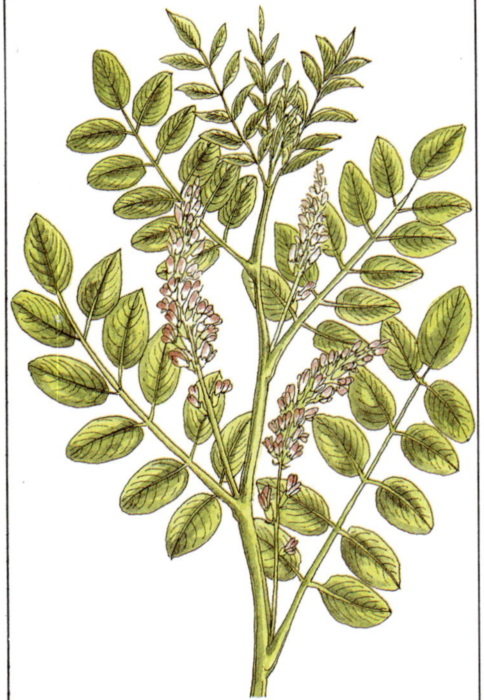

Natürliche Verbreitung: Nordchina, Mongolei, Sibirien
Sammelgut: Wurzeln
Wesen: Süß; neutral
Affinität: Dringt in alle 12 Meridiane und Organe ein
Wirkungsweisen: Tonisierend; fiebersenkend; antidotisch; Schleimhautreizungen der Lunge lindernd; schleimlösend; schmerzstillend
Indikationen: „Leere" in Milz und Magen; Blut- und Energiemangel; toxische Abszesse; geschwollener und schmerzender Hals; Husten; Asthma; akute Schmerzen im Bauch
Dosierung: 2—10 g
Bemerkungen: Die meistverwendete chinesische Heilpflanze, die in fast allen Rezepturen zu finden ist; sie wirkt auf alle Organe; ihr Aroma verbessert den Geschmack aller Arzneien; verlangsamt und verlängert die Wirkung starker Tonika; antidotisch bei Pilzvergiftungen; emollientisch bei Magengeschwüren

166

GETROCKNETE MENSCHLICHE PLAZENTA

胎盤

tai pan

Natürliche Verbreitung: Auf der ganzen Welt verbreitet
Sammelgut: Getrocknetes Plazentagewebe
Wesen: Süß und salzig; warm
Affinität: Herz, Milz, Nieren
Wirkungsweisen: Wirkt tonisierend auf Energie, Blut und Vitalessenz
Indikationen: Extremer Blut- und Energiemangel; allgemeine Schwäche und Müdigkeit; Asthma aufgrund von Lungenschwäche
Dosierung: 3—5 g
Bemerkungen: Auch ein wirksames Tonikum gegen Impotenz, Kinderlosigkeit und das neurasthenische Syndrom

Yang-Tonika

Yang-Tonika setzt man gegen Krankheiten ein, die auf yang-Leere zurückzuführen sind. Die ursprüngliche yang-Energie hat ihren Sitz in den Nieren, deshalb befallen die meisten Erkrankungen infolge von yang-Leere dieses Organ. Yang-Tonika kräftigen und „wärmen" daher vor allem die Nieren. Häufige Symptome von yang-Leere in den Nieren sind Angst vor Kälte, kalte Hände und Füße, Impotenz, Spermatorrhoe (Samenausfluß aus der Harnröhre ohne geschlechtliche Erregung), verfrühte Ejakulation, Bettnässen, Blasenschwäche etc. Die sexuelle Potenz fällt in den Bereich yang und steht mit den Nieren beziehungsweise den Nebennieren in engem Zusammenhang. Daher gehören die berühmtesten chinesischen Aphrodisiaka zur Gruppe der yang-Tonika. Aphrodisische Tonika sollte man aber nur bei yang-Leere einnehmen. Werden sie bei yang-Überschuß und/oder yin-Leere verabreicht, steigert sich dadurch das yin/yang-Ungleichgewicht noch mehr, weil die ohnedies schon geschwächte yin-Energie noch weiter angegriffen wird.

Weiters werden durch yang-Leere die Milz und das Herz beeinträchtigt. Erkrankungen der Milz durch yang-Mangel ähneln den für „Milzleere" typischen Formen, die bei den Energietonika besprochen wurden. Bei yang-Leere im Herzen zeigen sich Symptome wie übermäßig viel kalter Schweiß, blasse Gesichtsfarbe und schwacher, unregelmäßiger Puls. Diese Erscheinungen schädigen das Blut und den Kreislauf und werden am besten mit Arzneien, die das Blut „wärmen", und mit Energietonika behandelt. Leber und Lungen zeigen nur selten Erscheinungen von yang-Leere. Im Gegenteil, die häufigste Erkrankung dieser Organe ist yang-Völle.

Yang-Tonika sind meist warm und austrocknend und sollten daher bei Patienten mit chronischem yin-Mangel oder Feuer-Überschuß nur sparsam verwendet werden.

167

CERVUS NIPPON
(Cervidae/Hirsche)

SIKAHIRSCH

鹿茸

lu rong

Natürliche Verbreitung: Nordostchina, Nordwestchina
Sammelgut: Geweih, Geweihe im Bast
Wesen: Süß und salzig; warm
Affinität: Leber, Nieren
Wirkungsweisen: Wirkt tonisierend auf die yang-Energie in den Nieren; wirkt tonisierend auf den 13. und 14. Meridian (die Meridiane des Lebens und der Empfängnis), nährt Samen, Knochenmark, Sehnen und Knorpel; aphrodisisch
Indikationen: Yang-Leere in den Nieren (ungenügende Ausschüttung der Sexualhormone): Impotenz, wässriger Samen, kalte Extremitäten, Hexenschuß, klarer und reichlicher Harn, Anämie, Gewichtsverlust, langsames Wachstum bei Kindern, schwache Knochen und Sehnen, Ausbleiben der Regelblutung, Scheidenausfluß; Mangelerscheinungen des 13. und 14. Meridians
Dosierung: Reines Pulver 0,3—1 g; Aufguß 3—5 g
Bemerkungen: Eines der bekanntesten und beliebtesten Sexualtonika des *ben cao*

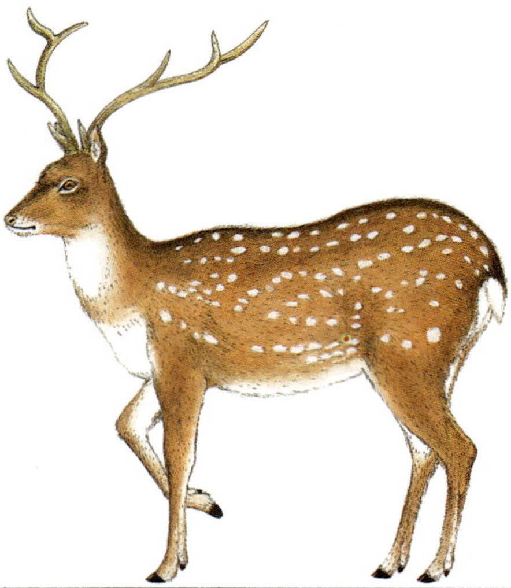

168

EPIMEDIUM SAGITTATUM
(Berberidaceae/Sauerdorngewächse)

SOCKENBLUME oder BISCHOFSMÜTZE

淫羊藿

yin yang huo

Natürliche Verbreitung: China, Japan
Sammelgut: Blätter
Wesen: Scharf; warm
Affinität: Leber, Nieren
Wirkungsweisen: Tonikum für die yang-Energie in den Nieren; beseitigt „Wind-Feuchtigkeitserkrankungen" (Rheumatismus); aphrodisisch
Indikationen: Yang-Leere in den Nieren: Impotenz, Spermatorrhoe (Samenausfluß aus der Harnröhre ohne sexuelle Erregung), vorzeitige Ejakulation, Hexenschuß, kalte Hände und Füße, Angst vor Kälte; rheumatische Beschwerden durch „Wind-Feuchtigkeitsüberschuß"; Krämpfe; Gefühllosigkeit
Dosierung: 10—15 g
Bemerkungen: Das Heilmittel weitet die Kapillaren und auch die größeren Blutgefäße; senkt den Blutdruck; findet sich häufig in Rezepturen für „Frühlingswein", hilft gegen Geistesabwesenheit, indem es dem Gehirn Blut zuführt

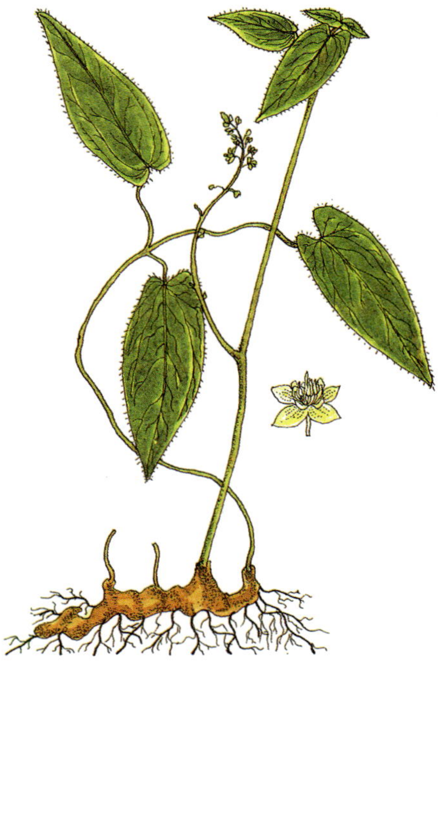

169

CISTANCHE SALSA
(Orobanchaceae/Sommerwurzgewächse)

SOMMERWURZ

肉蓯蓉

rou cong rong

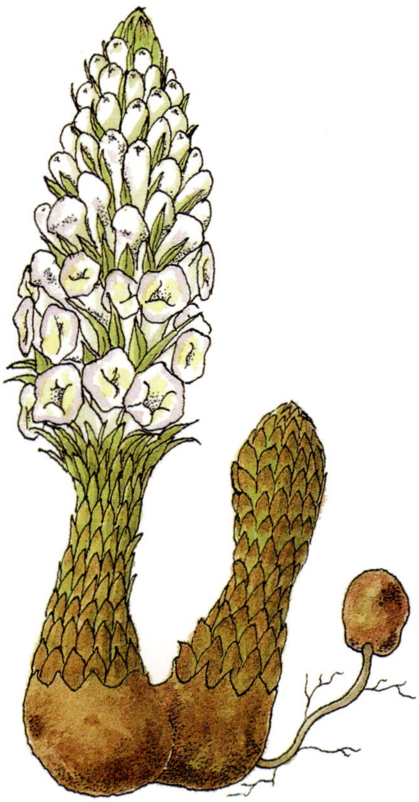

Natürliche Verbreitung: Nordchina, Mongolei, Sibirien
Sammelgut: Die fleischigen Stengel
Wesen: Süß und salzig; warm
Affinität: Nieren, Dickdarm
Wirkungsweisen: Tonikum für yang-Energie in den Nieren; Schleimhautreizungen lindernd, laxativ; aphrodisisch
Indikationen: Yang-Leere in den Nieren: Impotenz, Spermatorrhoe (Samenausfluß aus der Harnröhre ohne sexuelle Erregung); verfrühte Ejakulation, Hexenschuß, schwache Knochen und Sehnen; Verstopfung durch trockenen Darm
Dosierung: 10—15 g
Bemerkungen: Wirkt tonisierend auf yin wie auch auf yang; senkt den Blutdruck

170

ALPINIA OXYPHYLLA
(Zingiberaceae/Ingwergewächse)

益智仁

yi zhi ren

Natürliche Verbreitung: Südchina
Sammelgut: Samen
Wesen: Scharf; warm
Affinität: Milz, Nieren
Wirkungsweisen: Tonikum für yang-Energie in den Nieren; nährt Knochen und Sehnen; bremst übermäßige Harnabsonderung; wirkt gegen Durchfall; adstringierend; magenkräftigend
Indikationen: Yang-Leere in den Nieren: Impotenz, verfrühte Ejakulation, häufiges und zu reichliches Urinieren, Blasenschwäche; Symptome von Kälte in der Milz: Durchfall, übermäßige Speichelsekretion, Kältegefühl im Bauch
Dosierung: 3—10 g

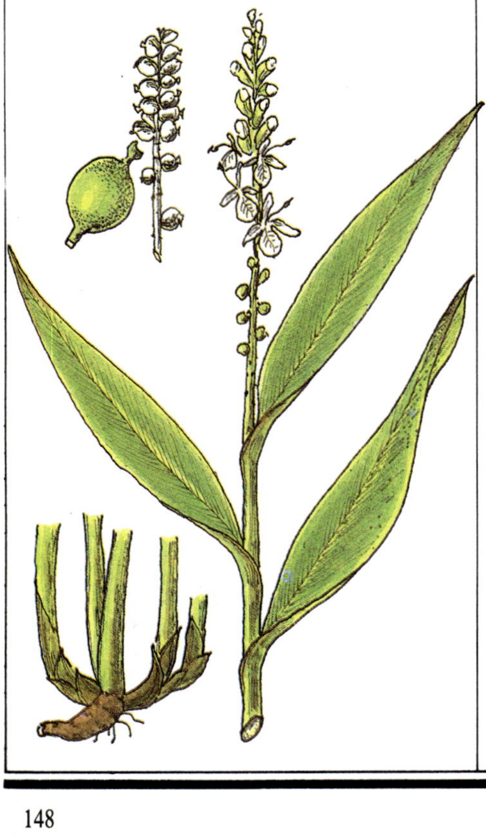

171

TRIBULUS TERRESTRIS
(Zygophylaceae/Jochblattgewächse)

ERD-BURZELDORN

刺蒺藜

ci ji li

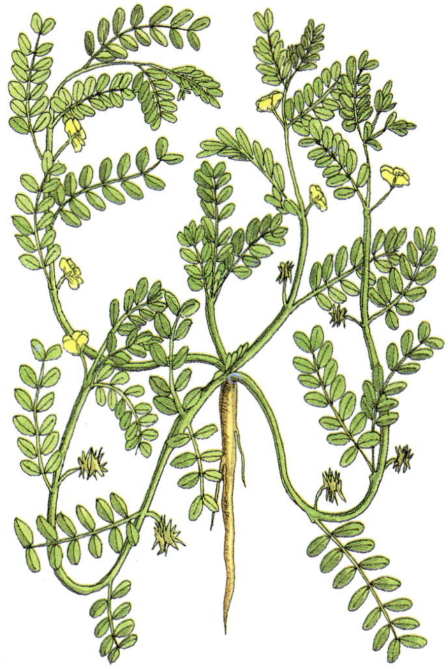

Natürliche Verbreitung: China, Australien, Afrika, Südamerika
Sammelgut: Die reifen Früchte
Wesen: Süß; warm
Affinität: Leber, Nieren
Wirkungsweisen: Tonikum für die Nieren; nährt Knochen, Sehnen und Knorpeln; Tonikum für die Leber; verbessert die Sehkraft
Indikationen: Yang-Leere in den Nieren: Impotenz, vorzeitige Ejakulation, Spermatorrhoe (Samenaustritt aus der Harnröhre ohne sexuelle Erregung), häufiges und zu ausgiebiges Urinieren, Ohrensausen, Hexenschuß, Scheidenausfluß; verschwommenes Sehen durch Leberstörung
Dosierung: 10—15 g
Bemerkungen: Wirkt wehenfördernd bei schwierigen Entbindungen

172

CUSCUTA JAPONICA
(Convulvulaceae/Windengewächse)

JAPANISCHE SEIDE

菟絲子

tu si zi

Natürliche Verbreitung: China, Japan
Sammelgut: Samen
Wesen: Scharf und süß; neutral
Affinität: Leber, Nieren
Wirkungsweisen: Tonikum für die Nieren; ernährt Knochen, Sehnen und Knorpel; Tonikum für die Leber; verbessert die Sehkraft
Indikationen: Nierenstörung: Impotenz, vorzeitige Ejakulation, Spermatorrhoe (Samenaustritt aus der Harnröhre ohne sexuelle Erregung), Ohrensausen, häufiges und zu reichliches Urinieren, Blasenschwäche, Hexenschuß, Scheidenausfluß; verschwommenes Sehen durch Leberstörung
Dosierung: 10—15 g

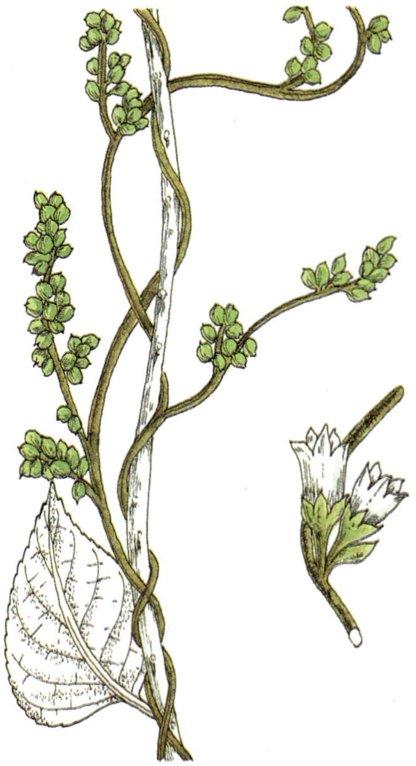

173

CNIDIUM MONNIERI
(Umbelliferae/Doldengewächse)

BRENNDOLDE

蛇床子

she chuang zi

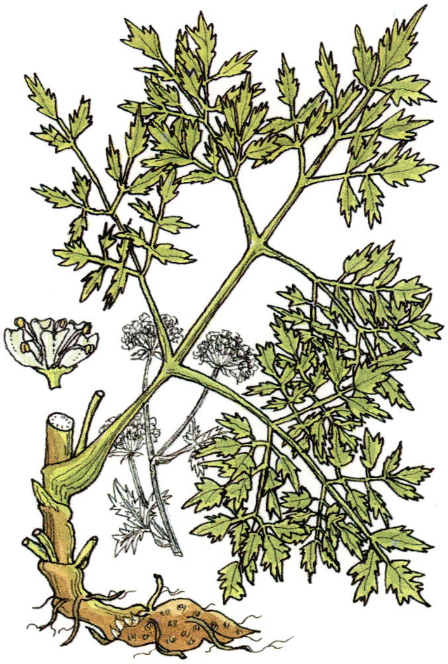

Natürliche Verbreitung: China, Vietnam, Laos, Osteuropa
Sammelgut: Früchte
Wesen: Scharf und bitter; warm
Affinität: Nieren
Wirkungsweisen: Tonikum für die Nieren; antirheumatisch; antiseptisch; aphrodisisch; adstringierend; stimulierend
Indikationen: Yang-Leere in den Nieren: besonders Impotenz und Kinderlosigkeit bei Frauen; äußerlich anzuwenden gegen Juckreiz und Infektionen in der Scheide sowie gegen Abszesse
Dosierung: 5—10 g
Bemerkungen: Ein Aufguß aus dieser Pflanze ist sehr wirksam als antiseptische Waschung gegen Scheidenjucken, Parasiten etc.

174

DIPSACUS ASPER
(Dipsacacaeae/Kardengewächse)

KARDE

續斷

xu duan

Natürliche Verbreitung: Zentralchina
Sammelgut: Wurzeln
Wesen: Bitter; leicht warm
Affinität: Leber, Nieren
Wirkungsweisen: Tonikum für Nieren und Leber; nährt Knochen und Knorpel; fördert Muskelwachstum; blutstillend
Indikationen: Nierenstörungen; Leberstörungen; Hexenschuß; kalte Extremitäten; traumatische Verletzungen an Knochen und Sehnen; Menorrhagie (zu lang andauernde Regelblutung); Blutungen während der Schwangerschaft
Dosierung: 10—15 g
Bemerkungen: Gute blutstillende Wirkung bei Regelstörungen; beseitigt Eiter aus Abszessen und Wunden

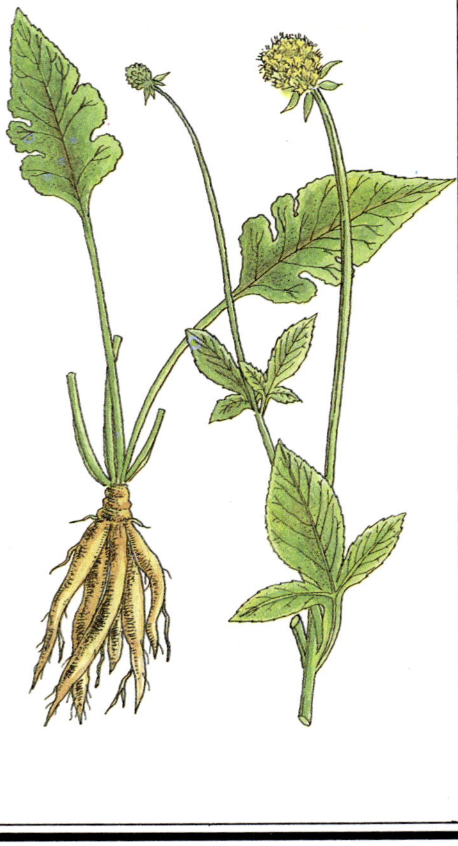

175

EUCOMMIA ULMOIDES
(Eucommiaceae)

杜仲

du zhong

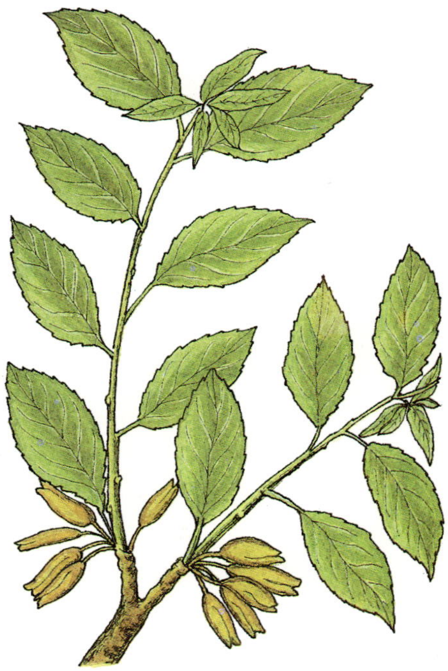

Natürliche Verbreitung: Zentralchina
Sammelgut: Rinde
Wesen: Süß; warm
Affinität: Leber, Nieren
Wirkungsweisen: Tonikum für Leber und Nieren; nährt Knochen, Sehnen und Knorpel; wirkt sedierend auf unruhige Föten
Indikationen: Nierenstörungen; Leberstörungen; Hexenschuß; Schwindel; Kopfschmerzen; Schwäche und Müdigkeit; Impotenz; häufiges Urinieren; bei schwangeren Frauen gegen Schwäche, Schwindel und unruhige Föten
Dosierung: 10—15 g
Bemerkungen: Das Heilmittel senkt den Blutdruck; verhindert Fehlgeburten; ein besonders wirksames Mittel gegen Hexenschuß als Folge von Nierenschwäche

Bluttonika

Bei Mangelerkrankungen des Blutes verwendet man Bluttonika, um „das Blut zu ernähren". Typische Symptome bei „Leereerkrankungen" des Blutes sind eine fahle Gesichtsfarbe, blasse Lippen, farblose Fingernägel, Schwindel, Ohrensausen, Herzklopfen, Zerstreutheit, Schlaflosigkeit etc. Bei Frauen kommen als zusätzliches Symptom noch Regelbeschwerden hinzu.

Tritt Blutmangel zusammen mit Energiemangel auf, sind als Therapie sowohl Blut- als auch Energietonika zu verabreichen. Gibt es auch Anzeichen von yin-Mangel, sind zusätzlich yin-Tonika geraten. Blut- und yin-Tonika haben im wesentlichen dieselbe Wirkung, wobei die ersteren allerdings mehr auf das Blut wirken, die letzteren aber auf den ganzen Körper.

Bluttonika sind meist feucht und von Natur aus „klebrig". Viele von ihnen haben einen hohen Öl- und Feuchtigkeitsanteil. Patienten, die an Stauungen, Druckgefühl im Bauch und Appetitlosigkeit aufgrund von Feuchtigkeitsüberschuß leiden, sollten Bluttonika sparsam verwenden. Zeigt die Milz „Leereerscheinungen", kombiniert man Bluttonika mit magenkräftigenden und verdauungsfördernden Heilmitteln.

176

REHMANNIA GLUTINOSA
(Scrophulariaceae/Rachenblütler)

熟地黃
shu di huang

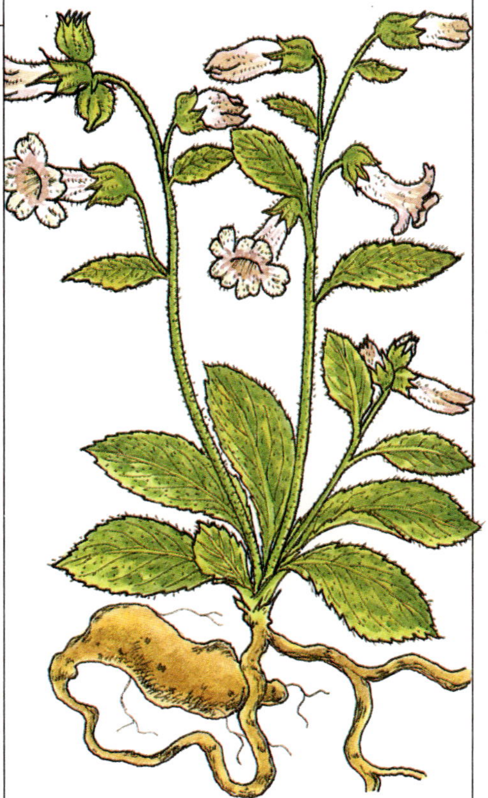

Natürliche Verbreitung: Nordchina
Sammelgut: Wurzeln (gedämpft)
Wesen: Süß; leicht warm
Affinität: Herz, Leber, Nieren
Wirkungsweisen: Bluttonikum; nährt yin; blutstillend
Indikationen: Blutmangel: Schwindel, Herzklopfen, Schlaflosigkeit, Regelbeschwerden, Menorrhagie (zu lang andauernde Regelblutung); yin-Mangel in den Nieren: nächtliche Schweißausbrüche, Spermatorrhoe (Samenausfluß aus der Harnröhre ohne sexuelle Erregung), Diabetes
Dosierung: 10—30 g
Bemerkungen: Die frische Wurzel wirkt abkühlend auf das Blut und nährt yin (siehe Antipyretika, Seite 92); die im Dampf erhitzte Wurzel dient ausschließlich als Bluttonikum und nährt yin

177

POLYGONUM MULTIFLORUM
(Polygonaceae/Knöterichgewächse)

KNÖTERICH

何首烏
he shou wu

Natürliche Verbreitung: Südwestchina, Japan, Taiwan
Sammelgut: Wurzeln, Stengel und Blätter
Wesen: Bitter und sauer; leicht warm
Affinität: Leber, Nieren
Wirkungsweisen: Tonikum für Leber und Nieren; nährt Blut und Samen; Schleimhautreizungen lindernd; laxativ; antidotisch
Indikationen: Blutmangel: bleiche Gesichtsfarbe, Schwindel, Schlaflosigkeit, vorzeitiges Ergrauen der Haare; Nierenstörung: Hexenschuß, schwache Knochen, Sehnen und Knorpel; Verstopfung durch trockenen Darm; Schwellungen der Lymphdrüsen; Abszesse und Geschwüre
Dosierung: 7—15 g
Bemerkungen: Neuere Anwendungen zeigen, daß das Heilmittel auch gegen Bluthochdruck wirkt und die Blutgefäße weich hält

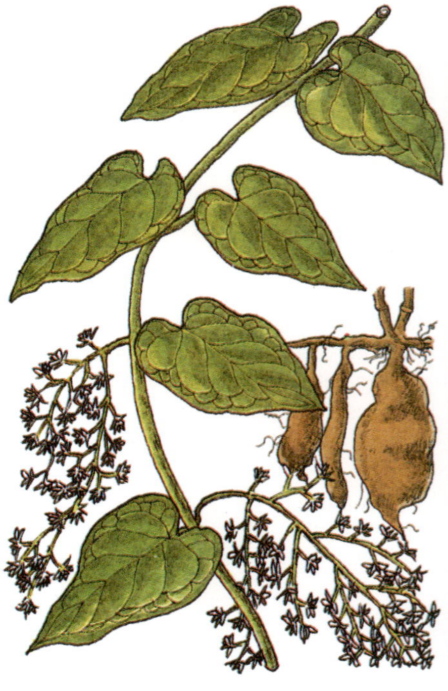

178

ANGELICA SINENSIS
(Umbelliferae/Doldengewächse)

CHINESISCHE ENGELWURZ

當歸

dang gui

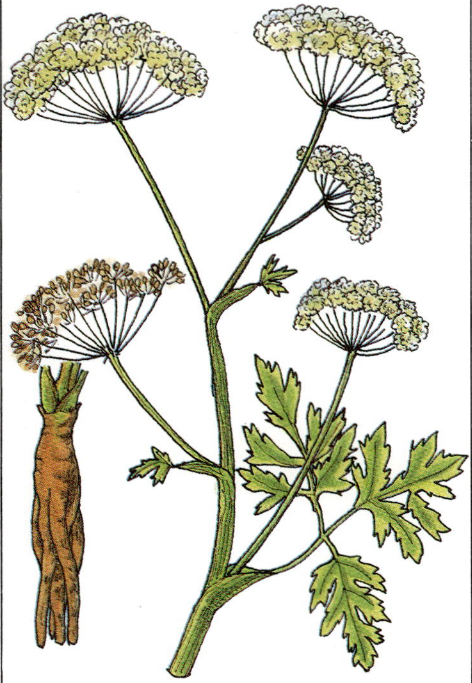

Natürliche Verbreitung: Zentralchina
Sammelgut: Wurzeln
Wesen: Süß und scharf; warm
Affinität: Leber, Milz
Wirkungsweisen: Bluttonikum; menstruationsfördernd; kreislaufstärkend; schmerzstillend; sedierend; laxativ
Indikationen: Menstruationsstörungen: Regelbeschwerden, Menorrhagie (zu lang andauernde Regelblutung), Amenorrhoe (Ausbleiben der Regelblutung); Leereerkrankungen des Blutes: schmerzende Wunden und traumatische Verletzungen, Schmerzen im Bauch nach Entbindungen; rheumatische Beschwerden
Dosierung: 10—15 g
Bemerkungen: Das wichtigste Heilmittel gegen menstruationsbedingte Störungen

179

EQUUS ASINUS
(Equidae/Pferde)

ESEL

阿膠

e jiao

Natürliche Verbreitung: Auf der ganzen Welt
Sammelgut: Aus der Haut hergestellter Leim
Wesen: Süß; neutral
Affinität: Lungen, Leber, Nieren
Wirkungsweisen: Bluttonikum; blutstillend; yin-nährend; Schleimhautreizungen der Lunge lindernd
Indikationen: Leereerkrankungen des Blutes: bleiche Gesichtsfarbe, Schwindel, Herzklopfen, Blut im Urin, Stuhl oder Sputum, Menorrhagie (zu lange andauernde Regelblutung); Schlaflosigkeit und Ruhelosigkeit durch Hitzestau
Dosierung: 10—15 g

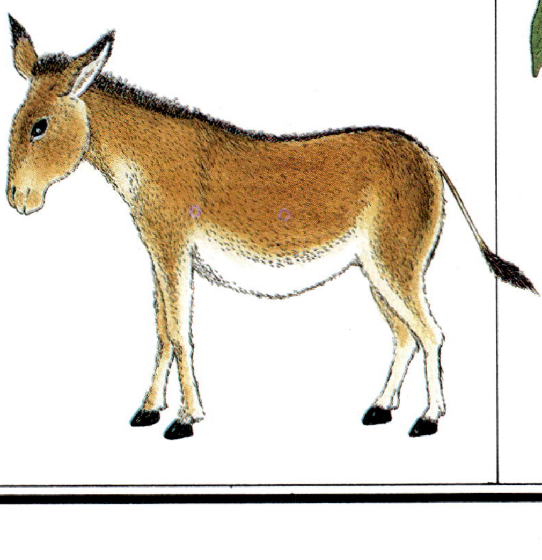

180

EUPHORIA LONGAN
(Sapindaceae/Ahorngewächse)

DRACHENAUGENBAUM

龍眼肉

long yan rou

Natürliche Verbreitung: Südchina, Japan
Sammelgut: Getrocknetes Fruchtfleisch
Wesen: Süß; warm
Affinität: Herz, Milz
Wirkungsweisen: Herzstärkend; sedierend; Bluttonikum; verdauungsfördernd
Indikationen: Herz- und Milzerkrankungen; Zerstreutheit; Schlaflosigkeit; Herzklopfen; Schwäche und Müdigkeit durch Blutmangel
Dosierung: 10—15 g
Bemerkungen: Die Kerne werden zu Pulver vermahlen und als blutstillendes Mittel auf Abszesse, Wunden und Verletzungen etc. aufgetragen

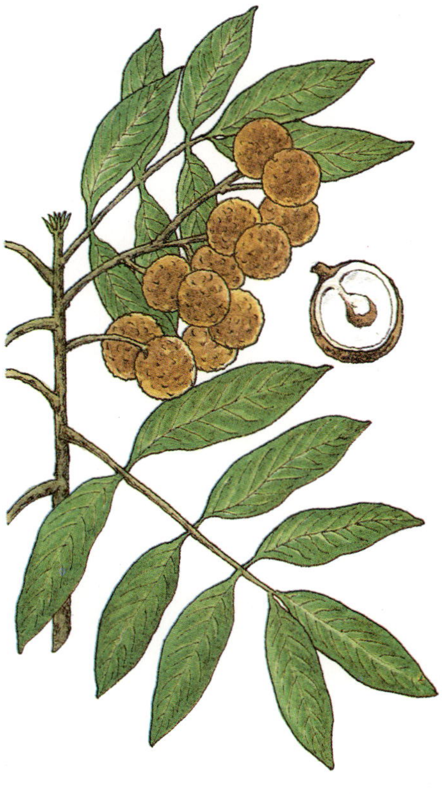

Yin-Tonika

Yin-Tonika werden bei „Yin-Leereerkrankungen“ angewendet. Sie nähren yin-Energie in Nieren, Lungen, Magen und Leber und werden bei Leereerkrankungen in diesen Organen verabreicht. Die wichtigsten Symptome solcher Leiden sind: 1. Yin-Leere in den Lungen: trockener Husten, Blut im Sputum, „leere“ Körperhitze, Durst, Reizbarkeit. 2. Yin-Leere im Magen: rote Lippen, dunkelrote Zunge, sich ablösender Zungenbelag, Flüssigkeitsmangel, Durst, Appetitmangel. 3. Yin-Leere in der Leber: trockene Augen, verschwommenes Sehen, Schwindel, Kopfschmerzen. 4. yin-Leere in den Nieren: Hitzeanfälle am Nachmittag, nächtliche Schweißausbrüche, Spermatorrhoe (Samenausfluß aus der Harnröhre ohne geschlechtliche Erregung).

Die meisten yin-Tonika sind von Natur aus süß, kalt, feucht und „klebrig“. Patienten mit yang-Leere in Milz und Nieren (Symptome siehe „yang-Tonika“) sollten yin-Tonika nur sparsam und in Verbindung mit anderen geeigneten Heilmitteln verwenden.

181

ADENOPHORA TETRAPHYLLA
(Campanullaceae/Glockenblumengewächse)

DRÜSENGLOCKE

沙參
sha shen

Natürliche Verbreitung: China, Japan
Sammelgut: Wurzeln
Wesen: Süß; leicht kalt
Affinität: Lungen, Magen
Wirkungsweisen: Schleimhautreizungen der Lungen lindernd; hustenlindernd; magenkräftigend; schleimhautlösend

Indikationen: Yin-Leere in den Lungen: trokkener Husten, chronischer Husten, Körperhitze, schwache und unsichere Stimme; yin-Leere im Magen: Durst, ungenügende Speichelsekretion, rote Lippen
Dosierung: 8—15 g

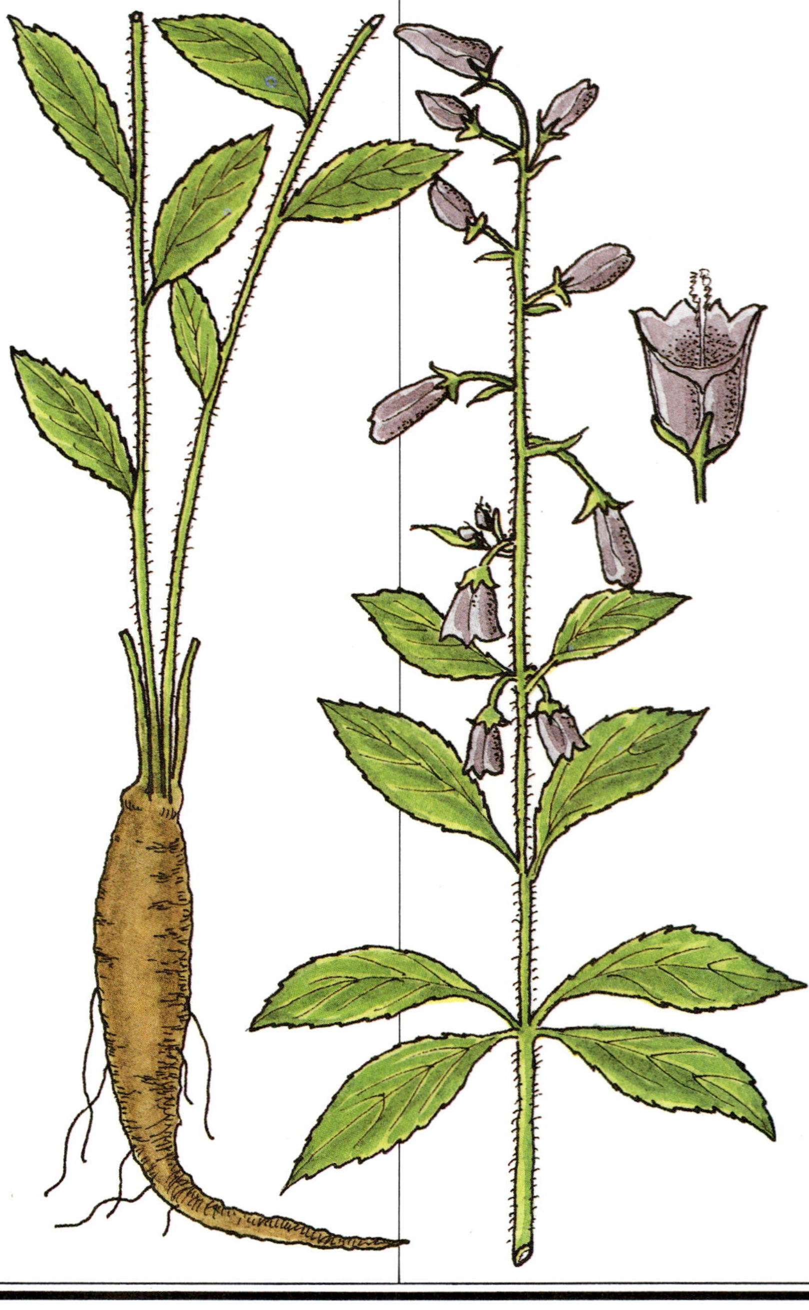

182

LIRIOPE SPICATA
(Liliaceae/Liliengewächse)

麥門冬

mai men dong

Natürliche Verbreitung: China, Japan
Sammelgut: Wurzelknollen
Wesen: Süß und leicht bitter; leicht kalt
Affinität: Herz, Lungen, Magen
Wirkungsweisen: Wirkt abkühlend auf das Herz; Schleimhautreizungen der Lungen lindernd; magenkräftigend; emollientisch; hustenlindernd
Indikationen: Yin-Leere in der Lunge: trokkener Husten, Blut im Sputum, Reizbarkeit; Durst durch Feuchtigkeitsmangel
Dosierung: 4—10 g
Bemerkungen: Fördert die Milchproduktion

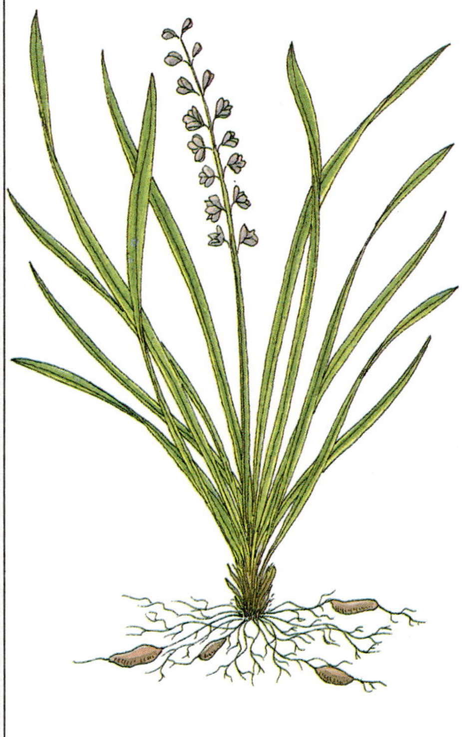

183

LYCIUM CHINENSE
(Solanaceae/Nachtschattengewächse)

BOCKSDORN oder TEUFELSZWIRN

枸杞子

gou qi zi

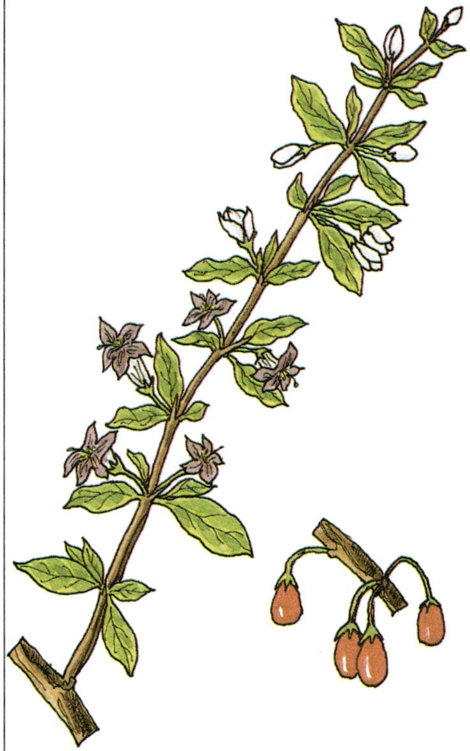

Natürliche Verbreitung: China, Japan
Sammelgut: Früchte
Wesen: Süß; neutral
Affinität: Leber, Nieren
Wirkungsweisen: Nierentonikum: nährt den Samen; Lebertonikum: stärkt die Sehkraft
Indikationen: Yin-Leere in der Leber: verschwommenes Sehen, Schwindel, Kopfschmerzen; yin-Leere in den Nieren: Spermatorrhoe (Samenausfluß aus der Harnröhre ohne sexuelle Erregung), Hexenschuß
Dosierung: 4—10 g
Bemerkungen: Auch ein wirksames Heilmittel gegen leichte Fälle von Diabetes

184

ECLIPTA PROSTRATA
(Compositae/Korbblütler)

旱蓮草

han lian cao

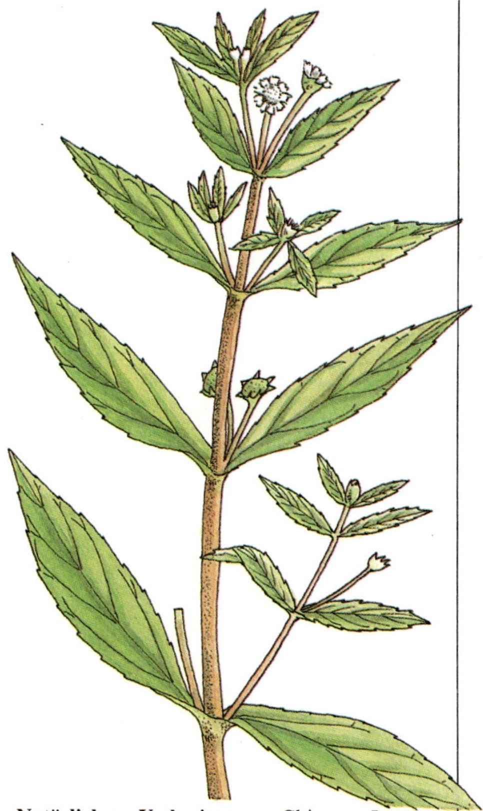

Natürliche Verbreitung: China, Japan, Taiwan, Indochina
Sammelgut: Die ganze Pflanze
Wesen: Süß und sauer; kalt
Affinität: Leber, Nieren
Wirkungsweisen: Yin-Tonikum; wirkt tonisierend auf die yin-Energie der Nieren; wirkt abkühlend auf das Blut; blutstillend; adstringierend
Indikationen: Yin-Leere der Leber: verschwommenes Sehen, Kopfschmerzen; yin-Leere der Nieren: Spermatorrhoe (Samenausfluß aus der Harnröhre ohne sexuelle Erregung), vorzeitiges Ergrauen des Haares; Blutungen durch yin-Leere: Blut in Sputum, Harn und Galle, Menorrhagie (zu lang andauernde Regelblutung)
Dosierung: 10—15 g
Bemerkungen: Ein Extrakt der frischen Pflanze trägt man als Haarwuchsmittel auf die Kopfhaut auf; wird es eingenommen, bewirkt es schwarze Färbung von Kopfhaar, Bart und Augenbrauen

185

CHINEMYS REEVESII
(Testudinidae/Landschildkröten)

SCHILDKRÖTE

龜板

gui ban

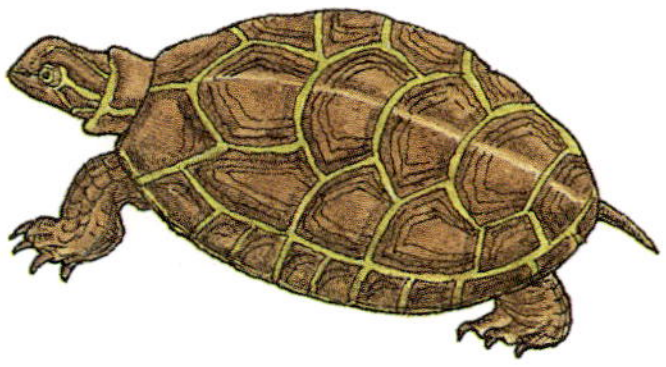

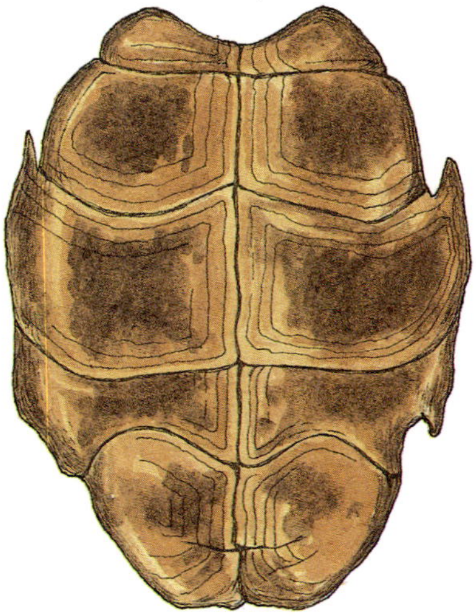

Natürliche Verbreitung: Auf der ganzen Welt
Sammelgut: Unterseite des Panzers
Wesen: Salzig und süß; neutral
Affinität: Nieren, Herz, Leber
Wirkungsweisen: Yin-Tonikum; wirkt tonisierend auf die Nieren; kräftigt Knochen, Sehnen und Knorpel
Indikationen: Yin-Leere der Nieren: schwache und unsichere Stimme, Hitzeanfälle am Nachmittag, nächtliche Schweißausbrüche, Hexenschuß, schwache Knochen, Sehnen und Knorpel; yin-Mangel durch Hitzeerkrankungen; fördert das Schließen der Schädelnähte bei Neugeborenen
Dosierung: 10—25 g
Bemerkungen: Fördert die Wehen bei langwierigen oder schwierigen Entbindungen; fördert das Wachstum von Knochen und Knorpeln bei Säuglingen

186

TRIONYX SINENSIS
(Trionychidae/Lippenschildkröten)

CHINESISCHER DREIKLAUER

鱉甲

bie jia

Natürliche Verbreitung: Auf der ganzen Welt
Sammelgut: Oberseite der Schale
Wesen: Salzig; neutral
Affinität: Leber, Milz, Nieren
Wirkungsweisen: Yin-Tonikum; beseitigt Blockierungen und erweicht Tumore; fiebersenkend
Indikationen: Yin-Leere in den Nieren: Hitzeanfälle am Nachmittag, nächtliche Schweißausbrüche; yin-Mangel durch übermäßige yang-Energie; yin-Mangel durch Hitzeüberschuß; geschwollene und infizierte Bauchspeicheldrüse; Schmerzen im Brustkorb; Amenorrhoe (Ausbleiben der Regelblutung); Tumore
Dosierung: 10—20 g

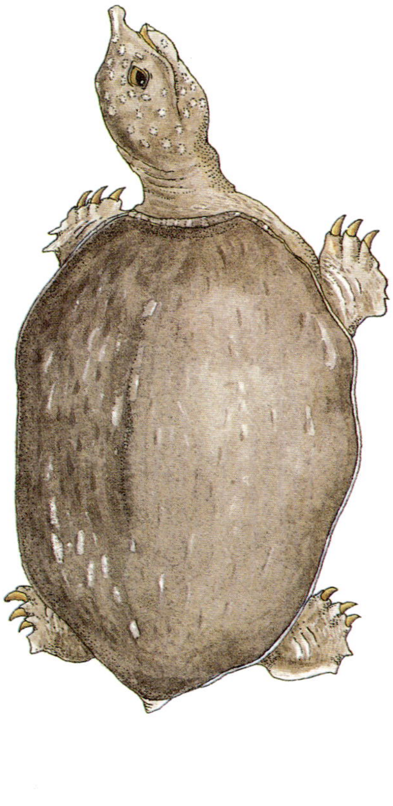

ADSTRINGIEREND ODER „ENTZIEHEND UND ZURÜCKHALTEND“

Als adstringierend bezeichnet man Arzneien, die Gewebe straffen und zusammenziehen, so daß unerwünschte Durchlässigkeit gegenüber Flüssigkeiten verhindert wird. Man wendet sie bei Erkrankungen an, die mit großem Flüssigkeitsverlust verbunden sind, was sich durch Symptome wie übermäßige Schweißsekretion, nächtliche Schweißausbrüche, chronischer Durchfall und Ruhr, chronischer Husten, Spermatorrhoe (Samenausfluß aus der Harnröhre ohne sexuelle Erregung), verfrühte Ejakulation, Blasenschwäche, chronischer Scheidenausfluß, starke Blutungen etc. manifestiert. Chronischer Flüssigkeitsverlust schädigt die Urenergien des Körpers und kann, wenn man ihn nicht bekämpft, zu viel schwerwiegenderen, akuten Erkrankungen führen.

Adstringierende Arzneien haben pharmakodynamisch gesehen die Aufgabe, die Schweißsekretion zu bremsen, Durchfall zum Stillstand zu bringen, den Samen zu stärken und zu „verfestigen“, den Harn zurückzuhalten, Scheidenausfluß zu stoppen sowie blutstillend und hustenlindernd zu wirken. Erwünscht sind also alle Wirkungen, die den Flüssigkeitsverlust verringern. Bei äußeren oder „Völle“-Erkrankungen, die noch nicht ganz überwunden sind, oder im Falle beginnender Ruhr und trockenem Husten sollte man keine adstringierenden Heilmittel einsetzen, damit nicht „böses *qi*“ im Körper zurückgehalten wird.

187

CORNUS OFFICINALIS
(Cornaceae/Hartriegelgewächse)

HARTRIEGEL

山茱萸

shan zhu yu

Natürliche Verbreitung: Ostchina, Korea, Japan
Sammelgut: Früchte
Wesen: Sauer; leicht warm
Affinität: Leber, Nieren
Wirkungsweisen: Tonikum für Leber und Nieren; adstringierend; blutstillend
Indikationen: Nierenstörung: Impotenz, Spermatorrhoe (Samenausfluß aus der Harnröhre ohne sexuelle Erregung), vorzeitige Ejakulation, Hexenschuß, nächtliche Schweißausbrüche, Blasenschwäche; Leberstörung: Schwindel, verschwommenes Sehen, Kopfschmerzen
Dosierung: 5—10 g

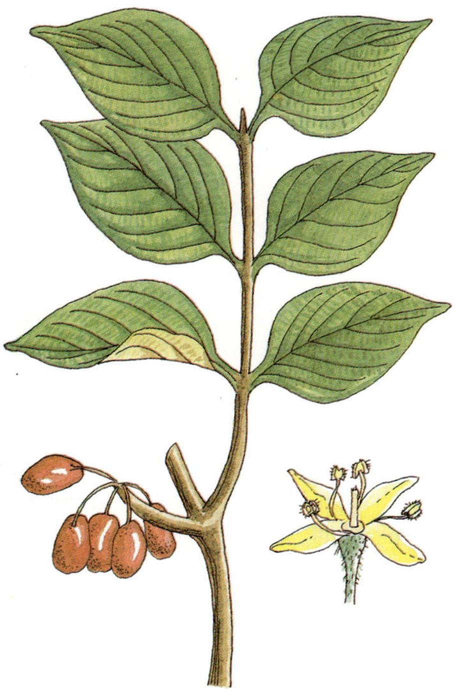

188

SCHISANDRA CHINENSIS
(Magnoliaceae/Magnoliengewächse)

五味子

wu wei zi

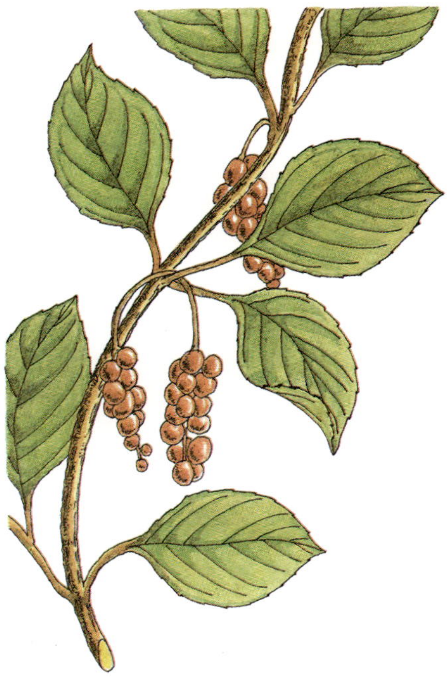

Natürliche Verbreitung: Nordostchina, Mandschurei, Japan
Sammelgut: Getrocknete Beeren
Wesen: Sauer; warm
Affinität: Lungen, Nieren
Wirkungsweisen: Adstringierend; Tonikum für die Nieren; Schleimhautreizungen lindernd; wirkt gegen Durchfall; hustenlindernd
Indikationen: Chronischer Husten; Asthma; Durst; übermäßige Schweißsekretion aufgrund von „Leereerkrankungen"; Spermatorrhoe (Samenausfluß aus der Harnröhre ohne sexuelle Erregung); Bettnässen; übermäßiges und zu häufiges Urinieren; chronischer Durchfall
Dosierung: 2—5 g
Bemerkungen: Das Heilmittel ist sowohl adstringierend als auch demulgierend, je nachdem, wie der Flüssigkeitshaushalt des Patienten beschaffen ist: bei Flüssigkeitsüberschuß wirkt es austrocknend; bei Flüssigkeitsmangel wirkt es befeuchtend

189

TERMINALIA CHEBULA
(Combretaceae/Langfadengewächse)

KATAPPENBAUM

訶子

he zi

Natürliche Verbreitung: Indochina, Malaysien
Sammelgut: Früchte
Wesen: Bitter und sauer; neutral
Affinität: Lungen, Dickdarm
Wirkungsweisen: Adstringierend; durchfallhemmend; blutstillend
Indikationen: Chronischer Durchfall und Ruhr; Vorfall des Mastdarmes; Asthma und Husten durch „leere" Lungen; Scheidenausfluß; Menorrhagie (zu lang anhaltende Regelblutung)
Dosierung: 3—8 g
Bemerkungen: Das Heilmittel wirkt sehr stark adstringierend, besonders auf den Dickdarm

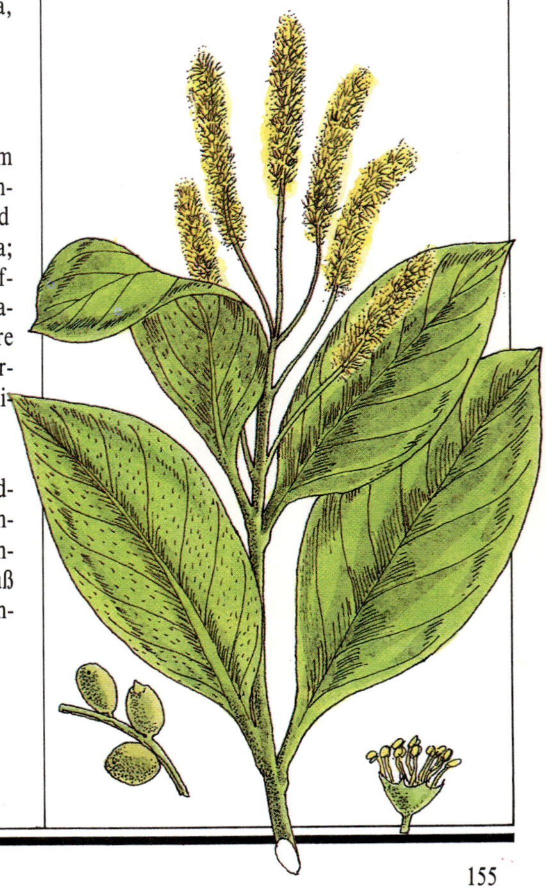

190

RHUS CHINENSIS
(Anacardiaceae/Anacardiengewächse)

CHINESISCHER SUMACH

五倍子

wu bei zi

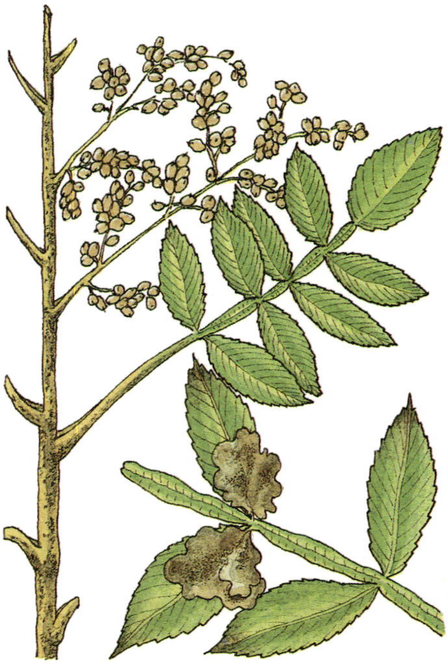

Natürliche Verbreitung: China
Sammelgut: Harte, kugelförmige Auswüchse auf den Blättern und Stengeln, hervorgerufen durch die dort abgelagerten Larven der Blattlausart *melapis chinensis*
Wesen: Sauer; kalt
Affinität: Lungen, Nieren, Dickdarm
Wirkungsweisen: Adstringierend auf die Lungen und den Dickdarm; fiebersenkend; blutstillend
Indikationen: Chronischer Husten; chronischer Durchfall und Ruhr; übermäßige Schweißsekretion durch „Leereerkrankungen"; blutende Hämorrhoiden; Blut im Stuhl; Spermatorrhoe (Samenausfluß aus der Harnröhre ohne sexuelle Erregung)
Dosierung: 1—3 g
Bemerkungen: Das Heilmittel wirkt sehr stark adstringierend; es enthält 70% Tannin

191

PAPAVER SOMNIFERUM
(Papaveraceae/Mohngewächse)

SCHLAFMOHN

罌粟殼

ying su ke

Natürliche Verbreitung: China, Indien, Mittelmeerraum
Sammelgut: Die getrockneten, leeren Kapseln, aus denen der Opiumsaft schon entnommen ist
Wesen: Sauer; neutral
Affinität: Lungen, Dickdarm; Nieren
Wirkungsweisen: Wirkt adstringierend auf die Lungen und den Dickdarm; schmerzstillend; hustenlindernd
Indikationen: Chronischer Husten; chronischer Durchfall und Ruhr; Magenschmerzen; Vorfall des Mastdarmes; Asthma; Entzugserscheinungen bei Opiumsucht
Dosierung: 4—10 g
Bemerkungen: Das aus der Pflanze gewonnene Opium wird auch medizinisch verwendet: es wirkt narkotisch, sedierend, hypnotisch, krampflösend, adstringierend und schmerzstillend

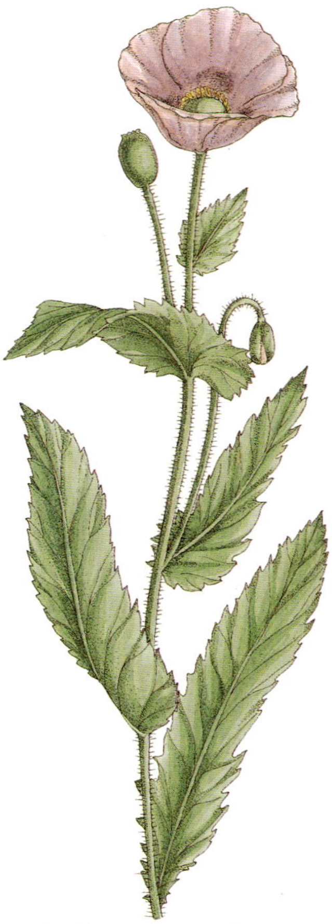

192

EURYALE FEROX
(Nymphaeaceae/Seerosengewächse)

芡實

qian shi

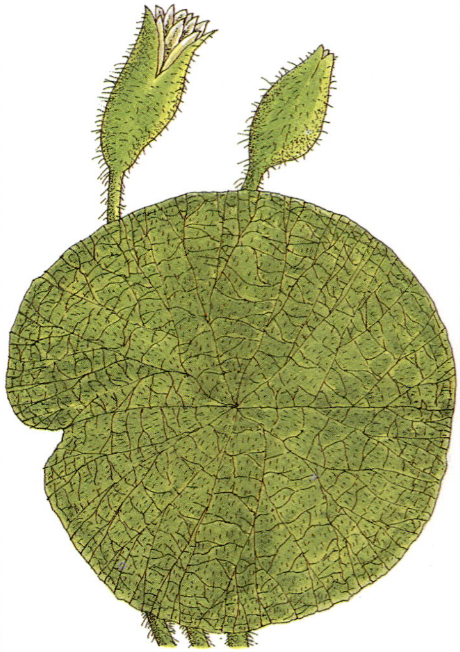

Natürliche Verbreitung: China, Japan, Indien
Sammelgut: Samen
Wesen: Süß und sauer; neutral
Affinität: Milz, Nieren
Wirkungsweisen: Adstringierend; schmerzstillend; Tonikum für Nieren und Milz
Indikationen: Nierenstörung: Spermatorrhoe (Samenausfluß aus der Harnröhre ohne sexuelle Erregung), nächtliche Ejakulationen, Blasenschwäche; Milzstörung: chronischer Durchfall, Verdauungsstörungen; Scheidenausfluß durch Feuchtigkeitsüberschuß
Dosierung: 10—30 g

193

PARATENODERA SINENSIS
(Mantidae)

GOTTESANBETERIN

桑螵蛸

sang piao xiao

Natürliche Verbreitung: Auf der ganzen Welt
Sammelgut: Kokon
Wesen: Süß und salzig; neutral
Affinität: Leber, Nieren
Wirkungsweisen: Wirkt tonisierend auf die yang-Energie der Nieren; adstringierend
Indikationen: Mangel an yang-Energie in den Nieren: Impotenz, Spermatorrhoe (Samenausfluß aus der Harnröhre ohne sexuelle Erregung), vorzeitige Ejakulation, Blasenschwäche, Bettnässen
Dosierung: 3—10 g

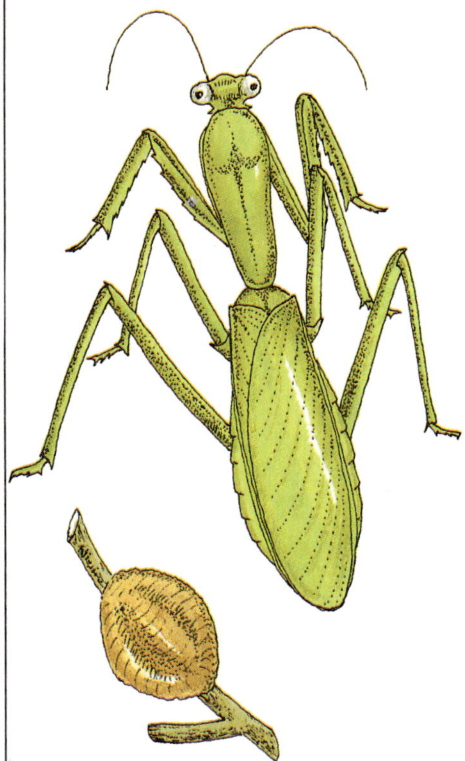

194

RUBUS COREANUS
(Rosaceae/Rosengewächse)

BROMBEERE

覆盆子

fu pen zi

Natürliche Verbreitung: Zentralchina, Europa
Sammelgut: Unreife Beeren
Wesen: Süß und sauer; leicht warm
Affinität: Leber, Nieren
Wirkungsweisen: Tonikum für die Nieren; adstringierend
Indikationen: Nierenstörung: Impotenz, Spermatorrhoe (Samenausfluß aus der Harnröhre ohne sexuelle Erregung), vorzeitige Ejakulation, Blasenschwäche, Bettnässen
Dosierung: 5—10 g
Bemerkungen: Bei Leiden, die auf Leber- und Nierenstörungen zurückzuführen sind, verbessert das Heilmittel die Sehkraft

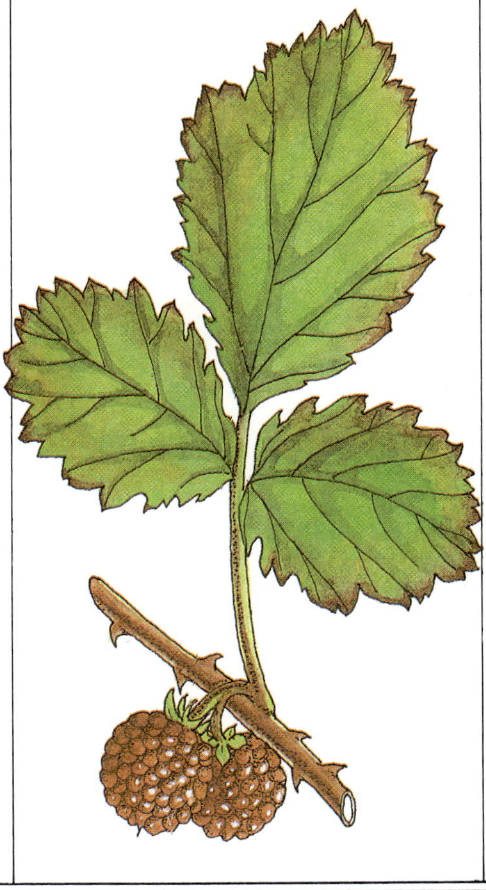

195

SEPIA ESCULENTA
(Sepiidae)

TINTENFISCH

海螵蛸

hai piao xiao

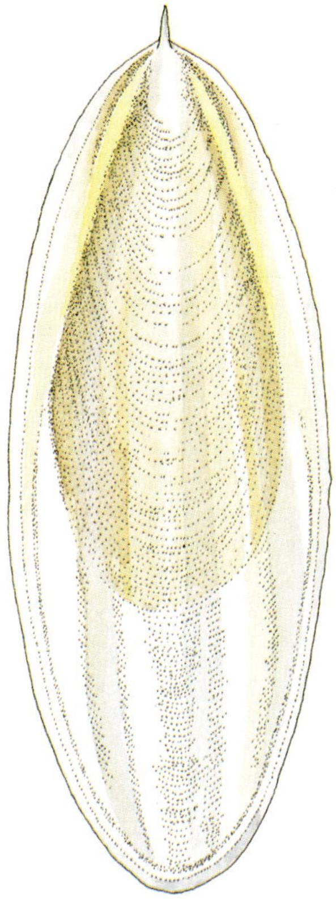

Natürliche Verbreitung: Auf der ganzen Welt
Sammelgut: Schulp
Wesen: Salzig; leicht warm
Affinität: Leber, Nieren
Wirkungsweisen: Adstringierend; blutstillend, auch bei Abszessen und Wunden; neutralisiert Magensäure
Indikationen: Menorrhagie (zu lang andauernde Regelblutung); blutende Abszesse und Wunden; Spermatorrhoe (Samenausfluß aus der Harnröhre ohne sexuelle Erregung); Scheidenausfluß; Magengeschwüre; hochkommende Galle; Juckreiz
Dosierung: 4—10 g
Bemerkungen: Stark adstringierend: Lang andauernde oder übermäßige Verwendung kann zu Verstopfung führen

ANTHELMINTISCH ODER „WÜRMERAUSTREIBEND“

Als anthelmintisch bezeichnet man jene Arzneien, die Würmer töten oder abgehen lassen. Die Parasiten gelangen entweder durch die Haut in den Körper oder auch als Eier in verdorbener Nahrung. Einige kann man nur durch eine Untersuchung des Stuhles nach Eiern feststellen. Andere Arten wieder bewirken Symptome wie Druckgefühl und Schmerzen im Bauch, Gewichtsverlust, Appetitlosigkeit, Essen ohne Hungergefühl, Verlangen nach ungewöhnlichen Nahrungsmitteln oder anderen Stoffen, gelbe Hautfarbe, Schwellungen am Körper und Afterjucken. Auf eine Wurmkur muß immer eine Nachbehandlung folgen, um einen neuerlichen Befall zu verhindern.

Bei der Verwendung anthelmintischer Heilmittel sind die folgenden Punkte zu beachten:

— Bei langanhaltendem Wurmbefall mit den dazugehörigen Symptomen im Verdauungstrakt sollten auch verdauungsfördernde Maßnahmen gesetzt werden.
— Wurmmittel nimmt man am besten auf leeren Magen, damit sie in möglichst unmittelbaren Kontakt mit den Parasiten kommen. Leidet der Patient gleichzeitig an chronischer Verstopfung, kombiniert man die Behandlung mit kathartischen oder laxativen Arzneien, um eine gründliche Ausscheidung der Würmer und ihrer Eier zu gewährleisten.
— Die Dosierung anthelmintischer Heilmittel, besonders jener, die toxisch sind, muß besonders sorgfältig vorgenommen werden, damit es zu keinen Vergiftungserscheinungen kommt.
— Treten Fieber oder akute Beschwerden auf, muß die Behandlung mit anthelmintischen Heilmitteln kurzfristig unterbrochen werden.
— Bei schwangeren Frauen sowie älteren und geschwächten Patienten muß man diese Arzneien sehr vorsichtig einsetzen.

196

QUISQUALIS INDICA
(Combretaceae/Langfadengewächse)

INDISCHE QUISQUALIS

使君子

shi jun zi

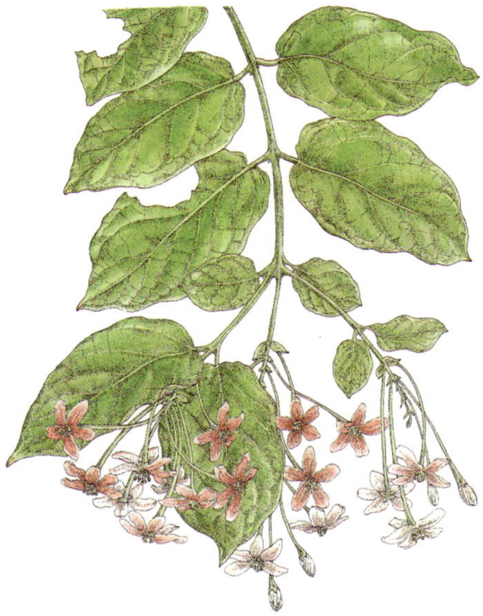

Natürliche Verbreitung: Südchina, Indien, Indochina
Sammelgut: Früchte
Wesen: Süß; warm
Affinität: Milz, Magen
Wirkungsweisen: Entwurmend; verdauungsfördernd
Indikationen: Schmerzen und Druckgefühl im Bauch aufgrund von Bandwurmbefall; bei Kindern Schwellungen an Bauch und Gliedmaßen durch Parasitenbefall
Dosierung: 4—8 g (Bei Kindern eine Frucht pro Lebensjahr)
Bemerkungen: Ein wichtiges Heilmittel zur Behandlung von Parasitenbefall bei Kindern

197

ARECA CATECHU
(Palmae/Palmen)

BETELPALME

檳榔

bing lang

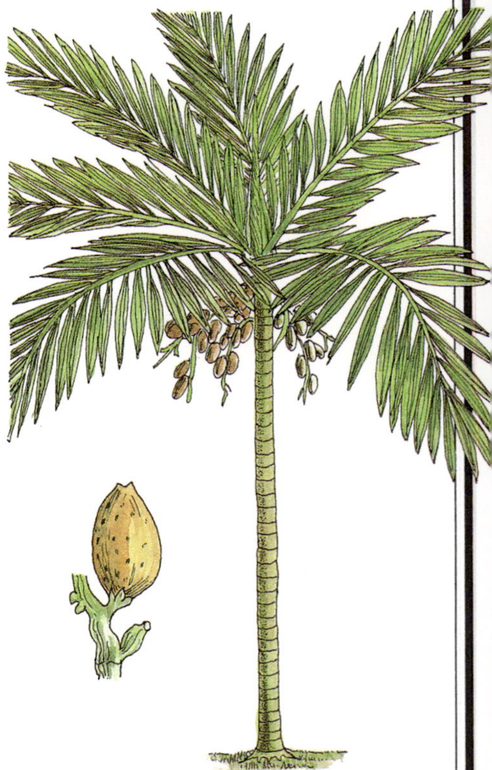

Natürliche Verbreitung: Indochina, Indien, Taiwan
Sammelgut: Betelnuß
Wesen: Scharf und bitter; warm
Affinität: Magen, Dickdarm
Wirkungsweisen: Entwurmend; verdauungsfördernd; entwässernd, harntreibend
Indikationen: Alle Arten von Wurmbefall; Stauungen unverdauter Nahrung; Darmgeräusche, Schwellungen an Füßen und Beinen
Dosierung: 4—10 g
Bemerkungen: Wird auch gegen Malaria angewendet

198

CUCURBITA MOSCHATA
(Cucurbitaceae/Kürbispflanzen)

KÜRBIS

南瓜子

nan gua zi

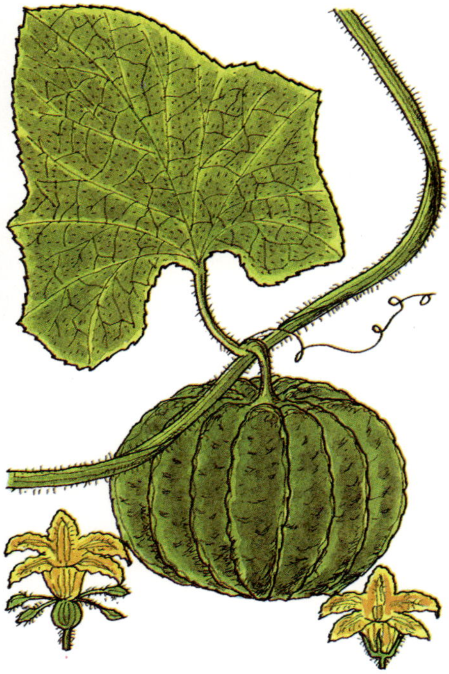

Natürliche Verbreitung: Auf der ganzen Welt
Sammelgut: Samen
Wesen: Süß; warm
Affinität: Unbestimmt
Wirkungsweisen: Entwurmend
Indikationen: Wurmbefall; Schwellungen und Schmerzen im Bauch
Dosierung: 30—50 g
Bemerkungen: Das Heilmittel wird in der chinesischen Medizin erst seit relativ kurzer Zeit verwendet, daher sind seine Affinitäten noch nicht bestimmt; meist erfolgt eine Nachbehandlung mit kathartischen Arzneien

199

DRYOPTERIS CRASSIRHIZOMA
(Dryopteridaceae/Farne)

貫衆

guan zhong

Natürliche Verbreitung: Auf der ganzen Welt
Sammelgut: Rhizome (Wurzelstöcke)
Wesen: Bitter; leicht kalt
Affinität: Leber, Magen
Wirkungsweisen: Entwurmend; fiebersenkend; antidotisch; blutstillend
Indikationen: Alle Arten von Wurmbefall; Schmerzen und Druck im Bauch; entzündete und infizierte Abszesse; Menorrhagie (zu lang anhaltende Regelblutung)
Dosierung: 8—15 g
Bemerkungen: Leicht giftig; wirksames Heilmittel gegen ansteckende Erkältungskrankheiten

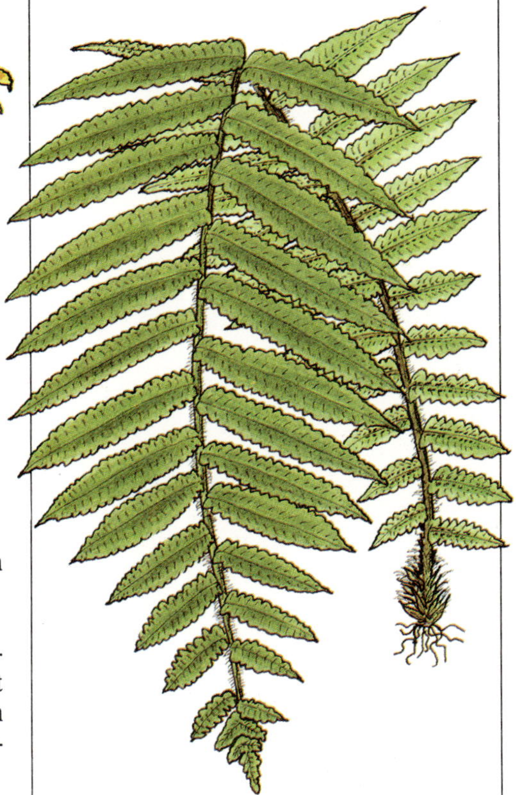

200

ALLIUM SATIVUM
(Liliaceae/Liliengewächse)

KNOBLAUCH

大蒜

da suan

Natürliche Verbreitung: Auf der ganzen Welt
Sammelgut: Zwiebel
Wesen: Scharf; warm
Affinität: Magen, Dickdarm
Wirkungsweisen: Entwurmend; antiseptisch; antidotisch; magenkräftigend; tonisierend
Indikationen: Hakenwurm, Springwurm; Durchfall und Ruhr; Tuberkulose; Hustenanfälle; äußerlich anzuwenden in den frühen Stadien von Abszessen und bei Ringelflechte am Kopf
Dosierung: 3—5 frische Zehen
Bemerkungen: Extrakte aus dieser Pflanzenfamilie sind in letzter Zeit im Westen beliebt geworden; die Krebshäufigkeit ist in Ländern, wo viel Knoblauch gegessen wird, geringer als in anderen; die Pflanze ist in frischem Zustand wesentlich wirksamer als getrocknet

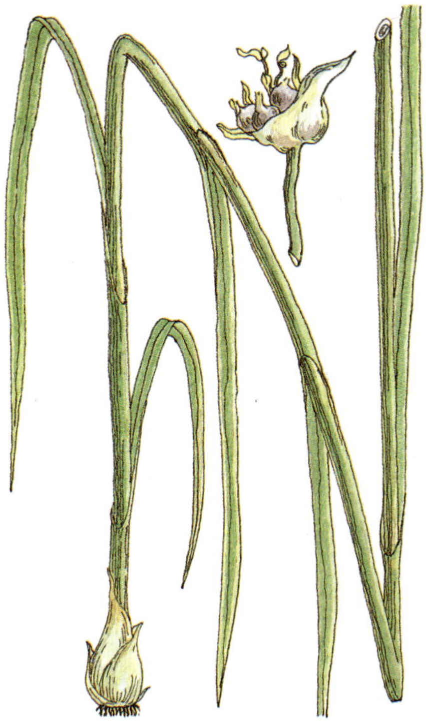

Arzneirezepte

Die in diesem Kapitel vorgestellten Arzneirezepte stammen alle aus traditionellen Handbüchern der chinesischen Naturheilkunde. Sie stehen beispielhaft für die verschiedenen Arten von Heilmitteln, die man gegen weitverbreitete Erkrankungen einsetzt. Ihre Wirksamkeit beschränkt sich daher auf die üblichen und normalen Formen der jeweiligen Erkrankung. Patienten, die an akuten oder komplizierten Krankheiten leiden, sollten jedoch den Rat eines qualifizierten chinesischen Arztes suchen, der dann die auf ihr betreffendes Leiden individuell abgestimmten Heilmittel zusammenstellen wird.

Die Rezepte sind in drei große Gruppen gegliedert: vorbeugende, heilende und tonisierende. In jeder Gruppe findet man einige Beispiele für bestimmte Erkrankungen.

Die Ingredienzien scheinen mit ihrem lateinischen Namen auf, gefolgt von der Nummer, unter der sie im vorangegangenen Kapitel aufzufinden sind. Solche ohne Nummer wurden nicht in die Auswahl der 200 Heilmittel in diesem Buch aufgenommen, sind aber allgemein erhältlich. Der chinesische Name wurde in Originalschrift hinzugefügt, damit man ein solches Rezept leichter in einer chinesischen Apotheke zubereiten lassen kann. Die Gewichte sind in Gramm angegeben.

Abkochungen bereitet man im allgemeinen in einem zugedeckten Steingut- oder Keramikgefäß über kleiner Flamme zu. Hat die Arznei einen unangenehmen Geschmack, kann man diesen mit einem Löffel Zucker oder Honig verbessern. Man bereitet täglich die benötigte Dosis frisch zu und verabreicht sie in zwei bis drei Portionen. Abkochungen sind am wirksamsten, wenn sie täglich frisch hergestellt werden.

Vorbeugende Rezepte

Ansteckende Erkältungen

Dryopteris crassirhizoma (199) [貫衆]

6 Monate—2 Jahre	3 g
3 Jahre—6 Jahre	5 g
7 Jahre—10 Jahre	7 g
über 10 Jahre	10 g

Zubereitung
In einem zugedeckten Keramik- oder Steingutgefäß mit 3 Tassen Wasser auf kleiner Flamme kochen, bis die Menge auf 1½ Tassen reduziert ist. Durch ein Baumwolltuch seihen und in zwei Portionen auf leeren Magen einnehmen. Die Behandlung während der ansteckungsgefährdeten Zeit 4 bis 5 Tage lang fortsetzen.

Bemerkungen
Eine heilende Arznei bei „Wind-Hitze"-Erkrankungen.

Lonicera japonica (47) 6 g [金銀花]
Chrysanthemum morifolium (14) 6 g [菊花]
Euphoria longan (Blätter) (180) 4 g [龍眼葉]

Zubereitung
Mit 4 Tassen Wasser in zugedecktem Gefäß auf kleiner Flamme kochen, bis die Menge auf 2—3 Tassen reduziert ist. Durch ein Baumwolltuch seihen, mit Zucker oder Honig süßen. Im Verlauf des Tages als Tee trinken.

Bemerkungen
Eine heilende Arznei bei „Wind-Hitze"-Erkrankungen.

Elsholtzia splendens (8) 10 g [香薷]

Zubereitung
Mit 3 Tassen Wasser in zugedecktem Gefäß kochen, bis die Menge auf 1½ Tassen reduziert ist. Abseihen. Als Tee trinken.

Bemerkungen
Eine heilende Arznei bei „Wind-Hitze"-Erkrankungen.

Allium fistulosum (9)
4—5 Stengel und Wurzelfasern [葱白]
Zingiber officinale (93) 20 g [乾薑]
Rohzucker nach Geschmack

Zubereitung
Mit 3 Tassen Wasser in zugedecktem Gefäß kochen, bis die Menge auf 2½ Tassen reduziert ist. Abseihen. Während des Tages heiß in 2 Portionen auf leeren Magen trinken.

Bemerkungen
Eine heilende Arznei bei „Wind-Hitze"-Erkrankungen.

Mumps

Baphicacanthus cusia 50 g [板藍根]
Lonicera japonica (47) 20 g [金銀花]

Zubereitung
Mit 5 Tassen Wasser in zugedecktem Gefäß kochen, bis die Menge auf 3 Tassen reduziert ist. Abseihen. 4—5 Tage lang über den Tag verteilt trinken.

Meningitis

Phyllostachys (33) 20 g [竹葉]
Gypsum fibrosum (29) 30 g [石膏]

Zubereitung
Mit 5 Tassen Wasser in zugedecktem Gefäß kochen, bis die Menge auf 2½ Tassen reduziert ist. Abseihen. In zwei Portionen pro Tag auf leeren Magen trinken. Vorher abkühlen lassen. 4—5 Tage lang während der Zeit der Ansteckungsgefahr einnehmen

Enzephalitis

Baphicacanthus cusia 30 g [板藍根]
Isatis tinctoria (44) 20 g [大青葉]

Zubereitung
Mit 5 Tassen Wasser in einem zugedeckten Gefäß kochen, bis die Menge auf 3 Tassen reduziert ist. Abseihen. 4—5 Tage lang über den Tag verteilt als Tee trinken.

Hepatitis

Artemisia capillaris (77) 20 g [茵陳蒿]
Ziziphus jujuba (164) 7—8 Stück [大棗]

Zubereitung
Mit 4 Tassen Wasser in zugedecktem Gefäß kochen, bis die Menge auf 2 Tassen reduziert ist. In Zeiten der Ansteckungsgefahr als Tee über den Tag verteilt täglich trinken.

Hitzschlag

Phyllostachys (33) 10 g [竹葉]
Gypsum fibrosum (29) 10 g [石膏]
Gardenia jasminoides (31) 10 g [梔子]
Lonicera japonica (47) 10 g [金銀花]
Crataegus pinnatifida (138) 10 g [山楂]
Glycyrrhiza uralensis (165) 10 g [甘草]

Zubereitung
Mit 4 Tassen Wasser in zugedecktem Gefäß kochen, bis die Menge auf 2 Tassen reduziert ist. Abseihen. Über den Tag verteilt als Tee trinken.

Heilende Rezepte

Bluthochdruck

Lonicera japonica (47) 30 g [金銀花]
Chrysanthemum morifolium (14) 30 g [菊花]
Morus alba (13) 12 g [桑葉]
Crataegus pinnatifida (138) 20 g [山楂]
Cirsium japonicum (131) 20 g [大薊]

Zubereitung
Mit 5 Tassen Wasser in zugedecktem Gefäß kochen, bis die Menge auf 3 Tassen reduziert ist. Abseihen. Im Laufe des Tages in 2 Portionen auf leeren Magen einnehmen.

Gastrodia elata (109) 10 g [天麻]
Uncaria rhynchophylla (110) 10 g [鈎藤]
Haliotis gigantea (108) 20 g [石決明]
Eucommia ulmoides (175) 20 g [杜仲]
Loranthus yadoriki 10 g [桑寄生]
Achyranthes bidentata (124) 10 g [牛膝]
Gardenia jasminoides (31) 10 g [梔子]
Scutellaria baicalensis (60) 10 g [黄芩]
Leonurus artemisia 10 g [益母草]
Polygonum multiflorum (Reben) (177) 10 g [何首烏]
Poria cocos (73) 10 g [茯苓]

Zubereitung
Mit 5 Tassen Wasser in zugedecktem Gefäß kochen, bis die Menge auf 2 Tassen reduziert ist. Abseihen. Auf 2 Portionen aufgeteilt auf leeren Magen einnehmen.

Verstopfung

Indikationen
Verstopfungen von der „vollen", „heißen" Art; Völlegefühl und Druck im Bauch; heißer, übelriechender Atem; übelriechende Winde; Hitzegefühl; dicker, gelber Zungenbelag; Kopfschmerzen.

Rheum officinale (19) 6 g [大黄]
Poncirus trifoliata (116) 10 g [枳實]
Mirabilite (20) 10 g [芒硝]
Magnolia officinalis (71) 10 g [厚朴]

Zubereitung
Die Ingredienzien 2 und 3 mit 3 Tassen Wasser in zugedecktem Gefäß kochen, bis die Menge auf 1½ Tassen reduziert ist. Die erste Ingredienz hinzufügen und weitere 15 Minuten kochen, dann die letzte Ingredienz hineinrühren. Abseihen. Auf drei Portionen aufteilen. Zeigt sich nach der ersten keine Wirkung, nehme man die zweite usw.

Indikationen
Verstopfungen von der „leeren", „kalten" Art; häufig bei geschwächten und älteren Patienten; Verlangen nach Stuhlgang, ohne die Energie dazu; dünner, farbloser Zungenbelag; Schlaflosigkeit.

Codonopsis tangshen (160) 30 g [黨參]
Astragalus membranaceus (161) 15 g [黄蓍]
Cistanche salsa (169) 15 g [肉蓯蓉]
Angelica sinensis (178) 10 g [當歸]
Cannabis sativa (Samen) (23) 10 g [火麻仁]

Zählt zu den Symptomen auch Schlaflosigkeit, füge man folgendes hinzu:
Ziziphus jujuba (104) 15 g [酸棗仁]
Thuja orientalis (Samen) (132) 10 g [側柏葉]

Zubereitung
Mit 5 Tassen Wasser in zugedecktem Gefäß kochen, bis die Menge auf 3 Tassen reduziert ist. Abseihen. Auf 2 Portionen aufteilen und auf leeren Magen trinken.

Indikationen
Verstopfungen von der „trockenen" Art; Schmerzen und Druck im Kopf; trockene Nase; Durst und Verlangen nach Wasser; aufgesprungene, trockene Lippen; heiße Handflächen und Sohlen; chronische Verstopfung; häufig bei älteren und an yin-Leere leidenden Patienten; mitunter bei Frauen nach einer Entbindung.

Rhemannia glutinosa (38) 30 g [乾地黄]
Scrophularia ningpoensis (45) 12 g [玄參]
Liriope spicata (182) 10 g [麥門冬]
Anemarrhena asphodeloides (30) 8 g [知母]
Cannabis sativa (Samen) (23) 10 g [火麻仁]
Trichosanthes kirilowii (Wurzeln) 10 g [瓜蔞]
Trichosanthes kirilowii (Samen) 10 g [天花粉]

Zählen zu den Symptomen auch Atembeschwerden, füge man folgendes hinzu:
Codonopsis tangshen (160) 15 g [黨參]
Atractylodes macrocephala (162) 10 g [白朮]

Zählt zu den Symptomen auch Blutmangel, füge man folgendes hinzu:
Angelica sinensis (178) 12 g [當歸]
Ligustrum ludicum (Samen) 10 g [女貞子]

Zubereitung
Mit 5 Tassen Wasser in zugedecktem Gefäß kochen, bis die Menge auf 2 Tassen oder weniger reduziert ist. Abseihen. 30—40 g Honig hinzufügen. In 2 Portionen auf leeren Magen einnehmen.

Akne, unreine Haut

Schizonepeta tenuifolia (4) 8 g [荊芥]
Ledebouriella seseloides (5) 8 g [防風]
Angelica anomala (7) 8 g [白芷]
Bupleurum falcatum (16) 8 g [柴胡]
Gardenia jasminoides (31) 8 g [梔子]
Paeonia lactiflora (43) 8 g [芍藥]
Forsythia suspensa (48) 8 g [連翹]
Scutellaria baicalensis (60) 8 g [黄芩]
Poncirus trifoliata (Schale) (116) 8 g [枳實]
Ligusticum wallichii (121) 8 g [川芎]
Platycodon grandiflorum (144) 8 g [桔梗]
Angelica sinensis (178) 8 g [當歸]
Glycyrrhiza uralensis (165) 8 g [甘草]

Zubereitung
Mit 5 Tassen Wasser in zugedecktem Gefäß kochen, bis die Menge auf 3 Tassen reduziert ist. Abseihen. 2 Portionen pro Tag auf leeren Magen einnehmen. „Scharfe" und „heiße" Nahrungsmittel meiden.

Zahnschmerzen

Asarum sieboldii (6) 3 g [細辛]
Rheum officinale (19) 5 g [大黄]
Gypsum fibrosum (29) 20 g [石膏]
Gardenia jasminoides (31) 10 g [梔子]
Paeonia lactiflora (43) 6 g [芍藥]
Scrophularia ningpoensis (45) 10 g [玄參]
Prunus mume 3 g

Zubereitung
Zuerst wird Ingredienz Nr. 29 ½ Stunde bei kleiner Flamme mit 4 Tassen Wasser in einem zugedeckten Gefäß gekocht. Dann füge man alle anderen Zutaten außer Nr. 19 bei. Weiterkochen lassen, bis die Menge auf etwa 1½ Tassen reduziert ist. Dann füge man die letzte Ingredienz bei und lasse noch 15 Minuten köcheln. Abseihen, auskühlen lassen und auf einmal einnehmen.

Verdauungsbeschwerden

durch übermäßigen Genuß von Fleisch und Fett

Crataegus pinnatifida (138) 15 g [山楂]
Citrus reticulata (115) 6 g [陳皮]
Poncirus trifoliata (116) 8 g [枳實]
Coptis sinensis (59) 4 g [黃連]

Zubereitung
Mit 3 Tassen Wasser in zugedecktem Gefäß kochen, bis die Menge auf 1 Tasse reduziert ist. Abseihen. Auf einmal einnehmen, langsam schlürfen.

Nervöse Störungen

Hysterie, Reizbarkeit, Bluthochdruck, Epilepsie, manisch depressive Verstimmung, Wutausbrüche etc.

Glycyrrhiza uralensis (165) 12 g [甘草]
Triticum aestivum (106) 30 g [小麥]
Ziziphus jujuba (164) 10 Stück [大棗]

Zubereitung
Mit 3 Tassen Wasser in einem zugedeckten Gefäß kochen, bis die Menge auf 1 Tasse reduziert ist. Abseihen. Auf einmal einnehmen, langsam schlürfen.

Erfrierungen

Cinnamomum cassia (2) 10 g [桂枝]
Paeonia lactiflora (43) 10 g [芍藥]
Angelica sinensis (178) 12 g [當歸]
Glycyrrhiza uralensis (165) 5 g [甘草]
Ziziphus jujuba (164) 10 Stück [大棗]
Zingiber officinale (93) 5 g [乾薑]

Zubereitung
Mit 4 Tassen Wasser in zugedecktem Gefäß kochen, bis die Menge auf etwa 1½ Tassen reduziert ist. Abseihen. Etwa eine Woche lang in 2 Portionen pro Tag auf leeren Magen einnehmen.

Dysmenorrhoe (Regelbeschwerden)

Saussurea lappa (117) 3 g [木香]
Cyperus rotundus (118) 6 g [香附]
Foeniculum vulgare (96) 2 g [茴香]
Paeonia lactiflora (43) 6 g [芍藥]
Curcuma aromatica (127) 6 g [郁金]
Angelica sinensis (178) 10 g [當歸]
Melia azedarach (Samen) 6 g [川楝子]
Corydalis ambigua 6 g [延胡索]
Citrus medica 3 g [佛手柑]

Wenn zu den Symptomen auch Schwellungen und Schmerzen in der Brust zählen, füge man folgendes hinzu:
Bupleurum falcatum (16) 3 g [柴胡]
Poncirus trifoliatus (Schale) (116) 6 g [枳殼]
zusätzlich *Nr. 43* und *178* je 6 g

Wenn zu den Symptomen auch Verstopfung und dunkler, heißer Harn zählen, füge man folgendes hinzu:
Trichosanthes kirilowii (149) 12 g [瓜蔞]
Plantago asiatica (75) 10 g [車前子]
Areca catechu (197) 5 g [檳榔]
Citrus reticulata (115) 6 g [橘皮]

Zubereitung
Mit 4 Tassen Wasser in zugedecktem Gefäß kochen, bis die Menge auf 1½ Tassen reduziert ist. Abseihen. Am ersten Tag, an dem Schmerzen auftreten, in 2 Portionen auf leeren Magen einnehmen.

Schleim

Übermäßige Schleimbildung; dicker Schleim im Hals

Platycodon grandiflorum (144) 20 g [桔梗]
Polygala tenuifolia (105) 12 g [遠志]
Citrus reticulata (115) 10 g [陳皮]
Glycyrrhiza uralensis (165) 20 g [甘草]

Zubereitung
Die zu feinem Pulver vermahlenen Pflanzen ½ Stunde auf kleiner Flamme in 1½ Tassen Honig unter stetigem Umrühren köcheln lassen. Abgekühlt teelöffelweise 2—3mal täglich 5—7 Tage lang einnehmen.

Bemerkungen
Die Arznei dient dazu, Schleim „umzuwandeln", das heißt, sie hilft, festgesetzten Schleim zu lösen. Sie ist ein dicker, zäher Sirup, der in einem gut verschlossenen Topf lange aufbewahrt werden kann. Um Lungen und Bronchien von festgesetztem Schleim zu befreien, nehme man sie 5—7 Tage ohne Unterbrechung ein. Sehr empfehlenswert für starke Raucher.

Alkohol-Kater

Hovenia dulcis 20 g [枳椇子]
Pueraria lobata (Wurzeln) (15) 10 g [葛根粉]
Pueraria lobata (Blüten) (15) 10 g [葛花]

Zubereitung
Mit 4 Tassen Wasser in zugedecktem Gefäß kochen, bis sich die Menge auf ca. 1½ Tassen reduziert hat. In 2 Portionen auf leeren Magen einnehmen.

Tonika

Impotenz

Cistanche salsa (169) 30 g [肉蓯蓉]
Cuscuta japonica (172) 30 g [菟絲子]
Schisandra chinensis (188) 30 g [五味子]
Polygala tenuifolia (105) 30 g [遠志]
Cnidium monnieri (173) 45 g [蛇床子]

Zubereitung
Die Ingredienzien zu einem ganz feinen Pulver vermahlen und zu Honigpillen verarbeiten lassen. Man kann die Pillen auch selbst zubereiten, indem man das Pulver mit Honig vermischt, bis eine teigige Masse entsteht. Daraus rollt man zwischen Daumen und Fingern kleine Kügelchen. Man nimmt zweimal täglich 10 Pillen auf leeren Magen mit etwas Wein oder Schnaps (kein Eis). Die Behandlung setzt man 2—3 Monate fort.

Bemerkungen
Während der Behandlung sollte man extreme sexuelle Betätigung vermeiden. Noch besser ist es, taoistische Techniken der Ejakulationsverhinderung im Rahmen der Therapie einzusetzen.

Lycium chinense (183) 30 g [枸杞子]
Schisandra chinensis (188) 30 g [五味子]
Plantago asiatica (75) 30 g [車前子]
Cuscuta japonica (172) 50 g [菟絲子]
Rubus coreanus (194) 30 g [覆盆子]

Zubereitung
Man lasse die vermahlenen Ingredienzien zu Honigpillen verarbeiten oder stelle diese in der oben angegebenen Weise selbst her. Dosierung wie beim vorhergehenden Rezept.

Cervus nippon (167) 100 g [鹿茸]
Bombyx mori (Seidenraupe) 100 g [原蠶蛾]

Zubereitung
Die Ingredienzien sind wie beschrieben zu Honigpillen zu verarbeiten. Man nehme 1 Monat lang zweimal täglich 5 g von den Pillen auf leeren Magen mit etwas Wein oder Schnaps (kein Eis).

Bemerkungen
Das stärkste der drei angegebenen Tonika gegen Impotenz. Sollte übermäßige Stimulierung eintreten, kann man die Wirkung mit kühlem Tee neutralisieren.

Vorzeitige Ejakulation

Nelumbo nucifera (Staubgefäße) (36)	100 g	[荷葉]
Euryale ferox (192)	100 g	[芡實]
Fossilienknochen (102)	100 g	[龍骨]
Ostrea rivularis (103)	100 g	[牡蠣]
Rhus chinensis (190)	100 g	[五倍子]
Poria cocos (73)	100 g	[茯苓]

Zubereitung
Die Ingredienzien werden zu feinem Pulver vermahlen und gemischt. 1—2 Monate nehme man 10 g mit einem großen Glas heißen Wassers zweimal täglich (morgens und abends) auf leeren Magen.

Paratenodera sinensis (193)	10 g	[桑螵蛸]
Polygala tenuifolia (105)	5 g	[遠志]
Acorus gramineus (99)	5 g	[石菖蒲]
Fossilienknochen (102)	20 g	[龍骨]
Panax ginseng (159)	3 g	[人參]
Poria cocos (73)	10 g	[茯苓]
Angelica sinensis (178)	10 g	[當歸]
Chinemys reevesii (185)	15 g	[龜板]

Zubereitung
Mit 5 Tassen Wasser in zugedecktem Gefäß kochen, bis sich die Menge auf 1½ Tassen reduziert hat. Abseihen. Einige Wochen, bzw. nach Bedarf, in 2 Portionen täglich auf leeren Magen einnehmen.

Yang Sen's Rezept für tonisierenden „Frühlingswein“

Cervus nippon (167)	150 g	[鹿茸]
Cervus nippon (Leim) (167)	150 g	[鹿膠]
Equus asinus (Leim) (179)	150 g	[阿膠]
Chinemys reevesii (Leim) (185)	150 g	[龜膠]
Angelica sinensis (178)	60 g	[當歸]
Rehmannia glutinosa (176)	150 g	[熟地黃]
Astragalus membranaceus (161)	80 g	[黃蓍]
Panax ginseng (beste Qualität) (159)	20 g	[人參]
Rubus coreanus (194)	20 g	[覆盆子]
Lycium chinense (183)	60 g	[枸杞子]
Getrocknete menschliche Plazenta (166)	60 g	[胎盤]
Ligustrum japonicum (Samen)	60 g	[女貞子]
Cynomorium songaricum	60 g	[鎖陽]
gekko gekko (Gecko)	1 männlicher, 1 weiblicher	[蛤蚧]
Hippocampus kelloggi (Seepferdchen)	2 oder etwa 60 g	[海馬]

Zubereitung
Die Ingredienzien in ein großes Keramikgefäß mit etwa 6 Liter starkem Alkohol, wie Cognac, chinesischem *gao liang*, Wodka etc., füllen, das Gefäß sorgfältig verschließen und sie 6 Monate oder länger ziehen lassen. Dann etwa die Hälfte der Flüssigkeit abgießen und durch einen Filter oder ein Baumwolltuch seihen. Danach das Gefäß mit 3 Litern frischem Alkohol auffüllen und wieder 6 Monate ziehen lassen. So kann man einen zweiten Aufguß herstellen. Man kann den „Frühlingswein“ nach Geschmack mit Zucker oder Honig anreichern. Fügt man dem abgeseihten Alkohol große Stücke von Kristallzucker bei, erhält man einen wohlschmeckenden Likör.

Dosierung
Jeden Abend vor dem Zubettgehen 30—60 g, im Winter mehr, im Sommer weniger trinken.

Bemerkungen
Es ist verbürgt, daß es sich tatsächlich um das persönliche Rezept von Yang Sen handelt, das er selbst entwickelt hat.

Kochrezepte

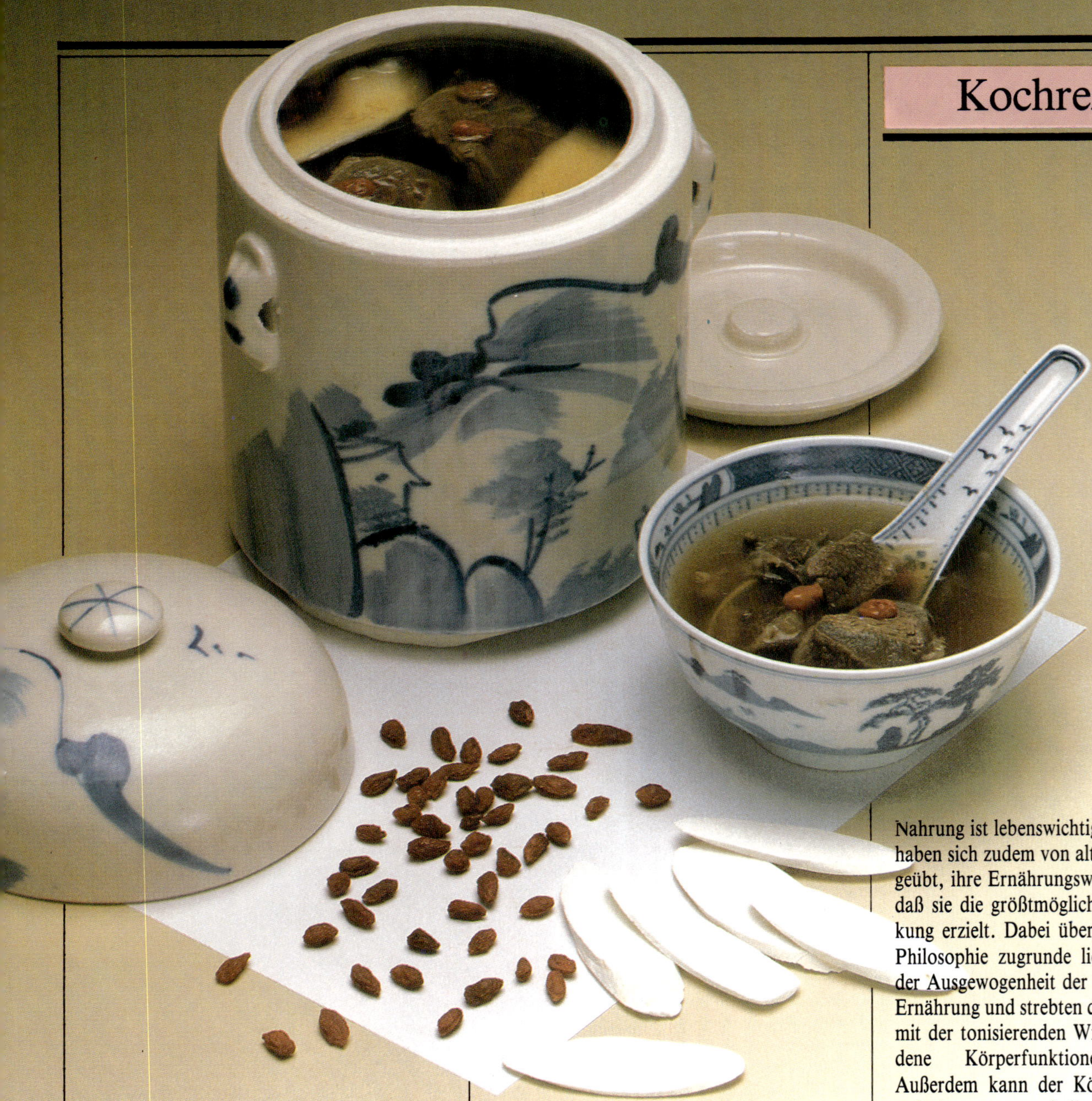

Chinesischer Bocksdorn mit gedünstetem Rindfleisch

Nahrung ist lebenswichtig; aber die Chinesen haben sich zudem von alters her in der Kunst geübt, ihre Ernährungsweise so zu gestalten, daß sie die größtmögliche tonisierende Wirkung erzielt. Dabei übertrugen sie das ihrer Philosophie zugrunde liegende Prinzip von der Ausgewogenheit der Kräfte auch auf die Ernährung und strebten danach, die Nahrung mit der tonisierenden Wirkung auf verschiedene Körperfunktionen abzustimmen. Außerdem kann der Körper Tonika besser aufnehmen, wenn sie ihm in Form von Speisen zugeführt werden. Tonisierende Speisen sind der beste Weg, Vitalität und Spannkraft zu erhalten. Nach chinesischer Anschauung sind medizinische Tonika weniger hoch einzustufen als Nahrungstonika.

Die nun folgenden Rezepte stellen eine Auswahl von Speisen dar, die mit Heilkräutern zubereitet werden können, die sich alle sowohl wegen ihrer Schmackhaftigkeit als auch wegen ihrer Wirksamkeit großer Beliebtheit erfreuen. Die pflanzlichen Zutaten, sofern es sich nicht ohnedies um allgemein übliche Küchenkräuter handelt, kann man leicht in jeder chinesischen Kräuterhandlung erwerben, wo natürlich auch alle anderen in diesem Kapitel beschriebenen Pflanzen lagernd sind.

Die in den Rezepten angegebenen Mengen sind für 4—5 Personen berechnet.

薏苡仁燉鷄

PERLGRAUPEN („HIOBSTRÄNEN", 78) MIT GEDÜNSTETEM HUHN

Therapeutische Vorzüge

Nahrhaft; tonisierend; entwässernd, harntreibend; mildert arthritische Schmerzen in den Gelenken.

Zutaten

1,2—1,4 kg	Huhn
310 g	frische Champignons, in Scheiben geschnitten
3—5	Frühlingszwiebeln (Schalotten), fein gehackt
3—5 Scheiben	Ingwerwurzel, fein gehackt
1	frische Orange, Saft
30 g	Perlgraupen, *Coix lacryma-jobi* (78), gemahlen, einschließlich der Schalen
Nach Geschmack	Salz, Pfeffer und Wein
10 Tassen (2,5 l)	Wasser

Zubereitung

Die Perlgraupen einschließlich der Schalen zerstampfen oder grob vermahlen.

Das ganze Huhn samt Knochen in etwa 2 cm große Stücke zerhacken. Die Stücke gut waschen und mit 10 Tassen Wasser in einen großen Topf geben. Perlgraupen und Ingwer hinzufügen, aufkochen lassen. Dann zudekken und zwei Stunden auf kleiner Flamme dünsten, bis das Huhn weich ist.

Für Kinder, betagte oder geschwächte Patienten nimmt man die Fleischstücke aus der Suppe, seiht die Suppe ab, um die ausgekochten Perlgraupen zu entfernen, und gibt dann das Hühnerfleisch wieder in die Suppe; nach Bedarf kann man auch auf das Abseihen verzichten. Dann fügt man Champignons, Zwiebel, Salz und Pfeffer und einen Schuß Wein bei. Nochmals erhitzen und servieren.

淮山枸杞子燉牛展

CHINESISCHER BOCKSDORN (183) MIT GEDÜNSTETEM RINDFLEISCH

Therapeutische Vorzüge

Wirkt tonisierend auf yang-Energie; aphrodisisch; fördert Hormonausschüttung; wirkt kräftigend und erhöht die Ausdauer.

Zutaten

500 g	Rindsfilet, in 2 cm große Würfel geschnitten
60 g	Butter
2	große Karotten, in 1 cm große Stücke geschnitten
3	Zwiebeln, in Scheiben geschnitten
1 Tasse	frische, grüne Erbsen
1 Tasse	Tomatensauce
30 g	chinesischer Bocksdorn, *Lycium chinense* (183)
3½ Tassen	Wasser

Zubereitung

Die Fleischwürfel mit Salz und Pfeffer bestreuen.

Butter in einem Wok erhitzen, Rindfleisch hinzufügen und unter ständigem Umrühren bräunen.

Zwiebel hinzufügen und noch 1—2 Minuten bräunen.

Tomatensauce, 3 Tassen Wasser und Bocksdorn beigeben; zudecken, 2 Stunden dünsten.

Nach 1½ Stunden Karotten und Erbsen sowie Salz und Pfeffer nach Geschmack hinzufügen.

Zum Eindicken des Saftes löst man 2 Kaffeelöffel Mais-Stärkemehl in ½ Tasse Wasser auf und rührt es 10 Minuten vor Ende der Kochzeit in den Eintopf.

Man verzehrt den Bocksdorn zusammen mit dem Fleisch und den anderen Zutaten.

海松子蛋湯

KOREANISCHE PINIENKERNSUPPE MIT EI

Therapeutische Vorzüge

Tonikum; nahrhaft; wirkt kräftigend und erhöht die Ausdauer.

Zutaten

15 g	koreanische Pinienkerne, *Pinus koraiensis*, gestoßen
6 Tassen (1,5 l)	Wasser
5	Hühnereier
5	große, getrocknete Morcheln, eingeweicht und in Streifen geschnitten
5	Frühlingszwiebeln (Schalotten), fein gehackt
1 Eßlöffel	Essig
Nach Geschmack	Salz, Pfeffer und Wein
500 g	Hühnerfleisch und -knochen (für die Brühe)

Zubereitung

Die Pinienkerne in 6 Tassen Wasser kochen, bis sich die Flüssigkeit auf etwa 4 Tassen reduziert hat; durch ein Baumwolltuch seihen, Flüssigkeit aufbewahren, Pinienkerne wegwerfen.

3 Tassen Wasser und 1 Eßlöffel Essig zum Kochen bringen; Eier einzeln vorsichtig in das leicht kochende Wasser gleiten lassen, 1 Minute pochieren; behutsam mit Sieblöffel herausheben und mit kaltem Wasser abschrekken.

Hühnerfleisch und -knochen in die Pinienkernbrühe geben, 30—60 Minuten kochen lassen; abseihen.

Diese Suppe zum Kochen bringen, nach Geschmack Salz, Pfeffer und Wein, dann Pilze und Schalotten hinzufügen. Die pochierten Eier vorsichtig in die Brühe einlegen und 1 Minute köcheln lassen.

Je ein Ei und Pilze in Suppenteller legen, Suppe darübergießen, servieren.

當歸咖喱飯

CURRYREIS MIT ENGELWURZ (178)

Therapeutische Vorzüge

Wirkt kreislaufanregend; verbessert die Gesichtsfarbe; regt den Stoffwechsel an; wirkt tonisierend auf yang-Energie.

Zutaten

310 g	mageres Rindfleisch oder Hühnerfleisch (ohne Knochen)
3	Zwiebeln, in Scheiben geschnitten
1	große Kartoffel, in 1 cm große Stücke geschnitten
1	große Karotte, in 1 cm große Stücke geschnitten
1 Tasse	frische grüne Erbsen
1½ Eßlöffel	Currypulver
2 Eßlöffel	Mehl
3 Eßlöffel	Butter
Nach Geschmack	Salz und Pfeffer
15 g	*Angelica sinensis*, in dünne Scheiben geschnitten (178)
5 Tassen (1,25 l)	Wasser

Zubereitung

Angelica sinensis in 2 Tassen Wasser kochen, bis die Flüssigkeit auf etwa die Hälfte reduziert ist; beiseitestellen.

Rindfleisch oaer Huhn in 2 cm große Würfel schneiden.

Aus 1 Eßlöffel Butter und dem Mehl in einem Wok eine Mehlschwitze zubereiten,

Currypulver hinzufügen und gut verrühren; mit 3 Tassen Wasser aufgießen, gut umrühren, Karotten und Kartoffeln beifügen, zudecken und auf kleiner Flamme köcheln lassen.

In einem zweiten Wok oder einer Pfanne 1 Eßlöffel Butter erhitzen und Rindfleisch- oder Hühnerstücke schnell anbraten, dann auf einen Teller legen.

Einen weiteren Eßlöffel Butter zerlassen und Zwiebel weichrösten.

Wenn die Karotten und Kartoffeln weich gekocht sind, Fleisch und Zwiebel hinzufügen und aufkochen lassen, dann *Angelica sinensis* mit der Flüssigkeit sowie Erbsen beifügen, 1—2 Minuten unter stetigem Umrühren kochen, nach Geschmack mit Salz und Pfeffer würzen. Auf Reis oder Nudeln servieren.

何首烏鯉魚湯

Suppe aus Polygonum multiflorum (177) und Karpfen

Therapeutische Vorzüge

Tonisierend; stimulierend; fördert die Hormonausschüttung.

Zutaten

1	Karpfen (Forelle, Brasse oder Schnappbarsch), etwa 30 cm lang
Nach Geschmack	weißer Pfeffer
Nach Geschmack	Chiliöl und Wein
15 g	*Polygonum multiflorum* (177)
8 Tassen (2 Liter)	Wasser

Zubereitung

Kräuter in 2 Tassen Wasser zum Kochen bringen, dann auf kleiner Flamme köcheln lassen, bis sich die Menge auf die Hälfte reduziert hat; beiseitestellen.

Den Fisch ausnehmen, aber nicht abschuppen; Achtung: die Gallenblase vorsichtig entfernen, damit kein Gallensaft in das Fleisch gelangen kann; unter kaltem Wasser gut spülen; den Kopf abschneiden, filetieren und jedes Filet in der Mitte durchschneiden, so daß einschließlich des Kopfes 5 große Stücke entstehen.

6 Tassen Wasser mit 1—2 Kaffeelöffeln Salz zum Kochen bringen, den Fisch ins kochende Wasser legen, zudecken, bei kleiner Flamme köcheln, bis Schuppen und Gräten weich sind (etwa 1½ Stunden).

Kräuter samt Flüssigkeit hinzufügen, aufkochen lassen und vom Feuer nehmen.

Nach Geschmack mit weißem Pfeffer, Öl und Wein würzen. Servieren.

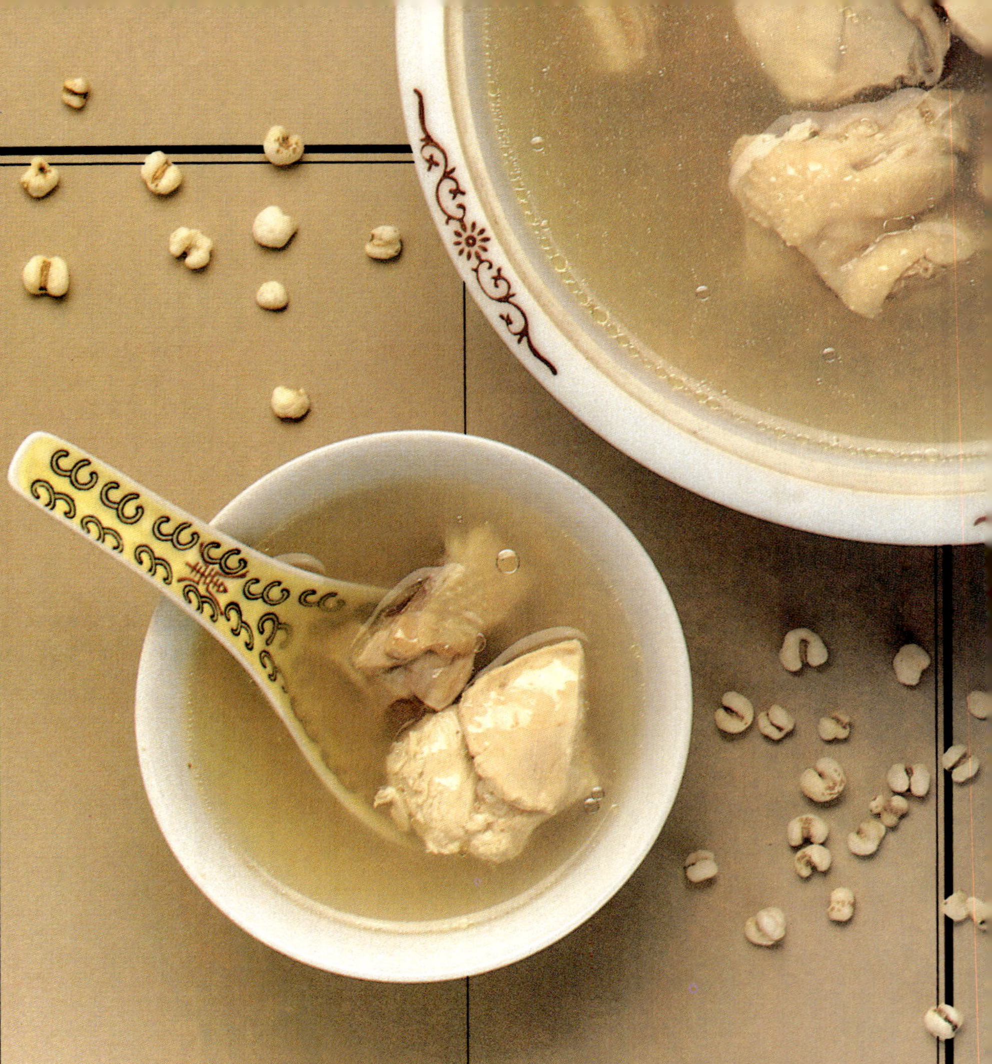

茴香牛肉

Fenchelrindfleisch (96)

Therapeutische Vorzüge

Hustenlindernd; schleimlösend; Blähungen vertreibend, magenkräftigend

Zutaten

410 g	Rindsfilet, in 2 cm große Würfel geschnitten
90 g	weiße Sesamsamen
2 Eßlöffel	Butter
Nach Geschmack	Soyasauce, Zucker und Wein
15 g	Fenchelsamen, *Foeniculum vulgare* (96)
1 Tasse	Wasser

Zubereitung

Sesamsamen ohne Fett im Wok goldbraun rösten, dann im Mörser oder Mixer zu feinem Pulver verreiben.

Rindfleischstücke in Sesampulver wälzen, 1—2 Stunden rasten lassen.

Fenchelsamen anrösten, bis sie zu duften beginnen, dann zu feinem Pulver vermahlen oder Pulver in der Kräuterhandlung kaufen.

2 Eßlöffel Butter im Wok erhitzen, Rindfleisch hinzufügen; 20—30 Sekunden anbraten, dann 1 Tasse Wasser hinzufügen, aufkochen lassen, nach Geschmack mit Soyasauce, Zucker und Wein würzen; zudecken, 30 Minuten auf kleiner Flamme köcheln lassen.

Rindfleisch und Brühe in eine Schüssel geben, Fenchelpulver hinzufügen, gut umrühren und servieren.

川芎蛤蜊湯

Suppe aus Ligusticum wallichii (121) und Venusmuscheln

Therapeutische Vorzüge

Sedierend; analgetisch; emmenagogisch; erwärmt das Energiesystem des Körpers bei kaltem Wetter

Zutaten

310 g	Venusmuscheln (ohne Schalen)
3	Karotten, in 2 cm große Würfel geschnitten
3	Kartoffeln, in 2 cm große Würfel geschnitten
3	Frühlingszwiebeln (Schalotten), gehackt

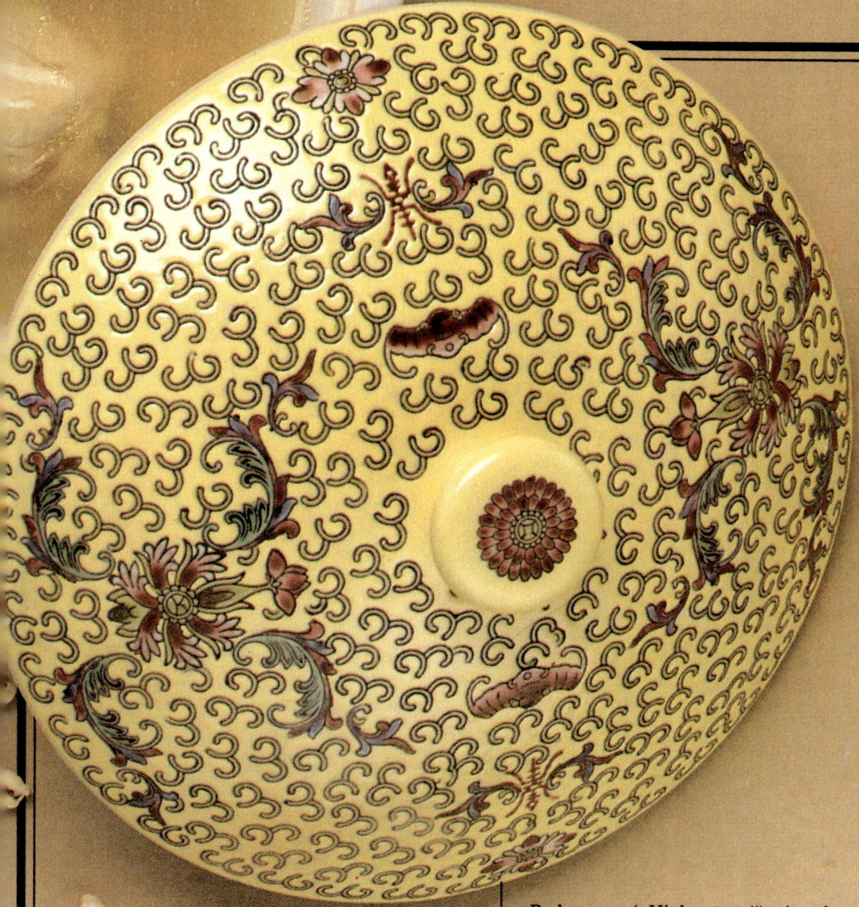

Perlgraupen („Hiobstränen") mit gedünstetem Huhn

3 Scheiben	Ingwerwurzel, gehackt
Nach Geschmack	Currypulver, Salz und Pfeffer
15 g	*Lingusticum wallichii* (121), Wurzeln, in dünne Scheibchen geschnitten
8 Tassen (2 l)	Wasser

Zubereitung
Die in Scheiben geschnittenen Wurzeln in 3 Tassen Wasser zum Kochen bringen, köcheln lassen, bis sich die Menge auf etwa die Hälfte reduziert hat; durch ein Baumwolltuch seihen, Brühe beiseite stellen, die festen Rückstände wegwerfen. Brühe, Karotten und Kartoffeln in einem Topf mit 5 Tassen Wasser zum Kochen bringen, zudecken und köcheln lassen, bis das Gemüse gar ist. Muschelfleisch in gesalzenem Wasser waschen, gut spülen und zusammen mit Zwiebeln und gehacktem Ingwer in den Topf geben; Salz und Pfeffer nach Geschmack beifügen. 3—5 Minuten köcheln lassen, servieren.

茯苓香菇飯

Reis mit virginischem Aron (73) und Morcheln

Therapeutische Vorzüge
Sedierend; entwässernd, harntreibend.

Zutaten

625 g	Reis
15 g	getrocknete Morcheln
3 Stück	Tofu
1 Tasse	frische Erbsen
1 Eßlöffel	Soyasauce
Nach Geschmack	Wein, Salz und Pfeffer
15 g	virginischer Aron (73)
310 g	Reis

Zubereitung
Virginischen Aron eine Stunde lang mit Wasser bedeckt stehen lassen, dann pürieren.

Morcheln in heißem Wasser einweichen, spülen und in dünne Streifen schneiden; Tofu in bissengroße Stücke schneiden.

Reis waschen und kochen. 1 Eßlöffel Soyasauce, einen Schuß Wein, Salz und Pfeffer nach Geschmack hinzufügen; umrühren.

Virginischen Aron, Morcheln und Tofu beimengen; umrühren, zudecken, dann wie normalen Reis kochen, bis Wasser aufgebraucht ist.

Frische Erbsen beigeben, nochmals umrühren und servieren.

肉蓯蓉海鮮火鍋

Meeresfrüchteeintopf mit Sommerwurz (169)

Therapeutische Vorzüge
Tonisierend; aphrodisisch; kräftigend; wirkt stimulierend auf das Energiesystem des Körpers.

Zutaten

500 g	entgräteter Fisch (Flunder, Seezunge, Thunfisch etc.)
310 g	Venusmuscheln oder Austern (ohne Schalen)
250 g	Shrimps
1	Kohlkopf
2	große Karotten
6	Frühlingszwiebeln (Schalotten)
185 g	frische Champignons
2 Stück	Tofu
8 Tassen (2 l)	Hühner- oder Fischbrühe
15 g	Sommerwurz, *Cistanche salsa* (169), gehackt

Zubereitung
Den Fisch entschuppen, abhäuten und entgräten, gut waschen und in bissengroße Stükke schneiden; Muschelfleisch in kaltem Wasser ausspülen, Shrimps waschen, alle anderen Zutaten schneiden und auf einzelnen Tellern bereitstellen.

Gehackte Sommerwurz mit Brühe in einem großen Topf zum Kochen bringen, nach Geschmack mit Salz, Pfeffer und Wein würzen; dann die Hälfte des Fisches und der anderen Zutaten beigeben und aufkochen lassen. Topf auf einem Rechaud zu Tisch bringen, die restlichen Zutaten bereitstellen und nach Bedarf beigeben.

Die beste therapeutische Wirkung erzielt man, wenn man Brühe und Sommerwurz zusammen mit den anderen Zutaten ißt.

淫羊藿什錦火鍋

Gemischter Eintopf mit „Ziegenkraut" (168)

Therapeutische Vorzüge
Aphrodisisch; Tonisierend; wärmend; kreislaufstärkend; gut für das Gedächtnis und andere geistige Funktionen.

Zutaten

410 g	Kalbsleber, geschnitten

1 Dutzend	Fischklößchen, halbiert oder
2 Stück	Fischpaste, in kleine Stücke geschnitten
2 Stück	Tofu
1	Kohlkopf, in Streifen geschnitten
2 Handvoll	Spinat, in Streifen geschnitten
6	Frühlingszwiebeln (Schalotten)
Nach Geschmack	Salz, Pfeffer, Wein und Essig
15 g	„Ziegenkraut", Sockenblume, *Epimedium sagittatum* (168), Blätter
0,25 l	Hühnerbrühe
3 Tassen	Wasser

Zubereitung

Epimedium sagittatum mit 3 Tassen Wasser aufkochen lassen, zudecken und auf kleiner Flamme köcheln lassen, bis die Menge auf eine Tasse reduziert ist. Durch Baumwolltuch seihen, Brühe beiseitestellen, Blätterrückstände wegwerfen.

Hühnerbrühe zum Kochen bringen, Kräuterbrühe beifügen und mit Salz, Pfeffer, Wein und Essig abschmecken; von jeder Zutat die Hälfte hinzufügen, aufkochen lassen und auf einem Rechaud zu Tisch bringen, die restlichen Zutaten bereitstellen und nach Bedarf beigeben.

肉桂咖喱飯

Zimt und Curry Reis (92)

Therapeutische Vorzüge

Adstringierend; magenkräftigend, tonisierend; stimulierend, schmerzstillend; wirkt gegen Müdigkeit; belebt den Kreislauf.

Zutaten

250 g	mageres Schweinefleisch, in bissengroße Stücke geschnitten
2	Zwiebeln, in Scheiben geschnitten
2	Kartoffeln, in kleine Würfel geschnitten
1	großer Apfel, gehackt
1	Karotte, in kleine Würfel geschnitten
2 Eßlöffel	Currypulver
2 Eßlöffel	Mehl
3 Zehen	Knoblauch, gehackt
4 Tassen	Brühe oder Wasser
4 Eßlöffel	Butter
Nach Geschmack	Salz und Pfeffer
310 g	Reis
15 g	Zimt, *Cinnamomum cassia* (92)
300 g	Reis
2—3 Tassen	Wasser
2 Eßlöffel	Öl

Zubereitung

Zimt mit 2 Tassen Wasser zum Kochen bringen, zudecken, auf kleiner Flamme kochen lassen, bis die Menge auf 1 Tasse reduziert ist; abseihen, Brühe beiseitestellen.

Genügend Reis für 5 Personen kochen.

In einem Wok eine Mehlschwitze zubereiten; Currypulver hinzufügen, gut verrühren; mit etwas Brühe oder Wasser aufgießen, gut umrühren, wieder zum Kochen bringen, Karotten, Kartoffeln und Apfel hinzugeben, zudecken und auf kleiner Flamme köcheln lassen.

In einem zweiten Wok oder in einer Pfanne Schweinefleisch und Knoblauch in etwas Öl anbraten. Bereitstellen. Wenn Karotten und Kartoffeln fast weich sind, Zimtbrühe, Schweinefleisch und Zwiebeln hinzufügen, aufkochen, auf Reis servieren.

紅花燉牛肉

Gedünstetes Rindfleisch mit Saflor (123)

Therapeutische Vorzüge

Wirkt bei Regelbeschwerden adstringierend auf die Gebärmutter; nahrhaftes Tonikum nach Entbindungen.

Zutaten (für 5 Personen)

500 g	Rinderfilet
2	Karotten, würfelig geschnitten

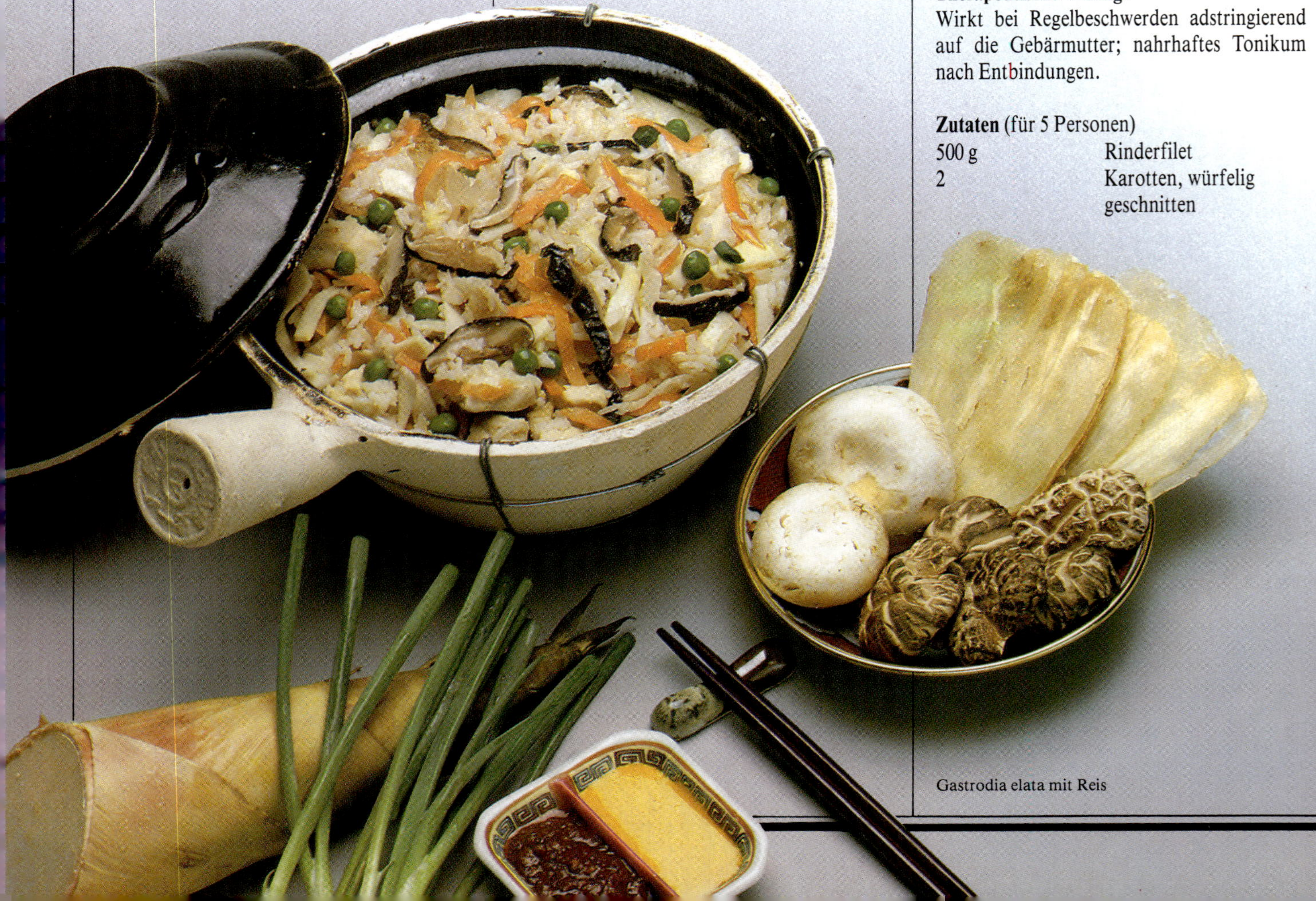

Gastrodia elata mit Reis

5	Kartoffeln, würfelig geschnitten
1	Zwiebel, in Scheiben geschnitten
250 g	frische Champignons
1 Tasse	frische Erbsen
½ Tasse	Tomatensaft
2 Eßlöffel	Butter
2 Eßlöffel	Mehl
Nach Geschmack	Salz, Pfeffer und Soyasauce
15 g	Saflor, *Carthamus tinctorius* (123)
5 Tassen (1,25 l)	Wasser

Zubereitung

5 Tassen Wasser in einem großen Topf zum Kochen bringen.

Das Rinderfilet halbieren, beide Stücke zusammen mit Saflor und den gewürfelten Karotten und Kartoffeln in den Topf geben.

In einem Wok oder in einer Pfanne aus Butter und Mehl eine Mehlschwitze zubereiten, Tomatensaft hinzufügen, gut umrühren und beiseitestellen.

Wenn Kartoffeln und Karotten fast weich sind, das Fleisch aus dem Topf nehmen, Mehlschwitze mit Tomatensaft hineingeben, gut umrühren; mit Salz, Pfeffer und Soyasauce abschmecken.

Das gekochte Rindfleisch in bissengroße Stücke schneiden, wieder in den Topf geben, aufkochen lassen, dann Champignons und Erbsen zugeben, noch 3—4 Minuten köcheln lassen und servieren.

Ein äußerst kräftigendes Gericht; um die beste Wirkung zu erzielen, sollte man auch die Brühe und den Saflor essen.

天麻什錦飯

Gastrodia elata mit Reis (109)

Therapeutische Vorzüge

Tonikum gegen Kopfschmerzen und Rheumatismus; wirkt stimulierend bei nervösen Störungen; verbessert die geistigen Funktionen.

Zutaten

310 g	Reis
90 g	Hühnerfleisch, ohne Haut und Knochen, in kleine Stücke geschnitten
1	große, frische Bambussprosse (oder Dosenware), in dünne Scheiben geschnitten
1	große Karotte, in dünne Scheiben geschnitten
5	große getrocknete Morcheln, in Wasser eingeweicht und in dünne Streifen geschnitten
1 Tasse	frische Erbsen
Nach Geschmack	Salz, Pfeffer und Sojasauce
15 g	*Gastrodia elata* (109)
1½ Tassen	Wasser

Zubereitung

Gastrodia elata 1 Stunde lang in 1½ Tassen Wasser einweichen; Reis, *Gastrodia elata* und Wasser in einen Topf geben, alle anderen Zutaten außer den Erbsen hinzufügen und mit Salz, Pfeffer und Sojasauce würzen; gut umrühren und wie normalen Reis kochen.

Wenn der Reis weich ist, rührt man die grünen Erbsen vorsichtig darunter und serviert das Gericht.

山藥魚片湯

Fischsuppe mit Yamswurzeln (163)

Therapeutische Vorzüge

Nahrhaft; tonisierend; verdauungsfördernd, wirkt gegen nächtlichen Samenerguß, Blasenschwäche und nächtliche Schweißausbrüche.

Zutaten

410 g	beliebiger Seefisch, ohne Haut und Gräten
150 g	weiße Rüben, fein gerieben
150 g	Miso (Sojapaste)
1 großes Stück	getrockneter Seetang, in dünne Streifen geschnitten
Nach Geschmack	Pfeffer, gehackte Schalotten
3 Tassen	Wasser
15 g	Yamswurzel, *Dioscorea opposita* (163), fein püriert

Zubereitung

3 Tassen Wasser zum Kochen bringen, Seetang einlegen und 3 Minuten kochen lassen, dann Seetang mit Sieblöffel entfernen.

Die pürierten Yamswurzeln, den in bissengroße Stücke geschnittenen Fisch und die geriebenen Rüben der Brühe beifügen. Aufkochen lassen, zudecken und auf kleiner Flamme 5 Minuten köcheln lassen.

In die Suppenteller etwas Pfeffer und gehackte Schalotten streuen, dann Suppe samt Zutaten hineingießen und umrühren, servieren.

當歸火鍋

Eintopf mit Engelwurz (178)

Therapeutische Vorzüge

Kreislaufunterstützend; stoffwechselanregend; wirkt tonisierend auf yin-Energie.

Zutaten

410 g	beliebiger Seefisch, ohne Haut und Gräten, in bissengroße Stücke geschnitten
3 Stück	Tofu, in bissengroße Stücke geschnitten
1	Kohlkopf, in Streifen geschnitten
5	große, getrocknete Morcheln, in heißem Wasser eingeweicht und in dünne Streifen geschnitten
5 Tassen (1,25 l)	Hühnerbrühe
Nach Geschmack	Salz, Pfeffer und Soyasauce
15 g	*Angelica sinensis*, Engelwurz (178), in dünne Scheiben geschnitten

Zubereitung

Hühnerbrühe zum Kochen bringen, Engelwurz beifügen und 20 Minuten köcheln lassen.

Dann der Suppe Fisch, Tofu, Pilze hinzufügen, aufkochen lassen, Kohl dazugeben und köcheln, bis die Zutaten weich sind (etwa 5 Minuten).

Auf einem Rechaud zu Tisch bringen.

杜仲鹹魚湯

Suppe mit geräuchertem Lachs und Eucommia ulmoides (175)

Therapeutische Vorzüge

Tonisierend; sedierend, schmerzstillend; wirkt anregend auf das Nervensystem.

Zutaten

410 g	geräucherter Lachs (oder Salzfisch), in bissengroße Stücke geschnitten
150 g	weiße Rüben, fein gerieben
2 Stück	Tofu, klein gewürfelt

150 g	Miso (Sojapaste)
5 g	*Eucommia ulmoides* (175), Rinde
6 Tassen (1,5 l)	Wasser
Nach Geschmack	Pfeffer, gehackte Schalotten

Zubereitung
2 Tassen Wasser mit *Eucommia ulmoides* zum Kochen bringen, zudecken, auf kleiner Flamme köcheln, bis die Menge auf etwa die Hälfte reduziert ist; abseihen und die ausgekochte Rinde wegwerfen, Brühe beiseitestellen.

4 Tassen Wasser zum Kochen bringen, Miso beimengen, gut umrühren.

Den geschnittenen Fisch, die Rüben und Tofu in die Suppe geben, als letztes die Rindenbrühe hineingießen; nach Geschmack salzen oder noch etwas Wasser hinzufügen; wieder zum Kochen bringen, 6—7 Minuten köcheln lassen.

In die Suppenteller etwas Pfeffer und gehackte Schalotten streuen, dann Suppe samt Zutaten hineingießen, umrühren, servieren.

女貞子火鍋

Eintopf mit Ligustrum lucidum

Therapeutische Vorzüge
Nahrhaft; tonisierend; wirkt anregend auf das Nervensystem.

Zutaten

500 g	Rindsleber (oder Hühnerleber), in bissengroße Stücke geschnitten
90 g	frische Champignons, in Scheiben geschnitten
5	große, getrocknete Morcheln
1	große Karotte, in dünne Scheiben geschnitten
1 Paket	Suppennudeln aus Sojamehl
1	Kohlkopf
1—2 Handvoll	Spinat
5 Tassen (1,25 l)	Hühner-, Rindfleisch- oder Schweinefleischbrühe
Nach Geschmack	Salz, Pfeffer, Wein und Sojasauce
15 g	*Ligustrum lucidum*, Samen
3 Tassen	Wasser

Zubereitung
Die getrockneten Morcheln in heißem Wasser einweichen, dann in Streifen schneiden: Nudeln in kaltes Wasser legen, bis sie weich sind, dann zugedeckt abseihen; Spinat und Kohl waschen und in Streifen schneiden.

Samen in 3 Tassen Wasser köcheln lassen, bis sich die Menge auf eine Tasse reduziert hat, die Samen abseihen und wegwerfen, Brühe bereitstellen.

Fleischbrühe zum Kochen bringen, Karotten hinzufügen, kochen lassen; wenn die Karotten weich sind, die beiden Pilzsorten und die Ligustrumbrühe hinzufügen, mit Salz, Pfeffer, Wein und Sojasauce würzen.

Aufkochen lassen, je die Hälfte von Leber, Nudeln, Kohl und Spinat hinzufügen, 2—3 Minuten köcheln lassen, den Topf auf einem Rechaud zu Tisch bringen, die restlichen Zutaten bereitstellen und nach Bedarf hinzufügen.

人參鯛魚湯

Brassenkopfsuppe mit Ginseng (159)

Therapeutische Vorzüge
Tonisierend; stimulierend; aphrodisisch; magenstärkend; fördert die Hormonsekretion; wirkt dem Alterungsprozeß entgegen.

Zutaten

1 mittelgroßer	Goldbrassen- oder Zahnbrassenkopf
Nach Geschmack	Salz, Pfeffer, Wein und Essig
2	Frühlingszwiebeln (Schalotten), gehackt
15 g	Ginseng (jede beliebige Art) (159), in dünne Scheiben geschnitten
2—3 Tropfen	Sesamöl
8 Tassen (2 l)	Wasser

Zubereitung
Fischkopf in der Mitte durchschneiden und jede Hälfte in 2 bis 3 Stücke zerschneiden (am besten in der Fischhandlung durchhacken lassen).

Die Fischkopfstücke gut einsalzen, etwa 30 Minuten ziehen lassen. Fischstücke kurz in kochendem Wasser blanchieren und dann unter fließendem kalten Wasser abspülen.

Ginseng mit 3 Tassen Wasser zum Kochen bringen; etwa eine Stunde köcheln lassen, so daß sich die Menge auf die Hälfte reduziert; abseihen, gekochte Ginsengscheiben und Brühe getrennt bereitstellen.

Ginsengbrühe mit 5 Tassen Wasser in einem großen Topf zum Kochen bringen, Fischkopfstücke hinzufügen; den Schaum, der sich an der Oberfläche bildet, abschöpfen, nach Geschmack mit Salz, Wein und einem Schuß Essig würzen; zudecken und 10 Minuten auf kleiner Flamme köcheln lassen.

Etwas Pfeffer und gehackte Schalotten in Suppenteller streuen, 2—3 Tropfen Sesamöl darauf träufeln und etwas Ginseng in die Teller geben; dann Suppe und Fisch hineingießen, umrühren und servieren. (Der Ginseng ist wohlschmeckend und besitzt auch noch nach dem Auskochen einige Wirkung. Daher sollte man ihn essen.)

人参蒸鷄腿

Hühnerkeulen mit Ginseng (159)

Therapeutische Vorzüge
Tonisierend; stimulierend; aphrodisisch; fördert die Hormonausschüttung; wirkt dem Alterungsprozeß entgegen.

Zutaten

3 große oder 4 kleine	Hühnerkeulen
1 Tasse	Reiswein oder trockener Sherry
Nach Geschmack	weißer Pfeffer
2	Frühlingszwiebeln (Schalotten), gehackt
5 Scheiben	Ingwerwurzel
15 g	Ginseng (jede beliebige Art) (159), in dünne Scheiben geschnitten

Zubereitung
Hühnerkeulen beim Gelenk durchtrennen; jede Hälfte in 2 Teile hacken (mit Knochen).

Die Hühnerstücke in eine feuerfeste Glasschüssel oder ein Keramikgefäß legen, Ginseng- und Ingwerscheiben sowie Sherry oder Wein hinzufügen.

Die Schüssel in ein Wasserbad stellen, den Topf zudecken und bei großer Hitze eine Stunde im Dampf kochen.

Pfeffer und gehackte Schalotten in Suppenschalen streuen, Hühnerstücke, Ginsengscheiben und Brühe hineingießen, umrühren und servieren.

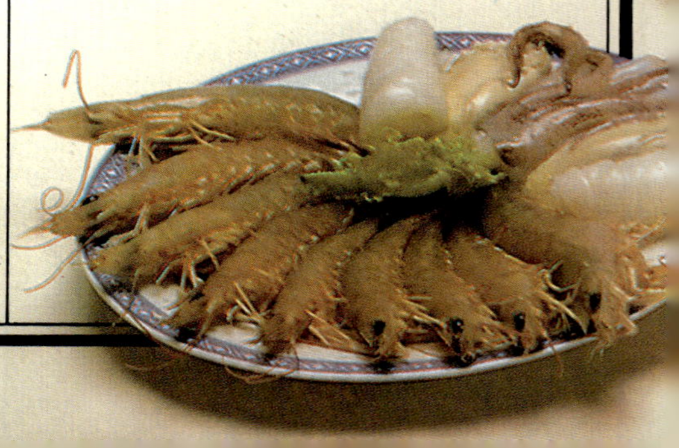

芡實餃子

TEIGTASCHEN MIT EURYALE FEROX (192)

Therapeutische Vorzüge
Tonisierend; schmerzstillend; adstringierend bei Spermatorrhoe, gibt Kraft und Energie.

Zutaten

185 g	Hackfleisch vom Schwein
2	Zwiebel, fein gehackt
1 Tasse	zarte, frische Erbsen
20—25	Teigtaschen-Blätter*
Nach Geschmack	Salz, Pfeffer, Weißwein, Sojasauce und Sesamöl
15 g	*Euryale ferox* (192)
3 l	Wasser
3 Eßlöffel	Öl

* In chinesischen Lebensmittelgeschäften erhältlich.

Zubereitung
Euryale ferox zerdrücken und eine Stunde in Wasser einweichen; abseihen, Wasser wegschütten, Kräuter zurückbehalten.

Hackfleisch, gehackte Zwiebel und Erbsen in einer Schüssel vermischen, mit Salz, Pfeffer, Sojasauce und Sesamöl würzen, gut durchmischen. Kräuter darunterrühren.

Aus der Fülle kleine Kugeln formen, in die Teigblätter einwickeln, dicht abschließen und auf ein bemehltes Blech legen.

Will man die Teigtaschen kochen, bringt man 3 Liter Wasser zum Kochen und legt etwa 20 Teigtaschen ein; wenn das Wasser wieder kocht, gießt man eine ¾ Tasse kaltes Wasser zu. Diesen Aufgießvorgang wiederholt man zweimal. Dann schöpft man die Teigtaschen mit einem Sieblöffel heraus und serviert sie sofort.

Will man die Teigtaschen „braten", gießt man in eine Kasserolle soviel Öl, daß der Boden bedeckt ist; während sich das Öl erhitzt, legt man die Teigtaschen einzeln in die Kasserolle und wartet, bis sie bruzeln. Dann gießt man schnell ½ Tasse lauwarmes Wasser darüber und deckt schnell zu; nach 3—5 Minuten sind die Teigtaschen servierbereit.

Dazu reicht man Täßchen mit Sojasauce, Essig, Sesamöl, Chilisauce und Gewürzen.

牛膝魚丸湯

FISCHKLÖSSCHENSUPPE MIT ACHYRANTHES BIDENTATA (124)

Therapeutische Vorzüge
Entgiftet das Blut; entwässernd, harntreibend; menstruationsfördernd; tonisierend; wirkt stimulierend auf die Energiebahnen des Körpers.

Zutaten

310 g	jede Art von zartem Seefisch, ohne Haut und Gräten
1	Ei
1½ Kaffeelöffel	Maisstärke
½	weiße Rübe, gerieben
125 g	Spinat, geschnitten
125 g	Venusmuschelfleisch und/oder Shrimps (nach Wunsch)
15 g	*Achyranthes bidentata* (124)
7 Tassen (1,75 l)	Wasser

Zubereitung
Achyranthes bidentata mit 2 Tassen Wasser zum Kochen bringen, etwa eine Stunde köcheln lassen, bis sich die Menge auf die Hälfte reduziert hat; abseihen, ausgekochte Kräuter wegwerfen, Brühe beiseitestellen.

Den Fisch fein hacken und in einer Schüssel mit dem Ei verrühren; 1½ Kaffeelöffel Maisstärke in ¼ Tasse kaltem Wasser auflösen und hinzufügen; die Masse mit der bloßen Hand oder mit einem Löffel gut vermischen.

5 Tassen Wasser in einem großen Topf zum Kochen bringen. Mit einem kleinen Löffel Klößchen aus der Fischmasse formen und einzeln in das kochende Wasser einlegen; wenn die Klößchen gar sind, schwimmen sie an die Oberfläche. Mit einem Sieblöffel herausheben und in eine Schüssel legen.

Ist die ganze Fischmasse verarbeitet, fügt man der Brühe Spinat, Venusmuschelfleisch und/oder Shrimps hinzu, würzt nach Geschmack mit Salz, Pfeffer und Sojasauce und gießt dann die Kräuterbrühe dazu; die Suppe nochmals aufkochen, die Fischklößchen hineingeben, noch 2—3 Minuten köcheln lassen, dann servieren.

Meeresfrüchteeintopf mit Sommerwurz

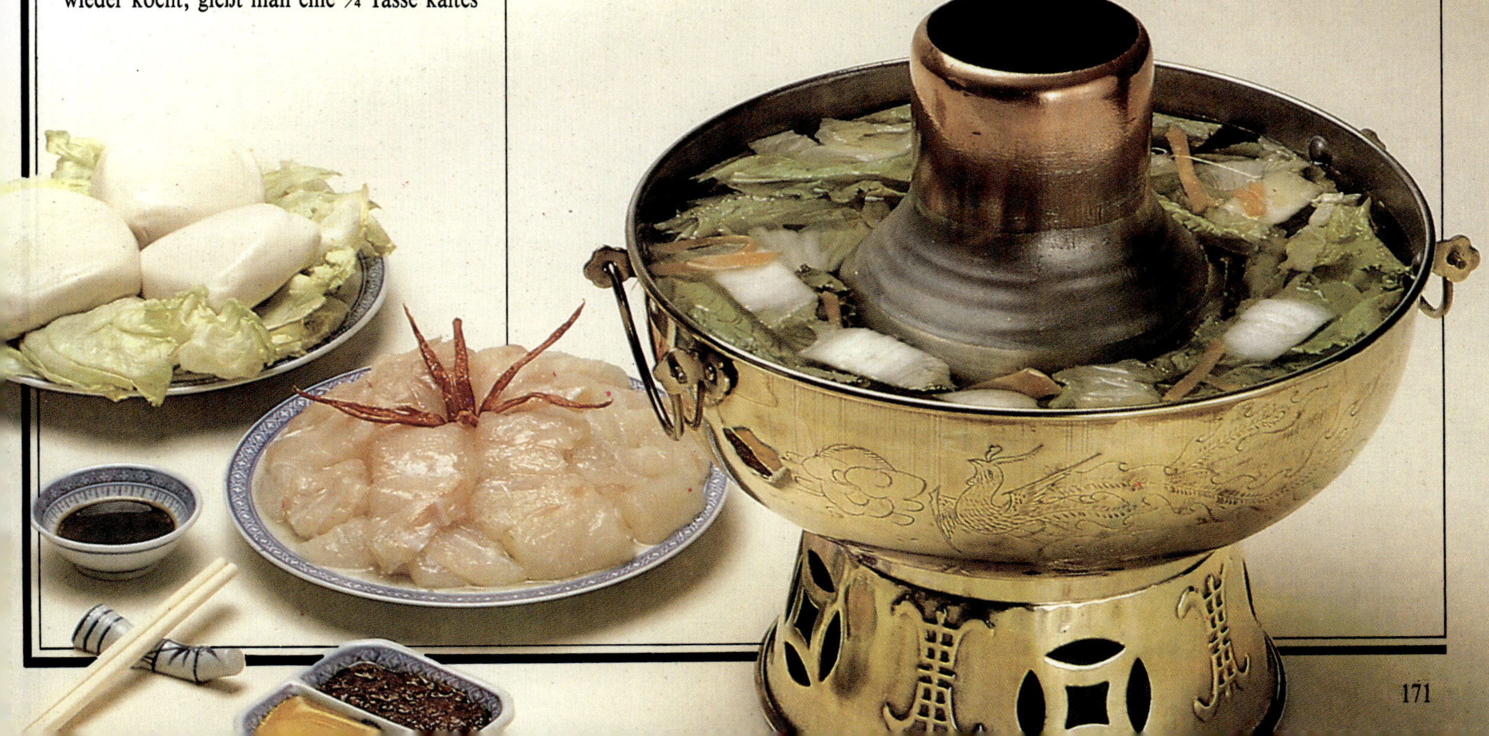

Bibliographie

A Barefoot Doctor's Manual. (Contemporary Chinese Paramedical Manual). Philadelphia: Running Press, 1977.

Chang, Jolan. *Das Tao der Liebe. Unterweisungen in altchinesischer Liebeskunst.* Lilith, 1978.

— *Das Tao für liebende Paare. Leben und Lieben im Einklang mit der Natur.* Rowohlt, 1983.

Chinese Medicinal Herbs. Compiled by Li Shih chen. San Francisco: Georgetown Press 1973.

Gulik, R. H. van. *Sexual Life in Ancient China.* Lieden: E. J. Brill; Atlantic Highlands. N. J. Humanities Press, 1961.

Keys, John D. *Chinese Herbs.* Tokyo: Charles E. Tuttle, 1976.

Lin Yutang. *The Wisdom of China.* London: Michael Joseph; New York: Modern Library, 1974.

Mann, Dr. Felix. *Akupunktur — Ein Weg zur Heilung von vielen Krankheiten.* Hang Vlg., 1976.

— *The Treatment of Disease by Acupuncture.* London: William Heinemann Medical Books, 1964 (reprinted 1980).

— *The Meridians of Acupuncture.* London: William Heinemann Medical Books, 1954 (reprinted 1973).

— *Atlas of Acupuncture.* London: William Heinemann Medical Books, 1966.

Needham, Josef. *Wissenschaft und Zivilisation in China.* Suhrkamp, 1984.

Palos, Stephen. *Chinesische Heilkunst. Einführung in Theorie und Praxis der chinesischen Medizin.* Scherz Vlg., 1984.

Read, Bernard E. *Chinese Materia Medica:* vol. 1, *Dragon and Snake Drugs,* (1934), vol. 2, *Fish Drugs,* (1939), vol. 3, *Insect Drugs,* (1941). Reprinted in Taipei (3 vols in 1): Southern Materials Press, 1977.

— *Chinese Materia Medica: Avian Drugs,* (1932) *Turtle and Shellfish Drugs* (1937), *A Compendium of Minerals and Stones* (1936). Reprinted in Taipei (3 vols in 1): Southern Materials Press, 1976.

— *Chinese Materia Medica: Animal Drugs,* (1931). Reprinted in Taipei: Southern Materials Press, 1976.

Said, Hakim Mohammed, *Medicine in China.* Karachi: Hamdard Foundation, 1981.

Stuart, Rev. G. A. *Chinese Materia Medica: Vegetable Kingdom.* Shanghai: American Presbeterian Press, 1911. Reprinted in Taipei: Southern Materials Centre, 1976.

Veith, Ilza. *Huang Ti Nei Ching Su Wen, The Yellow Emperor's Classic of Internal Medicine, New Edition.* Berkeley: University of California Press, 1972.

Wong, K. C. and Wu, L. T. *History of Chinese Medicine.* Shanghai: National Quarantine Service, 1936. Reprinted in Taipei: Southern Materials Centre, 1976.

Stichwortverzeichnis

Verzeichnis der Naturheilmittel. Die Zahlen in Klammer beziehen sich auf die Reihung ab Seite 81.

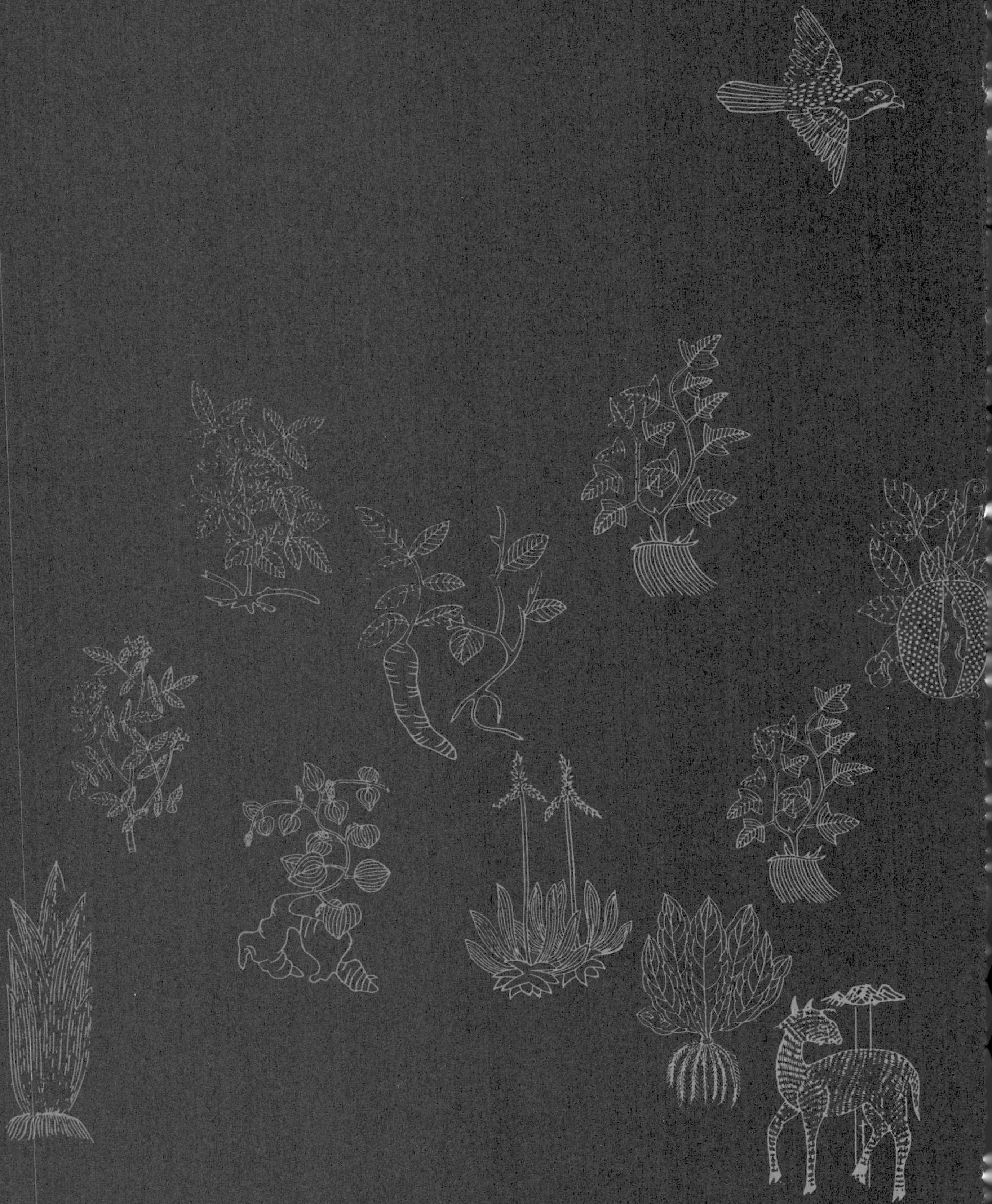